高等医药院校医学检验技术专业创新型系列教材

供医学检验技术等专业使用

临床分子生物学检验技术

主　编　伊正君　杨清玲

副主编　常晓彤　纪爱芳　王秀青　蔡群芳

编　者　（以姓氏笔画为序）

王　鹏　郑州大学

王秀青　宁夏医科大学

方　莉　川北医学院

邢少姬　包头医学院

伊正君　潍坊医学院

纪爱芳　长治医学院

李　猛　潍坊医学院

杨清玲　蚌埠医学院

里　进　武汉大学

赵建宏　河北医科大学

耿　建　蚌埠医学院

徐建华　广州中医药大学

徐韫健　广州医科大学

常晓彤　河北北方学院

谢伟贤　南方医科大学

蔡群芳　海南医学院

编辑秘书

李　猛　潍坊医学院

华中科技大学出版社
http://www.hustp.com
中国·武汉

内 容 简 介

本书是高等医药院校医学检验技术专业创新型系列教材。

本书共十三章,内容包括绪论、组学基础、核酸与蛋白质的分离纯化、核酸扩增技术、核酸分子杂交技术、核酸测序技术、分子克隆技术、生物芯片技术、色谱与质谱技术、感染性疾病的分子生物学检验、遗传性疾病的临床分子检验、肿瘤的临床分子生物学诊断、分子检验技术的其他临床应用。

本书可供医学检验技术等专业使用,也可作为其他医学相关专业学生的参考用书。

图书在版编目(CIP)数据

临床分子生物学检验技术/伊正君,杨清玲主编.—武汉:华中科技大学出版社,2020.1(2024.8重印)
高等医药院校医学检验技术专业创新型系列教材
ISBN 978-7-5680-5733-2

Ⅰ.①临… Ⅱ.①伊… ②杨… Ⅲ.①分子生物学-医学检验-医学院校-教材 Ⅳ.①R446.1

中国版本图书馆 CIP 数据核字(2020)第 003060 号

临床分子生物学检验技术   伊正君　杨清玲　主编
Linchuang Fenzi Shengwuxue Jianyan Jishu

策划编辑:荣　静
责任编辑:张　琴
封面设计:原色设计
责任校对:曾　婷
责任监印:周治超
出版发行:华中科技大学出版社(中国·武汉)　　　电话:(027)81321913
　　　　　武汉市东湖新技术开发区华工科技园　　　邮编:430223
录　排:华中科技大学惠友文印中心
印　刷:武汉科源印刷设计有限公司
开　本:889mm×1194mm　1/16
印　张:16.5
字　数:493 千字
版　次:2024 年 8 月第 1 版第 7 次印刷
定　价:49.80 元

高等医药院校医学检验技术专业创新型
系列教材建设指导委员会

主 任 委 员 　徐克前　　康熙雄

副主任委员 　岳保红　　龚道元　　周芙玲　　王小林　　赵建宏　　贾天军　　李玉云

编　　委（按姓氏笔画排序）

王小林	北京大学医学部	岳保红	郑州大学
王俊利	右江民族医学院	周芙玲	武汉大学
权志博	陕西中医药大学	郑文芝	海南医学院
吕厚东	济宁医学院	赵建宏	河北医科大学
任伟宏	河南中医药大学	胡志坚	九江学院
伊正君	潍坊医学院	袁忠海	吉林医药学院
闫海润	牡丹江医学院	贾天军	河北北方学院
纪爱芳	长治医学院	徐　霞	广州医科大学
李玉云	蚌埠医学院	徐广贤	宁夏医科大学
李树平	湖南医药学院	徐克前	中南大学湘雅医学院
余　蓉	成都中医药大学	徐菲莉	新疆医科大学
张式鸿	中山大学	高荣升	佳木斯大学
张红艳	河北工程大学	陶华林	西南医科大学
陈大鹏	重庆医科大学	黄泽智	邵阳学院
林东红	福建医科大学	龚道元	佛山科学技术学院
欧阳丹明	湘南学院	康熙雄	首都医科大学

总序

ZONGXU

近年来，随着科学技术的进步，大量先进仪器和技术的采用，医学检验得到飞速的发展。各种新的检验技术不断涌现，对临床疾病的诊疗越来越重要，作用越来越突出，为人类疾病的诊断、治疗监测、预后判断提供大量新的实验室监测指标。据统计，临床实验室提供的医学检验信息占患者全部诊疗信息的 60％以上，医学检验已成为医疗的重要组成部分，被称为临床医学中的"侦察兵"。

《国家中长期教育改革和发展规划纲要（2010－2020 年）》《国家中长期人才发展规划纲要（2010－2020 年）》要求全面提高高等教育水平和人才培养质量，以更好地满足我国经济社会发展和创新型国家建设的需要。根据《教育部关于进一步深化本科教学改革　全面提高教学质量的若干意见》，在教材建设过程中，教育部鼓励编写、出版适应不同类型高等学校教学需要的不同风格和特色的教材；积极推进高等学校与行业合作编写教材；鼓励编写和出版不同载体和不同形式的教材，包括纸质教材和数字化教材。2012 年教育部制定的新本科专业目录中，将医学检验专业更名为医学检验技术专业，学制由五年改为四年。

为了更好地适应医学检验技术专业的教学发展和需求，体现最新的教学理念和特色，在认真、广泛调研的基础上，在医学检验技术专业教学指导委员会相关领导和专家的指导和支持下，华中科技大学出版社组织了全国 40 多所医药院校的 200 多位老师编写了本套高等医药院校医学检验技术专业创新型系列教材。本套教材由国家级重点学科的教学团队引领，副教授及以上职称的老师占 80％，教龄在 20 年以上的老师占 72％。教材编写过程中，全体参编人员进行了充分的研讨，各参编单位高度重视并大力支持教材的编写工作，各主编及参编人员付出了辛勤的劳动，这确保了本套教材的编写质量。

本套教材着重突出以下特点：

（1）教材定位准确，体现最新教学理念，反映最新教学成果。紧密联系最新的教学大纲和临床实践，注重基础理论和临床实践相结合，体现高素质复合型人才培养的要求。

（2）适应新世纪医学教育模式的要求，注重学生的临床实践技能、初步科研能力和创新能力的培养。突出实用性和针对性，以临床应用为导向，同时反映相关学科的前沿知识和发展趋势。

（3）以问题为导向，导入临床案例。通过案例与问题激发学生学习的热情，以学生为中心，以利于学生主动学习。

（4）纸质与数字融合发展。全套教材采用全新编写模式，以扫描二维码形式帮助老师及学生在移动终端共享优质配套网络资源，通过使用华中科技大学出版社数字化教学资源平台将移动互联、网络增值、慕课等新的教学理念和学习方式融入教材建设中，开发多媒体教材、数字化教材等新媒体教材形式。

本套教材得到了教育部高等学校医学技术类专业教学指导委员会和中国医师协会检验医师分会相关领导和专家，以及各院校的大力支持与高度关注，我们衷心希望这套教材能为高等医药院校医学检验技术专业教学及人才培养做出应有的贡献。我们也相信这套教材在使用过程中，通过教学实践的检验和实际问题的解决，能不断得到改进、完善和提高。

高等医药院校医学检验技术专业创新型系列教材

建设指导委员会

前言

QIANYAN

随着二十一世纪多学科的爆炸式发展，特别是医学科学的迅猛进步，医学检验在临床疾病的诊断和治疗中的价值日益凸显，其所应用的诊断和检验技术已经从传统的宏观人体、器官、组织、细胞跨越到微观分子层面。各种临床疾病在分子层面的研究成果日以千计，业已形成相对独立的学科领域。与此同时，各种临床分子生物学检验技术也突飞猛进，无可置疑地成为医学检验中发展最快的特色学科。

临床分子生物学检验技术在感染性疾病诊断、肿瘤突变检测、耐药性检测、产前诊断、遗传病诊断、个体识别、药物代谢等多个临床领域得到了广泛应用，特别是在各种新病原体、高危病原体的发现和临床诊疗中，分子生物学技术已经成为唯一的检验手段。

值得指出的是，各种分子生物学检验技术在生命科学各相关学科领域中的应用是相同或相近的。本书中所阐述的临床分子生物学检验技术既包含最基础的原理和方法学讲解，也汇聚了相关研究领域的新发展、新技术。本书除可供四年制医学检验技术专业的学生学习参考外，也可以供卫生检验与检疫、医学实验技术、生物技术、生物医学工程、病理技术等相关专业的本科生和研究生，以及医学检验成人教育、继续教育人员学习或参考。

按照新时代医学检验教育国家标准的培养要求，以及"学分制"精简课时的必然，本书的编写理念致力于使学生了解和掌握临床分子生物学检验技术的基本原理和操作，并能够用之解决临床实际问题；更高层次的目标在于启发和培育学生的潜能、兴趣和创新能力，使他们通过教师指导或独自查阅文献，获得在本学科领域的可持续发展能力。

有鉴于此，教材编写体例采用案例与问题引导式，力求做到深入浅出、化繁为简，以能够初步解决临床实际问题为基本要求；将各关键教学内容凝练成"知识点"，构建简洁高效的课程骨架；对非关键教学内容给予留白，给出启发式问题，以培育和发掘学生自主学习、独立思考和自主创新的潜能。

全书共分为十三章，包含各种常用临床分子生物学检验技术的基本原理和操作方法。教材编写组成员来自全国14所高等医学院校，具有较好的代表性，各位编者和副主编、主编认真撰稿、审稿，为教材付梓做出了巨大贡献，在此予以衷心的感谢！

由于编者水平和能力有限，而临床分子生物学检验技术的发展日新月异，教材所列也仅是抛砖引玉。书中疏漏甚至不当之处在所难免，恳请各学校老师、同学和广大读者提出宝贵意见，以便再版时及时修正。

编　者

目录

MULU

第一章 绪 论

学习目标

掌握 临床分子生物学检验技术的概念和发展简史。

熟悉 临床分子生物学检验技术的临床应用。

了解 临床分子生物学检验技术的发展趋势。

案例与问题

　　2017 年夏季,由埃博拉病毒引起的出血热(Ebola hemorrhagic fever,EBHF)在某非洲国家暴发流行,世界卫生组织(WHO)报道该病的死亡率高达 50%～90%,某海滨城市疾控中心接到急报,有 2 名从疫区归国的海外务工人员在入境检疫隔离期间,出现发热、乏力、头痛和恶心、便血等症状。经疾控部门专家采样,用我国自主研发的"埃博拉病毒核酸检测试剂"检验后,排除了埃博拉病毒感染,后确诊为急性胃肠炎。那么,与埃博拉出血热相似的这一类急性病毒性感染,用什么样的检验方法才能快速、精准地做出临床诊断呢? 它的检验原理又是什么呢? 与此方法相关联的其他检验技术又有哪些临床应用呢? 这就是我们本章所要学习和探讨的内容。

第一节 临床分子生物学检验技术的概念和发展简史

　　众所周知,感染性疾病仍然是危害人类健康的最常见疾病。引起感染性疾病的微生物体积小,种类多。以病毒为例,病毒是一种极其微小的感染性病原体,其生命结构简单,仅包含蛋白质和核酸。体积微小甚至可至纳米级。许多病毒可以侵袭人类,感染后引发严重的临床疾病。虽然患者可以通过检测机体中的特异性抗体来判断病毒感染,但是需要数周至数月的反应时间才可检出,尤其对于急性和烈性病毒的感染,尚未检出抗体时患者就已经死亡,此时需要进行快速、精准的检验以确诊。目前最适宜和最有效的检验方法就是"分子生物学检验"。在上述案例中,埃博拉病毒的检验就是使用的此类技术。

一、临床分子生物学检验技术的概念

　　"临床分子生物学检验技术"是以分子生物学的原理和技术为基础,通过检测生物样本中DNA、RNA、蛋白质等生物大分子的量变或质变,为疾病的预防、诊断、治疗和预后提供生物信息和诊疗依据的应用学科。

二、临床分子生物学检验技术的发展简史

　　溯源临床分子生物学检验技术发展史对于启发科学思维和领悟学科内涵具有重要意义。顾名思义,临床分子生物学检验首先是从对各种类型的生物大分子在生物体中功能和作用的研究中发端的,其学科渊源与生物化学、微生物学、遗传学、细胞生物学、物理学甚至数学等多个学科的蓬勃和交叉发展密切相关。多学科发展汇聚到分子层面,渐次形成"分子生物学"这一独立的学科领域,

NOTE

其所伴生的检测方法和技术应用于临床检验,即形成了"临床分子生物学检验技术"。

在"临床分子生物学检验技术"学科的形成和发展史中,有诸多里程碑式的热点和重大突破,仅从临床检验技术方法学研究和确立的视角而言,奠定本学科发展基础的几件大事主要如下。

（一）遗传信息载体的发现

构成生命体的物质虽然千变万化,但基本上可以概括为蛋白质、多糖、脂肪、核酸、维生素、无机盐和水分等几大类。生物体所展现的多姿多彩的生命形式只不过是通过自身独特的遗传信息,对以上几大类物质排列组合的结果。那么承载遗传信息的物质又是什么呢?

众所周知,蛋白质是生命功能的最终执行者,恩格斯曾经说过,生命是蛋白质的运动表现形式。虽然现代科学研究证实生命体本质上至少是蛋白质和某种核酸的复合体,但是也存在着具有自我复制能力的蛋白质,例如朊病毒(prion)。蛋白质是由基因编码表达的,所谓"基因",一般而言就是染色体上编码功能蛋白的一系列 DNA 片段(在其他情况下,如病毒基因,也可以是 RNA 片段)。

在核酸被确证为生命体遗传信息的载体之前,长久以来,蛋白质、多糖、脂类等都曾经被科学家们认为是遗传信息的疑似载体而进行了大量研究,直到 1928 年,格里菲斯(Griffith)通过著名的"肺炎双球菌转化实验"证明了 S 型菌株(有荚膜,有毒力,菌落光滑型)可以通过一种"转化作用"传递遗传性状给 R 型(无荚膜,无毒力,菌落粗糙型),使其发生遗传性状的改变,导致实验小鼠死亡。

1944 年,埃弗瑞(Avery)等通过"体外转化实验",精细提纯 S 型菌株的 DNA、RNA、蛋白质和荚膜多糖,分别研究其转化作用,发现只有注射了 S 型菌株 DNA 和 R 型活菌混合液的小白鼠才会死亡,且其分离出的后代都是有毒、有荚膜的 S 型菌株,从而证明了这种遗传性状转化因子载体的本质是脱氧核糖核酸(deoxyribonucleic acid,DNA),而不是蛋白质(protein)和多糖(polysaccharide);随后,阿弗雷德·赫希与马沙·蔡斯通过著名的"赫希-蔡斯实验(Hershey-Chase experiment)"进一步明确了 DNA 的遗传功能。

（二）DNA 结构的阐明和中心法则的提出

在明确了 DNA 为遗传信息的载体之后,新的问题产生了:DNA 是如何复制的? DNA 如何既保证遗传信息的稳定表达同时又能够产生遗传变异? 它应该具有怎样的物质基础和结构?

1953 年,美国生物学家沃森(Watson)和英国物理学家克里克(Crick)通过周密的运算和论证,结合 DNA 的 X 射线晶体衍射分析,提出了 DNA 双螺旋结构模型,并在 1962 年与莫里斯·威尔金斯(Maurice Frederick Wilkins)三人一同荣获了诺贝尔生理学或医学奖。DNA 双螺旋结构的发现是 20 世纪最为重大的科学发现之一,和相对论、量子力学一起并称为 20 世纪最重要的三大科学发现。该学说不但明晰了 DNA 的基本结构,并且为一个 DNA 分子如何复制成两个结构相同的DNA 分子,以及 DNA 怎样传递生物体的遗传信息提供了合理的说明。DNA 双螺旋结构的阐明,标志着分子生物学的诞生。

克里克的贡献不止于此,1958 年,他提出了著名的分子生物学中心法则(genetic central dogma),明确了 DNA、RNA 以及蛋白质之间的关系,并阐述了"转接子假说",随后其研究团队还明确了遗传密码是由三个碱基以不重复的方式组成的,并命名为密码子。中心法则是指遗传信息从 DNA 传递给 RNA(转录,transcription),再从 RNA 传递给蛋白质(翻译,translation),即完成了遗传信息的转录和翻译的过程;从 DNA 传递给 DNA,则完成了 DNA 的复制过程;这是所有具细胞结构生物所共同遵循的法则。随着分子生物学研究的深入,中心法则也在不断完善,例如某些病毒的 RNA 具有自我复制功能,另外一些病毒能以 RNA 为模板逆转录合成 DNA。这些都是对中心法则的发展和补充。生命信息传递的中心法则见图 1-1。

（三）聚合酶链反应(PCR)技术的发现

对样本中体积和数量都极其微小的 DNA、RNA 分子进行实验室研究和操作是十分困难的,对这一问题的突破由美国科学家凯瑞·莫里斯(Kary Mullis)在 1985 年完成。莫里斯发明了聚合酶链反应(polymerase chain reaction,PCR)技术。聚合酶链反应是一种用于扩增和放大目标 DNA 片

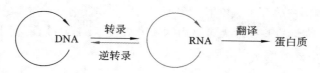

图 1-1 生命信息传递的中心法则

段的分子生物学技术,这一技术的最大特点是能将待检样本中微量的靶标 DNA 大幅增加。莫里斯因此发现获得了 1993 年的诺贝尔化学奖。

该技术通过体外模拟 DNA 的半保留复制过程实现对目标 DNA 的快速指数级扩增。其基本过程是在高温下使双链 DNA 解旋成单链,当温度降低后又可以复性成为双链,在反应体系中耐热 DNA 聚合酶的催化下,根据碱基互补配对原则将特异性引物限定的 DNA 片段复制成同样的两分子拷贝,经过多次(n 次)循环扩增后,获得 2^n 个目标 DNA 片段。聚合酶链反应(PCR)技术突破了待检样本中的特异性分子从微量到大量、从不可见到可见的瓶颈,解决了临床分子生物学检验技术方法学上的"敏感性"问题。

(四)核酸分子杂交技术的发现

1968 年,美国科学家罗伊·布里顿(Roy Britten)的研究团队发明了核酸分子杂交技术(molecular hybridization of nucleic acid)。该技术的基本原理:具有一定同源性的两条核酸单链在一定的条件下(适宜的温度、离子强度、pH 值等)可按碱基互补配对原则形成双链。被检测的样本中含有特异性待测核酸序列,用于检测的特异性杂交单链片段称为探针(probe),可以人工合成或分离纯化自其他细胞。核酸探针可以用放射性核素、生物素、荧光素或其他活性物质标记以便于定性和定量检测,根据其来源和性质可分为 cDNA 探针、寡核苷酸探针、RNA 探针等。

核酸分子杂交技术通过严格的碱基互补配对原则和 DNA、RNA 分子一级结构的复杂性,保证和提供了临床分子生物学检验技术方法学上的"特异性"问题。

(五)DNA 测序(DNA sequencing)技术的发现

英国生化学家弗雷德里克·桑格(Frederick Sanger)是目前唯一一位两次荣获诺贝尔化学奖的科学家。1977 年,他发明了经典的双脱氧核苷酸末端终止测序法;同年,吉尔伯特(Gilbert)等人提出了化学降解法,并与桑格一起在 1980 年获得了诺贝尔化学奖。

Sanger 测序法的原理就是利用一种 DNA 聚合酶来延伸结合在待定序列模板上的引物,直到掺入一种链终止核苷酸为止。每一次序列测定由一套四个单独的反应构成,每个反应含有所有四种脱氧核苷酸三磷酸(dNTP),并混入限量的一种不同的双脱氧核苷三磷酸(ddNTP)。由于 ddNTP 缺乏延伸所需要的 $3'$-OH 基团,使延长的寡聚核苷酸选择性地在 G、A、T 或 C 处终止。虽然它们具有共同的起始点,但链的延伸随机性地终止在不同的核苷酸上,使得每个反应管内最终形成以 G、A、T 或 C 碱基为末端的产物,这些终止产物通过高分辨率变性凝胶电泳被分离成大小不同的片段,凝胶处理后可用 X 光胶片放射自显影或非同位素标记进行检测,然后分析读出待测序列的碱基组成。

2005 年,454 生命技术公司推出了全球第一台第二代基因测序仪 GS 20 System,该测序仪的问世开创了基因组测序的新时代。经过十几年的发展,第二代测序技术突飞猛进,在测序通量、速度和质量上不断提高,而测序成本却不断降低。以 illumina 公司最新推出的第二代测序仪 NovaSeq 为例,完成一个人 30 亿个碱基对的测序,仅需几天的时间和不到 1000 美元费用,与第一代测序耗费的人力、物力相比,第二代测序技术在基因测序上的应用可谓是翻天覆地的改变。这十多年来,第二代测序技术就像一股旋风席卷了全球的生物医疗行业,从农业育种到环境监测,从司法鉴定到临床医疗,处处可见高通量测序技术(NGs)的身影。其中,临床医疗领域应用范畴最广,包括:产前诊断、肿瘤精准诊断、感染性疾病检测、遗传性疾病检测、药物基因组学及新药研发、个体疾病筛查、微生物宏基因组等。

DNA 测序技术提供了分子生物学检验方法学的"金标准",保证和解决了临床样本检测的"准

NOTE

确性"问题,与 PCR 技术、核酸分子杂交技术并称为奠定"临床分子生物学检验技术"的三大基石,后续各种各样的分子生物学检验技术大多是由这些基础技术综合、改良、衍生而来的。

(六) 生物芯片技术的发展

1991 年,斯蒂夫·富德(Steve Foder)团队在 Science 杂志上首次发表了生物芯片(biochip)的研究成果。目前生物芯片已经发展成可包括 DNA 芯片、RNA 芯片、蛋白质芯片、细胞芯片和组织芯片等多个种类,该技术的基本原理是根据生物大分子间可发生特异性相互作用或配对,将生物化学分析过程高密度集成于微小的固相或液相载体上,形成生物分子点阵,阵列中每个分子的序列及位置都是已知的,并且是预先设定好的序列点阵。通过与待检样本中多个特异性配对分子的杂交、洗脱、显影等过程,仪器收集到相应部位的反应信号,然后用计算机对数据结果进行分析,实现对 DNA、RNA、多肽、蛋白质以及其他多种生物成分的高通量定性和定量检测。

生物芯片(biochip)技术的出现解决了临床分子生物学检验方法学高通量、便捷化、自动化、标准化方面的实际需求,为分子生物学检验技术普及应用于医学诊疗实践提供了发展空间。

第二节　临床分子生物学检验技术的实践应用

一、感染性疾病的诊断和监测

感染性疾病(infectious disease)是指由病原微生物(pathogen)侵袭人体引起的临床疾病的统称。引起感染的病原微生物包括朊粒、病毒、细菌、支原体、衣原体、立克次体、螺旋体、真菌和寄生虫。感染性疾病仍然是当前严重威胁人类健康的最常见疾病和首要杀手。如何安全、快速、准确地对感染性疾病做出临床诊断是医学检验的重要命题。

正确的诊断是进行有效治疗、病情监测和控制蔓延的首要前提。随着分子生物学检验技术学科的不断发展和完善,其在感染性疾病的临床诊断和治疗中的应用越来越广泛和重要,已经成为感染性疾病的临床诊断和疗效监控中不可缺少的必需工具。特别是在培养周期长、无法人工培养的微生物以及特殊病毒、原虫检测等方面,例如在结核病、梅毒、埃博拉病毒、SARS 病毒、TORCH 等病原体检测方面的应用。

与感染性疾病传统的免疫血清学、微生物培养、鉴定与药敏试验等检验方法相比较,分子生物学检验技术具有安全、快速、精准、特异、窗口期短等无法比拟的优点。目前其临床应用领域主要包括病原体核酸定性或定量检测、病原体基因分型检测、耐药基因检测等。

除可以对感染病原体的性质进行快速诊断外,分子生物学检验技术在感染性疾病的疗效监控、药物选择和疾病预后中也具有重要应用,例如在乙型肝炎病毒感染中的应用。早在 2005 年我国中华医学会制定的《慢性乙型肝炎防治指南》中就已经明确指出了 HBV DNA 定性和定量检测在反映病毒复制情况或水平时的应用,推荐临床将其用于慢性 HBV 感染的诊断以及抗病毒疗效的监测;并已经详细指出了 HBV 耐药突变株检测、HBV 基因分型常用的分子生物学检验方法如基因型特异性引物 PCR 法、限制性片段长度多态性(RFLP)分析法、线性探针反向杂交法等;同时对分子检验结果在治疗应答、患者随访中的使用方法和临床意义也做出了阐述。在此后陆续修订的乙型肝炎防治指南中,分子生物学检验方法和结果的运用频率和权重越来越凸显。

二、遗传性疾病的诊断和预防

遗传性疾病(genetic diseases)又称遗传缺陷,是由遗传物质发生突变、重排、缺失或携带缺陷基因所导致的疾病或缺陷,按一定的方式和规律垂直传递。遗传性疾病可以分为单基因遗传病、多基因遗传病、染色体遗传病、体细胞遗传病、线粒体遗传病。据统计,我国每年新出生人口中近 6% 患有不同程度的遗传病,每年新增遗传病患儿约 120 万。

前已提及,分子生物学检验技术的学科诞生与遗传学的研究和发展密不可分。在临床实践中,分子生物学检验在遗传病的诊疗中也发挥着无可替代的作用,已经成为遗传病预防、诊断、治疗和研究中最重要和精准的研究工具。除了诊断传统已知的单基因遗传病以外,近年来通过分子生物学检验还发现和明确了多种以往无法研究的遗传病及其发病机制。

1976年,美籍华裔科学家Kan WY成功应用DNA分子杂交技术实现了对镰形细胞贫血症的基因诊断,是标志着人类遗传病临床诊断开始进入分子检验时代重要的里程碑。此后,多种分子生物学检验技术在遗传病研究领域的应用呈现井喷式发展,特别是在许多单基因遗传病如各种异常血红蛋白病(abnormal hemoglobinopathy)、血友病(hemophilia)、杜氏肌营养不良(Duchenne Muscular Dystrophy,DMD)、亨廷顿舞蹈病(Huntington's disease,HD)的临床诊疗中,得到了大量和广泛的应用。

三、肿瘤的临床诊断和治疗监测

肿瘤(tumour)是指机体在各种致瘤因子作用下,局部组织细胞增生所形成的新生物,表现为失去接触抑制和不可控制的克隆性生长,通过物理占位和侵袭性破坏等生物学作用引起患者死亡。据统计我国恶性肿瘤每年新发病例数达到约380万,平均每天超过1万人被确诊为癌症。肺癌位居全国发病首位,其后依次为胃癌、结直肠癌、肝癌和乳腺癌。肺癌和乳腺癌分别位居男女性发病的第一位。

大量的基础和临床研究已经证明,肿瘤的发生从本质上说是各种致瘤因子刺激人体细胞基因发生突变的结果,因此分子生物学检验技术很早就广泛应用于肿瘤的临床诊断。通过检测与肿瘤发生、侵袭和转移相关的生物大分子的变化,对肿瘤发生易感性进行预测、早期诊断和筛查、临床分期、药物选择、耐药监测和疗效评价,并可为肿瘤的预后和转归提供参考。例如常见的编码转录因子的 *myc* 基因家族,在 Burkitt 淋巴瘤、急性 T 细胞白血病、乳腺癌、小细胞肺癌、宫颈癌等肿瘤发生时,可以发生基因易位、拷贝数扩增、基因过表达等变化,对病理样本中该基因表达情况的检测和分析对于这些肿瘤的早期诊断、鉴别诊断、预后评估具有重要的指导意义。

四、其他应用

由于对生物样本的分子生物学检验几乎覆盖了从 DNA 到 DNA、从 DNA 到 RNA、从 RNA 到 DNA、从 RNA 到 RNA、从 RNA 到蛋白质、从蛋白质到表型,直至各个层面的基因调控、表观遗传等所有生命环节,因此其应用领域仍然在持续拓展。例如目前用于器官移植中的 HLA 抗原鉴定和配型技术、在第三代试管婴儿中筛选优质胚胎的植入前诊断(PGD)技术、在法医学、考古学中广泛用于"个体识别(personal identification)""亲权鉴定(paternity identification)"的 DNA"STR"分型技术、单核苷酸多态性(SNP)检测技术等。

在法医学领域,1985年,英国遗传学家亚历克·杰弗里斯(Alec Jeffreys)利用制备的VNTR"核心序列"探针DNA与限制酶酶切的人类DNA进行Southern印迹杂交,获得个体特异的DNA指纹图谱(DNA fingerprint),首次成功地鉴定了一起移民亲权案,肯定了其血缘关系,给法医学鉴定带来了一场里程碑式的技术革命。1986年,DNA指纹技术第一次应用在刑事案件中,成功帮助警方进行了嫌疑人的个体识别,随后发展的DNA"STR"分型技术已经在全世界法医鉴定中普及应用。

DNA短串连重复(short tandem repeats,STRs)序列,又被称作微卫星DNA(micro satellite DNA)或简单重复序列(simple sequence repeats,SSRs),每单元长度在1~6 bp之间,广泛分布于基因组中。STR按孟德尔共显性方式在人群中世代遗传,具有种类多、分布广、突变率低的特点;

NOTE

与此同时,STR 拷贝数在人群中是可变的,呈现出高度的多态性,表现为正常人群的不同个体某一基因位点 STR 的重复次数千差万别,同一个体的两个同源染色体上重复次数也不一定一样,通过对多达 29 个以上基因位点 STR 的多态性检测、比对和分析,就可以推算出累计个体识别率(power of discrimination,DP)或结合父系与母系向子代基因传递的孟德尔遗传规律,推算出累计亲权指数(cumulative paternity index,CPI),从而做出相应的法医学判断。

第三节　临床分子生物学检验技术的发展趋势

随着"生物化学""分子生物学""医用物理学""纳米材料学""生物信息学"等相关学科的快速发展和强劲推动,特别是在当前多学科交叉融合、协同发展的大趋势下,临床分子生物学检验技术的新方法、新技术、新产品源源推出,其临床应用领域也越来越广泛、深入和精准,具体表现如下。

一、技术更新换代发展迅速

仅以常用的 PCR 技术、核酸分子杂交技术、DNA 测序等基本技术来考量,目前已经发展出逆转录 PCR、实时荧光定量 PCR、原位 PCR、巢式 PCR、免疫 PCR、等位基因特异性 PCR、多重 PCR、数字 PCR、常温 PCR 等近 30 余种,各有不同的用途和优势;DNA 测序技术已经从第一代、第二代、第三代发展到第四代,其测序的速度、精度已与第一代不可同日而语。人类基因组计划(human genome project,HGP)从 1990 年正式启动,到 2003 年宣布完成,多个国家和公司协同合作,耗时 13 年,花费 4.37 亿美元,而如今做一个全基因测序服务只需几天时间,花费 1000 美元。

同时,相同技术所用的材料学发展也日新月异,原始的 PCR 操作所使用的聚合酶已经为不断出现的更高合成效率、更好耐热性能、更高保真度、更特异而廉价的基因工程酶所取代;杂交芯片也陆续与流式细胞术、微流控技术、纳米技术不断交叉融合,新材料、新产品不断出现。例如近年来兴起的蛋白质芯片技术,该技术是将蛋白质点到固相载体上,然后与要检测的组织或细胞等进行"互作",再通过自动化仪器分析得出结果。临床上可以用于肿瘤标志的检测、激素的测定、自身抗体或抗原的检测、过敏原的筛查等。

二、方法学研究领域持续深入

miRNA 是细胞中一类分布广泛的非编码小 RNA,不同 miRNA 的分布有组织特异性,其功能是调控基因表达,维持细胞生长、增殖、分化和死亡的正常进行,因此在生理和病理条件下,血浆和其他生物样本中 miRNA 的含量水平存在着必然的差异。通过大量的基础和临床研究,其在临床疾病诊断和治疗中的潜在应用价值正在被陆续开发出来。例如细胞中 miRNA 水平的紊乱可以导致不适当的 miRNA 调控的靶蛋白表达异常,最后的结果可能导致过度增殖、凋亡减少、不能正常分化而形成肿瘤。通过研究正常细胞和发生肿瘤的细胞之间的 miRNA 谱的差异,就能够发现其网络调控的途径和机制,从而为临床诊断、肿瘤分期、新药物靶标寻找等提供实验依据。特别是研究发现 miRNA 在血浆中非常稳定,甚至可以从福尔马林固定、石蜡包埋的样品中再分离出来,这就为 miRNA 研究最终应用于临床诊疗提供了方法学的可行性支持。

与此同时,各种"组学(omics)"技术蓬勃发展,从最开始的基因组学、转录组学、蛋白质组学、代谢组学到后续的健康与疾病状态下的各种差异组学、药物作用差异组学、肠道微生物组学,越来越广泛、越来越精细,其研究方法和领域也由经典的宏观向单细胞、微量化发展。在经典蛋白质组学研究中使用到的质谱分析技术已经从实验室走出,广泛应用于临床检验,如:可以从复杂体液中发现潜在的生物标志物,用于各种肿瘤早期诊断、代谢紊乱性疾病诊断的"液态芯片——飞行时间质谱"技术;法国梅里埃公司的细菌鉴定质谱、德国布鲁克公司的细菌鉴定质谱等等。

三、自动化、便捷化、微量化、无创化程度不断提升

分子生物学检验技术从传统的纯手工操作已经快速进展到现代化实验室的自动化、规模化和高通量工作模式。从罗氏公司大型的核酸分离纯化仪、成排列队的高通量荧光定量 PCR 仪,到各种进口和国产的芯片杂交工作站、各种类型的高通量基因测序仪,临床分子检验实验室的自动化、规模化配置不胜枚举。

同时,随着纳米技术、微流控技术、微电子技术的发展,分子生物学检验还同时向另一个方向,即便捷化、微量化、无创化方向发展。纳米技术与医学相结合,促进了医学研究技术和临床应用技术的发展和革新,通过应用纳米技术制作的基因检测芯片,样本需要量低于 1000 个 DNA 分子(普通芯片检测样本需要量超过 10^6 个 DNA 分子);综合了纳米微球技术、流式细胞技术、微电子技术、核酸分子杂交技术的 Luminex 多功能液态流式芯片仪,更是把自动化、便捷化、微量化发展到了极致,可以用极少的样本,在极短的时间内,通过一次反应定性和定量检测几十乃至几百个靶标位点,其提前设计好的配套检测微球,可以标记蛋白质、核酸、配体等多种成分,因此其检测的范围可以覆盖人体样本中的特殊蛋白、细胞因子、免疫分子、基因片段等几乎所有感兴趣的靶标,其精密度、准确度臻于完美,在 HIV 耐药位点联合检测、结核杆菌耐药位点联合检测、呼吸道病毒联合检测、多种细胞因子联合检测等检验中具有重要价值。

在无创化方面,例如通过孕妇血中痕量的胎儿 DNA 检测遗传性疾病,减少传统的羊水穿刺法造成的高风险和损伤;通过检测患者血液中微量的循环肿瘤 DNA 或肿瘤细胞,预警和判断肿瘤的微小残留、转移和复发等临床应用广泛,在此不再赘述。

四、临床应用领域持续拓展

除外伤等特殊情况外,各种疾病的发生都是由于人体受各种致病因素的影响,导致机体细胞、组织或器官发生功能紊乱的结果,归根到底,也就是 DNA、RNA、蛋白质分子发生异常的结果。因此分子生物学检验技术向各个临床学科领域的持续和深入拓展已经成为必然,业已成为多种临床疾病诊疗和研究的必需工具。分子生物学检验所涉及的疾病谱已经从传统的感染性疾病、遗传性疾病的应用延伸到内分泌疾病、心脑血管疾病、免疫紊乱性疾病,甚至精神系统疾病等领域。特别是应用于日渐兴盛的"个体化医学(personalized medicine)"精准诊疗领域。

个体化医学的内涵至少包括疾病风险预测、个体化医学诊断和个体化医学治疗。不同人群和不同个体彼此间的个体差异源自人体 DNA 序列及其变异的差异,谓之基因多态性(polymorphisms)。这种多态性差异导致了不同个体对各种疾病的易感性、对治疗措施的反应性、对药物的敏感性和机体代谢类型的差异。通过对这种基因差异进行生物信息学分析,制定个性化的精准治疗方案,甚至据此提前进行新药的改良设计,加强药物使用的安全性和有效性,提高治疗的有效性,减少副作用的发生,这无疑是带来了全新的医疗理念的里程碑式变革。

同时,当接触致病因子时,携带疾病易感基因人群的发病率显著高于非携带人群,甚至高达几十倍。"个体化医学诊断"使人们了解自身的基因情况,做出疾病风险预测,采取针对性地改善饮食结构、工作生活环境等措施,这对于预防疾病的发生、延长生存时间、提高生活质量具有重要意义。

五、行业技术和管理标准越来越严谨规范

由于分子生物学检验技术不仅对临床样本的处理有较高要求,对检测人员的技术操作水平需要特殊培训,对结果的分析、解读和运用更是需要非常高超严谨的专业能力,一个检验结果的临床应用涉及从标本收集、处理、检测、比对和分析、应用等多个环节的质量控制和标准化操作,为此,国内外制定和颁布了一系列相关的行业技术管理标准和临床应用指南,在国际标准化组织发布的"ISO-15189"和我国国家认可委员会"CNAS-CL02"号文件对应条款中,对分子检验实验室的建设、专业技术人员配置、行业资质、技术标准、管理标准、运行机制、生物安全等方面的要求越来越严谨规范。

NOTE

本章小结

知识点 1：临床分子生物学检验技术的概念。

知识点 2："基因"是染色体上编码功能蛋白的一系列 DNA 片段（某些情况下也可以是 RNA）。

知识点 3：DNA 的遗传功能和中心法则。

知识点 4：奠定分子生物学检验技术敏感性、特异性、准确性的三大基石。

知识点 5：临床分子生物学检验技术的实践应用领域。

思考与探索

1. 目前有哪些医学领域尚未用到分子生物学检验技术？你是否可尝试设计应用？

2. 临床分子生物学检验技术有可能会遇到哪些伦理学和社会学问题？

（伊正君）

NOTE

第二章 组学基础

第一节 基 因 组

一、基因组学的相关概念

一个基因组序列属于一个个体生物。基因组记录了物种本身的进化史,现有的物种存在种内和种间的基因组差异,通过对基因组的分析可以研究群体内和群体间的遗传差异;通过对标本的测序还可以获取已经灭绝物种的基因组。生物的复杂性与基因组内的基因数量有关,进化程度越高,基因组越复杂。

按照生物体结构将生物划分为原核生物、真核生物和病毒,本节将分别对其基因组进行介绍。病毒是最简单的生物,病毒基因组只含有一种核酸,可以由 DNA 或者 RNA 组成,两者一般不共存于同一病毒颗粒中;原核生物的基因组较小,只含有一条染色体;真核生物细胞中有几条染色体,即有几个基因组。

1. 基因 基因(gene)是原核生物、真核生物及病毒的 DNA 或 RNA 分子中具有遗传效应的核苷酸序列,是遗传的基本单位、突变的单位及控制性状的功能单位。

基因是指一段 DNA 或 RNA 的序列,该序列可以产生或影响某种表型(phenotype)。某一机体可以观察到的特征称为表型;与表型相应的基因组成称为基因型(genotype)。如细菌能否合成亮氨酸记为 Leu＋和 Leu－,相应的基因型为 *Leu＋*和 *Leu－*。

二倍体细胞有 2 套基因组,一套来自父本,另一套来自母本,每个细胞的全部基因均包含在这 2 套基因组中,故每一对基因互称等位基因(allele)。突变作用可引起 DNA 结构变异,因而某个特定的基因都可具有若干种不同的存在形式,这种同一基因不同的形式也互称等位基因。

2. 基因组 基因组指细胞或生物体中一套完整单倍体遗传物质的总和,包括一个物种所需的全套基因及间隔序列。"基因组(genome)"一词是 1920 年 Winkles 将"gene"和"chromosome"两个单词合并而成的,用于表述生物的全部基因和染色体组成的概念,是有关特定生物全部染色体的遗传物质的总和,用 DNA 碱基对全部序列来表示。基因组的结构主要指不同的基因功能区域在核酸序列中的分布和排列信息。基因组的功能是储存和表达遗传信息。

对单倍体而言,基因组表示该种生物的总 DNA;对于二倍体的高等生物,其配子的 DNA 总和即为一组基因组,二倍体有两份同源的基因组。人类基因组包括 22 对常染色体和 XY 两条性染色体上的全部遗传物质以及胞内线粒体上的遗传物质。细胞核内的基因组则称为核基因组,细胞线粒体中的 DNA 称为线粒体基因组。

3. 基因组学 "基因组学(genomics)"由美国科学家 Roderick 于 1986 年提出。基因组学就是通过分析基因组 DNA 序列或其表达中间过程或产物等来解读这些信息的学科。

4. 基因组医学　2012 年美国国立人类基因组研究所（NHGRI）将基因组医学（genomic medicine）定义为：将个体的基因组信息用于临床监护，包括诊断、治疗决策及其他方面的应用的一门新兴的临床学科。并指出基因组专指 DNA 和 RNA 的信息，不包括中心法则中蛋白质及代谢等下游的信息。

基因组学是遗传学的重要分支，阐明整个基因组的结构、结构与功能的关系以及基因之间相互作用的科学。基因组学以分子生物学技术、电子计算机技术和信息网络技术为手段，以生物体内基因组的全部基因为研究对象，从整体水平上探索全基因组在生命活动的作用及其内在规律和内外环境影响机制的科学。

5. 基因组学分类　基因组学可分为结构基因组学（structural genomics）、比较基因组学（comparative genomics）、功能基因组学（functional genomics）等部分。

（1）结构基因组学：20 世纪 90 年代，生命科学的发展进入结构生物学的时代。结构与功能的结合即结构生物学，而结构与基因组学相结合，称为"结构基因组学"。结构基因组学代表了基因组分析的早期阶段，是基因组学的一个重要组成部分和研究领域，是通过基因作图、核苷酸序列分析以确定基因组成及定位的一门学科。

（2）比较基因组学：在基因组图谱及测序的基础上，对已知的基因和基因组结构进行比较，以了解基因的功能、表达机制及物种进化的学科。

（3）功能基因组学：代表基因分析的新阶段。利用结构基因组学提供的信息，系统地、大规模地研究基因的表达，以及这些基因如何协同调控整个生物体的活动。功能基因组学以高通量、大规模实验方法及统计与计算机分析为特征。

功能基因组学以揭示基因组功能及调控机制为目标，又称为"后基因组学"。在医学上，它包括致病基因、疾病相关基因及具有重要生物功能的基因的分离、克隆和功能研究。新一代基因组学技术使得临床医生及生物医学研究人员能够将群体水平获得的大量数据和新的生物信息学方法结合起来，把各种多样的疾病研究数据和基因组数据整合在一起，从而更好地探究疾病的遗传基础及药物反应的遗传基础，为个性化诊断、治疗、预防奠定牢固的基础。

随着人类基因组计划（HGP）的顺利实施，后基因组学的时代早已到来。面对数据库中大量未知功能的基因序列，系统分析这些基因的功能将成为后基因组学时代的主要任务。与之对应，基因组学的研究也相应地从结构基因组学转向功能基因组学，主要研究包含基因功能的研究、基因组的表述及时空调控的研究、蛋白质组及蛋白质组学、基因组多样性的研究等。

二、原核生物基因组

原核生物（prokaryotes）即广义的细菌，是指一类细胞核无核膜包裹、只存在核区的裸露 DNA 的原始单细胞生物。包括真细菌和古生菌两大类群。

1. 原核生物的基因组结构　一般来说，典型的原核生物基因组有一个独立的闭环状双链 DNA 分子结构，长度为 600～10000 kb。原核生物的染色体分子量较小，以大肠杆菌为例，有些可能包含质粒（一般为双链环状 DNA 分子，长度较短，从 1 kb 到几个 Mb 不等）。大肠杆菌 K12 菌株细胞的 DNA 分子长度为 4639675 bp（1300 μm），形态为闭合环状，形成超螺旋，DNA 与组蛋白结合成为染色体，位于细胞的中央，在亚细胞结构中称为类核（nucleoid）。大肠杆菌的类核由支架（scaffold）和向四周伸出的 100 个 DNA 环组成，支架的形状因染色体而异，长度为 3～5 μm，支架是含 RNA 和蛋白质的复合结构，四周的每个环就是一个独立的功能区，长 40 kb、13 μm。大肠杆菌体内基因组内含负超螺旋，每 200 bp 就有一个负超螺旋，即基因组中含 5% 的负超螺旋。每个功能区的末端保持超螺旋状态，而且一个区的超螺旋不影响另一个区的超螺旋，功能区的相对独立性使得同在一个环状染色体上的基因可以独立表达和调控。基因组内的超螺旋以两种状态存在：①自由状态的超螺旋不受束缚，可在环内传递张力；②蛋白质结合在 DNA 上使超螺旋受到束缚，不能传递张力。

细菌的染色体可视为一个同心圆盘。大肠杆菌 4.6 Mb 的染色体编码大约 4500 个基因,分布在两条链上。这些基因中没有内含子,基因间隔区较短,表明编码密度较高。不同物种的基因组编码区域占比和基因编码密度不同。其中仅包含约 0.8% 的结构 RNA,编码蛋白质的基因为 87.8%,未知功能的区域为 0.7%。

DNA 的单独环状基因组结构在真细菌和古生菌中很常见,但也有例外。例如,莱姆病的病原体是伯氏疏螺旋体,在螺旋体中含有许多环状或链状的质粒;霍乱的病原体霍乱弧菌包含两个环状 DNA 分子,长度分别为 2961146 bp 和 1072314 bp。

一些原核基因组还含有插入序列,类似于真核生物转座子的可转移遗传因子。

2. 原核生物的编码基因 原核生物基因分为编码区与非编码区。所谓的编码区就是能转录为相应的信使 RNA 的区域,进而指导蛋白质的合成,也就是说能够编码蛋白质。非编码区则相反,但是非编码区对遗传信息的表达是必不可少的,因为在非编码区上有调控遗传信息表达的核苷酸序列。非编码区位于编码区的上游及下游。在调控遗传信息表达的核苷酸序列中最重要的是位于编码区上游的 RNA 聚合酶结合位点。RNA 聚合酶能识别调控序列中的结合位点并与其结合催化 DNA 转录为 RNA。

细菌的染色体约有 75% 的 DNA 编码基因,余下 25% 的 DNA 为基因间的 DNA(intergenic DNA)。有一部分基因间的 DNA 是有重要功能的,如复制原点(origin of replication);另一些基因间区域可能涉及和 DNA 包装蛋白的相互作用。

3. 复制和转录

(1) DNA 复制:DNA 的生物合成,是以亲代 DNA 分子为模板,合成子代 DNA 分子的过程。复制时期为有丝分裂期、第一次减数分裂期,复制场所为细胞核(主要)、线粒体,复制遵循碱基互补配对原则(A=T,G=C),复制的原料为 4 种 dNTP(dATP、dTTP、dGTP、dCTP)和 PPi。

DNA 复制的方式一般有双向复制、半保留复制(semiconservative replication)、半不连续复制。半保留复制即 DNA 复制时亲代 DNA 的两条链解开,每条链作为新链的模板,从而形成两个子代 DNA 分子,每一个子代 DNA 分子包含一条亲代链和一条新合成的链。

(2) 转录(transcription):也称为 RNA 的生物合成,是以 DNA 的一条链为模板,在 DNA 依赖的 RNA 聚合酶(RNA polymerase)催化下,以 4 种 NTP(ATP、CTP、GTP 和 UTP)为原料,按碱基配对的方式合成一条 RNA 分子的过程。对于有些 RNA 病毒,RNA 也可以指导合成 RNA。

(3) 中心法则(genetic central dogma):遗传信息从 DNA 传递给 RNA,再从 RNA 传递给蛋白质,即完成遗传信息的转录和翻译的过程。也可以从 DNA 传递给 DNA,即完成 DNA 的复制过程。这是所有有细胞结构的生物所遵循的法则。在某些病毒中的 RNA 自我复制(如烟草花叶病毒等)过程和在某些病毒中以 RNA 为模板逆转录成 DNA 的过程(某些致癌病毒)是对中心法则的补充。

4. 基因转移 基因转移(gene transfer,GT)泛指基因或 DNA 片段在不同生物个体之间的传递,包括横向和纵向两个方向。纵向传递即通过繁殖进行的亲代和子代的基因传递,基因横向传递指水平基因转移(horizontal gene transfer,HGT),又称侧向基因转移(lateral gene transfer,LGT),是指在差异生物个体之间,或单个细胞内部细胞器之间所进行的遗传物质的交流。

原核生物细胞间 DNA 通过 3 种方式转移:转化(transformation),接合(conjugation),转导(transduction)。

三、病毒基因组

病毒是结构上极为简单的非细胞生物。完整的病毒颗粒包括外壳蛋白和内部的基因组 DNA 或 RNA,有些病毒的外壳蛋白外面有一层由宿主细胞构成的被膜(envelope),被膜内含有病毒基因编码的糖蛋白。病毒不能独立地复制,必须进入宿主细胞中借助细胞内的一些酶类和细胞器才能使病毒得以复制。外壳蛋白(或被膜)的功能是识别和侵袭特定的宿主细胞并保护病毒基因组不受核酸酶的破坏。病毒的结构特点如下。

1. 病毒基因组大小　病毒基因组大小相差较大,与细菌或真核细胞相比,病毒的基因组很小,但是不同的病毒之间其基因组相差亦较大。如乙肝病毒 DNA 只有 3.2 kb,所含信息量也较小,只能编码 4 种蛋白质,而痘病毒的基因组超过 300 kb,可以编码几百种蛋白质,不但为病毒复制所涉及的酶类编码,甚至为核苷酸代谢的酶类编码,因此,痘病毒对宿主的依赖性较乙肝病毒小得多。

2. 病毒基因组组成　病毒基因组可以由 DNA 组成,也可以由 RNA 组成,每种病毒颗粒中只含有一种核酸,或为 DNA 或为 RNA,两者一般不共存于同一病毒颗粒中。组成病毒基因组的DNA 或 RNA 可以是单链的,也可以是双链的,可以是闭环分子,也可以是线性分子。如乳头瘤病毒是一种闭环的双链 DNA 病毒,而腺病毒的基因组则是线性的双链 DNA,脊髓灰质炎病毒是一种单链的 RNA 病毒,而呼肠孤病毒的基因组是双链的 RNA 分子。一般说来,大多数 DNA 病毒的基因组是双链 DNA 分子,而大多数 RNA 病毒的基因组是单链 RNA 分子。

多数 RNA 病毒的基因组由连续的核糖核酸链组成,但也有些病毒的基因组 RNA 由不连续的几条核酸链组成,如流感病毒的基因组 RNA 分子是节段性的,由八条 RNA 分子构成,每条 RNA分子都含有编码蛋白质分子的信息;而呼肠孤病毒的基因组由双链的节段性的 RNA 分子构成,共有 10 个双链 RNA 片段,同样,每段 RNA 分子都编码一种蛋白质。目前,还没有发现有节段性的DNA 分子构成的病毒基因组。

3. 基因重叠　同一段 DNA 片段能够编码两种甚至三种蛋白质分子,这种现象在其他的生物细胞中仅见于线粒体和质粒 DNA,所以也可以认为是病毒基因组的结构特点。这种结构使较小的基因组能够携带较多的遗传信息。重叠基因是 1977 年 Sanger 在研究 ΦX174 时发现的。ΦX174是一种单链 DNA 病毒,宿主为大肠杆菌,因此,又是噬菌体。它感染大肠杆菌后共合成 11 个蛋白质分子,总分子量为 25 万左右,相当于 6078 个核苷酸所容纳的信息量。而该病毒 DNA 本身只有5375 个核苷酸,最多能编码总分子量为 20 万的蛋白质分子,Sanger 在弄清 ΦX174 的 11 个基因中有些是重叠的之前,这样一个矛盾长时间无法解释。重叠基因有以下几种情况。

(1) 一个基因完全在另一个基因里面。如基因 A 和基因 B 是两个不同基因,而基因 B 包含在基因 A 内。同样,基因 E 在基因 D 内。

(2) 部分重叠。如基因 K 和基因 A 及基因 C 的一部分基因重叠。

(3) 两个基因只有一个碱基重叠。如基因 D 的终止密码子的最后一个碱基是 J 基因起始密码子的第一个碱基(如 TAATG)。这些重叠基因尽管它们的 DNA 大部分相同,但是由于将 mRNA翻译成蛋白质时的读框不一样,产生的蛋白质分子往往并不相同。有些重叠基因读框相同,只是起始部位不同,如 SV40DNA 基因组中,编码三个外壳蛋白 VP1、VP2、VP3 基因之间有 122 个碱基的重叠,但密码子的读框不一样。而小 t 抗原完全在大 T 抗原基因里面,它们有共同的起始密码子。

4. 病毒基因组的其他特征

(1) 病毒基因组的大部分区域是用来编码蛋白质的,只有非常小的一部分不被翻译,这与真核细胞 DNA 的冗余现象不同,如在 ΦX174 中不翻译的部分只占 217/5375,G4DNA 中占 282/5577,都不到 5%。不翻译的 DNA 顺序通常是基因表达的控制序列。如 ΦX174 的 H 基因和 A 基因之间的序列(3906-3973),共 67 个碱基,包括 RNA 聚合酶结合位、转录的终止信号及核糖体结合位点等基因表达的控制区。乳头瘤病毒是一类感染人和动物的病毒,基因组约 8.0 kb,其中不翻译的部分约为 1.0 kb,该区同样也是其他基因表达的调控区。

(2) 病毒基因组 DNA 序列中功能相关的蛋白质的基因或 rRNA 的基因往往丛集在基因组的一个或几个特定的部位,形成一个功能单位或转录单元。它们可被一起转录成为含有多个 mRNA的分子,称为多顺反子 mRNA,然后再加工成各种蛋白质的模板 mRNA。如腺病毒晚期基因编码病毒的 12 种外壳蛋白,在晚期基因转录时是在一个启动子的作用下生成多顺反子 mRNA,然后再加工成各种 mRNA,编码病毒的各种外壳蛋白,它们在功能上都是相关的;ΦX174 基因组中的 D-E-

J-F-G-H 基因也转录在同一 mRNA 中,然后再翻译成各种蛋白质,其中 J、F、G 及 H 都是编码外壳蛋白的,D 蛋白与病毒的装配有关,E 蛋白负责细菌的裂解,它们在功能上也是相关的。

(3)除了反转录病毒以外,一切病毒基因组都是单倍体,每个基因在病毒颗粒中只出现一次。反转录病毒基因组有两个拷贝。

(4)噬菌体(细菌病毒)的基因是连续的;而真核细胞病毒的基因是不连续的,具有内含子,除了正链 RNA 病毒之外,真核细胞病毒的基因都是先转录成 mRNA 前体,再经加工才能切除内含子成为成熟的 mRNA。更为有趣的是,有些真核细胞病毒的内含子或其中的一部分,对某一个基因来说是内含子,而对另一个基因却是外显子。如 SV40 和多瘤病毒(polyomavirus)的早期基因就是这样。SV40 的早期基因即大 T 和小 t 抗原的基因,都是从 5146 开始反时针方向进行,大 T 抗原基因到 2676 位终止,而小 t 抗原到 4624 位即终止了,但是,从 4900 到 4555 之间一段 346 bp 的片段是大 T 抗原基因的内含子,而该内含子中从 4900～4624 之间的 DNA 序列则是小 t 抗原的编码基因。同样,在多瘤病毒中,大 T 抗原基因中的内含子则是中 T 和 t 抗原的编码基因。

四、真核生物基因组

真核基因组由真核基因编码的以及感染真核生物的 DNA 和 RNA 病毒编码的基因组。真核生物的基因组一般比较庞大,例如人的单倍体基因组由 $3×10^9$ bp 碱基组成,按 1000 个碱基编码一种蛋白质计算,理论上可有 300 万个基因。但实际上,人细胞中所含基因总数大概会超过 10 万个。这就说明在人细胞基因组中有许多 DNA 序列并不转录成 mRNA 用于指导蛋白质的合成。DNA 的复性动力学研究发现这些非编码区往往都是一些大量的重复序列,这些重复序列或集中成簇,或分散在基因之间。在基因内部也有许多能转录但不翻译的间隔序列(内含子)。因此,在人细胞的整个基因组当中只有很少一部分(占 2%～3%)的 DNA 序列用以编码蛋白质。

(一)真核生物基因组的特点

(1)真核生物基因组 DNA 与蛋白质结合形成染色体,储存于细胞核内,除配子细胞外,体细胞内的基因的基因组是双份的(即双倍体),即有两份同源的基因组。

(2)真核细胞基因转录产物为单顺反子。一个结构基因经过转录和翻译生成一个 mRNA 分子和一条多肽链。

(3)存在重复序列,重复次数可达百万次以上。

(4)基因组中不编码的区域多于编码区域。

(5)为割裂基因,大部分基因含有内含子,基因不连续。

(6)基因组远远大于原核生物的基因组,具有许多复制起点,每个复制子的长度较小。

(二)真核生物基因组中的重复序列

1. 高度重复序列

(1)种类:高度重复序列在基因组中重复频率高,可达百万(10^6)以上,因此复性速度很快。在基因组中所占比例随种属而异,占 10%～60%,在人基因组中约占 20%。高度重复序列又按其结构特点分为三种。

①倒位重复序列:这种重复序列复性速度极快,即使在极稀的 DNA 浓度下,也能很快复性,因此又称零时复性部分,约占人基因组的 5%。反向重复序列由两个相同序列的互补拷贝在同一 DNA 链上反向排列而成。变性后再复性时,同一条链内的互补的拷贝可以形成链内碱基配对,形成发夹式或"+"字形结构。倒位重复(即两个互补拷贝)间可有一到几个核苷酸的间隔,也可以没有间隔。没有间隔的又称回文(palindrome),这种结构约占所有倒位重复的三分之一。若以两个互补拷贝组成的倒位重复为一个单位,则倒位重复的单位约长 300 bp 或略少。两个单位之间有一平均 1.6 kb 的片段相隔,两对倒位重复单位之间的平均距离约 12 kb,亦即它们多数散布非群集于基因组中。

②卫星 DNA:卫星 DNA(satellite DNA)是另一类高度重复序列,这类重复序列的重复单位一

般由 2～10 bp 组成,成串排列。可分为小卫星(minisatellite,长度 1～5 kb)、微卫星(microsatellite,长度约 100 kb)、端粒(telomere)。由于这类序列的碱基组成不同于其他部分,可用等密度梯度离心法将其与主体 DNA 分开,因而称为卫星 DNA 或随体 DNA。在人细胞组中,卫星DNA 占 5%～6%。按照它们的浮力密度不同,人的卫星 DNA 可分为Ⅰ、Ⅱ、Ⅲ、Ⅳ四种。

③复杂单位序列:这种重复序列为灵长类所独有。用限制性内切酶 HindⅢ 消化非洲绿猴DNA,可以得到重复单位为 172 bp 的高度重复序列,这种序列大部分由交替变化的嘌呤和嘧啶组成。有人把这类称为 α 卫星 DNA。而人的 α 卫星 DNA 更为复杂,含有多序列家族。

(2)功能:

①参与复制水平的调节:反向序列常存在于 DNA 复制起点区的附近。另外,许多反向重复序列是一些蛋白质(包括酶)和 DNA 的结合位点。

②参与基因表达的调控:DNA 的重复序列可以转录到核内不均一 RNA 分子中,而有些反向重复序列可以形成发夹结构,这对稳定 RNA 分子,使其免遭分解有重要作用。

③参与转位作用:几乎所有转位因子的末端都包括反向重复序列,长度由几个 bp 到 1400 bp。由于这种序列可以形成回文结构,因此在转位作用中既能连接非同源的基因,又可以被参与转位的特异酶所识别。

④与进化有关:不同种属的高度重复序列的核苷酸序列不同,具有种属特异性,但相近种属又有相似性。如人的 α 卫星 DNA 长度仅差 1 个碱基(前者为 171 bp,后者为 172 bp),而且碱基序列有 65% 是相同的,这表明它们来自共同的祖先。在进化中某些特殊区段是保守的,而其他区域的碱基序列则累积着变化。

⑤同一种属中不同个体的高度重复序列的重复次数不一样,这可以作为每一个体的特征。

⑥α 卫星 DNA 成簇地分布在染色体着丝粒附近,可能与染色体减数分裂时染色体配对有关,即同源染色体之间的联会可能依赖于具有染色体专一性的特定卫星 DNA 序列。

2. 中度重复序列 中度重复序列大致指在真核基因组中重复数十至数万($<10^5$)次的重复序列。其复性速度快于单拷贝序列,但慢于高度重复序列。少数在基因组中成串排列在一个区域,大多数与单拷贝基因间隔排列。

(1)类型:依据重复序列的长度,中度重复序列可分为两种类型。

①短分散片段(short interspersed repeated segments,SINES):这类重复序列的平均长度约为300 bp($<$500 bp),它们与平均长度约为 1000 bp 的单拷贝序列间隔排列。拷贝数可达 10 万左右。如 Alu 家族,Hinf 家族等属于这种类型的中度重复序列。

②长分散片段(long interspersed repeated segments,LINES):这类重复序列的长度大于 1000 bp,平均长度为 3500～5000 bp,它们与平均长度为 13000 bp(个别长几万碱基对)的单拷贝序列间隔排列,也叫分散基因家族。也有的实验显示人基因组中所有 LINES 之间的平均距离为 2.2 kb,拷贝数一般在 1 万左右,如 KpnⅠ家族等。中度重复序列在基因组中所占比例在不同种属之间差异很大,一般占 10%～40%,在人约为 12%。这些序列大多不编码蛋白质。这些非编码的中度重复序列的功能可能类似于高度重复序列。在结构基因之间,基因簇中以及内含子内都可以见到这些短的和长的中度重复序列。按本文的分类原则,有些中度重复序列则是编码蛋白质或 rRNA 的结构基因,如 HLA 基因、rRNA 基因、tRNA 基因、组蛋白基因、免疫球蛋白基因等。中度重复序列一般具有种特异性;在适当的情况下,可以应用它们作为探针区分不同种哺乳动物细胞的 DNA。

(2)重要的中度重复序列:包括 Alu 家族、KpnⅠ家族、Hinf 家族、多聚家族、rRNA 基因、组蛋白基因等。

基因组中存在大量重复序列用以编码组蛋白有其重要意义。DNA 复制时,组蛋白也要成倍增加,而且往往在 DNA 合成一小段后,组蛋白马上就要与其相结合,这要求在较短的时间内合成大量的组蛋白,因而需要有大量的组蛋白基因存在。人体基因组中还有几个大的基因簇,也属于中度重复序列长的分散片段型。在一个基因簇内含有几百个功能相关的基因,这些基因簇又称为超基因

(super gene),如人类主要组织相容性抗原复合体 HLA 和免疫球蛋白重链及轻链基因都属于超基因。超基因可能由于基因扩增后又经过功能和结构上的轻微改变而产生,但仍保留了原始基因的结构及功能的完整性。

3. 单拷贝序列(低度重复序列) 单拷贝序列在单倍体基因组中只出现一次或数次,因而复性速度很慢。单拷贝序列在基因组中占 $50\%\sim80\%$,如人基因组中,有 $60\%\sim65\%$ 的序列属于这一类。单拷贝序列中储存了巨大的遗传信息,编码各种不同功能的蛋白质。目前尚不清楚单拷贝基因的确切数字,但是单拷贝序列中只有一小部分用来编码各种蛋白质,其他部分的功能尚不清楚。

在基因组中,单拷贝序列的两侧往往为散在分布的重复序列。由于某些单拷贝序列编码蛋白质,体现了生物的各种功能,因此对这些序列的研究对医学实践有特别重要的意义。但由于其拷贝数少,在 DNA 重组技术出现以前,要分离和分析其结构和序列几乎不可能。现在人们通过基因重组技术可以获得大量目的基因,并对许多结构基因进行了较为细致的研究。现在已经知道,真核生物的结构基因不仅在两侧有非编码区,而且在基因内部也有许多不编码蛋白质的间隔序列(intervening sequences),称为内含子(intron),而编码区则称为外显子(exon)。内含子与外显子相间排列,转录时一起被转录下来,然后 RNA 中的内含子被切掉,外显子连接在一起成为成熟的mRNA,作为指导蛋白质合成的模板。断裂基因含有外显子和内含子,转录成 RNA 后经过剪接切除内含子成熟为 mRNA。

4. 多基因家族 真核生物基因组的另一特点就是存在多基因家族(multi gene family)。多基因家族是指由某一祖先基因经过重复和变异所产生的一组基因。多基因家族大致可分为两类:一类是基因家族成簇地分布在某一条染色体上,它们可同时发挥作用,合成某些蛋白质,如组蛋白基因家族就成簇地集中在第 7 号染色体长臂 3 区 2 带到 3 区 6 带区域内;另一类是一个基因家族的不同成员成簇地分布在不同染色体上,这些不同成员编码一组功能上紧密相关的蛋白质,如珠蛋白基因家族。在多基因家族中,某些成员并不产生有功能的基因产物,这些基因称为假基因(pseudo gene)。假基因与有功能的基因同源,原来可能也是有功能的基因,但由于缺失、倒位或点突变等,使这一基因失去活性,成为无功能基因。与相应的正常基因相比,假基因往往缺少正常基因的内含子,两侧有顺向重复序列。人们推测,假基因的来源之一,可能是基因经过转录后生成的 RNA 前体通过剪接失去内含子形成 mRNA,如果 mRNA 经反复转录产生 cDNA,再整合到染色体 DNA 中去,便有可能成为假基因,因此该假基因没有内含子,在这个过程中,可能同时会发生缺失、倒位或点突变等变化,从而使假基因不能表达。

5. 自私 DNA 在哺乳动物包括人体基因组中,存在着大量的非编码序列,如前述的高度重复序列、内含子、间隔 DNA 等。这些序列中,只有很小一部分具有重要的调节功能,绝大部分都没有什么特殊功用。在这些 DNA 序列中虽然积累了大量缺失、重复或其他突变,但对生物并没有什么影响,它们的功能似乎只是自身复制,所以人们称这类 DNA 为自私 DNA 或寄生 DNA(parasite DNA)。自私 DNA 也许有重要的功能,但目前我们还不了解。

五、基因组学技术

目前主要的基因组学技术为图谱、荧光原位杂交、测序等。

(一)图谱

不同类型的图谱描绘了不同的观察方式,包括基因图谱、遗传图谱、染色体带型图、限制性酶切图谱、DNA 序列等。

1. 基因图谱 指综合各种方法绘制成的基因在染色体上的线性排列图。生物的性状千差万别,决定这些性状的基因数以千万计。这些基因成群地存在于染色体上。基因定位就是要确定基因所在的染色体,并测定基因在特定染色体上线性排列的序列和相对距离。通过测定重组率得到的基因线性排列图称为遗传图谱,将遗传重组值作为基因间距离,所得到的线性排列图称为连锁图谱,用其他一些方法确定基因在染色体上的实际位置制成的图谱称为物理图谱。

NOTE

15

2. 遗传图谱　遗传图谱即遗传连锁图谱,是基因组研究中的一个重要组成部分,它是指基因组中基因以及专一的多态性标记之间相对位置的图谱。连锁是同一条染色体上的不同基因,常常连在一起进入配子。经典的遗传图谱通过表型来确定其遗传模式,表型是对任何个体观察到所有性状的集合,而不是基因组序列。对于一对同源染色体而言,其中一条染色体发生的小片段缺失(仅定位到缺失区域的性状所对应两个等位基因中的一个)的遗传效应,能够将基因直接定位到染色体上,用这种抽象的连锁图与染色体关联起来。染色体异常包括缺失、易位(从一条染色体转到另一条染色体上)和倒位。

3. 染色体带型图　带型是能够观察到的染色体特征。最常用的带型是用 Giemsa 染液产生的 G 带型。带型图能反映出碱基组成及染色体的环状结构。深色带含高度浓缩的异染色质,这些区域的基因较少,G≡C / A＝T 值相对较低。许多生物体染色体根据其长度大小顺序命名,1 代表最长的染色体,人类染色体命名为 1~22 常染色体和性染色体 X/Y。人体染色体被着丝粒分成长臂(q,queue)和短臂(p,petite)。染色体各区域的命名依次为 p1、p2……,着丝粒外侧区域的命名依次为 q1、q2……,其他的数字是对带型更细致的划分(图 2-1)。

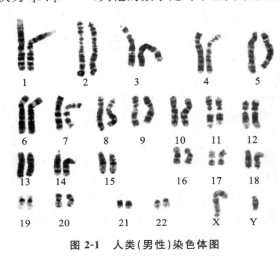

图 2-1　人类(男性)染色体图

生物体核型(karyotype)包括染色体的结构,同一物种中个体的核型高度稳定,而不同物种间则差别大,原因在于在进化过程中染色体会重新排列。细胞和染色体不一致,不能正确配对,由此产生生殖障碍,从而促进了物种分化,比较不同物种的染色体带型可用于物种进化变异的研究。同一物种大多数个体核型一致,但个别个体也会出现异常的染色体,有些异常染色体或可致死或可致残、致病。由染色体易位等原因导致的染色体畸变与癌症密切相关。分析染色体带型为发现疾病提供了可靠支持,在临床实践中起重要作用,如产前诊断、肿瘤分型等。

4. 限制性酶切图谱(restriction map)　又称 DNA 的物理图谱,指某些限制酶的特异识别序列在 DNA 链上的出现频率和它们之间的相对位置,它是 DNA 分子结构特性的反映;图谱的大小和切点的距离根据 DNA 片段的长短直接用碱基对(bp)或千碱基对(kb)来表示。限制性酶切图谱是从分子水平上探讨基因结构、核苷酸序列、基因表达调控等生物功能的基础,是分子克隆、生物进化研究、医学上遗传性疾病机制的研究和诊断等的有效工具。

制作 DNA 物理图谱的方法很多,一般同时用多种酶制作图谱,用的酶种类多,制作的图谱比较完善、准确,参考价值大。对特定长度的 DNA 分子,先用两种限制酶分别切割,然后通过聚丙烯酰胺凝胶电泳将限制酶酶切片段分开。这些片段的长度可由已知大小的标准 DNA 片段所构成的标记物(marker)来测定。

5. DNA 序列(DNA sequencing)　测定 DNA 分子核苷酸序列的方法见后。

(二)荧光原位杂交

作为一种可视化特定 DNA 序列的分子细胞遗传学技术,荧光原位杂交技术目前被广泛应用于染色体畸变。如非整倍体、染色体重组。其基本流程包括探针标记、探针的变性、样本变性、杂交和荧光信号采集。荧光原位杂交技术在基因定性、定量、整合、表达等方面的研究中颇具优势,目前已经被广泛应用于遗传病诊断、病毒感染分析、产前诊断、肿瘤遗传学和基因组研究等许多领域,在临床检验、教学和研究等方面扮演着重要的角色。

1. 荧光原位杂交(fluorescence in situ hybridization,FISH)　是 20 世纪 80 年代末在放射性原位杂交技术基础上发展起来的一种非放射性分子生物学和细胞遗传学结合的新技术,是以荧光标记取代同位素标记而形成的一种新的原位杂交方法。

荧光原位杂交技术是一种重要的非放射性原位杂交技术,原理是利用报告分子(如生物素、地高辛等)标记核酸探针,然后将探针与染色体或组织切片上的靶 DNA 杂交,若两者同源互补,即可形成靶 DNA 与核酸探针的杂交体。此时可利用该报告分子与荧光素标记的特异亲和素之间的免疫化学反应,经荧光检测体系在镜下对 DNA 进行定性、定量或相对定位分析。

2. 荧光原位杂交基础上衍生的新技术

(1)多色荧光原位杂交(multicolor fluorescence in situ hybridization,mFISH):mFISH 能同时检测多个基因,分辨复杂的染色体易位和微小缺失,区分间期细胞多倍体和超二倍体等。mFISH 用激发光谱和吸收光谱不同的荧光素按一定调色方法标记不同的探针,从而对不同靶 DNA 同时进行定位和分析,并能对不同探针在染色体上的位置进行排序。

(2)染色体描绘(chromosome painting)、比较基因组杂交、光谱染色体自动核型分析、交叉核素色带分析和多色原位启动标记等技术都是在 mFISH 的基础上发展起来的。

(3)DNA 纤维荧光原位杂交技术(DNA fiber-FISH):FISH 的分辨率取决于载体 DNA 的浓缩程度,临床实验室如何提高分辨率一直是一个重要课题。Wiegant 和 Heng 等首先利用化学方法对染色体进行线性化,再以此为载体进行 FISH,使其分辨率显著提高,这就是最初的纤维-FISH。纤维-FISH 应用各种不同技术,将待研究细胞的全部遗传物质即 DNA 在载玻片上制备出 DNA 纤维,用不同颜色荧光物质标记的探针与 DNA 纤维杂交,在荧光显微镜下观察结果并进行分析。

DNA fiber-FISH 的关键就在于制备高质量的线性 DNA 纤维。理想制备出的 DNA 长度应与完全自然伸展的 DNA 纤维相近,并且断裂点应尽可能少。纤维-FISH 能进行定量分析,所需模板量少且要求不高,具有分辨率高和灵敏度高等优点。因此,纤维-FISH 在染色体图谱绘制、基因重组研究以及临床染色体基因序列检测工作中起着十分重要的作用。

(三)测序

从 1977 年第一代 DNA 测序技术(Sanger 测序法)发展至今,测序技术已取得了相当大的发展,从第一代到第三代乃至第四代,测序读长从长到短,再从短到长。虽然目前第二代短读长测序技术在全球测序市场上仍然占有着绝对的优势位置,但第三代和第四代测序技术也已在近几年快速发展着。测序技术的每一次变革,也都对基因组研究、疾病医疗研究、药物研发、育种等领域产生巨大的推动作用。

1. 第一代测序技术 第一代 DNA 测序技术用的是 1975 年由桑格(Sanger)和考尔森(Coulson)开创的链终止法或者是 1976—1977 年由马克西姆(Maxam)和吉尔伯特(Gilbert)发明的化学法(化学降解)。并在 1977 年,桑格测定了第一个基因组序列,是 ΦX174 的,全长 5375 个碱基。测序是革命性的技术,有了测序技术,人类获得了窥探生命遗传差异本质的能力,并以此为开端步入基因组学时代。研究人员在 Sanger 测序法的多年实践之中不断对其进行改进。在 2001 年,完成的首个人类基因组图谱就是以改进了的 Sanger 测序法为其测序基础。Sanger 测序法核心原理:由于 ddNTP 的 2′ 和 3′ 都不含羟基,其在 DNA 的合成过程中不能形成磷酸二酯键,因此可以用来中断 DNA 合成反应,在 4 个 DNA 合成反应体系中分别加入一定比例带有放射性同位素标记的 ddNTP(ddATP,ddCTP,ddGTP 和 ddTTP),通过凝胶电泳和放射自显影后可以根据电泳带的位置确定待测分子的 DNA 序列。

2. 第二代测序技术(新一代测序技术,NGS) 即"超大规模多模板平行测序"或"高通量测序"。在测序技术起步发展的这一时期中,除了 Sanger 测序法之外,还出现了一些其他的测序技术,如焦磷酸测序法、连接酶法等。其中,焦磷酸测序法是后来 Roche 公司 454 技术所使用的测序方法,而连接酶测序法是后来 ABI 公司 Solid 技术使用的测序方法,但它们的共同核心手段都是利用了 Sanger 测序法中的可中断 DNA 合成反应的 ddNTP。总的说来,第一代测序技术的主要特点是测序读长可达 1000 bp,准确性高达 99.999%,但其测序成本高、通量低等方面的缺点,严重影响了其真正大规模的应用。经过不断的技术开发和改进,以 Roche 公司的 454 技术、illumina 公司的

Solexa、Hiseq 技术和 ABI 公司的 Solid 技术为标记的第二代测序技术诞生了。第二代测序技术大大降低了测序成本的同时，还大幅提高了测序速度，并且保持了高准确性，以前完成一个人类基因组的测序至少需要 3 年时间，而使用第二代测序技术则仅仅需要 1 周，但在序列读长方面比起第一代测序技术则要短很多。

目前还有一种基于半导体芯片的新一代革命性测序技术——Ion Torrent。该技术使用了一种布满小孔的高密度半导体芯片，一个小孔就是一个测序反应池。当 DNA 聚合酶把核苷酸聚合到延伸中的 DNA 链上时，会释放出一个氢离子，反应池中的 pH 发生改变，位于池下的离子感受器感受到 H^+ 离子信号，H^+ 离子信号再直接转化为数字信号，从而读出 DNA 序列。这一技术的发明人同时也是 454 测序技术的发明人之一——Jonathan Rothberg，它的文库和样本制备跟 454 技术很像，甚至可以说就是 454 的翻版，只是测序过程中不是通过检测焦磷酸荧光显色，而是通过检测 H^+ 信号的变化来获得序列碱基信息。Ion Torrent 相比于其他测序技术来说，不需要昂贵的物理成像等设备，因此，成本相对来说会低，体积也会比较小，同时操作也要更为简单，速度也相当快速，除了 2 天文库制作时间，整个上机测序可在 2～3.5 h 内完成，不过整个芯片的通量并不高，目前是 10 G 左右，但非常适合小基因组和外显子验证的测序。

3. 第三代测序技术　测序技术在近年中又有新的里程碑。PacBio 公司的 SMRT 和 Oxford Nanopore Technologies 纳米孔单分子测序技术，被称为第三代测序技术。与前两代相比，它们最大的特点就是单分子测序，测序过程无须进行 PCR 扩增。

PacBio SMRT 技术其实也应用了边合成边测序的思想，并以 SMRT 芯片为测序载体。基本原理：DNA 聚合酶和模板结合，4 色荧光标记 4 种碱基（即是 dNTP），在碱基配对阶段，不同碱基的加入，会发出不同光，根据光的波长与峰值可判断进入的碱基类型。同时这个 DNA 聚合酶是实现超长读长的关键之一，读长主要跟酶的活性保持有关，它主要受激光对其造成的损伤的影响。PacBio SMRT 技术的一个关键是怎样将反应信号与周围游离碱基的强大荧光背景区别出来。它们利用的是 ZMW（零模波导孔）原理：如同微波炉壁上可看到的很多密集小孔。在一个反应管（SMRTCell：单分子实时反应孔）中有许多这样的圆形纳米小孔，即 ZMW（零模波导孔），外径 100 多纳米，比检测激光波长（数百纳米）小，激光从底部打上去后不能穿透小孔进入上方溶液区，能量被限制在一个小范围里，正好足够覆盖需要检测的部分，使得信号仅来自这个小反应区域，孔外过多游离核苷酸单体依然留在黑暗中，从而实现将背景降到最低。另外，可以通过检测相邻两个碱基之间的测序时间，来检测一些碱基修饰情况，即如果碱基存在修饰，则通过聚合酶时的速度会减慢，相邻两峰之间的距离增大，可以通过这个来检测甲基化等信息。SMRT 技术的测序速度很快，每秒约 10 个 dNTP。但是，同时其测序错误率比较高（这几乎是目前单分子测序技术的通病），达到 15%，但好在它的出错是随机的，并不会像第二代测序技术那样存在测序错误的偏向，因而可以通过多次测序来进行有效的纠错。

Oxford Nanopore Technologies 公司所开发的纳米单分子测序技术与以往的测序技术皆不同，它是基于电信号而不是光信号的测序技术。该技术的关键之一是他们设计了一种特殊的纳米孔，孔内共价结合有分子接头。当 DNA 碱基通过纳米孔时，它们使电荷发生变化，从而短暂地影响流过纳米孔的电流强度（每种碱基所影响的电流变化幅度是不同的），灵敏的电子设备检测到这些变化从而鉴定所通过的碱基。

纳米孔测序（和其他第三代测序技术）有望解决目前测序平台的不足，纳米孔测序的主要特点是：读长很长，大约在几十千碱基对，甚至 100 kb；错误率目前介于 1%～4%，且是随机错误，而不是聚集在读取的两端；数据可实时读取；通量很高（30 X 人类基因组有望在一天内完成）；起始 DNA 在测序过程中不被破坏；以及样品制备简单又便宜。理论上，它也能直接测序 RNA。

纳米孔单分子测序计算还有另一大特点：它能够直接读取出甲基化的胞嘧啶，而不必像传统方法那样对基因组进行亚硫酸氢盐（bisulfite）处理。这对于在基因组水平直接研究表观遗传相关现象有极大的帮助。并且该方法的测序准确性可达 99.8%，而且一旦发现测序错误也能较容易地进行纠正。但目前似乎还没有应用该技术的相关报道。

第二节 蛋 白 质 组

蛋白质组（proteome）是由澳大利亚学者 Wasinger 等于 1995 年提出的，是指由基因组编码的全部蛋白质。蛋白质组学（proteomics）就是研究细胞内所有蛋白质及其动态变化规律的科学，研究不同时间和空间发挥功能的特定蛋白质群体，从蛋白质水平上为探索蛋白质作用模式、功能机制、调节控制、药物开发、新陈代谢途径等提供理论依据和基础。常用的蛋白质组研究技术有二维电泳和质谱技术等。人类基因组中大约有 23000 个蛋白质编码基因。本章节重点介绍蛋白质组学的主要研究技术及在医学研究中的应用。

一、蛋白质组学的主要研究技术

蛋白质组学技术主要包括蛋白质的分离、蛋白质的鉴定和信息查询。

1. 分离蛋白质混合物的技术

（1）凝胶过滤层析（gel filtration chromatography）：利用具有多孔网状结构的颗粒的分子筛作用，根据被分离样品中各组分分子量大小的差异进行洗脱分离的一项技术。凝胶过滤层析法又称为排阻层析或分子筛方法，主要是根据蛋白质的大小和形状，即蛋白质的质量进行分离和纯化。层析柱中的填料是某些惰性的多孔网状结构物质，多是交联的聚糖（如葡聚糖或琼脂糖）类物质，使蛋白质混合物中的物质按分子大小的不同进行分离，也叫作分子排阻层析（molecular-exclusion chromatography），即一种利用带孔凝胶珠作基质，按照分子大小分离蛋白质或其他分子混合物的层析技术。一般是大分子先流出来，小分子后流出来。

该法的突出优点是层析所用的凝胶属于惰性载体，不带电荷，吸附力弱，操作条件比较温和，可在相当广的温度范围下进行，不需要有机溶剂，并且对分离成分理化性质的保持有独到之处。对于高分子物质有很好的分离效果。

（2）色谱分析（chromatography）：又称层析法、色层法、层离法，是一种物理或物理化学分离分析方法，是先将混合物中各组分分离，而后逐个分析。其分离原理是利用混合物中各组分在固定相和流动相中溶解、解析、吸附、脱附或其他亲和作用性能的微小差异，当两相做相对运动时，使各组分随着移动在两相中反复受到上述各种作用而得到分离。色谱法已成为分离分析各种复杂混合物的重要方法，但对分析对象的鉴别能力较差。

色谱分析法的分类比较复杂。根据流动相和固定相的不同，色谱法分为气相色谱法和液相色谱法。按色谱操作终止的方法可分为展开色谱法和洗脱色谱法。按进样方法可分为区带色谱法、迎头色谱法和顶替色谱法。

色谱法分离效率高、分离速度快、灵敏度高、可进行大规模的纯物质制备。

2. 蛋白质的鉴定和定量技术

（1）电泳法（electrophoresis method）：带电荷的供试品（蛋白质、核苷酸等）在惰性支持介质（如纸、醋酸纤维素、琼脂糖凝胶、聚丙烯酰胺凝胶等）中，于电场的作用下，向其对应的电极方向按各自的速度进行泳动，使组分分离成狭窄的区带，用适宜的检测方法记录其电泳区带图谱或计算其含量（％）的方法。

（2）质谱法（mass spectrometry，MS）：用电场和磁场将运动的离子（带电荷的原子、分子或分子碎片，有分子离子、同位素离子、碎片离子、重排离子、多电荷离子、亚稳离子、负离子和离子—分子相互作用产生的离子）按它们的质荷比分离后进行检测的方法。测出离子准确质量即可确定离子的化合物组成。分析这些离子可获得化合物的分子量、化学结构、裂解规律和由单分子分解形成的某些离子间存在的某种相互关系等信息。

质谱具有敏感、快速的特性，但也具有局限性：只有当预测的片段存在于现有的数据库中才可以被检索到，故仅局限于对已知序列的蛋白质进行鉴定。蛋白质组学研究可应用于：快速鉴定复杂蛋白质混合物中的组分，分析转录后修饰或期望序列的替代物，揭示特殊位点在溶剂中的状况，在未知序列的情况下判定两个样本的蛋白质是否相同。

3. 常见的蛋白质组学技术

（1）双向电泳（Two-dimensional electrophoresis，2-DE）：双向电泳与质谱的结合是最常见的蛋白质组学的研究手段。双向电泳包括第一向等电聚焦（isoelectric focusing）和第二向 SDS-PAGE（sodium dodecyl sulfate-polyacrylamide gel electrophoresis）。双向电泳可以提供包含有分子量和等电点信息的二维图谱。

（2）多维色谱法：在多维色谱法中，蛋白质样品通常先被消化成肽段，然后经过离子交换、反相HPLC（high-performance liquid chromatography）而被分离。该方法的中 HPLC 可以直接和质谱偶联，可有效地分析极酸或极碱、高度疏水等传统 2-DE 方法难以分析的蛋白质，而且易于实现分析的自动化。

（3）荧光差异凝胶电泳技术（differential in-gel electrophoresis，DIGE）：DIGE 可用三种不同的荧光染料来分别对样品进行标记，荧光染料可以通过酰胺键与蛋白质的赖氨酸 ε-氨基共价结合。将标记的样品混合，然后在同一块双向电泳凝胶上分离。这样，在一块双向电泳凝胶上可获得三幅图像，即在一块凝胶内分析不同的蛋白质样品。DIGE 有效地改善了传统 2-DE 的重复性。

（4）免疫印迹法（immunoblotting test，IBT）：一种将高分辨率凝胶电泳和免疫化学分析技术相结合的杂交技术。免疫印迹法具有分析容量大、敏感度高、特异性强等优点，是检测蛋白质特性、表达与分布的一种最常用的方法，如组织抗原的定性定量检测、多肽分子的质量测定及病毒的抗体或抗原检测等。免疫印迹法亦称酶联免疫电转移印斑法（enzyme linked immunoelectrotransfer blot，EITB），因与 Southern 早先建立的检测核酸的印迹方法 Southern blot 相类似，亦被称为 Western blot。

免疫印迹法是将蛋白质转移到膜上，然后利用抗体进行检测。对已知表达蛋白，可用相应抗体作为一抗进行检测，对新基因的表达产物，可通过融合部分的抗体检测，具有分析容量大、敏感度高、特异性强等优点，是检测蛋白质特性、表达与分布的一种最常用的方法，如应用于组织抗原的定性定量检测、多肽分子的质量测定及病毒的抗体或抗原检测等。

4. 定量蛋白质组学方法

（1）ICAT（isotope-coded affinity tags）方法。ICAT 是用于定量蛋白质组学研究的稳定同位素标签法的一种。在稳定同位素标签法中，质谱可以通过识别标记的肽段和未标记的肽段之间的信号强度差异来达到定量的目的。在 ICAT 方法中，带有生物素半分子的同位素标签对样品中蛋白质的半胱氨酸残基进行标记，标记的蛋白质样品经过消化成为肽段后，经阳离子交换色谱和亲和素亲和纯化，然后进入质谱鉴定。相同肽段在质谱上会表现为双峰，峰的强度直接反映了该肽段对应的蛋白质在两种样品中的相对强度。ICAT 的缺点是无法标记缺乏半胱氨酸残基的蛋白质、会丢失转录后的修饰信息、相同肽段由于标记上的差异在 HPLC 中会产生不一致的洗脱表现以及增加的生物素基团会增加质谱解析的复杂性。

（2）cICAT（cleavable isotope-coded affinity tags）：也是稳定同位素标签法，基于 ICAT。cICAT 采用了 ^{13}C 和酸性可裂解生物素而克服了 ICAT 的部分缺点。

（3）iTRAQ（isobaric tags for relative and absolute quantitation）法：可同时分析多达四个不同样品，该方法不会丢失转录后的修饰信息，因而可以用于信号转导中的蛋白质磷酸化修饰的研究。

（4）CHIP-Seq：是新一代测序技术与染色质共沉淀（CHIP）的结合。CHIP 是体外研究蛋白质-DNA 相互作用使用最广泛的方法，也可以用来研究组蛋白修饰和核小体。染色质上的蛋白质-DNA 作用通过甲醛处理使之共价交联，之后经过超声波随机打断，成为几百个碱基对的片段，这些片段中的特定区域通过特定抗体的选择被免疫沉淀下来,然后经过反向交联、洗脱、纯化,就能够用于新一代测序研究,为各种 DNA 结合蛋白的结合区域研究提供了高分辨率的方法,使核糖体定位、组蛋白修饰研究中的精度大大提高。

(5)飞行质谱:全称是表面增强激光解吸电离飞行时间质谱技术,是近年兴起的蛋白质组学研究前沿技术。在飞行质谱的检测系统中,信号由高速的模拟数字转化器传化并记录,被测定的蛋白质以一系列峰的形式呈现,这些特异的峰可看成此类疾病的指纹。单个蛋白质在谱图上的位置取决于飞行时间。飞行质谱携有特有的软件,能快速处理、分析大量的信息,可以进行定量测定。利用飞行质谱能发现过去无法分离检测的新的疾病蛋白质谱图。目前国际上普遍认为应用该方法检测微量蛋白快速、重复性好。

二、蛋白质组学在医学研究中的应用

20 世纪 90 年代初期开始实施的人类基因组计划,在经过各国科学家近 10 年的努力下,已经取得了巨大的成就。不仅完成了十余种模式生物(从大肠杆菌、酿酒酵母到线虫)基因组全序列的测定工作,还在 2003 年提前完成人类所有基因的全序列测定。基因组学虽然在基因活性和疾病的相关性方面为人类研究提供了有力根据,但实际上大部分疾病并不是因为基因改变所造成。并且,基因的表达方式错综复杂,同样的一个基因在不同条件、不同时期可能会起到完全不同的作用。关于这些方面的问题,基因组学是无法回答的。所以,随着人类基因组计划的逐步完成,科学家们又进一步提出了后基因组计划,蛋白质组研究是其中一个很重要的内容。

基因组(genome)包含的遗传信息经转录产生 mRNA,一个细胞在特定生理或病理状态下表达的所有种类的 mRNA 称为转录子组(transcriptome)。很显然,不同细胞在不同生理或病理状态下转录子组包含的 mRNA 的种类不尽相同。mRNA 经翻译产生蛋白质,一个细胞在特定生理或病理状态下表达的所有种类的蛋白质称为蛋白质组。同理,不同细胞在不同生理或病理状态下所表达的蛋白质的种类也不尽相同。蛋白质是基因功能的实施者,因此对蛋白质结构、定位和蛋白质-蛋白质相互作用的研究将为阐明生命现象的本质提供直接的基础。蛋白质在疾病中的重要作用使得蛋白质组学在人类疾病的研究中有着极为重要的价值。

蛋白质组的研究不仅能为生命活动规律提供物质基础,也能为众多种疾病机理的阐明及攻克提供理论根据和解决途径。通过对正常个体及病理个体间的蛋白质组比较分析,我们可以找到某些“疾病特异性的蛋白质分子”,它们可成为新药物设计的分子靶点,或者也会为疾病的早期诊断提供分子标志。确实,那些世界范围内销路最好的药物本身是蛋白质或其作用靶点为某种蛋白质分子。因此,蛋白质组学研究不仅是探索生命奥秘的必需工作,也能为人类健康事业带来巨大的利益。蛋白质组学的研究是生命科学进入后基因时代的特征。蛋白质组学的研究试图比较细胞在不同生理或病理条件下蛋白质表达的异同,对相关蛋白质进行分类和鉴定。更重要的是蛋白质组学的研究要分析蛋白质间相互作用和蛋白质的功能。

蛋白质组学技术应用于构建蛋白质序列数据库。蛋白质是由 mRNA 翻译而生成,因此可根据基因组序列预测基因编码区域,并推测其产物,即蛋白质序列。蛋白质序列数据库的建立能够帮助研究者鉴别和解释蛋白质序列信息,研究分子进化、基因功能,进行基因组学和蛋白质组学的生物信息学分析。蛋白质数据库的出现先于核酸数据库,早在 1960 年左右 Dayhoff 等就开始搜集当时所有的已知氨基酸序列,并编著了《蛋白质序列与结构图册》,该图册是蛋白质信息资源数据库 PIR(protein information resource)的最初原型。目前,欧洲生物信息学研究所将 PIR、SWISS-PORT 和 TrEMBL 3 个蛋白质数据库统一,建立了一个蛋白质数据库 uniProt(universal protein resource)。

NOTE

第三节 代 谢 组

近年来组学技术迅速发展并渗透到多个领域,尤其是疾病诊断、医药研制开发等领域。基因组学和蛋白质组学分别从基因和蛋白质层面探寻生命的活动,而实际上细胞内许多生命活动是发生在代谢物层面的,如细胞信号释放(cell signaling)、能量传递、细胞间通信等都是受代谢物调控的。代谢组学正是研究代谢组在某一时刻细胞内所有代谢物的集合的一门学科。基因与蛋白质的表达紧密相连,而代谢物则更多地反映了细胞所处的环境,这又与细胞的营养状态、药物和环境污染物的作用,以及其他外界因素的影响密切相关。基因组学和蛋白质组学告诉我们什么可能会发生,而代谢组学则告诉我们什么确实发生了。

一、代谢组学概念及相关技术

(一) 代谢组

代谢组(metabolome)是指某一生物或细胞在一特定生理时期内所有的低分子量代谢产物,代谢组学则是对某一生物或细胞在一特定生理时期内所有低分子量代谢产物同时进行定性和定量分析的一门新学科。它是以组群指标分析为基础,以高通量检测和数据处理为手段,以信息建模与系统整合为目标的系统生物学的一个分支。

(二) 代谢组学

代谢组学(metabolomics)是对某一生物体或细胞在一特定生理时期或条件下所有的小分子(分子质量小于 1000 Da)代谢产物同时进行定性和定量分析,以寻找出目标差异代谢物。代谢组学是效仿基因组学和蛋白质组学的研究思想,对生物体内所有代谢物进行定量分析,并寻找代谢物与生理病理变化的相对关系的研究方式。

代谢组学是继基因组学和蛋白质组学之后新近发展起来的一门学科,是系统生物学的重要组成部分。基本研究方法分为非靶向代谢组学(untargeted metabolomics)和靶向代谢组学(targeted metabolomics)。

(三) 代谢组学技术

在医学上,代谢组学主要研究的是作为各种代谢路径的底物和产物的小分子代谢物。代谢组学的研究方法与蛋白质组学的方法类似,通常有两种方法。①代谢物指纹分析(metabolomic fingerprinting):采用液相色谱-质谱联用(LC-MS)的方法,比较不同血样中各自的代谢产物以确定其中所有的代谢产物。从本质上来说,代谢指纹分析涉及比较不同个体中代谢产物的质谱峰,最终了解不同化合物的结构,建立一套完备的识别这些不同化合物特征的分析方法。②代谢轮廓分析(metabolomic profiling):研究人员假定了一条特定的代谢途径,并对此进行更深入的研究。

在食品安全领域,利用代谢组学工具发现农兽药等在动植物体内的相关生物标志物也是一个热点领域。其样品主要是动植物的细胞和组织的提取液。主要技术手段是核磁共振(NMR)、质谱(MS)及色谱质谱联用技术。通过检测一系列样品的 NMR 谱图,再结合模式识别方法,可以判断出生物体的病理生理状态,并有可能找出与之相关的生物标志物(biomarker)。为相关预警信号提供一个预知平台。

1. 核磁共振波谱法 研究原子核对射频辐射(radio-frequency radiation)的吸收,它是对各种有机物和无机物的成分、结构进行定性分析的最强有力的工具之一,有时亦可进行定量分析。

NMR 仪器共有两大类:高分辨核磁共振谱仪和宽谱线核磁共振谱仪。高分辨核磁共振谱仪只能测液体样品,谱线宽度可小于 1 Hz,主要用于有机分析。宽谱线核磁共振谱仪可直接测量固体样品,谱线宽度达 10 Hz,在物理学领域用得较多。高分辨核磁共振谱仪使用普遍,通常所说的核磁共振谱仪即指高分辨谱仪。

NOTE

按谱仪的工作方式可分连续波核磁共振谱仪(普通谱仪)和傅里叶变换核磁共振谱仪。连续波核磁共振谱仪是改变磁场或频率记谱,按这种方式测谱,对同位素丰度低的核,如 C 等,必须多次累加才能获得可观察的信号,很费时间。傅里叶变换核磁共振谱仪,用一定宽度的强而短的射频脉冲辐射样品,样品中所有被观察的核同时被激发,并产生一响应函数,它经计算机进行傅里叶变换,仍得到普通的核磁共振谱。傅里叶变换核磁共振谱仪每发射脉冲一次即相当于连续波的一次测量,因而测量时间大大缩短。

核磁共振是有机化合物结构鉴定的一个重要手段。一般根据化学位移鉴定基团;由偶合分裂峰数、偶合常数确定基团联结关系;根据各 H 峰积分面积定出各基团质子比。

2. 质谱法 质谱法是纯物质鉴定的最有力工具之一,其中包括分子量测定、化学式的确定及结构鉴定等。利用运动离子在电场和磁场中偏转原理设计的仪器称为质谱计或质谱仪。前者指用电子学方法检测离子,而后者指离子被聚焦在照相底板上进行检测。质谱法的仪器种类较多,根据使用范围,可分为无机质谱仪和有机质谱计。常用的有机质谱计有单聚焦质谱计、双聚焦质谱计和四极矩质谱计。目前后两种用得较多,而且多与气相色谱仪和电子计算机联用。

3. 色谱质谱联用技术 质谱法与色谱仪及计算机联用的方法,已广泛应用在有机化学、生物化学、药物代谢、临床、毒物学、农药测定、环境保护等领域。用质谱计做多离子检测,可用于定性分析,例如,在药理生物学研究中能以药物及其代谢产物在气相色谱图上的保留时间和相应质量碎片图为基础,确定药物和代谢产物的存在;也可用于定量分析,用被检化合物的稳定性同位素异构物作为内标,以取得更准确的结果。

二、代谢组学的临床应用

代谢组学是继基因组学、蛋白质组学、转录组学后出现的新兴"组学",自 1999 年以来,每年发表的代谢组学研究的文章数量都在不断增加。但代谢组学的发展仍然落后于基因组学和蛋白质组学。代谢组学或许可以帮助我们寻找新的生物标记物,发现新的代谢途径,或更深入地了解目前已知的这些途径。其潜在的临床应用前景简单概括如下。

1. 揭示病理生理过程 与基因组学和蛋白质组学相比,代谢组学与生理学的联系更加紧密。疾病导致机体病理生理过程变化,最终引起代谢产物发生相应的改变,通过对某些代谢产物进行分析,并与正常人的代谢产物比较,寻找疾病的生物标记物,将提供一种较好的疾病诊断方法。

2. 开发疾病的临床诊断方法 一是代谢组学与临床化学较为相似,且相对于基因组学来说,提供的个人信息更少,故其在临床上的应用有可能产生一定的影响。二是较低的费用,这是促使代谢组学在临床上易于接受的另一个原因。

3. 寻找疾病的治疗方法 新生儿是否缺失酶基因,可以在出生时就检测出来。可检测出涉及合成途径中的基本成分(如氨基酸)的酶。酶缺失的结果就是相应的代谢产物过少或过多。苯丙酮尿症(PKU)是一种常见的婴儿疾病。这种疾病是由于缺失将苯丙氨酸水解成酪氨酸所必需的苯丙氨酸水解酶基因,导致血液中苯丙氨酸累积造成的。若是不能及时检测出这种天生的代谢缺乏,在婴儿出生后九个月内,就会引起无法挽救的大脑损伤。这种疾病通过简单的血样和尿素化验就可以确诊。而血样和尿素化验以后也将成为代谢指纹研究方法的一部分。对于苯丙酮尿症这一类的疾病,研究人员正试图从疾病的生物化学基础着手,而不是仅仅检测生物标记物。他们希望通过代谢组学,可以找到更好的方法去治疗这些疾病。

科学家们预测,与基因组学和蛋白质组学相比,代谢组学将在临床上发挥更大的作用。代谢组学研究方兴未艾,相信随着其方法的不断完善和优化,代谢组学研究必将成为人类更高效、准确地诊断疾病的一种有力手段。

(赵建宏)

NOTE

第三章 核酸与蛋白质的分离纯化

学习目标

掌握 核酸分离纯化的原则;基因组 DNA、质粒 DNA、总 RNA 及 mRNA 分离纯化的经典方法;核酸鉴定的紫外分光光度法及荧光法。

熟悉 核酸分离纯化的技术路线。

了解 蛋白质分离纯化的基本原则、一般流程及常用方法。

案例与问题

一对广东籍夫妇 A 男与 B 女,婚检时,血常规检测:A 男的结果是 Hb 108 g/L,MCV 66.4 fL,MCH 21.6 pg,RDW 1.4%,RET 2.0%;B 女的结果是 Hb 92 g/L,MCV 60.2 fL,MCH 21 pg,RDW 15.1,RET 3.4%;然后在医生建议下做了血红蛋白电泳分析,夫妇二人均出现异常区带,于是医生建议其进一步进行地中海贫血基因检测。基因检测由检验员 C 进行,在对 α-地中海贫血基因进行检测时按照其标准流程(基因组 DNA 提取—PCR 扩增—电泳检测)进行,结果发现电泳检测无电泳条带出现,C 百思不得其解,询问经验更为丰富的检验员 D,D 询问 C 在整个操作过程中的每一个环节每一个步骤后,怀疑为基因组 DNA 提取过程出现了问题,于是 C 和 D 一起再对两份血液样本进行 α-地中海贫血基因与 β-地中海贫血基因检测,最后得出的检验报告为 A 男(--SEA/αα,βN/βN);B 女(αα/αα,β654/βN),与血红蛋白电泳检测结果相符,于是将基因检测报告发送给 AB 夫妇。在此案例中,为什么检验员 C 第一次检测时对 α-地中海贫血无法得出结论呢? 核酸分离纯化的基本原则是什么? 基本流程是什么? 应如何保证提取核酸制品的质量呢? 这就是我们本章所要学习和探讨的内容。

核酸与蛋白质是临床分子生物学检验工作中的常用对象。核酸与蛋白质的分离纯化在检验过程中处于关键步骤及基础工作,对保证检验结果准确可靠有决定性的影响作用。临床实际运用过程中,核酸与蛋白质来源于不用的标本,如全血、血清、组织等,检测项目也不同,故核酸/蛋白质的分离纯化方法不尽相同,应根据检测目的而制订相应的分离纯化策略,以期达到最好的分离效果,确保检验结果的准确性和可靠性。

第一节 核酸的分离纯化

核酸(nucleic acid)是遗传信息的携带者,是基因表达的物质基础,包括核糖核酸(RNA)和脱氧核糖核酸(DNA)两类。核酸的分离纯化是进行核酸结构和功能研究的必然条件,是进行临床分子生物学检验工作的基础。核酸的分离纯化及检测对临床疾病的早期诊断、分期、监测、预后判断等有非常重要的意义。

一、核酸分离纯化的基本原则及技术路线

核酸样品质量将直接影响实验的成败,影响检验结果的可信度。因此,应保证在核酸分离纯化

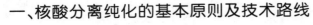

NOTE

过程中,排除其他分子的干扰,保证核酸一级结构的完整性并具有一定纯度。

（一）核酸分离纯化的基本原则

核酸在细胞中与各种蛋白质结合成核蛋白(nucleoprotein),DNA与蛋白质结合成脱氧核糖核蛋白(deoxy ribonucleoprotein,DNP),RNA与蛋白质结合成核糖核蛋白(ribonucleoprotein,RNP)。细胞的各种成分如蛋白质、多糖、脂肪等生物大分子也会影响核酸样品的质量,故在分离纯化核酸的过程中,为了得到高质量的核酸制品,必须遵循如下原则。

1. 保证核酸分子一级结构的完整性 核酸分子的一级结构承载了生物的全部遗传信息,同时也决定其高级结构的形式以及与其他生物大分子的相互作用方式。在核酸分离纯化过程中,应注意控制温度(最好在0~4 ℃)和适宜pH值范围(4~10),保持一定的离子强度,减少剧烈震荡、超声波处理等物理化学因素对核酸的机械剪切力等;另外,也可尽量简化分离纯化的步骤,缩短提取时间。生物因素如核酸酶(nuclease)能消化核酸链中的磷酸二酯键,从而破坏核酸分子的一级结构,故所用器械及试剂在分离纯化过程中应避免核酸酶的生物降解作用。

2. 保证核酸制品的纯度 如果核酸制品含有太多杂质,会直接影响检验结果。在分离纯化核酸的过程中,会有蛋白质、盐类等杂质分子的掺入,继而影响核酸制品的纯度并进一步影响后续实验,故在保证核酸分子一级结构完整性的同时,还应注意提高核酸制品的纯度。

（二）核酸分离纯化的技术路线

大多数核酸的分离纯化方法一般包括细胞裂解、释放核酸,核酸与其他生物大分子的分离,浓缩、沉淀等几个主要步骤,每一步骤可由多种不同的方法单独或联合实现,最终获得结构完整、纯度较高的核酸制品,核酸分离纯化的一般技术路线如图3-1。

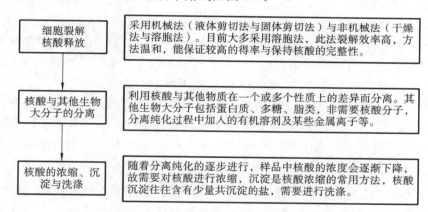

图 3-1 核酸分离纯化的一般技术路线

二、基因组 DNA 的分离纯化

基因组 DNA 在不同生物种属里,其分子量及理化性质存在差异,即使同一物种,其不同标本(血液、组织器官、细胞等)来源的 DNA 的样品准备与处理方法也不尽相同。而同一生物同一细胞来源的 DNA,又有染色体(原核生物为拟核)DNA 与细胞器 DNA 之分,前者位于细胞核内,后者位于细胞质中;病原体感染等还可能在宿主细胞内引入外源性 DNA。因此,不同物种来源、不同类型的基因组 DNA,具有不同的细胞定位及理化性质,应根据其用途不同,在各自最适条件下采取不同的分离纯化方法,以便获得最佳质量的基因组 DNA 样品,常见方法如下。

（一）酚-氯仿抽提法

传统经典的酚-氯仿抽提法在 1976 年由 Stafford 及其同事 Blin 在 Gross-Bellard 等人工作基础上改进而成,利用核酸与蛋白质对酚变性作用的反应性不同而达到分离纯化的目的。目前使用的酚-氯仿抽提法经过多次改进,以含有 EDTA、SDS、RNase 的裂解缓冲液裂解细胞,经蛋白酶 K 处理后,用 pH8.0 的 Tris 饱和酚进行抽提 DNA,根据不同需要进行沉淀洗涤,便可获得所需的 DNA

NOTE

制品。抽提后移出的含 DNA 水相一般进行 2～3 次透析或沉淀处理。透析能减少对 DNA 的机械剪切效应，可得到约 200 kb 的大分子量 DNA。沉淀法最后得到生物 DNA 分子大小为 100～150 kb。酚-氯仿抽提法中主要用到的试剂及作用见表 3-1。

表 3-1　酚-氯仿抽提法所用试剂及作用

试　剂	成　分	作　用
细胞裂解液	EDTA	二价金属离子（Ca^{2+}、Mg^{2+}）螯合剂，抑制 DNase 活性，降低细胞膜稳定性。
	SDS	阴离子表面活性剂，通过乳化脂质、变性蛋白质而使细胞裂解，蛋白质和 DNase 变性失活。
	蛋白酶 K	水解各种蛋白质、裂解细胞。
	RNase	水解 RNA，清除 RNA 污染。
抽提液	Tris 饱和酚（pH8.0）	使蛋白质变性，使核酸与蛋白质解聚，抑制 DNase 活性；pH 8.0 保证 DNA 进入水相。
	氯仿	比重大，加速有机相与水相分层，减少残留在水相中的酚。
	异戊醇	防止起泡，促使水相与有机相的有效分离。
沉淀液	无水乙醇/异丙醇/聚乙二醇	有效沉淀 DNA 而进行浓缩，使其浓度增加。
洗涤液	75% 乙醇	有效去除分离纯化过程中的盐类杂质

（二）甲酰胺解聚法

甲酰胺解聚法是 1987 年 Kupiec 等报道的一种提取高分子量 DNA 的方法。其细胞裂解释放 DNA 的步骤与酚-氯仿抽提法相似，但不进行酚-氯仿的抽提，而是以高浓度的甲酰胺裂解 DNP，然后通过火棉胶袋的充分透析以除去蛋白质、有机溶剂等杂质。甲酰胺是一种离子化溶剂，可裂解 DNP，使释放出来的蛋白质变性，但对蛋白酶 K 活性无影响。此法操作步骤少，无须酚的反复抽提，可获得大于 200 kb 的 DNA 分子。但需要充分的透析，制备 DNA 时间较长且所得 DNA 产率低（10 μg/mL），如从 $1×10^8$ 个培养的非整倍体哺乳动物细胞（如 Hela 细胞）中可制备大约 1 mg DNA。本法常用于构建高容量载体的 DNA 文库、进行大分子量 DNA 的脉冲场凝胶电泳分析等。

（三）吸附柱法

吸附柱法的操作主要包括三个步骤：第一步，与酚-氯仿抽提法类似，用细胞裂解液裂解细胞，将 DNA 释放出来；第二步，将释放出来的 DNA 特异性吸附至特定的硅载体上；第三步，经过洗涤后将吸附于硅载体上的 DNA 洗脱下来，从而得到较为纯化的 DNA 样品。此法如使用不同的裂解液及吸附载体，还能用于质粒 DNA、总 RNA、mRNA 等各类核酸分子的分离纯化。

三、质粒 DNA 的分离纯化

质粒（plasmid）是一类独立于宿主细胞中染色体以外的自主复制稳定遗传因子，大多数为共价闭合环状双链 DNA（cccDNA）的超螺旋结构，介于 1～200 kb 之间。作为携带外源基因在细菌中进行扩增或表达的重要载体（vector），质粒在基因工程的应用十分广泛。所以，获得大量纯化的质粒 DNA 是分子生物学研究的重要条件，分离纯化质粒 DNA 的技术显得尤为重要。

分离质粒 DNA 即将质粒与细菌基因组 DNA 分开，去除蛋白质等杂质，以得到相对纯净的质粒，其方法很多，如碱裂解法、煮沸裂解法、SDS 裂解法、吸附柱法等。所有方法均包括大致三个步骤：①细菌培养、质粒 DNA 扩增；②收集细胞、细菌裂解、质粒 DNA 释放；③质粒 DNA 的沉淀、浓缩与洗涤。根据制备量不同可将分离质粒 DNA 的方法分为小量（1～2 mL）制备、中量（20～50 mL）制备、大量（500 mL）制备三种。尽管制备量不同，但具体方案中的方法与原理一致，其各种不同的方法具有各自优缺点，应根据具体实验目的的不同而采取合适的提取方法。

NOTE

（一）碱裂解法

碱裂解法因为其操作简单、重复性好、成本低,已成为应用最为广泛的制备质粒 DNA 的方法。此法利用染色体 DNA 与质粒 DNA 的变性与复性差异来达到分离质粒 DNA 的目的。碱裂解法分离质粒 DNA 的基本过程如下。

1. 变性 在强碱性条件下(pH12～12.6),染色体线状 DNA 氢键断裂,双螺旋结构解聚而使两条互补链完全分离;质粒共价闭合环状双链 DNA 大部分氢键也断裂,但其两条互补链不会完全分离。

2. 复性 将体系的 pH 从碱性调至中性时,质粒 DNA 部分分开的两条链根据碱基互补配对原则而复性,重新形成双链结构,以原来的构型保存于溶液中;染色体 DNA 不能很快复性,形成缠绕的网状结构。

3. 沉淀 经过离心,染色体 DNA 与蛋白质-SDS 复合物、不稳定的大分子 RNA 等杂质一起沉淀而被除去;而质粒 DNA 在水溶液中以水合状态稳定存在,再以无水乙醇沉淀质粒 DNA,并用 70％乙醇洗涤即可获得质粒 DNA。

（二）煮沸裂解法

煮沸裂解法是一种条件比较剧烈的方法,适用于小质粒 DNA(<15 kb)的制备,1～250 mL 菌液均可。此法将细菌悬浮于含 TritonX-100 和溶菌酶的缓冲液中,TritonX-100 和溶菌酶能消化细胞壁,再用沸水浴裂解细胞,宿主细胞的蛋白质与染色体 DNA 变性,质粒 DNA 因结构紧密而不会解链,当温度下降后,质粒 DNA 重新恢复其超螺旋结构,经过离心即可去除变性的蛋白质和染色体 DNA,然后回收上清液中的质粒 DNA。

（三）SDS 裂解法

前两种提取质粒 DNA 的方法比较剧烈,适用于分子量小于 15 kb 的质粒提取,如要分离纯化分子量大于 15 kb 的质粒,需要温和的裂解细胞方法如 SDS 裂解法。SDS(十二烷基苯磺酸钠)是一种阴离子去垢剂,有裂解细胞和变性蛋白质的功能。此法先将细菌悬浮于等渗蔗糖溶液中,再用溶菌酶和 EDTA 处理以破坏细胞壁,然后用 SDS 裂解去壁细菌,从而温和地释放质粒 DNA 到等渗溶液中,最后用酚/氯仿/异戊醇抽提。

四、RNA 的分离纯化

RNA 种类繁多,且各种 RNA 分子含量不一,其中 rRNA 占总量的 80％～85％,tRNA 及核内小分子 RNA(siRNA、miRNA、piRNA、endo-siRNA)占 15％～20％,mRNA 占 1％～5％。各种类型的 RNA 分子结构及功能均已比较清楚。从后续研究如基因克隆与表达、疾病诊断的目的出发,目前对 RNA 的分离纯化主要集中于总 RNA 与 mRNA 的分离纯化。

（一）RNA 制备条件及环境

在分离纯化 RNA 过程中,RNA 容易受到内源性和外源性 RNA 酶水解作用的影响,从而影响最终 RNA 的提取质量,RNA 的数量、纯度与完整性直接影响实验结果。故在 RNA 制备过程中如何抑制内源性 RNA 酶活性以及严格控制外源性 RNA 酶活性是获得高质量 RNA 的前提条件。

1. RNA 酶分子结构特征 RNA 酶是一条含 142 个氨基酸的多肽链,在其分子内部有 4 对二硫键结构,分别位于第 26 位与第 54 位、第 40 位与第 95 位、第 58 位与第 110 位、第 65 位与第 72 位半胱氨酸之间,二硫键的存在增加了 RNA 酶结构的稳定性,进而增加 RNA 酶的生物活性。RNA 酶的生物活性不需要辅助因子如 Mg^{2+}、Ca^{2+} 等二价金属离子的激活作用。

2. 内源性 RNA 酶活性的抑制 尽早、尽快抑制内源性 RNA 酶活性非常必要,一般的措施是加 RNA 抑制剂。由于 RNA 酶本身是一种蛋白质,故可加一般蛋白变性剂如蛋白酶 K、SDS、酚/氯仿、脱氧胆酸钠等使其变性失活。RNA 酶分子中存在二硫键结构,故可加二硫键还原剂如 β-巯基乙醇、二硫苏糖醇(DTT)等破坏 RNA 酶二硫键结构并抑制其活性。另外,有针对于 RNA 酶活性

NOTE

的特异性抑制剂如焦碳酸二乙酯(DEPC)、异硫氰酸胍、RNA 酶阻抑蛋白(RNAsin)、氧钒核糖核苷复合物等。

3. 外源性 RNA 酶活性的控制 除了细胞内存在的 RNA 酶之外,同时在人的皮肤、唾液、汗液及周围环境中也广泛存在 RNA 酶。故实验室的环境要求洁净,操作者必须戴手套与口罩,对实验用的试剂与器材也应严格选择与控制。如尽量选用一次性材料和新包装的化学试剂,并对其进行严格的洗涤、纯化、高温消毒等处理。所有的玻璃器皿与溶液均应以 DEPC 进行浸泡过夜处理,并高温烘烤除去残留 DEPC。操作一般在冰浴条件下进行以尽可能减低 RNA 酶活性。

(二) 总 RNA 的分离纯化

总 RNA 分离纯化方法中常使用的是经典异硫氰酸胍-酚氯仿一步法,由 Chomczynski 和 Sacchi 于 1987 年提出。此法用到的裂解液为含 4 mmol/L 异硫氰酸胍、0.1 mmol/L β-巯基乙醇的变性混合液,裂解细胞的同时也可抑制 RNA 酶活性,细胞/组织被裂解液裂解后,在 pH4.0 的酸性条件下,DNA 极少发生解离,同蛋白质一起变性沉淀,而 RNA 则溶于上清水相中,用酚/氯仿进行抽提,异丙醇沉淀,75% 乙醇洗涤后而最终获得总 RNA。

本法比异硫氰酸胍-CsCl 超速离心法简便、经济、高效,且 RNA 的完整性与纯度均很高,适用于从培养细胞和大多数动物组织细胞中分离纯化总 RNA。总 RNA 的产量取决于标本的起始量,总 RNA 产量为 4～7 μg/mg 组织,5～10 μg/10^6 细胞。但该法不适合从富含甘油三酯的脂肪组织中提取 RNA,有时 RNA 带有蛋白多糖和多糖污染将影响乙醇沉淀后 RNA 的溶解,同时抑制 RT-PCR 反应,影响 Northern blot 实验中 RNA 的杂交等。脂肪组织 RNA 的提取可用异硫氰酸胍-CsCl 超速离心法,当蛋白多糖与多糖污染比较严重时,可通过增加有机溶剂的抽提步骤并改变 RNA 的沉淀条件而加以消除。

(三) mRNA 的分离纯化

真核生物 mRNA 在细胞中的含量少,种类多,分子量大小不一。除血红蛋白及某些组蛋白外,绝大多数 mRNA 分子的显著特征是在其 3′ 末端带有 20～300 个长短不一的多聚腺苷酸结构,即 poly(A)尾。此结构为真核生物 mRNA 的分离纯化提供了极为方便的选择性标志。以总 RNA 制品为起始材料,根据核酸碱基配对原则,通过 oligo(dT)-纤维素或 poly(U)-凝胶或滤纸,可同时分离不同种类与大小的 mRNA 分子。mRNA 可应用于 RT-PCR、Northern blot、cDNA 文库构建等研究。

1. oligo(dT)-纤维素系列法 oligo(dT)-纤维素系列方法包括 oligo(dT)-纤维素柱层析法、oligo(dT)-纤维素柱离心法、oligo(dT)-纤维素液相结合离心法,oligo(dT)-纤维素柱层析法是从哺乳动物细胞中提取大量 mRNA 的首选方法。此法以 oligo(dT)-纤维素填充层析柱,加入待分离的总 RNA 样品,poly(A)RNA 在高盐缓冲液作用下,通过碱基互补配对,与 oligo(dT)纤维素形成稳定 RNA-DNA 杂交体,洗去未结合的其他 RNA 分子,用低盐缓冲液洗脱并回收即可得到较高纯度的 mRNA。利用 oligo(dT)-纤维柱层析法可从总 RNA 中回收 1%～10% 的 mRNA,如从 10^7 个哺乳动物培养细胞能提取 1～5 μg mRNA。但此法不足之处是分离速度较慢,层析柱易阻塞,不适合同时处理多个样本,且难回收到全部的 mRNA。

为克服 oligo(dT)-纤维素柱层析法流速慢且易阻塞的缺点,结合离心法预先制备一系列可离心的分离柱,即为 oligo(dT)-纤维素柱离心法。商品化 oligo(dT)-纤维素柱离心法快速且产量高,适用于多个样品同时操作。oligo(dT)-纤维素液相结合离心法不需要填柱,而是将 0.3 g oligo(dT)-纤维素直接加入到含 0.5 mg RNA 的溶液中,使之与 Poly(A)RNA 结合,离心,收集吸附有 Poly(A)RNA 的 oligo(dT)-纤维素,经漂洗、洗脱,将 Poly(A)mRNA 与 oligo(dT)-纤维素分离。

2. poly(U)-分离法 poly(U)-分离法包括 poly(U)-凝胶层析法和 poly(U)-滤纸法。poly(U)-凝胶层析法利用琼脂糖凝胶能连接长达 100 个 poly(U)的特点,通过 poly(U)与 poly(A)的互补配对,从而有效分离短 poly(A)尾的 mRNA 分子。此法优点是琼脂糖凝胶流速比纤维素快,方便大量标本的处理;缺点是琼脂糖凝胶易受外界因素影响,耐用性不如纤维素,结合量相对较小,洗脱时需使用含甲酰胺的溶液才能进行。poly(U)-滤纸法是将 poly(U)共价交联于滤纸上,把要分离的总 RNA 点于其上,经洗涤后加热洗脱。每平方厘米的 poly(U)-滤纸上可结合 20 μg 的 poly(A)RNA 分子,适合从多个标本中同时分离小量的 mRNA。

3. 磁性球珠分离法 传统分离纯化 mRNA 的方法基于 oligo(dT)-纤维素或 poly(U)-凝胶或滤纸对 poly(A)RNA 的选择作用,费时、费力,且得率不高。磁性球珠分离法基于 oligo(dT)与 poly(A)的互补配对原则,用生物素标记 oligo(dT),通过 oligo(dT)与 mRNA 3′端 poly(A)形成杂交体,此杂交过程可在 1～2 min 完成,非常迅速,并有效除去 rRNA、tRNA 以及其他 RNA 分子,而后通过链霉亲和素顺磁性磁珠与生物素之间的相互作用来捕获杂交体,其回收率达 70%～100%。此法高效、灵敏、快速,且 mRNA 得率高。

五、核酸的鉴定

对于各种方法所提取到的核酸,其浓度、纯度和结构完整性可采用相关方法来进行鉴定,目前常规采用的是紫外分光光度法和荧光染料法。

(一)紫外分光光度法

紫外分光光度法利用核酸具有紫外吸收的特性来鉴定核酸的浓度和纯度。

1. 核酸浓度的鉴定 核酸分子中的嘌呤碱基和嘧啶碱基均具有共轭双键,在波长 260 nm 左右处有较强紫外吸收峰,利用此特性可对核酸进行定性和定量分析,为测定溶液中核酸的浓度奠定了基础。每 1 μg DNA 钠盐的吸光度值为 0.02,即 A_{260}＝1 时,双链 DNA 含量为 50 μg/mL,单链 DNA 或 RNA 含量为 40 μg/mL,单链寡核苷酸含量为 33 μg/mL,据此可以根据待测核酸样品在 260 nm 处的吸光度值来计算其浓度。此法适用于浓度大于 0.25 μg/mL 的待测核酸样品。

2. 核酸纯度的鉴定 此法主要利用核酸在波长 260 nm 处有最大的吸收峰,而蛋白质、盐和小分子物质、酚分别在 280 nm、230 nm、270 nm 处有最大的吸收峰,判定核酸制品有无蛋白质等的污染,从而鉴定核酸样品的纯度。DNA 的估算纯度计算公式为 A_{260}/A_{280},纯 DNA 制品比值为 1.8。若比值较高,说明有 RNA 污染;若比值较低,说明有残余蛋白质污染。即使比值为 1.8,也不能说明核酸制品纯度高,可能兼有 RNA、蛋白质、酚等的污染,需结合其他方法加以鉴定。高质量 RNA 的标志是 A_{260}/A_{280} 比值为 2.0。但由于 RNA 种类繁多,二级结构存在不同,比值一般在 1.8～2.1 之间均可接受。

(二)荧光染料法

荧光染料法可以用来鉴定核酸的浓度、纯度及结构完整性。最早用于此法的荧光染料是溴化乙锭(ethidium bromide,EB),但 EB 有强致癌性,现有多种新型无致癌性荧光染料如 Syber Green Ⅰ、GoldView、GeneFinder 等可替代 EB。

1. 核酸浓度的鉴定 EB 嵌入核酸碱基平面后,使本身无荧光的核酸在紫外线激发作用下发出橙红色的荧光,且荧光强度与核酸含量成正比。待测核酸样品可与已知浓度的 DNA 标准品(Marker)同时进行琼脂糖凝胶电泳,根据比较待测核酸条带与已知 DNA 各区带的荧光强度及大小,可估测待测核酸的浓度及分子量大小。此法灵敏度高于紫外分光光度法,适用于低浓度核酸样品的鉴定。

2. 核酸纯度的鉴定 利用荧光染料可使本无荧光的核酸在紫外线激发作用下发出橙红色荧光的原理,根据荧光条带的位置区间及亮度即可判断待测 DNA 制品的纯度。由于 DNA 分子较 RNA 分子大许多,电泳迁移率低;而较蛋白质而言,分子又小许多,电泳迁移率快,据此通过琼脂糖凝胶电泳后可以判断 DNA 制品中有无 RNA 或蛋白质的污染。由于各种 RNA 分子所占比例不同,RNA 变性电泳后可呈现特征性的三条带:原核生物表现为明显可见的 23S、16S、5S 的 rRNA 条带;真核生物则表现为明显可见的 28S、18S、5.8S(5S)的 rRNA 条带,据此通过琼脂糖凝胶电泳可鉴定待测 RNA 制品中有无 DNA 或蛋白质污染。

3. 核酸完整性鉴定 基因组 DNA 的分子量大,在琼脂糖凝胶电泳中迁移率较小,若有降解的

NOTE

小分子 DNA 片段存在,则在电泳图谱上呈现明显的拖尾现象。完整的无降解或降解很少的总 RNA 电泳图谱除呈现特征性的三条带之外,三条带的荧光强度应成特定比例。沉降系数大的核酸条带,分子量大,电泳迁移率低,荧光强度高;反之,沉降系数小的核酸条带,分子量小,电泳迁移率高,荧光强度低。一般 28S(23S)RNA 条带的荧光强度约为 18S(16S)的 2 倍,否则提示有 RNA 降解。如果在点样孔附近有着色条带,则说明有 DNA 的污染。

第二节　蛋白质的分离纯化

蛋白质的分离纯化是蛋白质组学研究、临床疾病分子诊断过程中必不可少的基本步骤,也是一项重要的操作技术。一个典型的真核生物细胞可以包含数以千计的不同种类蛋白质,且含量不一,有的含量十分丰富,有的仅含有几个拷贝。因此,为了研究某种蛋白质,必须首先将该蛋白质从其他蛋白质和非蛋白质分子中分离纯化出来。

一、蛋白质分离纯化的基本原则

分离纯化蛋白质利用的是不同蛋白质间内在的相似性与差异,即利用各种蛋白质间的相似性来除去非蛋白质物质的污染,再利用各蛋白质间的差异将目的蛋白质从其他蛋白质中分离纯化出来。利用各种蛋白质之间的大小、形状、电荷、疏水性、溶解度和生物学活性等差异,可将目的蛋白质从细胞或组织裂解物等混合物中分离出来。

在分离纯化蛋白质的过程中,应尽可能保持其生物活性。期间尽可能置于冰上或在低温下进行,选择合适的 pH 缓冲液进行溶解,使用蛋白酶抑制剂来防止蛋白质被降解,避免样品反复冻融和剧烈搅拌,防止蛋白质变性等。

二、蛋白质分离纯化的一般流程

蛋白质的分离纯化大致可分为前处理、粗分离和精细纯化三个阶段。前处理是将组织细胞破碎,使蛋白质以溶解状态释放出来并保持其生物活性;粗分离主要将目的蛋白质与其他细胞成分如 DNA、RNA 等分开,防止目的蛋白质降解;精细纯化则是把目的蛋白质与分子量大小及理化性质接近的其他蛋白质区分开来。

(一) 前处理

分离纯化某种蛋白质,首先要使该蛋白质从原来的组织或细胞中以溶解状态释放出来并保持其原来的天然状态和生物活性;常用到的分离对象有细胞培养液、血液、组织等,其共同的性质是浓度低,组分复杂,易失活;故选择适当的细胞破碎技术显得尤为重要。选择细胞破碎技术的依据:①细胞处理量;②细胞壁强度和结构;③目标产物对破碎条件的敏感性;④破碎程度;⑤目标蛋白质的选择性释放。不同生物体或同一生物体不同部位组织,其细胞破碎的难易程度不同,选择的破碎方法也不同,如动物组织细胞仅有细胞膜,比较脆弱,易破碎,可选用比较温和的溶胞法、化学破碎法等非机械方式进行破碎;细菌细胞壁由肽聚糖组成聚糖链,并借助短肽交联而成网状结构,具有一定的机械强度,故破碎细菌细胞壁时常用超声波破碎法、高压匀浆法等机械方式进行破碎。组织和细胞破碎后,选择适当的缓冲液把目的蛋白质分离出来,而细胞碎片等不溶物用离心或过滤的方法除去。

如果目的蛋白质主要集中在某一细胞组分,如细胞核、染色体、核糖体或可溶性细胞质等,则可利用差速离心法收集该细胞组分作为下步纯化的材料。如果目的蛋白质与细胞膜或膜质细胞器结合,则必须利用超声波或去污剂使膜结构解聚,然后用适当介质提取。

(二) 粗分离

经过前处理之后所得的蛋白质提取液(有时还杂有核酸、多糖之类)需进一步用盐析、等电点沉淀和有机溶剂分级分离等方法来获得目的蛋白质,对于提取液体积较大的蛋白质,又不适于用沉淀或盐析法浓缩,则可采用超过滤、凝胶过滤、冷冻真空干燥或其他方法进行浓缩。

（三）精细纯化

精细纯化得到的蛋白液,一般体积较小,杂蛋白质大部分已被除去。一般使用层析法如凝胶过滤、离子交换层析、吸附层析以及亲和层析等进一步纯化。必要时还可选择电泳法,包括区带电泳、等电点聚焦等作为最后的纯化步骤。用于精细纯化的方法一般规模较小,但分辨率很高。

蛋白质分离纯化的最后步骤是结晶,影响蛋白质结晶的两个非常重要的因素是蛋白质样品的纯度和均一性。因此,蛋白质结晶不仅是其纯度的一个标志,也是断定蛋白质制品是否处于天然状态的有力指标。

三、蛋白质分离纯化的常用方法

蛋白质是由一条及以上多肽链组成的生物大分子,不同蛋白质的分子量大小、所带电荷、溶解度等均不同,来源不同的蛋白质其分离纯化方法也不同。如果选择方法合理,并注意分离条件和蛋白质稳定性的保持,最后将会获得合理的效率、速度、产率及纯度,同时保持目的蛋白质的生物学活性和化学完整性。

（一）细胞组织蛋白质的分离纯化

根据蛋白质分子量大小不同可以选择的方法有凝胶过滤层析、超滤、透析等;根据蛋白质溶解度不同可选择等电点沉淀、盐析、有机溶剂法等;根据蛋白质表面电荷不同常用电泳和离子交换层析等;根据采用配体的特异性亲和力不同进行分离纯化的蛋白质亲和层析技术等。以下介绍常见的几种蛋白质分离纯化方法。

1. 凝胶过滤层析 凝胶过滤层析（gel filtration chromatography）法是利用具有多孔网状结构的颗粒的分子筛作用,根据被分离样品中各蛋白质组分分子量大小和形状的差异进行洗脱分离纯化的一项技术。层析柱中填充的是某些惰性物质如交联聚糖（葡聚糖或琼脂糖、聚丙烯酰胺）,形成多孔网状结构,从而使混合物中的蛋白质按分子量大小不同进行分离。

2. SDS-聚丙烯酰胺凝胶电泳 SDS-聚丙烯酰胺凝胶电泳（polyacrylamide gel electrophoresis, SDS-PAGE）是以聚丙烯酰胺凝胶作为电泳支持介质的一种电泳技术。阴离子去污剂 SDS 与蛋白质疏水部分结合后使蛋白质本身所带的原有电荷被屏蔽,进行电泳时电泳迁移率与蛋白质分子电荷无关,而仅与蛋白质的分子大小有关,由此使分子量不同的蛋白质得以分离。

3. 二维凝胶电泳 二维凝胶电泳（two-dimensional gel electrophoresis, 2-DE）由两向电泳组成,第一向是以蛋白质电荷差异为基础的等电聚焦凝胶电泳（isoelectric focusing gel electrophoresis, IEF）,第二向是以蛋白质分子量差异为基础的 SDS-PAGE。通过 2-DE 技术可将等电点和分子量大小不同的蛋白质进行分离,由此得到的电泳图谱经过摄像或扫描转换为以像素为基础的具有不同灰度强弱和一定边界方向的斑点电脑信号,再利用 2-DE 分析软件包进行分析,从而可获得生理与病理状态下蛋白质斑点的信息。

（二）膜蛋白的分离纯化

除了组织细胞中含有的相对"独立"的蛋白质之外,还有一类结合或整合到生物膜上的蛋白质,称为膜蛋白（membrane protein）。膜蛋白参与细胞与细胞之间、细胞与细胞质之间的相互联系,细胞形成过程,以及多种物质的跨膜运输,在多种细胞功能中起重要作用。膜蛋白种类繁多,并以不同形式进行结合,根据其在膜上的位置不同可分为外在膜蛋白和内在膜蛋白两类。外在膜蛋白依赖离子键、疏水力、静电作用或其他非共价键相互作用与膜表面蛋白或脂质分子结合,具有水溶性,故只需改变溶液离子强度或提高温度即可将其从膜上分离下来,且膜结构不被破坏。内在膜蛋白与膜的结合非常紧密并镶嵌于膜中,具有疏水性,通常需要借助于去垢剂使膜裂解后才可释放出来。

NOTE

大多数膜蛋白含量较低,选择方法时一般选择易于大量获取并能高表达目的蛋白质的组织或细胞如传统梯度离心法,离心后可得含膜蛋白的粗组分,再用不同的离心速度去掉胞质蛋白等,最后用去污剂把膜蛋白从膜中释放出来。相分离技术可直接应用于溶膜,将膜蛋白从可溶性蛋白质与其他亲水性杂质中分离出来,还可用在膜蛋白纯化后期的同时浓缩和进一步纯化。

四、蛋白质的鉴定

分离纯化后的蛋白质必须经过鉴定才能用于后续实验的进一步研究,常规鉴定的是其浓度及纯度。

(一) 蛋白质浓度的鉴定

目前较为通用的方法包括紫外分光光度法、Lowry 法(Folin-酚法)、考马斯亮蓝法、双缩脲法、荧光法等。紫外吸收分光光度法利用蛋白质在 280 nm 处具有紫外吸收特性进行检测,具有灵敏、简单、迅速、不消耗样品等优点,是目前测定蛋白质含量的首选方法。Lowry 法是在双缩脲法的基础上通过添加福林-酚试剂来增加蛋白质的分析灵敏度,适用于双缩脲法无法测定的低蛋白质含量样品。

(二) 蛋白质纯度的鉴定

蛋白质纯度指的是蛋白质样品在一定条件下的均一性,鉴定时检测蛋白质制品中是否含有其他蛋白质,而不用考虑无机盐等成分。常用的鉴定方法有 SDS-PAGE、毛细管电泳、高效液相色谱等。实际应用中只采用一种方法进行鉴定蛋白质纯度往往不够可靠,至少应采用两种分离原理不同的方法,由此判断蛋白质的纯度才可信。

 本章小结

知识点 1:核酸分离纯化总的原则。

知识点 2:核酸分离纯化的技术路线。

知识点 3:酚-氯仿抽提法获得基因组 DNA 的原理、各种主要试剂成分及其作用。

知识点 4:碱裂解法提取质粒 DNA 的原理及基本过程。

知识点 5:RNA 酶对分离纯化总 RNA 的影响。

知识点 6:总 RNA 分离纯化。

知识点 7:mRNA 的分离纯化。

知识点 8:吸附柱法提取核酸的原理及基本流程。

知识点 9:核酸浓度、纯度及完整性的鉴定。

知识点 10:蛋白质分离纯化的原则及一般技术流程、常用方法。

思考与探索

1. 临床常见疾病的分子检测方法中,对用到的血液标本有何要求?

2. 假若临床收到一份带血的痰液标本,请问应如何对其进行基因组 DNA 的分离纯化?

3. 核酸发生降解的因素有哪些?应如何避免核酸被降解?

4. 如果所提取的核酸产量低、纯度不高,请问应采取什么措施来提高其产量及纯度?

5. 本章案例与问题中,检验员 C 为什么在第一次进行 α-地中海贫血检测时无法得到 PCR 扩增条带?

(蔡群芳)

第四章　核酸扩增技术

　学习目标 ▌⋯⋯

掌握　PCR 技术的基本原理;逆转录 PCR、实时荧光定量 PCR、MLPA 的基本原理;引物的设计原则。

熟悉　PCR 反应体系的优化;PCR 产物检测技术的原理。

了解　各种技术的应用范围和优缺点。

第一节　聚合酶链反应

聚合酶链反应(polymerase chain reaction,PCR)技术是 20 世纪 80 年代中期发展起来的体外核酸扩增技术。它是在试管内酶促合成特异 DNA 片段的一种技术。利用 PCR 技术可在 2~3 h 之内将所研究的目的基因或 DNA 片段扩增至数十万乃至百万倍,具有高效、敏感、特异等一系列优点。由于这种方法操作简单、实用性强、灵敏度高并可自动化,因而在分子生物学、基因工程研究以及对遗传病、传染性疾病和恶性肿瘤等基因诊断和研究中得到广泛应用。

一、基本原理

(一) PCR 技术发展简史

1. PCR 的最早设想　20 世纪 60 年代末、70 年代初人们致力于研究基因的体外分离技术,Khorana 于 1971 年最早提出核酸体外扩增的设想:经过 DNA 变性,与合适的引物杂交,用 DNA 聚合酶延伸引物,通过不断重复该过程便可克隆 tRNA 基因。但由于当时很难进行测序和合成寡核苷酸引物,而且当时(1970 年)Smith 等发现了 DNA 限制性内切酶,体外克隆基因已经成为可能,致使 Khorana 等的早期设想被遗忘。

2. PCR 的实现　1985 年美国 PE-Cetus 公司人类遗传研究室的 Mullis 等发明了具有划时代意义的聚合酶链反应。其原理类似于 DNA 的体内复制,即在试管中加入模板 DNA、寡核苷酸引物、DNA 聚合酶、合适的缓冲体系,通过 DNA 变性、复性及延伸,完成 DNA 体外复制。

3. PCR 的改进与完善　Mullis 最初使用的 DNA 聚合酶是大肠杆菌 DNA 聚合酶 I 的 Klenow 片段,其缺点是:①Klenow 酶不耐高温,90 ℃会变性失活,每次循环都要重新加。②引物链延伸反应在 37 ℃下进行,容易发生模板和引物之间的碱基错配,其 PCR 产物特异性较差,合成的 DNA 片段不均一。此种以 Klenow 酶催化的 PCR 技术虽较传统的基因扩增具备许多突出的优点,但由于 Klenow 酶不耐热,DNA 模板进行热变性时,会导致此酶钝化,每加入一次酶只能完成一个扩增反应周期,给 PCR 技术操作程序添了不少困难。这使得 PCR 技术在一段时间内没能引起生物医学界的足够重视。1988 年初,Keohanog 改用 T4 DNA 聚合酶进行 PCR,其扩增的 DNA 片段很均一,真实性也较高,只有所期望的一种 DNA 片段。但每循环一次,仍需加入新的酶。1988 年 Saiki 等从温泉中分离的一株水生嗜热杆菌中提取到一种耐热 DNA 聚合酶。此酶具有以下特点:①耐高温,在 70 ℃下反应 2 h 后其残留活性大于原来的 90%,在 93 ℃下反应 2 h 后其残留活性是原来的 60%,在 95 ℃下反应 2 h 后其残留活性是原来的 40%。②在热变性时不会被钝化,不必

NOTE

33

在每次扩增反应后再加新酶。③大大提高了扩增片段特异性和扩增效率,增加了扩增长度(2.0 kb)。由于提高了扩增的特异性和效率,因而其灵敏性也大大提高。为与大肠杆菌多聚酶Ⅰ Klenow 片段区别,将此酶命名为 Taq DNA 聚合酶(Taq DNA polymerase)。此酶的发现使 PCR 广泛地被应用。1989 年美国《Science》杂志列 PCR 为十余项重大科学发明之首,比喻 1989 年为 PCR 爆炸年,Mullis 荣获 1993 年度诺贝尔化学奖。近年来,随着多种自动化 PCR 扩增仪的问世, PCR 技术迅速发展,其应用范围也越来越广泛。PCR 技术已从最初的定性检测发展到实时定量检测,在分子诊断及其他相关领域正发挥着重要作用。

(二) PCR 技术基本原理

PCR 是聚合酶链反应的简称,指利用针对目的基因所设计的特异寡核苷酸引物,以目的基因为模板,在体外特异性扩增 DNA 片段的一种技术。该技术基本原理类似于 DNA 的体内复制过程,也可以说是在试管内模拟细胞内 DNA 的复制过程,是在引物、四种脱氧核糖核苷酸(dNTP)和模板 DNA 存在下,由 DNA 聚合酶催化的 DNA 合成反应。DNA 聚合酶以单链 DNA 为模板,通过人工合成的寡核苷酸引物与单链 DNA 模板中的一段互补序列结合,形成双链。在一定的条件下, DNA 聚合酶将脱氧单核苷酸加到引物 3'-OH 末端,沿模板 5'→3'方向延伸,合成一条新的 DNA 互补链。

PCR 反应包括变性、退火、延伸三个基本步骤,这三个步骤组成一个循环,经过反复循环,目的基因得到迅速扩增。

1. 变性(denaturation) 模板 DNA 的变性。将模板 DNA 加热至 95 ℃左右,一定时间后,模板 DNA 双链或经 PCR 扩增形成的 DNA 双链发生解离,形成单链,以便单链与引物结合,为下一步反应做准备。

2. 退火(annealing) 单链模板 DNA 与引物的退火(复性)。将温度降至 55 ℃左右,反应体系中的引物会与单链 DNA 中的互补序列配对结合,形成引物-模板的局部双链。一般要求引物的浓度大大高于模板 DNA 的浓度,并由于引物的长度显著短于模板的长度,在退火时,引物与模板中的互补序列的配对速度比模板之间重新配对成双链的速度要快得多,有效地抑制了变性后模板 DNA 单链之间的互补结合。

3. 延伸(extension) 即引物的延伸。将温度升高至 70 ℃左右,DNA 模板-引物结合物在 DNA 聚合酶的作用下,以四种脱氧核糖核苷酸为反应原料,以模板单链为模板,按照碱基互补配对原则与半保留复制原理,合成一条与模板链互补的新 DNA 链。

重复变性—退火—延伸三过程,就可获得更多的"半保留复制链",而且这种新链又可成为下次循环的模板。经过 25~30 个循环左右将待扩目的 DNA 片段扩增放大几百万倍(图 4-1)。

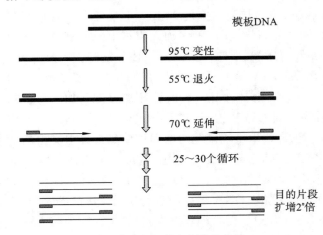

图 4-1 PCR 反应步骤示意图

PCR 反应的特异性依赖于与靶序列两端互补的寡核苷酸引物。PCR 的首次循环:引物从 3'端开始延伸,延伸片段的 5'端为人工合成引物是特定的,3'端没有固定的终止点,长短不一。第二个循环:引物与新链结合,由于后者 5'端序列是固定的末端,意味着 5'端的序列就成为此次延伸片段 3'端的终止点。n 个循环后:由于多数扩增产物受到所加引物 5'端的限定,产物的序列是介于两种引物 5'端之间的区域。引物本身也是新生 DNA 链的一部分。引物具有定位(一对引物设计时,分别与一条模板结合,并且是与靶序列 3'端侧翼碱基互补,引物只能结合在所识别链的靶序列 3'端)、定向(由于 DNA 聚合酶的 5'→3'合成特点,引物的 3'端得以延伸,两

NOTE

引物延伸方向相对并均指向靶序列中央)、定范围(引物之间的距离决定了扩增靶序列的大小及特定范围:引物 A＋引物 B＋AB 间序列)三大作用。

二、反应体系和反应条件

(一)反应体系及其优化

PCR 反应体系主要包括五种成分:模板、引物、dNTP、Taq DNA 聚合酶及缓冲液(Mg^{2+})。

1. 模板 模板(template)是指 PCR 反应中待扩增的核酸片段。PCR 反应模板可以是来源于任何生物的 DNA(如基因组 DNA、质粒 DNA 等)或 RNA(总 RNA、mRNA、tRNA、rRNA、病毒 RNA 等)。但 RNA 需经逆转录反应生成 cDNA,以 cDNA 作为 PCR 反应的模板进行扩增反应。核酸标本来源广泛,可以从培养的细胞或微生物中直接提取,也可以从临床标本(血、尿、粪便、痰、体腔积液、漱口水等)、犯罪现场标本(血斑、精斑、毛发等)、病理标本(新鲜或固定石蜡包埋标本)以及木乃伊标本中提取。无论标本来源如何,待扩增核酸都需进行纯化,使核酸样品中不混有任何蛋白酶、核酸酶、Taq DNA 聚合酶抑制剂以及能结合 DNA 的蛋白质。PCR 可以仅用微量样品,但为保证反应的特异性,宜用纳克级(ng)的克隆 DNA、微克水平的染色体 DNA 或 $10^2 \sim 10^5$ 拷贝的待扩增 DNA 片段做模板。

2. 引物 引物(primer)是人工合成的一对能与两条模板 DNA 互补结合的寡核苷酸序列,一条为上游引物,另一条为下游引物。引物是 PCR 特异性反应的关键,PCR 产物的特异性取决于引物与模板 DNA 互补的程度。理论上,只要知道任何一段模板 DNA 序列,就能按其序列设计互补的寡核苷酸链做引物,利用 PCR 就可将模板 DNA 在体外大量扩增。对某一 DNA 片段来说,由于同源序列的存在,随意设计的两条引物链,其 PCR 可能会出现非特异性扩增。因此,在引物的设计过程中要考虑引物链的特异性。设计引物应遵循以下原则。

(1)引物长度以 15～30 个碱基为宜,最佳 18～24 个碱基;扩增长度以 200～500 个碱基为宜,特定条件下可扩增长至 10 kb 的片段;引物过短会影响 PCR 反应的特异性,过长会提高退火温度。

(2)引物的 G≡C 含量以 40%～60% 为宜,G≡C 含量太低导致退火温度较低,不利于提高 PCR 的特异性,扩增效果不佳;G≡C 含量过多易出现非特异性扩增。碱基最好随机分布,避免 5 个以上的嘌呤或嘧啶核苷酸的成串排列。

(3)避免引物内部出现二级结构,避免两条引物间互补,特别是 3' 端的互补;引物 3' 端的碱基,特别是最末及倒数第二个碱基,应严格要求配对,以避免因末端碱基不配对而导致 PCR 失败。

(4)引物的 5' 端可以根据需要加入修饰成分。如加入酶切位点、突变位点、启动子序列、蛋白质结合的 DNA 序列等。

(5)引物应与核酸序列数据库的其他序列无明显同源性。

PCR 反应中引物量:每条引物的浓度为 0.1～1 μmol 或 10～100 pmol。引物浓度不宜过高,浓度过高易形成引物二聚体,容易产生非特异性产物。一般来说,用低浓度引物不仅经济,反应特异性也较好。

3. Taq DNA 聚合酶 Taq DNA 聚合酶是在一种生活在热泉水中的水栖嗜热菌中提取出来的,耐热稳定,在 92 ℃、95 ℃、97.5 ℃时,半衰期分别为 130 min、40 min、5～6 min,实验表明 PCR 反应时变性温度为 95 ℃,50 个循环后,Taq DNA 聚合酶仍有 65% 的活性。其生物学活性在 75～80 ℃时最高,每个酶分子每秒钟可延伸约 150 个核苷酸,70 ℃延伸率大于 60 个核苷酸/秒,55 ℃时为 24 个核苷酸/秒,温度过高(90 ℃以上)或过低(22 ℃以下)都可影响 Taq DNA 聚合酶的活性。

纯化的 Taq DNA 聚合酶在体外无 3'→5' 外切酶活性,因而缺乏校正功能,在扩增过程可引起错配。错配碱基的数量受温度、Mg^{2+} 浓度和循环次数的影响。通常,30 次循环 Taq DNA 聚合酶的错配率约为 0.25%,高于 Klenow 酶的错配率。Taq DNA 聚合酶在每一次循环中产生的移码突变率为 1/30000,碱基替换率为 1/8000。应用低浓度的 dNTP(各 20 $\mu mol/L$)、1.5 mmol/L 的 Mg^{2+} 浓度、高于 55 ℃的复性温度,可提高 Taq DNA 聚合酶的活性。对于 PCR 的特异性要求很高

NOTE

35

时,可以使用一些具有 $3' \rightarrow 5'$ 外切酶活性的 DNA 聚合酶,如 Vent、pfu 等聚合酶。

反应体系中 DNA 聚合酶浓度太高,会出现非特异性扩增;而过低时,则扩增产量太低。在其他参数最佳时,每 100 μL 反应液中含 1~2.5 U Taq DNA 聚合酶。然而酶的需要量可以根据不同的模板分子或引物而变化,当优化一种 PCR 反应体系时,最好在每 100 μL 体积中加入 0.5~5 U 酶的范围内试验最佳酶浓度。不同来源的 Taq DNA 聚合酶、测定条件和单位定义的不同、生产厂家产品品质的优劣都是使用 Taq DNA 聚合酶时需要考虑的因素。

4. Mg^{2+} 浓度 Mg^{2+} 浓度对 PCR 扩增反应的特异性和产量有显著影响。Taq DNA 聚合酶是 Mg^{2+} 依赖性酶,该酶的催化活性对 Mg^{2+} 浓度非常敏感。以活性程度很低的鲑鱼精子 DNA 为模板,dNTP 的浓度为 0.7~0.8 mmol/L 时,用不同浓度 Mg^{2+} 进行 PCR 反应 10 min,测定结果为 $MgCl_2$ 浓度在 2.0 mmol/L 时该酶催化活性最高,此浓度能最大限度地激活 Taq DNA 聚合酶的活性,Mg^{2+} 过高就抑制酶活性,当 $MgCl_2$ 浓度在 10 mmol/L 时可抑制 40%~50% 的酶活性。

Mg^{2+} 浓度过高,反应特异性降低,出现非特异性扩增;浓度过低会降低 Taq DNA 聚合酶的活性,使反应产物减少。由于 Mg^{2+} 能与负离子或负离子基团(如磷酸根)结合,而 DNA 模板、引物、dNTP 等都含有磷酸根,尤其是 dNTP 含磷酸根更多,因此反应体系 Mg^{2+} 浓度很大程度上受 dNTP 浓度影响,因而 Mg^{2+} 的浓度在不同的反应体系中应适当调整,优化浓度。一般反应中 Mg^{2+} 浓度至少应比 dNTP 总浓度高 0.5~1.0 mmol/L。在普通 PCR 反应中,各种 dNTP 浓度为 200 μmol/L 时,Mg^{2+} 浓度以 1.5~2.0 mmol/L 为宜。

为了获得 Mg^{2+} 的最佳浓度,也可用下面的优化法。首先在 PCR 缓冲液中不加入 Mg^{2+},从配制的 10 mmol/L 的 Mg^{2+} 储存液中取一定量加入各反应管中,开始以 0.5 mmol/L 的浓度梯度递增(0.5 mmol/L,1.0 mmol/L,1.5 mmol/L,2.0 mmol/L,2.5 mmol/L,……5.0 mmol/L),由 PCR 反应后的电泳结果可确定 Mg^{2+} 大概浓度范围,再在该浓度的上下以 0.2 mmol/L 递增与递减几个浓度来精确确定 Mg^{2+} 最适浓度。

5. dNTP dNTP 为 PCR 反应的合成原料,dNTP 的质量与浓度和 PCR 扩增效率有密切关系,dNTP 粉呈颗粒状,如保存不当易变性失去生物学活性。dNTP 溶液呈酸性,使用时应配成高浓度后,以 1 mmol/L NaOH 或 1 mmol/L Tris·HCl 的缓冲液将其 pH 值调节到 7.0~7.5,小量分装,-20 ℃ 保存。多次冻融会使 dNTP 降解。尤其需要注意 4 种 dNTP 的浓度要相等(等摩尔配制),如其中任何一种浓度不同于其他几种时(偏高或偏低),就会引起错配。在 PCR 反应中,每种 dNTP 的终浓度为 50~200 μmol/L,在此范围内,扩增产物量、特异性与合成忠实性之间的平衡最佳,dNTP 浓度过低必然影响扩增产量,过高则会导致错误掺入,其浓度不能低于 10 μmol/L。dNTP 能与 Mg^{2+} 结合,使游离的 Mg^{2+} 浓度降低。由于 dNTP 的量还受其他因素的影响,所以不同反应体系中 dNTP 的最佳浓度不尽相同。

(二)反应条件及其优化

1. 变性温度与时间 PCR 反应中变性这一步很重要,若不能使模板 DNA 和 PCR 产物完全变性,PCR 反应就不能成功,DNA 分子中 $G \equiv C$ 含量愈多,要求的变性温度愈高。太高的变性温度和时间又会影响 Taq DNA 聚合酶的活性,通常的变性温度和时间分别为 93~95 ℃、30~60 s,有时用 97 ℃、15 s。虽然 DNA 链在变性温度时两链分离只需几秒钟,但反应管内部达到所需温度还需要一定时间,因此要适当延长时间。为了保证模板 DNA 能彻底变性,最好设置预变性为 95 ℃、5~10 min。

2. 退火温度与时间 退火温度是影响 PCR 特异性的较重要因素。变性后温度快速冷却至 40~60 ℃,可使引物和模板发生结合。由于模板 DNA 比引物复杂得多,且引物的浓度远远超过模板的浓度,引物和模板之间的碰撞结合机会远远高于模板互补链之间的碰撞。

退火温度取决于引物的长度、碱基组成、浓度和靶基序列的长度。可通过以下公式计算选择合适的引物复性温度:Tm 值 = 4(G+C) + 2(A+T),复性温度 = Tm 值 - (5~10 ℃),在 Tm 值允许范围内,选择较高的复性温度可大大减少引物和模板间的非特异性结合,提高 PCR 反应的特异性。

复性时间一般为 30～60 s,足以使引物与模板之间完全结合。

3. 延伸温度与时间 PCR 反应的延伸温度一般选择在 70～75 ℃之间,常用温度为 72 ℃,过高的延伸温度不利于引物和模板的结合。在 72 ℃条件下,Taq DNA 聚合酶催化的合成速度为 40～60 个碱基/秒。PCR 延伸反应的时间,可根据待扩增片段的长度而定,一般 1 kb 以内的 DNA 片段,延伸时间 1 min 是足够的。3～4 kb 的靶序列需 3～4 min;扩增 10 kb 需延伸至 15 min。延伸时间过长会导致非特异性扩增带的出现。对低浓度模板的扩增,延伸时间要稍长些。

4. 循环次数 循环次数主要取决于最初靶分子的浓度,例如在初始靶分子为 3×10^5、1.5×10^4、1×10^3 和 50 拷贝数时,循环数可分别为 25～30、30～35、35～40 及 40～45。过多的循环次数会增加非特异性产物量及碱基错配数。

理论上 PCR 的扩增产物是呈指数上升。但实际反应中,只有在反应初期靶序列 DNA 片段的增加呈指数形式,随着 PCR 产物的逐渐积累,被扩增的 DNA 片段不再呈指数增加,而进入线性增长期直至出现平台效应(图 4-2)。平台效应可能与下列因素有关:dNTP 与引物浓度降低,酶对模板的比例相对降低,多次循环后酶活力降低,产物浓度增高后变性不完全而影响引物延伸等。

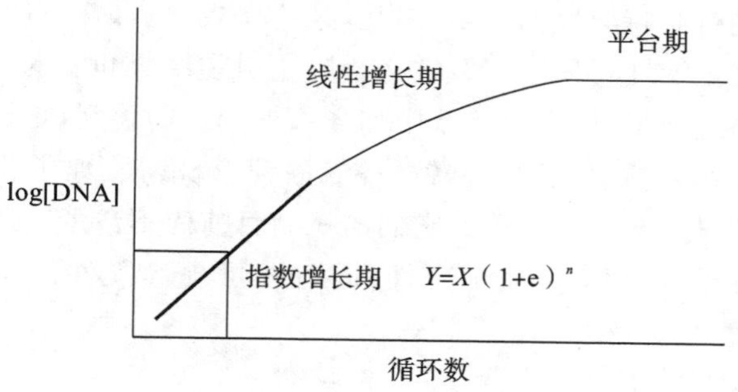

PCR 最终获得的 DNA 扩增量可用 $Y=(1+X)^n$ 计算。Y 代表 DNA 片段扩增后的拷贝数,X 表示平均扩增效率,n 代表循环次数。平均扩增效率的理论值为 100%,但在实际反应中平均扩增效率达不到理论值,大多为 85% 左右。

图 4-2 PCR 扩增效率图

(三)提高 PCR 扩增特异性的方法

1. 热启动 PCR 热启动 PCR 是除了设计特异性高的引物之外,提高 PCR 特异性最重要的方法之一。尽管 Taq DNA 聚合酶的最佳延伸温度在 72 ℃,但 Taq DNA 聚合酶在低于此温度时仍有活性。因此,在热循环刚开始,以及 PCR 反应配制过程中,保温温度低于退火温度时,引物与模板可以非特异性配对而产生非特异性产物,这些非特异性产物一旦形成,就会被有效扩增。常用的热启动方法有几种:一是在 PCR 系统中加入抗 Taq DNA 聚合酶抗体。抗体与 Taq DNA 聚合酶结合,使 Taq DNA 聚合酶活性受抑制。因此在开始时,虽然温度低,引物可以与模板错配,但因 Taq DNA 聚合酶没有活性,不会引起非特异性扩增;当进行热变性时,抗体在高温时失活,Taq DNA 聚合酶被释放,就可发挥作用,在以后的延伸步骤进行特异的 DNA 聚合反应。二是用石蜡将 Taq DNA 聚合酶与 PCR 反应系统分隔,因此一开始在室温条件下也没有非特异性扩增。当升温到热变性温度下,石蜡熔化,Taq DNA 聚合酶与 PCR 反应系统混合,从而在以后的步骤中发挥作用。三是通过抑制一种基本成分延迟 DNA 合成,直到 PCR 仪达到变性温度。例如延缓加入 Taq DNA 聚合酶、模板 DNA、Mg^{2+}、引物等。

因此,用于引物设计的位点因为遗传元件的定位而受限时,如定点突变、表达克隆或用于 DNA 工程的遗传元件的构建和操作,利用热启动 PCR 尤为有效。并且,热启动在很大程度上可以防止引物二聚体的发生。

2. 递减 PCR 又称为降落 PCR,也是增加 PCR 特异性的重要方法之一。提高退火温度可以增加 PCR 的特异性,但会降低 PCR 扩增效率,使 PCR 产物减少,反之,较低的退火温度虽然可以增加 PCR 扩增效率,但会导致非特异性扩增。因此降落 PCR 的基本原理是先以较高退火温度进行 1～5 个循环扩增,之后逐步减低退火温度(每个温度 1～5 个循环扩增)直至 Tm 值,并最终低于这个水平,在低退火温度下以较高的反应循环数扩增(15～20 个循环)。这样在最初的几个循环中,特异性最高的目的基因会被优先扩增,尽管退火温度最终会降到非特异性杂交的 Tm 值,但此时特异性扩增产物的数量远比非特异性产物多,占有绝对优势,因此反应仍以特异性扩增为主。降

NOTE

落 PCR 的程序设置涉及一系列退火温度越来越低的循环,退火温度的范围应该跨越 15 ℃左右,从高于估计 Tm 值几度到低于它 10 ℃左右。例如:如果一对引物的计算 Tm 值为 63 ℃,可设定 PCR 仪的退火温度从 66 ℃降到 50 ℃,每个循环降低 1～2 ℃(当然,也可以每几个循环降低 1～2 ℃),直到 50 ℃退火温度下进行 15 个循环。如果在降落 PCR 中,持续出现假象带(杂带),表明起始退火温度太低,或者目的扩增产物和非目的产物的 Tm 值相差无几,和(或)非目的扩增产物以更高的效率扩增。把退火温度每降低 1 ℃时所需要的循环数增加到 3 或 4,有可能在非目的产物开始扩增以前和目的产物产生竞争优势。这时,应从程序的末尾去掉相应的循环数,以避免过度循环导致扩增产物的降解和产生高分子量非条带产物。

3. 促进 PCR 的添加剂和助溶剂　退火温度、引物设计和镁离子浓度的优化足以对大多数模板进行高特异性的扩增,但是,某些模板,例如高 G≡C 含量的模板,为获得最好的结果需要模板的完全变性,另外,二级结构会阻止引物结合和酶的延伸,需要通过其他的措施提高模板的扩增效率。通过向 PCR 反应体系中加入添加剂和助溶剂,是提高产物特异性和产量的另外一种方法。PCR 添加剂包括氯化四甲基铵、谷氨酸钾、硫酸铵、离子化和非离子化的表面活性剂等;助溶剂包括甲酰胺、DMSO、甘油等。它们的机制目前尚不清楚,可能是通过消除引物和模板的二级结构,降低了变性温度,使双链完全变性,同时还可提高复性的特异性和 DNA 聚合酶的稳定性,进而提高扩增效率。

第二节　PCR 产物的不同检测技术

PCR 扩增反应完成之后,必须对扩增产物进行分析才能最终达到实验目的。PCR 产物的分析包括判断 PCR 反应的有效性和正确性、对产物进行定量分析和序列分析。前者可以通过电泳分离 PCR 产物,观察扩增条带的有无和扩增片段的大小来实现。而了解 PCR 扩增产物的序列,则需进一步的分析。本节主要介绍几种 PCR 产物的检测技术。

一、电泳与酶切

凝胶电泳是检测 PCR 产物常用和最简便的方法,能判断有无预期大小的扩增产物及初步判断产物的特异性。凝胶电泳常用的有琼脂糖凝胶电泳和聚丙烯酰胺凝胶电泳。

(一)琼脂糖凝胶电泳

琼脂糖凝胶电泳是分离、纯化、鉴定 DNA 片段的常用方法,琼脂糖凝胶分离度不如聚丙烯酰胺凝胶,但分离范围广(100 bp～60 kb 的 DNA 分子),且操作简便。DNA 琼脂糖凝胶电泳的原理与蛋白质的电泳原理基本相同,DNA 分子在高于其等电点的溶液中带负电荷,在电场中由负极向正极移动,不同长度的 DNA 片段会表现出不同的迁移率。在电泳过程中,凝胶中溴化乙锭(EB)可以嵌入 DNA 分子,在紫外光照射下 EB-DNA 复合物发出橙红色荧光,可确定 DNA 在凝胶中的位置。而发射的荧光强度正比于 DNA 的含量,如将已知浓度的标准样品做电泳对照,就可估计出待测样品的浓度。溴化乙锭是一种强诱变剂,有毒性,使用含有该染料的溶液时必须戴手套,注意防护。可以使用无污染染料 SYBR Green Ⅰ、Ⅱ,经 SYBR Green 染色的凝胶几乎不呈现背景荧光,300 nm 紫外照射透视下,与双链 DNA 结合的 SYBR Green 呈现绿色荧光,单链 DNA 颜色为橘黄。

不同浓度的琼脂糖凝胶分离 DNA 的有效范围不同(表 4-1)。

表 4-1　线状 DNA 片段分离的有效范围与琼脂糖凝胶浓度的关系

琼脂糖凝胶的百分浓度(%)	线状 DNA 分子的有效范围(kb)
0.3	60～5
0.6	20～1

续表

琼脂糖凝胶的百分浓度(%)	线状 DNA 分子的有效范围(kb)
0.7	10～0.8
0.9	7～0.5
1.2	6～0.4
1.5	4～0.2
2.0	3～0.1

(二)聚丙烯酰胺凝胶电泳

聚丙烯酰胺凝胶采用垂直装置进行电泳。聚丙烯酰胺分离小片段 DNA(5～500 bp)效果较好,具有分子筛和电泳的双重作用,其分辨率极高,甚至相差 1 bp 的 DNA 片段都能分开。除此之外,与琼脂糖凝胶电泳相比,聚丙烯酰胺凝胶电泳装载样品量大、回收 DNA 纯度高且后期用于分析的银染法的灵敏度较琼脂糖中 EB 染色法高 2～5 倍,但其制备和操作比琼脂糖凝胶电泳复杂。

聚丙烯酰胺凝胶是由丙烯酰胺单体,在催化剂 TEMED(N,N,N,N′-四甲基乙二胺)和过硫酸铵的作用下,聚合形成长链,聚丙烯酰胺链在交联剂 N,N′-亚甲双丙烯酰胺参与下,聚丙烯酰胺链与链之间交叉连接而形成凝胶。

聚丙烯酰胺凝胶孔径的大小是由丙烯酰胺的浓度决定的,不同浓度丙烯酰胺和 DNA 的有效分离范围见表 4-2。

表 4-2 丙烯酰胺浓度与 DNA 的有效分离范围

丙烯酰胺浓度(%)	有效分离范围(bp)	溴酚蓝位置(bp)	二甲苯青位置(bp)
3.5	100～2000	100	460
5.0	80～500	65	260
8.0	60～400	45	100
12.0	40～200	20	70
15.0	25～150	15	60
20.0	5～100	12	45

(三)酶切

限制性内切酶存在于细菌体内,能在特异的酶切位点上催化双链 DNA 分子的断裂,从而产生相应的限制性 DNA 分子片段。根据酶的亚单位组成、识别序列的种类和是否需要辅助因子,至少可分为Ⅰ型、Ⅱ型、Ⅲ型和Ⅳ型。其中Ⅱ型所占比例最高,是常用的分子生物学工具酶,一般所说的限制性内切酶均指Ⅱ型限制性内切酶。Ⅱ型限制性内切酶由两种酶组成,一种为限制性核酸内切酶(简称限制酶),它切割某一特异的核苷酸序列;另一种为独立的甲基化酶,它修饰同一识别序列。绝大多数Ⅱ型限制性内切酶识别长度为 4～6 个呈回文序列的特异性核苷酸对,少数酶识别更长的序列。如果Ⅱ型限制性内切酶在对称轴处切割双链 DNA,则产生平末端的 DNA 片段;如果切割位点在对称轴一侧,产生带有单链突出末端的 DNA 片段,则称黏性末端。

根据使用的限制性内切酶数量,DNA 的酶切方式可分为单酶切和双酶切。单酶切操作比较简单,只用一种限制酶来切割 DNA 分子。双酶切则是采用两种限制性内切酶切割同一 DNA 分子。双酶切中如果两种酶所用缓冲液成分不同或反应温度不同,可以采用分步酶切:①先用一种酶切,然后用乙醇沉淀回收 DNA 分子后再用另外一种酶切。②先进行低盐要求的酶切,然后添加盐离子至浓度到高盐的酶反应要求,加入第二种酶进行酶切。③使用通用缓冲液进行双酶切。具体根据酶的反应要求进行,尽量避免产生星号活力。

NOTE

根据酶切的程度是否完全,DNA 的酶切方式分为部分酶切与完全酶切。部分酶切是指只有部分酶切位点被切开,适用于基因克隆。完全酶切是指内切酶在 DNA 上的所有识别位点都被切开。对于除目的基因克隆之外的绝大多数 DNA 操作,例如载体的切割、限制性酶切图谱的制作等均适用。

根据酶切反应的体积不同,DNA 的酶切可分为小量酶切反应和大量酶切反应。小量酶切反应主要用于质粒的酶切鉴定,体积为 20 μL,DNA 用量在 0.2～1 μg。大量酶切反应用于制备目的基因片段,体积为 50～100 μL,DNA 用量在 10～30 μg。

该技术主要用于:①构建 DNA 分子物理图谱,便于进行 DNA 序列分析、基因组功能图谱绘制、基因文库构建、限制性片段长度多态性技术等;②构建重组 DNA 分子;③基因组 DNA 的片段化;④制备 DNA 探针。

二、PCR-RFLP

限制性片段长度多态性(restriction fragment length polymorphism,RFLP)指用同一种限制性内切酶消化不同个体的 DNA 时,会得到长度各不相同的限制性片段类型。聚合酶链反应-限制性片段长度多态性(PCR-RFLP)分析技术是在 PCR 技术基础上发展起来的 RFLP 技术,是根据突变序列是否位于限制性内切酶的酶切位点内而设计的对 PCR 产物做限制性片段长度多态性分析的技术。不同个体基因组在同一段 DNA 是否有同样的酶切位点,决定了酶切后是否会产生同样大小的片段。当碱基组成的变化改变了限制性内切酶识别位点(位点消失、产生新的位点、位点移位等多态性位点)时,就会得到长度各不相同的限制性片段类型。应用 PCR-RFLP 可检测某一致病基因已知的点突变,进行直接基因诊断,也可以此为遗传标记进行连锁分析,从而进行间接基因诊断。其基本原理是由于点突变位于某限制性内切酶的酶切位点序列内,使酶切位点增加或者消失,利用这一酶切性质的改变,PCR 特异性扩增包含点突变的这段 DNA,经相应的内切酶切割 PCR 产物并做电泳分离,PCR 产物能(或不能)被酶水解而产生不同长度的片段,根据水解片段的大小和电泳位置可区分野生型和突变型靶基因片段(图 4-3)。

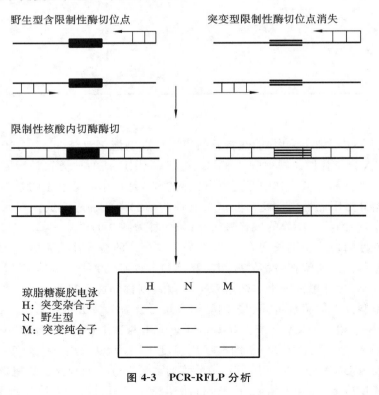

图 4-3　PCR-RFLP 分析

三、PCR-SSCP

1989 年日本 Orita 等研究发现,单链 DNA 片段呈复杂的空间折叠构象,这种立体结构主要是由其内部碱基配对等分子内相互作用力来维持的,当有一个碱基发生改变时,会或多或少地影响其空间构象,使构象发生改变,空间构象有差异的单链 DNA 分子在聚丙烯酰胺凝胶中受排阻大小不同,因此通过非变性聚丙烯酰胺凝胶电泳(PAGE),可以非常敏锐地将构象上有差异的分子分离开,该方法被称为单链构象多态性(single-strand conformation polymorphism,SSCP)分析。在随后的研究中,作者又将 SSCP 用于检查 PCR 扩增产物的基因突变,从而建立了 PCR-SSCP 技术。PCR-SSCP 更为简便、快速、灵敏,不但用于检测基因点突变和短序列的缺失和插入,而且还被用于DNA 定量分析,监测 PCR 诊断实验中的交叉污染情况,以及传染源的调查等。其基本过程是:PCR 扩增靶 DNA;将特异的 PCR 扩增产物变性,使之成为具有一定空间结构的单链 DNA 分子;将适量的单链 DNA 进行非变性聚丙烯酰胺凝胶电泳;最后通过放射性自显影、银染或溴化乙锭显色分析结果。若发现单链 DNA 迁移率与正常对照的相比发生改变,就可以判定该链构象发生改变,进而推断该 DNA 片段中有无碱基突变。该法的局限性包括:需进一步测序才能确定突变的位置和类型,电泳条件要求较严格;另外,由于 SSCP 是依据点突变引起单链 DNA 分子立体构象的改变来实现电泳分离的,这样就可能会出现当某些位置的点突变对单链 DNA 分子立体构象的改变不起作用或作用很小时,再加上其他条件的影响,使聚丙烯酰胺凝胶电泳无法分辨造成漏检。尽管如此,该方法和其他方法相比仍有较高的检出率。首先,它可以发现靶 DNA 片段中未知位置的碱基突变,实验证明,小于 300 bp 的 DNA 片段中的单碱基突变,SSCP 的检出率可达 90%。除此以外,SSCP 经改进后将 DNA-SSCP 分析改为 RNA-SSCP 分析,该方法是在 PCR 扩增后,增加了一个转录的过程,使 PCR 产物转录生成 RNA,因此 PCR 扩增时需要一个较长的引物,内含有启动 RNA 聚合酶的启动序列,从而相对地增加了该方法的难度。但与 DNA 相比,RNA 有着更多精细的二级和三级构象,这些构象对单个碱基的突变很敏感,从而提高了检出率,其突变检出率可达 90% 以上。另外,RNA 不易结合成双链,因此可以较大量地进行电泳,有利于用溴化乙锭染色。为了进一步提高 SSCP 的检出率,可将 SSCP 分析与其他突变检测方法相结合,其中与杂交双链分析(heterocluplex analysis,Het)法结合可以大大提高检出率。Het 法是用探针与要检测的单链 DNA 或 RNA 进行杂交,通过非变性聚丙烯酰胺凝胶电泳将含有一对碱基对错配的杂交链可以和完全互补的杂交链分离开。对同一靶序列分别进行 SSCP 和 Het 分析可以使点突变的检出率接近 100%,且实验简便。

四、高温变性的熔解曲线分析

利用 DNA 熔解曲线(melting curve)进行核苷酸突变和多态性检测是 20 世纪 90 年代后期发展的新技术,是根据正常序列和突变序列因不同 Tm 而产生不同的熔解曲线而设计的。Tm 值的大小取决于 DNA 分子的长度和序列中 G≡C 碱基含量,当被检片段中存在突变位点,就会有不同于正常序列的 Tm 值而出现不同的波峰,如果一个被检片段中存在一个以上的突变时,可以出现一个以上的波峰,从而可以将突变序列检测出来。在 20 世纪 70 年代,人们通过紫外吸收来绘制熔解曲线,这种方法在检测精密度上相比现在的研究手段要大打折扣。随着仪器的改良和荧光定量PCR 技术的出现,人们开始用 Sybr Green Ⅰ荧光染料在定量 PCR 仪上监测熔解曲线的变化,这也是现今使用最多的熔解曲线研究工具。Sybr Green Ⅰ这类染料属于非饱和性染料,由于染料对PCR 反应的抑制作用,在实验中的使用浓度很低,远低于将 DNA 双螺旋结构中的小沟饱和的浓度;又由于使用浓度未达到饱和,加之染料本身的特性,在 DNA 双链解链的过程中,Sybr Green Ⅰ分子发生重排,那些从已经解链的 DNA 片段上脱离下来的染料分子又与尚未解链的双链 DNA 结合,造成结果失真,无法真实反映 DNA 熔解的情况,影响了检测的分辨率。限于分辨率的关系,Sybr Green Ⅰ熔解曲线一般用于区分在片段大小和 G≡C 含量上差别较显著的 DNA 序列,例如

NOTE

用于检查 PCR 扩增产物中是否存在引物二聚体及其他非特异性的扩增。近几年来,人们发现了一类新型的染料,称为饱和染料,如 LC Green、LC Green Plus、Syto 9 和 Eva Green 等。这类染料有着更强的 DNA 结合能力和很低的抑制作用,在 DNA 解链过程中不会发生重排,这使得用这些染料的熔解曲线有了更高的分辨率。在仪器精密度提高的基础上,配合这类饱和染料就出现了高分辨率熔解曲线(high resolution melting,HRM)。HRM 技术是 2002 年由犹他大学和爱德华科技公司合作开发的应用于 SNP 检测和突变基因分析的一项新技术。

高分辨率熔解曲线分析通过实时监测升温过程中双链 DNA 荧光染料与 PCR 扩增产物的结合情况。在 PCR 反应前加入 LC Green 饱和荧光染料(LC Green 荧光染料只结合 DNA 双链,对 PCR 不会有任何抑制作用),荧光染料与 DNA 双链结合,荧光最强,变性时,DNA 双链逐渐解链,此时,LC Green 荧光染料分子逐渐从 DNA 双链上脱落,荧光信号下降,形成熔解曲线。如果某个体是杂合突变,则在其 PCR 产物中会有杂合异源双链的存在,在杂合异源双链中有不配对的碱基对,因此该样品在温度逐渐升高的时候会首先发生解链,其荧光信号首先开始下降,而此时的纯合个体的样品由于解链温度较高,荧光信号没有下降或者下降得较慢,仪器的光学检测系统采集密集的荧光信号变化并绘制温度熔解曲线,根据曲线准确区分野生型、杂合突变、纯合突变(图 4-4)。

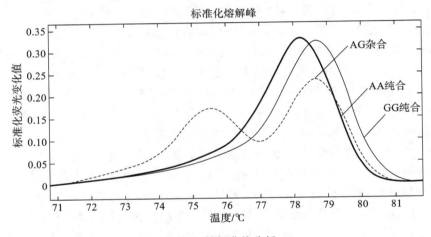

图 4-4　熔解曲线分析

五、PCR 产物测序

PCR 产物测序是检测 PCR 产物特异性最可靠的方法,主要见于对目的基因片段的序列鉴定和对致病基因中点突变的位置和性质的鉴定。PCR 产物可以直接测序,也可以克隆入载体后再测序,后者测序的效果更好。常用的方法为双脱氧核苷酸链末端终止法和化学裂解法。测序代价较高,在临床应用上难于推广,多用于科研工作。

第三节　衍生的 PCR 技术

一、逆转录 PCR(reverse transcription PCR,RT-PCR)

RT-PCR 是将 RNA 的反转录(RT)和 cDNA 的聚合酶链式扩增(PCR)相结合的技术。首先经反转录酶的作用从 RNA 合成 cDNA,再以 cDNA 为模板,扩增合成目的片段。RT-PCR 技术灵敏而且用途广泛,可用于检测细胞中基因表达水平、细胞中 RNA 病毒的含量和直接克隆特定基因的 cDNA 序列。RT-PCR 主要用于对表达信息进行检测或定量,分析基因的转录水平。另外,这项技术还可以用来检测基因表达差异或克隆 cDNA 而不必构建 cDNA 文库。RT-PCR 比其他包括

NOTE

Northern 印迹、RNase 保护分析、原位杂交及 S1 核酸酶分析在内的 RNA 分析技术,更灵敏,更易于操作(图 4-5)。

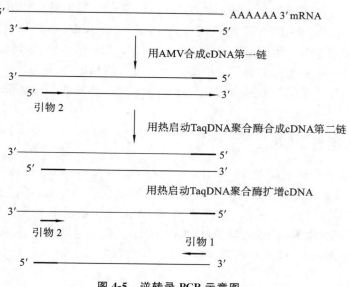

图 4-5 逆转录 PCR 示意图

(一) RT-PCR 体系

1. 模板 作为模板的 RNA 可以是总 RNA、mRNA 或体外转录的 RNA 产物。无论使用何种 RNA,关键是确保 RNA 不降解并且无基因组 DNA 的污染。

2. 引物 用于反转录的引物可视实验的具体情况选择随机引物、Oligo dT 及基因特异性引物中的一种。对于短的不具有发卡结构的真核细胞 mRNA,三种都可。

(1) 随机引物:适用于长的或具有发卡结构的 RNA,特异性最低。经常用于获取 5′末端序列或从带有二级结构区域的模板获得 cDNA。为了获得最长的 cDNA,需要按经验确定每个 RNA 样品中引物与 RNA 的比例。起始浓度范围为每 20 μL 体系 50～250 μg。

(2) Oligo dT:适用于具有 PolyA 尾巴的 RNA(原核生物的 RNA、真核生物的 Oligo dT rRNA 和 tRNA 不具有 PolyA 尾巴)。由于 Oligo dT 要结合到 PolyA 尾巴上,所以对 RNA 样品的质量要求较高,即使有少量降解也会使全长 cDNA 合成量大大减少。起始浓度范围为每 20 μL 体系 0.2～0.5 μg。

(3) 基因特异性引物:与目的序列互补的引物,是反义寡聚核苷酸,适用于目的序列已知的情况。如果目的 RNA 有二级结构,为避免二级结构阻止引物结合,应该设计多于一个的反义引物。建议在 20 μL 的第一链合成反应体系中使用 1 pmol 的基因特异性引物。

3. 逆转录酶

(1) Money 鼠白血病病毒(M-MLV)反转录酶:有强的聚合酶活性,RNase H 活性相对较弱。最适作用温度为 37 ℃。

(2) 禽成髓细胞瘤病毒(AMV)反转录酶:有强的聚合酶活性和 RNase H 活性。最适作用温度为 42 ℃。

(3) Thermus thermophilus(极端嗜热菌)、Thermus flavus(黄栖热菌)等嗜热微生物的热稳定性反转录酶:在 Mn^{2+} 存在下,允许高温反转录 RNA,以消除 RNA 模板的二级结构。

(4) M-MLV 反转录酶的 RNase H-突变体:商品名为 SuperScript 和 SuperScript Ⅱ。此种酶较其他酶能使更多的 RNA 转换成 cDNA,这一特性允许从含二级结构的、低温反转录很困难的 mRNA 模板合成较长 cDNA。

(二) 一步法 RT-PCR 和两步法 RT-PCR

RT-PCR 可以通过一步法和两步法的形式进行。

NOTE

1. 一步法 即反转录和 PCR 扩增在同一管内完成,cDNA 第一链合成和随后的 PCR 扩增之间不需要打开管盖,有助于减少污染。而且由于得到的所有 cDNA 样品都用来扩增,所以灵敏度更高,最低可以达到 0.01 pg 总 RNA。一步法 RT-PCR 一般使用基因特异性引物起始 cDNA 合成。

2. 两步法 即反转录和 PCR 扩增分两步进行,首先由 RNA 模板反转录得到 cDNA,再以 cDNA 为模板进行 PCR 扩增。两步法可以使用随机引物、Oligo dT 和基因特异性引物引导 cDNA 第一链合成,因此,可以从一个特定的样品中反转录出所有的 mRNA 信息。

总之,一步法方便,可适用于大量样品分析或定量 PCR。两步法在选择聚合酶和引物时具有更大的灵活性。

二、实时荧光定量 PCR

1996 年推出了成熟的荧光定量 PCR(fluorescent quantitative polymerase chain reaction,FQ-PCR)技术。所谓实时荧光定量 PCR 技术,是指在 PCR 反应体系中加入荧光基团,利用荧光信号积累实时监测整个 PCR 进程,最后通过标准曲线和 Ct 值对初始模板进行定量分析的方法。该技术实现了 PCR 从定性到定量的飞跃,与常规 PCR 相比,它具有特异性更强、灵敏度更高、重复性更好、定量更准确、自动化程度更高、全封闭反应等优点,成为分子生物学研究中的重要工具,目前已得到广泛应用。

(一) 荧光定量 PCR 的化学原理

荧光定量 PCR 技术在常规 PCR 基础上加入荧光化合物来实现其定量功能。这些荧光化合物广义上可分为嵌入型荧光染料和特异性荧光探针两大类。

1. 嵌入型荧光染料 可与双链 DNA 结合的嵌入型荧光染料,包括溴化乙锭、YO-PRO、YOYO、SYBR Green Ⅰ及 SYBR Gold。利用嵌入型荧光染料检测只简单反映 PCR 反应体系中总的核酸量,是一种非特异性的检测方法。嵌入型荧光染料与双链 DNA 结合后,其荧光大大增强。如最常用荧光染料 SYBR Green Ⅰ,可嵌入双链 DNA 的小沟部位,SYBR Green Ⅰ与双链 DNA 结合后可发散出绿色荧光,其最大吸收波长约为 497 nm,发射波长最大约为 520 nm。在 PCR 反应体系中,加入 SYBR 荧光染料,其特异性地掺入 DNA 双链后,发射荧光信号,而不掺入链中的 SYBR 荧光染料分子不会发射任何荧光信号,从而保证荧光信号的增加与 PCR 产物的增加完全同步。SYBR Green Ⅰ在核酸的实时检测方面有很多优点,因为它与所有的双链 DNA 相结合,不必因为模板不同而特别定制,因此设计的程序通用性好,且价格相对较低。由于一个 PCR 产物可以与多分子的染料结合,因此 SYBR Green Ⅰ的灵敏度很高。由于 SYBR Green Ⅰ与所有的双链 DNA 相结合,由引物二聚体、单链二级结构以及非特异性扩增产物引起的假阳性会影响定量结果的可靠性与重复性。要避免这种不利因素,需对扩增产物进行熔点曲线分析,并优化 PCR 反应条件以消除非特异产物的影响(图 4-6)。

2. 特异性荧光探针 探针类利用与靶序列特异杂交来指示扩增产物的增加。实时定量 PCR 技术中,所使用的探针类如下。

(1) TaqMan 探针:TaqMan 探针是一种水解型寡核苷酸探针,它的应用归功于两个重要发现:Taq DNA 聚合酶的 5′→3′ 外切酶活性和荧光能量传递(FRET)特性。TaqMan 探针的荧光强度与目的序列的扩增相关。它与靶序列上游引物和下游引物之间的序列配对。当一个荧光基团的发射谱与另一个荧光基团的吸收光谱重叠,能量可以从短波长(高能量)的荧光基团传递到长波长(低能量)的荧光基团,相当于短波长的荧光基团释放的荧光被屏蔽,这种现象便是 FRET。FRET 现象的发生与供、受体分子的空间距离紧密相关,一般为 7～10 nm 时即可发生。当完整的 TaqMan 探针与靶序列配对时,5′端荧光基团发射的荧光因与 3′端的淬灭剂接近而被淬灭。在进行延伸反应时,Taq DNA 聚合酶的 5′→3′ 外切酶活性将探针切断,使得荧光基团与淬灭剂分离而发射荧光。每扩增一条 DNA 链就伴随着一分子的荧光信号的产生,随着扩增循环数的增加,释放出来的荧光基团不断积累。因此 TaqMan 探针检测的是积累荧光。荧光强度与扩增产物的数量成正比关系。

常用的 5′端标记荧光报告基团有 FAM、HEX、JOE、TET、VIC。常用的 3′端标记淬灭基团为 TAMRA 或 DABCYL。由于 TaqMan 探针使用杂交对定量分子进行甄别,准确性高。同时靶序列由引物和探针双重控制特异性好,假阳性低。定量的线性关系好:由于荧光信号的产生和每次扩增产物成对应关系,通过荧光信号的检测可直接对产物进行定量。且使用 TaqMan 探针定量扩增和检测可在同一管内检测,不须开盖,不易污染。同时扩增和检测一步完成,操作简单,易于实现自动化。但 TaqMan 探针的线性结构导致了较高的背景荧光。如果荧光基团和淬灭基团的距离太近,在 PCR 扩增过程中,探针在它们之间降解的可能性将大为降低,从而起不到探针的作用。相反,如果荧光基团和淬灭基团分别置于探针两端,荧光背景信号加强,则影响其检测的灵敏度。且 TaqMan 探针的特异性也决定了其只适合一个特定的目标基因(图 4-7)。

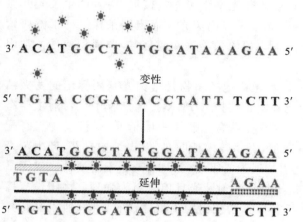

图 4-6 SYBR Green Ⅰ 工作原理图

图 4-7 TaqMan 探针工作原理图

(2) TaqMan MGB 探针:TaqMan MGB 探针的 3′端标记的荧光淬灭基团是一种基本无荧光本底的小沟结合物,取代了常规可发光的 TAMRA 荧光标记,使得荧光本底大大降低,从而提高了分辨率。探针 3′端另结合了 MGB(minor groove binder)结合物,使得探针的 Tm 值有近 10 ℃的提高,也就提高了配对序列与非配对序列的差异,从而使探针的杂交稳定性和特异性显著增强。探针长度缩短(一般在 13～18 个碱基内),淬灭基团与报告基团在空间位置上更加接近,实验结果更精确。一些无法设计常规 TaqMan 探针的目的基因片段也可以很容易地设计出 TaqMan MGB 探针,从而提高了方法的可行性。

(3) 分子信标:分子信标是一种在靶 DNA 不存在时形成茎环结构的双标记寡核苷酸探针。环形部分设计为与靶核酸序列互补的探针,茎形部分由探针两端连接的 2 条核酸序列互补的短臂退火形成。两臂的末端,分别共价结合 1 个荧光基团和 1 个淬灭基团。茎的这种结构,使荧光基团和淬灭基团紧挨,导致荧光能量被吸收,而不发荧光。当探针遇到靶核酸时,因形成的探针和靶核酸杂交体比茎杂交体更长、更稳定,迫使茎端的荧光和淬灭基团相互分离,从而恢复了荧光。常用的荧光基团为 FAM、Texas Red。分子信标的优点:特异性高;靶序列即使仅含 1 个错配或缺失的核苷酸也不能使荧光恢复,该特异性适合 SNP 的检测;荧光背景低,与 TaqMan 探针相比,分子信标的突出优点是检测过程中不必将探针和靶杂交体与过量探针分离开,有效解决了淬灭效率问题;但其高特异性决定了它只能适用于 1 个特定目标(图 4-8)。

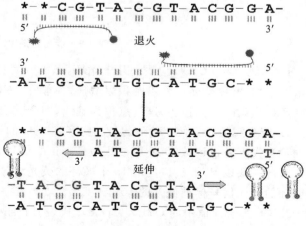

图 4-8 分子信标工作原理图

NOTE

（4）TaqMan-分子信标（TaqMan-MB）：TaqMan-MB 是在分子信标及 TaqMan 探针的基础上设计的一种均相荧光检测探针。该探针保留了分子信标的茎环结构，保证荧光基团与淬灭基团紧密接触，有效解决了背景荧光的问题。它与常规分子信标不同的是，除环部序列外，其 5′端的臂序列也设计为探针的基因识别部位。在 PCR 扩增的退火或延伸阶段，探针与模板上相应的靶基因位点特异性结合。同时，Taq DNA 聚合酶随着引物的延伸沿 DNA 模板移动，当移动到探针结合位置时，发挥其 5′→3′外切酶活性，将探针切断，从而使荧光基团与淬灭基团彻底远离，荧光基团荧光复原。TaqMan-MB 的设计同样具有较高的特异性。

（5）FRET 探针：又称双杂交探针、杂交探针。FRET 探针由两条相邻探针组成，其中上游探针的 3′端标记供体荧光素，下游探针的 5′端标记受体荧光素。在 PCR 中模板退火阶段，两探针同时与扩增产物杂交，形成头尾结合的形式，使供体和受体荧光素距离非常接近，两者产生荧光共振能量转移（与 TaqMan 探针作用方式相反），使受体荧光基团发出荧光。而当两条探针处于游离状态时，无荧光产生。由于 FRET 探针是靠近后发光，所以检测信号是实时信号，非累积信号。常用的荧光基团是 LC-Red640 和 LC-Red705。

（6）荧光标记引物：建立在分子信标基础之上。荧光标记的引物是把荧光基团标记的发夹结构的序列直接与 PCR 引物相结合，从而使荧光标记基团直接掺入 PCR 扩增产物中。目前主要有 Amplif luor、Sunrise、Amplisensor、Scor pion、LUX 等。在没有单链模板的情况下，该引物自身配对，形成发夹结构，使荧光淬灭。在模板存在的情况下，引物与模板配对，发夹结构打开，产生荧光信号。与 TaqMan 探针和分子信标相比，荧光标记引物通过二级结构实现淬灭，不需要荧光淬灭基团，也不需要设计特异的探针序列，荧光标记引物能更快地发射荧光且信号更为强烈。由于没有探针控制特异性，因此特异性要弱于探针技术，但非特异性扩增或引物二聚体没有影响，所以其特异性要强于 SYBR Green Ⅰ。

（二）荧光定量 PCR 技术的重要概念

在掌握荧光定量 PCR 技术时，有几个很重要的概念需要了解，它们分别是基线、荧光阈值、Ct 值、扩增曲线和标准曲线等（图 4-9）。

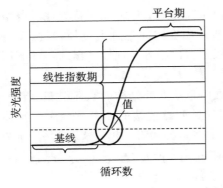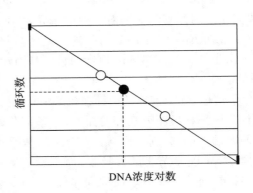

图 4-9 荧光定量 PCR 技术原理

1. 基线 在 PCR 反应最初几个循环，产物激发的荧光信号与背景荧光没有明显区别。随着产物量的增加，产物荧光信号不断积累增强，一般在 PCR 反应处于指数期的某一点上就可区别并检测到产物积累的荧光强弱，这一点称为基线，即产物积累的荧光信号能被仪器检测到的最下限。

2. 荧光阈值 为便于检测比较，在 PCR 反应的指数期，需设定一个荧光信号的域值，如果检测的荧光强度超过该域值，才可被认为是真正的信号，然后用该阈值来定义模板 DNA 的域值循环数（Ct）。一般以 PCR 反应的前 15 个循环的荧光信号作为本底信号，荧光域值的缺省设置是 3～15 个循环的荧光信号标准偏差的 10 倍。

3. Ct 值 Ct 值中的 C 代表 Cycle，t 代表 threshold，Ct 值的含义是指进行实时定量 PCR 反应时，每个反应管内的荧光信号到达设定域值时所经历的循环数。研究表明，每个模板的 Ct 值与该模板的起始拷贝数的对数存在线性关系,起始拷贝数越多,Ct值越小。

4. 扩增曲线 PCR在循环若干次后,由于原料dNTP的分解、酶的活性减小等因素的影响,扩增产物的量会进入一个恒定的平台期,使循环数和扩增产物量之间呈现出"S"形的曲线,这就是扩增曲线。扩增曲线进入平台期的迟早与起始模板量呈正相关。

5. 标准曲线 由于每个模板的Ct值与该模板的起始拷贝数的对数存在线性关系,因此对标准品通过梯度稀释后,就可作出DNA模板与对应Ct值之间的线性关系直线,这就是标准曲线。在试验中只要获得未知样品的Ct值,即可从标准曲线得到的线性方程式中计算出该样品的起始拷贝数,从而对其进行定量分析。图所示的标准曲线中纵坐标代表起始拷贝数的对数,横坐标代表Ct值。

6. 熔解曲线 熔解曲线是用来检测PCR扩增的特异性和重复性的曲线。一般熔解峰值在$80\sim85\ ^\circ\text{C}$,熔解曲线峰值单一,表示目标产物的特异性扩增,且重复性好。

(三)荧光定量PCR的数学定量原理及其结果分析

1. 数学定量原理 应用荧光定量PCR时,需要通过数学计算来对待测目标DNA模板进行定量分析,因此在应用该技术时,对该试验技术结果分析的数学原理及其计算方法要有一个清楚的掌握,才可得到正确、精准的检测结果。

理想的PCR扩增产物量:$X_n=2^n X_0$。

实际的PCR扩增产物量:$X_n=X_0(1+E)^n$。

其中,n为循环次数、X_0表示起始模板量、E为扩增效率。

在扩增产物达到荧光阈值时,所经历的循环数为Ct:

$$X_{\text{Ct}}=X_0(1+E)^{\text{Ct}}=M \tag{1}$$

其中,X_{Ct}表示设定阈值后的PCR产物量,对于设定的阈值而言,M是一个常数。两边取对数,得到:

$$\lg M=\lg[X_0(1+E)^{\text{Ct}}] \tag{2}$$

整理方程式(2),得到线性方程:

$$\lg X_0=\lg M-\text{Ct}\lg(1+E) \tag{3}$$

由式(3)可知,实时定量PCR反应过程中,起始模板的对数$\lg X_0$与Ct值呈线性相关。对阳性对照模板进行10倍系列稀释,以Ct值和模板浓度的对数作图,由直线的斜率(S)利用公式计算PCR扩增效率。PCR扩增效率$=10^{(-1/S)}-1$,直线的y轴截距表示最低检测限。根据样品Ct值及标准曲线,就可以计算出样品中所含的模板量。

2. 结果分析 模板定量有两种策略:相对定量和绝对定量两种。相对定量分析用来测定一个测试样本中靶序列与参照样本中同一序列表达的相对变化;绝对定量分析指的是用已知的标准曲线来推算测试样本中目的基因的量。常用的方法有三种。

(1)标准曲线法的绝对定量:用一系列已知浓度的标准品制作标准曲线,在相同的条件下将目的基因测得的荧光信号量同标准曲线进行比较,从而得到靶基因的量。该标准品可以是纯化的质粒DNA、体外转录的RNA,或者是体外合成的ssDNA。标准品的量可根据260 nm的吸光值并用DNA或RNA的分子量来转换成其拷贝数来确定。目的基因与标准品在不同的反应管内同时进行扩增。绝对定量分析时,首先要根据标准品制作标准曲线,得到线性方程,然后把Ct值代入线性方程,求得待测样品靶基因的拷贝数。如果想要明确得到样本的初始浓度或病毒载量,则使用绝对定量法最佳。

(2)标准曲线法的相对定量:该方法使用标准曲线以确定某个靶基因在样本中的表达相对于相同靶基因在参考样本中的变化。最适合于具有次佳PCR扩增效率(低PCR扩增效率)的检测。由于在此方法中靶基因量的表达是相对于某个参照样本的同一基因量的表达而言的,因此相对定量的标准曲线就比较容易制备,对于所用的标准品只要知道其相对稀释度即可,无须知道其确切的拷贝数。此外,在实验中为了标准化加入反应体系的RNA或DNA的量,往往在反应中同时扩增一内对照基因,如在基因表达研究中,内对照常为一些管家基因。内对照相对于所有待测靶序列而言,其表达必须是稳定的,因此一般引入管家基因作为内对照基因,以管家基因为基础进行目标基因相对表达量的比较。泛素(ubiquitin)、肌动蛋白(actin)、微管蛋白(tubulin)、组蛋白(histone)、18S rRNA 以及甘油醛-3-磷酸脱氢酶(glyceraldehyde-3-phosphatedehydrogenase,GAPDH)等基因都可以作为管家基因进行相对定量。与比较 Ct 法相比,其优点是由于靶和内对照的 PCR 扩增效率并不需要相等,因此它需要的验证最少。缺点:必须为每个靶构建一条标准曲线,因此在反应板内需要更多试剂和更多空间。

(3) 比较 Ct 法的相对定量(ΔΔCt 法):该方法使用算术公式以确定某个靶基因在样本中的表达相对于相同靶基因在参考样本中的变化。最适合于高通量测量多个基因在大量样本中的相对基因表达。比较 Ct 法与标准曲线法的相对定量的不同之处在于其运用了数学公式来计算相对量。但是此方法是以靶基因和内对照基因的扩增效率基本一致为前提的,效率的偏移将影响实际拷贝数的估计。其优点:只要靶和内对照的 PCR 扩增效率相对相等,便可确定样本中靶的相对水平,而无须使用标准曲线;减少试剂的使用;在反应板中留有更多可用空间。缺点:次佳(低 PCR 扩增效率)检测可能会产生不准确的结果。使用比较 Ct 方法之前,应确定靶序列检测和内对照检测的 PCR 扩增效率大致相等。

(四)荧光定量 PCR 的特点

1. 高特异性 FQ-PCR 具有引物和探针的双重特异性,与传统 PCR 相比,特异性大为提高。

2. 高敏感性 FQ-PCR 的敏感度通常达 10^2 拷贝/毫升,且线性范围很宽,为 $0\sim10^{11}$ 拷贝/毫升。一般来讲,临床医学标本中病原体的数目为 $0\sim10^{10}$ 拷贝/毫升,在此范围内 FQ-PCR 定量较为准确,标本不需稀释。

3. 可重复性 FQ-PCR 结果相当稳定,同一标本的 Ct 值相同,但其产物的荧光量却相差甚大。

4. 无污染 FQ-PCR 无 PCR 后续操作步骤,降低产物污染的风险性。

(五)影响荧光定量 PCR 的主要因素

FQ-PCR 实验过程中,影响其特异性和灵敏度的因素很多,除了常规 PCR 反应均存在的影响因素如 Taq DNA 聚合酶活性、引物二聚体、反应体系、循环数等之外,FQ-PCR 还有其特殊的影响因素。

1. 引物-探针二聚体 FQ-PCR 过程中探针参与提高实验特异性的同时,有可能形成引物-探针二聚体。因此在设计引物和探针时,要使 2 条引物的 G≡C 含量大致一致,2 条引物不能互补,尤其是 3′端。在 TaqMan 探针设计时,5′端的第 1 个碱基避免是 G,还应避免重复出现相同的核苷酸,特别是连续出现大于 4 个 G 的情况;探针序列中碱基 C 的含量应高于 G;引物与探针要尽量靠近但不能重叠,上游引物的 3′端和探针 5′端之间的距离在 1~15 bp 之内。

2. 引物和探针的浓度 引物和探针的浓度影响反应的特异性,较高的引物浓度会导致非特异性产物的扩增。

3. Mg^{2+} 的浓度 Mg^{2+} 浓度是影响 Taq DNA 聚合酶活性的关键因素,它将影响到 FQ-PCR 的灵敏度。浓度过高,会有非特异性产物和引物二聚体的形成,导致灵敏度降低;过低将使 PCR 产物获得率降低。

4. 循环数 PCR 扩增效率 理论上为 100%,但实际上低于 100%,且在整个扩增过程中不是固定不变的。在 30 个循环数以内,扩增效率相对稳定,原始模板以相对固定的指数形式增加,适合定量分析。对极微量的待测样本,适当增加循环数可以提高反应的检出底限,提高灵敏度,可以设置 40 个循环数左右。扩增的目的 DNA 片段长度最好在 50~150 bp 之间,以便获得高效的扩增效率。

(六)荧光定量 PCR 的应用

荧光定量 PCR 目前被广泛应用于基因表达水平的定量分析、病原体检测等方面。

1. 基因表达水平的定量分析 以生物体组织、特定发育时期 mRNA 为参数,采用实时定量 PCR 技术对特定目标基因的表达情况进行测定分析。

2. 病原体检测 检测生物体或特定材料中细菌、病毒、衣原体、支原体、寄生虫等许多病原体的数量差异。

3. 基因突变及多态性的分析 对已知 DNA 序列的突变位置、序列多态性进行定位分析。

4. 转基因产品的安全性检测 利用高敏感的 PCR 反应产物,对转基因植物、食品、疫苗中可能介入的外源物质进行检测,评估其风险程度。

三、多重 PCR

多重 PCR(multiplex PCR)就是在同一个反应管中同时完成多个不同基因扩增的 PCR 反应。这一方法最早报道于 1988 年,已被成功地用于缺失分析、突变与多态性、定量分析,以及反转录 PCR 等多个 DNA 检测领域。多重 PCR 主要用于多种病原微生物的同时检测或鉴定、某些遗传病及癌基因的分型鉴定。多种病原微生物的同时检测或鉴定,是在同一 PCR 反应管中同时加上多种病原微生物的特异性引物,进行 PCR 扩增。可用于同时检测多种病原体或鉴定出是哪一型病原体感染。某些病原微生物、某些遗传病或癌基因,型别较多,或突变或缺失存在多个部位,多重 PCR 可提高其检出率并同时鉴定其型别及突变等。

多重 PCR 具有如下特点。

1. 高效性 在同一 PCR 反应管内。

2. 系统性 多重 PCR 很适宜于成组病原体的检测,如肝炎病毒、肠道致病性细菌、性病、无芽胞厌氧菌及战伤感染细菌及细菌战剂的同时侦检。

3. 经济简便性 多种病原体在同一反应管内同时被检出,将大大地节省时间,节省试剂,节约经费开支,为临床提供更多更准确的诊断信息。

多重 PCR 是用多对引物同时对模板 DNA 上的多个区域进行扩增,技术的难点不是在于其原理和操作的复杂性,而是在于其多对引物的设计,必须保证多对引物之间不形成引物二聚体,引物与目标模板区域具有高度特异性。多对引物组合时应满足两个条件:一是将反应条件较为接近的引物组合在一起,以使反应条件尽量适合所有被扩增片段;二是同一反应内各扩增片段的大小应不同,以便检测时能通过电泳将各片段分离开(图 4-10)。

四、MLPA

2002 年荷兰 Schouten 首先报道了多重连接探针扩增（multiplex ligation-dependent probe amplification,MLPA)技术,该技术融合了核酸分子杂交和 PCR 反应,是一种高通量、针对待测核酸中靶序列进行定性和定量分析的新技术。MLPA 仅需 20 ng DNA,为 Southern 杂交及微阵列(micro-arrays)反应所需模板量的 1/1000~1/100;此技术操作简单,24 h 内可出结果,自动化程度高,有相应的数据分析程序;其检测结果稳定可靠;此方法也适用于石蜡包埋或福尔马林浸泡过的标本。由

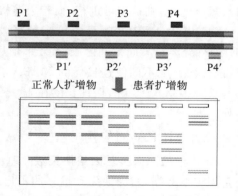

图 4-10 多重 PCR 示意图

于精确度高、重复性好、操作简便及通量大等特点,MLPA 已广泛应用于基因诊断等多个研究领域,如染色体数目异常、遗传性疾病基因缺失重复、基因甲基化检测等。

(一) MLPA 技术原理

MLPA 反应中需要一对引物及一对特殊的探针,其反应步骤包括杂交、连接、扩增和电泳(图 4-11)。

1. 探针结构 MLPA 最大的特点在于探针的设计,一对探针包括一条经化学合成的短探针

NOTE

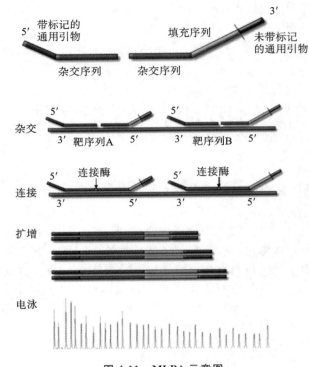

图 4-11 MLPA 示意图

（5′端探针）和一条经 M13 噬菌体衍生法制备而来的长探针（3′端探针）。其中，短探针长 50～60 bp，包括一个位于其 3′端并与靶序列完全互补的杂交序列和一个位于其 5′末端 19 nt 的共同序列，该共同序列与标记的 PCR 引物相同。长探针长 60～450 bp，包括一个位于其 5′末端并与靶序列完全互补的杂交序列和一个位于其 3′末端 23 nt 的共同序列及两序列间的长度特异填充片段，其共同序列与未标记的 PCR 引物相互补。每一个长链探针内填充片段长短不一，因而能在一个反应体系中，仅用一对引物即可扩增多个不同的核苷酸序列。

2. MLPA 反应步骤

（1）杂交：即探针与靶序列杂交。将模板 DNA 双链高温变性至完全解链，然后降至适当温度使探针与靶序列杂交。在实验中，两条探针内部的杂交序列可与靶序列杂交。如果待测 DNA 中某探针的靶序列突变或缺失，则该探针不能完成杂交反应。

（2）连接：加入连接酶，调整温度将两条探针进行连接反应。只有探针与靶序列完全互补后才可以被连接成为一条完整的探针；反之，若其中一条探针的杂交序列与待测序列不完全互补，甚至只有一个碱基不互补，也会使该探针杂交不完全而使连接反应无法进行。

（3）扩增：即连接探针的扩增。该技术巧妙地将基因组 DNA 的信号转至探针。以连接完好的探针为模板进行 PCR 扩增，而不是扩增样本靶序列。每条探针的 5′端均有一段 19 nt 的共同序列，该序列与标记的引物核酸序列相同；3′端均有一段 25～43 nt 的共同序列，该序列与未标记的引物核酸序列互补。可见在该技术的扩增环节中，所有连接探针的 PCR 扩增都用同一对引物。若探针的长短链连接，则扩增可进行；而若未连接，则扩增无法进行。

（4）电泳：PCR 产物可用琼脂糖凝胶电泳分离或通过毛细管电泳（capillary electrophoresis，CE）进行分离。不同靶基因长链探针在共同序列和与靶序列互补的序列间有不同长度的填充片段，该片段长度不同使连接后的 MLPA 探针长度不同，故其扩增片段长度亦不同。一般相邻两产物的长度相差 6～8 bp，探针长度在 130～480 nt 之间，因此可同时检测基因组中多达 40 种不同靶序列。

（二）MLPA 的应用

1. 用于检测人类基因组拷贝数 基因片段的缺失和重复是许多遗传性疾病的根源。根据人类基因突变数据，基因缺失和重复约占已报道突变的 5.5%。基因数量的变异不仅与疾病诊断有关，还与疾病的治疗和预后有很大的关系。现今，MLPA 技术已用于多种遗传病的基因定量研究，如苯丙酮尿症、杰格斯综合征、多发性神经纤维瘤等。

MLPA 技术除了可以检测基因的重复和缺失，也可检测染色体数目的异常。如唐氏综合征是人类常见的染色体疾病，约 90% 的唐氏综合征患者是由于减数分裂时 21 号染色体不分离而形成 21 三体导致。目前对该疾病的诊断主要是进行染色体核型分析。与核型分析相比，MLPA 技术可对靶序列进行定量分析，即可对染色体进行定量，且无需细胞培养，具有快速、简便、自动化的优点。因此，MLPA 技术有望取代或部分取代目前的核型分析，成为唐氏综合征的常规诊断方法。此外 MLPA 技术还可用于检测 18 三体、13 三体和 X、Y 数目异常等染色体疾病。

2. 用于检测染色体重排 染色体重排常引发智力发育迟缓及其他多种神经系统疾病。MLPA 检测出染色体重排或微小重排。现今已有多家实验室对 MLPA 技术在检测精神发育和神经系统疾病中的应用进行研究，已报道的有 Williams 综合征、Sotos 综合征、CMT1/HNPP 综合征、Axenfeld-Rieger 综合征、DiGeorge 综合征、Prader-Willy 综合征（PWS）和 Angelman 综合征（AS）等。

3. 用于检测单核苷酸多态性（SNP）和基因突变 MLPA 技术有一特点：若探针的杂交识别序列与靶序列不互补，则其后的连接反应无法进行。尤其当短探针寡核苷酸与目标序列退火时，如其 3′端核苷酸有错配，则 MLPA 探针信号会完全缺乏，这种高灵敏度可用于 SNP 和各种突变的检测。

4. 用于肿瘤方面的检测 约 30% 的人类肿瘤基因组中存在 DNA 拷贝数异常，其中 DNA 拷贝数增加是癌基因激活的重要方式。由于 MLPA 技术可检测出 DNA 拷贝数量的异常，因此已被应用于多种肿瘤的检测中，如黑素瘤、脑（脊）膜瘤及头颈部鳞状上皮细胞癌等。利用逆转录-MLPA（RT-MLPA）可以检测 mRNA 低拷贝数变异。目前已报道的有细胞凋亡基因 BNIP3/NIP3 表达检测。此外，细胞全基因组水平的低甲基化和局部区域关键基因的高甲基化也是肿瘤的基本特征。甲基化特异性 MLPA（methylation-specific MLPA，MS-MLPA）是一种由 MLPA 技术部分改进而成的可检测基因甲基化情况的新技术，该技术的问世解决了众多甲基化检测的难题。此外，MS-MLPA 可以同时批量检测多个基因的甲基化水平并且可以发现其拷贝数量变化，亦适用于研究石蜡包埋以及福尔马林浸泡过的标本。该技术具有工作量小、覆盖面广、定位准确的特点，近来被广泛认为是比较可靠、敏感、高效的甲基化检测方法。

5. 用于转基因小鼠基因分型 转基因小鼠模型已被广泛应用于生物医学研究中。外源基因随机插入小鼠基因中并呈现多拷贝（1～20 拷贝），而使得传统的 PCR 技术难于鉴定转基因纯合子和杂合子。虽然 Southern blot 和实时 PCR 技术可用于分析转基因基因型，但也存在某些局限性。已报道 MLPA 技术经改进后检测了几种常见的小鼠转基因，包括重组酶（recombinase）、增强绿色荧光蛋白（enhanced green fluorescent protein，EGFP）和 T2/Onc。

（三）MLPA 的衍生技术

1. 逆转录 MLPA 2003 年 Eldering 在 MLPA 基础上建立了逆转录 MLPA（reverse transcription MLPA，RT-MLPA）技术，是将 MLPA 用于 mRNA 谱检测的一种形式，用于替代实时 PCR 和微阵列。RT-MLPA 首先进行逆转录过程，即将 mRNA 逆转录为 cDNA，之后针对 cDNA 进行探针的杂交、连接、扩增，因此 RT-MLPA 探针的设计是与 cDNA 结合的。对应于每一组 MLPA 探针，都有一条探针特异性逆转录引物，该引物与 RNA 序列互补，并靠近探针识别位点的下游。实施 RT-MLPA 时应注意：为避免 gDNA 的干扰，靶序列选在一外显子的 3′端和相邻外显子的 5′端，并且连接位点靠近两相邻外显子的结点。此外，高表达基因的信号有时会远远高于其他基因，而使得这些基因信号太低甚至检测不到。这时可通过增加一杂交竞争序列来改善。该竞争序列与 5′端探针的杂交序列相同，但是不含引物序列而不会被扩增。仪器因此记录探针与竞争序列的比例以及竞争序列的量和产生的信号。

2. 甲基化特异性 MLPA 2005 年甲基化特异性 MLPA（methylation-specific MLPA，MS-MLPA）问世。该技术的问世解决了众多甲基化检测的难题，是一种经 MLPA 技术改进而成的既可检测基因甲基化情况也可以检测基因拷贝数的新技术。MS-MLPA 的探针设计与普通 MLPA 类似，也包括一条经化学合成的短探针和一条经 M13 噬菌体衍生法制备而来的长探针，但与普通 MLPA 探针相比，这些长探针从 M13 载体中获取了甲基化敏感酶（Hha I 或 Hpa II）的限制消化位点。其具体实验方法与普通 MLPA 类似：首先应用 MS-MLPA 探针和标本 DNA 进行杂交使之结合形成 DNA-探针复合物；随后 DNA-探针复合物同时进行连接和消化反应，Hha I 识别甲基化信号，若原样本 DNA 中没有甲基化的位点，则 DNA 被酶切断，从而阻断了后续的 PCR 扩增，因此不能检测到信号，而原样本 DNA 中含有甲基化位点的话，DNA-探针复合物会被顺利地连接，随后进行 PCR 扩增，最后会检测到一个 MLPA 产物峰。

NOTE

3. MLPA-微阵列技术 MLPA-微阵列(array-MLPA)技术是将 MLPA 技术与基因芯片微阵列技术相结合的一种高通量检测技术。通过将大量检测探针固定于氧化铝芯片基片微孔内壁上以定量检测样品扩增产物,通过调节基片上下的空气压力使样品在基片微孔中来回渗透反应。相对于平面介质而言,它的反应接触面积增加了 500 倍,极大地提高了反应效率。充分反应后,用洗液来回渗透洗脱没有杂交的多余探针,降低背景噪声的干扰。最后,荧光被激发成像并转换成信号强度信息进行软件分析。array-MLPA 的进步之处在于其新的探针设计方式。新的探针设计使用了长度相似但内容不同的标签序列(tag sequence),替代了原来探针设计中的填充序列,通过检测 MLPA 探针的标签序列来区分不同位点的 MLPA 探针,这既增加了检测芯片的通用性,又使得 MLPA 可在同一试管内检测多种基因突变或一个基因中的多个位点。建立在微阵列基础上的 MLPA 检测通量大、简便快速且自动化程度高,随着微阵列技术的普及,array-MLPA 也将很快应用于各基因诊断实验室。

五、SNaPshot 技术

SNaPshot 技术原理类似于 DNA 测序技术,又被称为 SNaPshot 微测序技术或单碱基延伸反应,是用于 SNP 分型的一种新方法。这种 SNP 分型方法已被广泛用于法医学、群体遗传学、临床疾病诊断、细菌及病毒的分型等方面。与常规测序相比,该方法操作简单、快速,具有高效和高通量的特点。SNaPshot 通常是在多重 PCR 反应之后,将纯化后 PCR 产物进行单碱基延伸反应。延伸反应体系中,采用四种荧光标记的 ddNTP,利用延伸引物 3′端与 SNP 位点上游紧邻碱基互补,在 DNA 聚合酶作用下,加入 1 个荧光标记的 ddNTP 后即终止,最后用自动毛细管 DNA 测序仪电泳分离检测延伸产物,根据峰的颜色可知掺入的碱基种类,从而确定该样本的基因型,根据峰移动的胶位置确定该延伸产物对应的 SNP 位点。在设计延伸反应引物时注意引物的 3′端必须和多态性碱基 5′端的上一个碱基互补。此外,为满足复合检测的需要,在微测序引物的 5′端可以连接不同长度、非人类同源的多聚(dGACT)尾巴,以使同一复合检测体系中微测序引物长度之间相差 3～6 bp。采用该技术可构建 10 重甚至更多重的复合反应检测体系。

第四节 临床基因扩增检验实验室的质量控制

临床基因扩增检验实验室采用 PCR 技术用于临床基因诊断,由于 PCR 技术对所检测的核酸模板进行大量扩增,容易出现实验室污染,导致临床检测标本假阳性结果;另外,由于 PCR 技术要求高、影响因素多(特别是 RNA 标本),实验过程处理不当易导致核酸模板无扩增现象,导致临床标本假阴性结果。因此临床基因扩增检验实验室技术验收和规范化管理是 PCR 技术本身需要,也是在临床上顺利应用该技术的前提。为了保证临床基因扩增检测结果的准确可靠,中华人民共和国卫生部于 2002 年 1 月 14 日正式发布了《临床基因扩增检验实验室管理暂行办法》及其附件《临床基因扩增检验实验室基本设置标准》,卫生部临床检验中心也随后发布了《临床基因扩增检验实验室工作规范》。

一、临床基因扩增检验实验室的规范化设置

根据文件规定,临床基因扩增检验实验室原则上分为四个单独的工作区域:试剂储存和准备区;标本制备区;扩增区;扩增产物分析区,如使用全自动封闭分析仪器检测,此区域可不设。各工作区域必须有明确的标记,避免不同工作区域内的设备、物品混用。进入各工作区域必须严格按照单一流向进行,即试剂储存和准备区→标本制备区→扩增区→扩增产物分析区。不同的工作区域使用不同的工作服(不同的颜色)。工作人员离开各工作区域时,不得将工作服带出。清洁方法不当也是污染发生的一个主要原因,因此实验室的清洁也应按试剂储存和准备区至扩增产物分析区

的方向进行。不同的实验区域应有其各自的清洁用具,以防止交叉污染。

实际工作中,实验室的设置可能各不相同。对于分散形式 PCR 实验室,完成上述实验过程的实验用房彼此相距较远,呈分散布置形式,各个实验之间不易相互干扰,除遵循文件规定外,基本无需其他特殊条件。而对于组合形式 PCR 实验室,完成 PCR 四个实验过程的实验用房相邻布置,由于各个实验用房分布较为集中,容易造成相互干扰以及实验室污染,因此,对总体布局以及屏障系统具有一定的要求。例如要求各室在入口处设缓冲间,以减少室内外空气交换。试剂储存和准备区及标本制备区宜呈微正压,以防外界含核酸气溶胶的空气进入,造成污染;扩增区及扩增产物分析区应呈微负压,以防含核酸的气溶胶扩散出去污染试剂与样品。若房间进深允许,可设 PCR 内部专用走廊。需要指出的是,在减少室内外空气交换方面,缓冲间比专用走廊更有意义。

1. 试剂储存和准备区 本区主要进行以下操作:储存试剂,试剂的制备、试剂的分装和主反应混合液的制备。本区仪器设备主要应有加样器、冰箱、天平、低速离心机、混匀器、可移动紫外灯等,可使用超净工作台作为试剂配制操作台面。

PCR 反应试剂和用于标本制备的材料应直接运送至试剂储存和准备区,不能经过扩增产物分析区。试剂原材料必须储存在本区内,并在本区内制备成所需的储存试剂。当储存试剂溶液经检查可用后,应将其分装储存备用,避免因反复冻融而造成试剂活性降低。在打开含有反应混合液的离心管或试管前,应将其快速离心数秒,避免因试剂喷溅而造成污染。

主反应混合液的组成成分尤其是聚合酶的适用性和稳定性通过预试验来检查,评价结果必须有书面报告。对于"热启动"技术(在第一个高温变性步骤后加入酶),聚合酶也可不包含在主反应混合液中。

在本区的整个实验操作过程中,操作者必须戴手套,并经常更换。此外,操作中使用一次性帽子也是一个有效地防止污染的措施。工作结束后必须立即对工作区进行清洁。实验台表面可用次氯酸钠杀菌消毒,也可用紫外线照射消毒。实验台表面的紫外线照射应方便有效。由于紫外线照射的距离和能量对去污染的效果非常关键,因此可使用可移动紫外灯(254 nm 波长),在工作完成后调至实验台上 60～90 cm 内照射。由于扩增产物仅几百碱基对,对紫外线损伤不敏感,因此紫外线照射扩增片段必须延长照射时间,最好是照射过夜。实验室及其设备的使用必须有日常记录。

2. 标本制备区 本区主要进行以下操作:临床标本的保存,核酸(RNA、DNA)提取、储存及将其加入至扩增反应管和测定 RNA 时 cDNA 的合成。仪器设备主要应有生物安全柜,可避免标本间交叉"污染",出现假阳性结果。此外,还应配备加样器、台式高速离心机(冷冻及常温)、台式低速离心机、恒温设备(水浴和(或)干浴仪)、冰箱、混匀器和可移动紫外灯等。

加样器要正确使用。由于在加样操作中可能会发生气溶胶所致的污染,所以应避免在本区内不必要的走动。可通过在本区内设立正压条件以避免从邻近区进入本区的气溶胶污染。为避免样本间的交叉污染,加入待测核酸后,必须盖好含反应混合液的反应管。对具有潜在传染危险性的材料,必须有明确的样本处理和灭活程序。

用过的加样器吸头必须放入专门的消毒容器内(例如含次氯酸钠溶液)。实验室桌椅表面每次工作后都要清洁,实验材料(原始血标本、血清标本、提取中的标本与试剂的混合液等)如出现外溅,则必须分别处理并做记录。对实验台适当的紫外线照射(254 nm 波长,与工作台面近距离)以去除污染。可移动紫外灯可用来确保工作后对实验台面的充分照射。

样本处理对核酸扩增有很大影响,必须使用有效的核酸提取方法,可在开展临床标本检测前对提取方法进行评价。用于 RNA 扩增检测的样本制备好以后,应立即进行 cDNA 合成,因为 cDNA 链较 RNA 稳定,保存相对容易。为保证逆转录反应的需要,应在标本制备区设置一个以上的温育装置。待测 RNA 的 cDNA 拷贝须保存在标本制备区,不得在本区对样本进行 PCR 扩增。

cDNA 合成的理想温度依所使用的酶而定,倾向于使用一步法:即使用在扩增反应缓冲液条件下具有逆转录活性的热稳定的 DNA 聚合酶进行逆转录,其较 cDNA 合成后再开盖以调节缓冲液或加入聚合酶进行扩增发生污染的可能性低。

NOTE

3. 扩增区 本区主要进行以下操作：DNA 或 cDNA 扩增。此外，已制备的 DNA 模板和合成的 cDNA（来自标本制备区）的加入和主反应混合液（来自试剂储存和准备区）制备成反应混合液等也可在本区内进行。在巢式 PCR 测定中，通常在第一轮扩增后必须打开反应管，因此巢式扩增有较高的污染危险性，第二次加样必须在本区内进行。本区主要仪器就是核酸扩增热循环仪（PCR 仪，实时荧光或普通的）。热循环仪的电源应专用，并配备一个稳压电源或 UPS，以防止由于电压的波动对扩增测定的影响。此外，根据工作需要，还可配备加样器、超净工作台等。不能从本区再进入任何"上游"区域，可降低本区的气压以避免气溶胶从本区漏出。

为避免气溶胶所致的污染，应尽量减少在本区内的走动。如有加样则应在超净工作台内进行。打开预处理过的反应混合液时应先离心数秒以防止液体溅出，尤其是在巢式扩增步骤之间。可使用体积较小的离心机，因其所占实验台面小，易于用一只手操作，适合于大多数超净工作台。防潮屏障如石蜡油或轻矿物油也具有防污染作用，但必须注意的是，矿物油本身也可能成为一种持续性的污染源。用过的加样器必须注意清洁消毒。

完成操作及每天工作后都必须对实验室台面进行清洁和消毒，紫外线照射方法与前面区域相同。如有溶液溅出，必须处理并做记录。

4. 扩增产物分析区 本区主要进行扩增片段的测定。本区所使用的仪器设备可能有加样器、电泳仪（槽）、电转印仪、杂交炉或杂交箱、水浴箱、DNA 测序仪、酶标仪和洗板机等。

核酸扩增后产物的分析方法多种多样，如膜上或微孔板上探针杂交方法（同位素标记或非同位素标记）、琼脂糖凝胶电泳、聚丙烯酰胺凝胶电泳、Southern 转移、核酸测序方法等。目前国内的商品试剂盒绝大部分均采用非同位素标记的微孔板上探针杂交方法，即 PCR-ELISA 方法，也有膜上探针杂交方法。

本区是最主要的扩增产物污染来源，因此必须注意避免通过本区的物品及工作服将扩增产物带出。在使用 PCR-ELISA 方法检测扩增产物时，必须使用洗板机洗板，废液必须收集至 1 mol/L HCl 中，并且不能在实验室内倾倒，而应至远离 PCR 实验室的地方弃掉。用过的吸头也必须放至 1 mol/L HCl 中浸泡后再放到垃圾袋中按程序处理，如焚烧。

由于本区有可能会用到某些可致基因突变和有毒的物质如溴化乙锭、丙烯酰胺、甲醛或同位素等，故应注意实验人员的安全防护。

本区的清洁消毒和紫外线照射方法同前面区域。如采用负压条件或减压（如安装排风扇），可减少扩增产物从本区扩散至前面区域的可能性。

二、临床基因扩增检验实验室的质量保证

临床基因扩增检验实验室的质量保证包括标本采集和处理、核酸的提取、核酸扩增、产物检测以及结果报告等。

（一）标本的采集

临床上采集的标本主要包括血清或血浆、痰液、尿液、粪便、脑脊液等，其中血液标本原则上晨起空腹采集，尿常规需采集晨尿，粪便选取黏液或血液部分等。用于核酸扩增的血液标本需 EDTA 或枸橼酸盐抗凝处理，采集后尽快分离血浆，未抗凝标本采集后及时分离血清，DNA 不能及时分离可 4 ℃放置。另外，临床上用于 DNA 扩增的标本应及时送检，不需要特殊的稳定化处理。需要进行稳定化处理的 RNA 扩增标本可选择异硫氰酸胍盐（guanidine thiocyanate，GITC），使 DNA 酶和 RNA 酶立即失活，例如，将血清或血浆按 1∶4 的比例加至含有 5 mol/L GITC 试管中，使血清或血浆中的 RNA 酶不可逆性地失活。

（二）标本的运送

标本采集后必须专人运送至实验室，保证标本运送途中的安全性，并注意及时送检。

（三）标本的储存与接收

血清或血浆标本于－70 ℃下长期保存。注意用于基因扩增的标本应在四个测定区域之外接

收,不能在标本制备区接收,否则会增加实验室污染的可能性。接收的标本由临床基因扩增检验实验室人员带入标本制备区。用于 DNA 测定的样本可在 TE 缓冲液中于 4 ℃或−20 ℃保存。用于 RNA 测定的样本在缓冲液中于−80 ℃或液氮中保存。

(四)核酸的扩增

多种因素可引起核酸扩增检测出现假阳性或假阴性结果,如标本或试剂污染、Taq DNA 聚合酶失活、退火温度不佳等。为避免核酸扩增出现假阳性结果,可进行严格的实验室分区,设立阴性质控,使用防止污染的 PCR 试剂等。为避免核酸扩增出现假阴性结果,可纯化核酸,重复测定标本,稀释标本等。扩增仪孔中热传导的均一性极为重要,必须定期对扩增仪的温度控制和加热模块中热传导的一致性进行检查,以避免出现假阴性。

(五)污染的监测与处理

临床基因扩增检验实验室污染最主要的来源是扩增产物的污染。污染可能发生在 PCR 的各个阶段,例如试剂(如牛血清白蛋白、矿物油)、商品酶制剂、反应管、吸头和实验设备(如加样器、离心机)等。一旦发生污染,需立即停止实验,寻找污染源。污染的监测措施主要包括设置阳性对照、阴性对照、重复试验、选择不同区域的引物进行 PCR 扩增。如发生环境污染,则需定期对实验室采取清洁措施,如用 10%次氯酸钠清洁表面,实验后用紫外线照射实验操作台面,对实验设备进行高压消毒等。如发生反应液污染,可采用 DNase Ⅰ法、内切酶法、紫外线照射法等处理。

(六)扩增产物的分析

扩增产物的测定方法有电泳法、酶切法、斑点印迹法、探针杂交法、测序法等,但临床上多采用探针杂交法。在杂交检测中,应严格遵守商品试剂盒的杂交程序。温度太低或离子强度太高都会降低杂交的严格性。而提高温度和(或)降低离子强度会增加杂交的严格性。因此,严格控制温度和试剂的离子强度是避免假阳性和假阴性结果的重要条件。

(七)质量控制

质量控制包括室内质量控制(internal quality control,IQC)和室间质量评价(external quality assessment,EQA)。

1. 室内质量控制 室内质量控制是为了监测实验室检测日间重复性(精密度)和发现测定方法在某一天出现的重大误差,决定了测定结果是否有效和报告能否发出。由于核酸扩增测定的高敏感性,因此从标本制备、逆转录、扩增到产物分析,每一步都要求有质控措施,避免出现假阳性和假阴性,保证测定结果的准确性和重复性。

(1)标本制备:常用琼脂糖凝胶电泳来检测 DNA 是否发生降解。出现明显降解的 DNA(1~10 kb 范围内)经电泳分离和溴化乙锭染色后可见强的荧光信号。用对甲基化不敏感的限制性内切酶消化 DNA 后进行电泳分离,能够对酶活性的抑制剂进行质控。对总 RNA 提取的质控方法是在非变性条件下做琼脂糖凝胶电泳。理想情况下三种主要的核糖体 RNA(28S、18S 和 5S)在凝胶上出现的带相对较窄。如发生 RNA 降解,则出现大量低分子量带或三种带消失。此外,利用紫外分光光度法初步评估 DNA 和 RNA 纯度,若 A_{260}/A_{280} 比值约为 1.8,则说明 DNA 质量好;若 DNA 的比值>1.9,表明有 RNA 污染;若小于 1.6,表明有蛋白质、酚等污染。质量好的 RNA 的 A_{260}/A_{280} 比值约为 2.0;若 RNA 的比值<1.7 说明蛋白质或酚污染;大于 2.0 说明可能有异硫氰酸残存。

(2)逆转录和扩增:当标本中存在逆转录抑制物,或核酸提取中发生 RNA 降解,或逆转录酶失活,内标则表现为阴性结果。在测定血清/血浆核酸如 HBV DNA、HCV RNA 等时,应使用已知的弱阳性血清/血浆作为质控样本,与待测临床标本等同处理提取核酸及扩增,以判断逆转录及扩增检测的效果。每个 PCR 实验必须设有阴性质控(污染监测质控),为判断扩增过程中污染出现的阶段,阴性质控包括在样品制备过程中的空白管、仅有扩增反应液但不含扩增模板的反应管、阴性标本等。阴性标本可以评估 PCR 实验的综合质量。

(3)检测结果的报告:结果报告必须简单清楚。定性检测报告"阳性"或"阴性"。定量检测则

NOTE

报告量的多少,若结果高于线性范围上限,则对样本稀释后再测;若结果低于检测范围下限,则报告小于多少,不能报告"0"或"阴性"。

2. 室间质量评价　与IQC确保实验室室内测定质量的一致性相比,EQA则提供将实验室测定情况与客观标准进行回顾性比较的数据。EQA包括确定质评方案,定期发放质控样本;参评实验室报告结果;对测定方法、试剂及仪器等进行总结以及评价实验室测定结果等。所有开展临床基因扩增检验的实验室必须参加由卫生部临床检验中心组织的室间质量评价,评价结果作为其开展临床基因扩增检验的依据之一。

本章小结

　　聚合酶链反应(polymerase chain reaction,PCR)是指利用针对目的基因所设计的特异寡核苷酸引物,以目的基因为模板,在体外特异性扩增DNA片段的一种技术。该技术通过变性、退火、延伸三步循环完成,目的基因通过变性解链成单链,人工合成的寡核苷酸引物与单链DNA模板中的一段互补序列通过退火结合,在一定的条件下,DNA聚合酶将脱氧单核苷酸加到引物3′-OH末端,沿模板5′→3′方向延伸,合成一条新的DNA互补链。重复变性—退火—延伸三过程可获得更多的"半保留复制链",且这种新链又可成为下次循环的模板。经过30次左右循环将待扩增的DNA片段放大几百万倍。该体系主要包括五种成分:模板、引物、dNTP、Taq DNA聚合酶及缓冲液(Mg^{2+})。通过对PCR反应体系及反应条件的优化、热启动PCR、降落PCR等方法的应用,可以提高PCR反应的特异性和扩增效果。PCR产物可以通过琼脂糖凝胶电泳或聚丙烯酰胺凝胶电泳、PCR-限制性片段长度多态性(PCR-RFLP)分析、PCR-单链构象多态性(PCR-SSCP)分析、高温变性的熔解曲线分析以及PCR产物测序等方法鉴定。在实验中设置阳性对照、阴性对照,有利于排除假阳性或假阴性产生的原因。

　　PCR发展至今已产生诸多的衍生技术,例如逆转录PCR(RT-PCR)技术、荧光定量PCR(FQ-PCR)技术、多重PCR技术、多重连接探针扩增(MLPA)技术、SNaPshot技术等。荧光定量PCR(FQ-PCR)技术是指在PCR反应体系中加入荧光基团,利用荧光信号积累实时监测整个PCR进程,最后通过标准曲线和Ct值对初始模板进行定量分析的方法。模板定量包括标准曲线法的绝对定量、标准曲线法的相对定量、比较Ct法的相对定量。

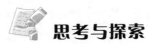 **思考与探索**

　　1. 如何理解PCR原理及过程?
　　2. PCR反应的五要素有哪些? 并说明在PCR实验中如何选择五要素?
　　3. PCR循环次数是否越多越好? 降低退火温度对PCR反应有何影响?
　　4. 引物设计原则有哪些? 如何确保设计引物的特异性?
　　5. 简述荧光定量PCR的原理及方法,并举一实例说明其应用。
　　6. 简述MLPA技术的基本原理。

(杨清玲　耿　建)

NOTE

第五章　核酸分子杂交技术

 学习目标 ┃ ···

> **掌握**　核酸分子杂交的基本原理,核酸探针的种类、标记物和标记方法。
> **熟悉**　膜印迹杂交的类型、应用和原理,荧光原位杂交的基本原理及应用。
> **了解**　核酸分子杂交的临床应用前景。

案例与问题

　　核酸分子杂交技术的探索开始于 1961 年,当时 Hall 等将探针核酸和靶序列在溶液中进行杂交,通过平衡密度梯度离心法分离杂交体,过程烦琐且不精确。1968 年,华盛顿卡内基学院(Carnegie Institute of Washington)的 Roy Britten 及其同事发明了核酸分子杂交技术。1978 年,美籍华裔科学家简悦威(Yuet Wai Kan)等首次将核酸分子杂交技术应用于临床分子诊断,采用液相 DNA 分子杂交,成功地进行了镰形细胞贫血症的基因诊断。随着限制性核酸内切酶、印迹技术、核酸自动合成技术、放射性和非放射性标记技术等的发展和应用,一系列成熟的核酸分子杂交技术得以建立并不断完善。目前,核酸分子杂交技术不仅广泛地应用于克隆基因的筛选、酶切图谱的制作、基因表达水平的检测、基因组中特定基因序列的定性、定量检测等分子生物学研究领域,而且在临床分子诊断上的应用也日趋增多,包括遗传病、感染性疾病、优生优育、肿瘤等的分子诊断。那么,究竟什么是核酸分子杂交? 核酸分子杂交技术有哪些类型? 不同类型的核酸分子杂交技术又有何不同的应用呢? 这些问题通过本章的学习将得到解答。

第一节　核酸分子杂交

一、核酸分子杂交的基本原理

　　核酸(nucleic acid)分为脱氧核糖核酸(deoxyribonucleic acid,DNA)和核糖核酸(ribonucleic acid,RNA)两类,核苷酸是其基本构成单位。核酸分子杂交(nucleic acid hybridization)是指具有一定同源序列的两条核酸单链在一定条件下,遵循碱基互补配对原则形成异质双链的过程(DNA/DNA、DNA/RNA 或 RNA/RNA),杂交后形成的异质双链分子被称为杂交分子。在这一过程中,核酸分子经历了变性和复性的变化。

(一) 核酸变性

　　核酸变性(denaturation)是指 DNA 双螺旋之间维系核酸双链互补碱基的氢键断裂变成单链,或 RNA 局部氢键断裂变成线性单链结构的过程。核酸变性并不涉及共价键(如磷酸二酯键、糖苷键等)的断裂,核酸分子一级结构不发生改变。引起核酸变性的因素很多:由温度升高而引起的变性称为热变性;由酸碱度改变引起的变性称为酸碱变性,当核酸溶液的 pH 值大于 10 或小于 3 时,核酸的双链可以完全打开成为单链分子;化学试剂(如尿素、甲醛、甲酰胺等)也可引起核酸变性,因

NOTE

为这些变性剂可以影响氢键和碱基堆积力的形成。

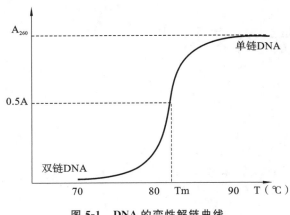

图 5-1　DNA 的变性解链曲线

核酸变性后其理化性质也随之发生改变：变性的核酸溶液黏度下降、密度增加；此外，260 nm 区紫外光吸收增强，此现象被称为增色效应（hyperchromic effect）。通过增色效应可检测 DNA 是否发生变性，观察变性过程。在热变性过程中，以 A260 值相对于温度作图，得到 DNA 的变性解链曲线（melting curve）（图 5-1）。

从曲线可见，DNA 热变性的特点是暴发式的，变性作用发生在一个很窄的温度范围内。通常将加热变性过程中使 DNA 变性一半所需要的温度称为熔解温度（melting temperature，Tm）。DNA 的 Tm 值一般在 82～95 ℃之间，Tm 是 DNA 变性的重要参数。DNA 的 Tm 值大小与下列因素有关。

1. DNA 的均一性决定熔解温度范围的大小　分子种类、大小（碱基对数）单一的均质 DNA，如纯的一种病毒 DNA 或重组 DNA，解链发生在一个较小的温度范围内；对于分子种类、大小不一的异质 DNA，变性过程发生在一个较宽的温度范围之内。因此，熔解温度范围可以作为衡量 DNA 样品均一性的标准。

2. G-C 碱基对含量决定熔解温度高低　由于 G-C 碱基对之间有 3 个氢键，A-T 碱基对之间有 2 个氢键，含 G-C 碱基对多的 DNA 分子结构更为稳定。因此，在特定的溶液中 DNA 的 Tm 值与 G-C 碱基对含量成正比关系，G-C 碱基对含量越多，Tm 值越高。根据 DNA 的碱基组成，可计算 Tm 值，其经验公式为：$Tm=69.3+0.41(G+C)\%$。当寡核苷酸片段组成小于 20 bp 时，可用 $Tm=4(G+C)+2(A+T)$ 进行计算。不同 DNA 分子的 Tm 值不同。

3. 溶液的离子强度影响 Tm 值　同一种 DNA 分子在不同离子强度的溶液中，其 Tm 值不同。一般来说，离子强度较低时，Tm 值较低，且熔解温度的范围较宽；离子强度较高时，Tm 值较高，熔解温度范围则较窄。这是因为溶液中的阳离子与 DNA 分子中带负电荷的磷酸基团形成了离子键，所以需要较高温度才能使 DNA 变性。因此，DNA 制品在含盐的溶液或缓冲液中保存较为稳定。

（二）核酸复性

变性的核酸可复性。当变性条件缓慢去除后，两条彼此分开的互补单链重新缔合成为双螺旋结构，或变性的 RNA 又恢复局部的双螺旋结构，此过程称为核酸复性（renaturation）。将热变性的 DNA 骤然冷却，DNA 不可复性；但将温度缓慢降低，使 DNA 逐渐冷却，DNA 即可复性，此过程称为退火（annealing）。核酸复性后，许多理化性质又得以恢复，如复性时，随双螺旋结构的恢复，对紫外光的吸收减弱，发生减色效应（hypochromic effect）。

1. 复性过程　复性过程服从二级反应动力学，可分为两步完成。第一步两条核酸单链随机碰撞，暂时形成局部双链，如果局部双链周围碱基不能配对，则此局部双链迅速解离，重新碰撞，直到找到正确的互补序列，此过程称为"成核"作用；第二步在"成核"的基础上，局部双链成为中心序列，其两侧的序列迅速互补配对，就像拉链那样形成完整的双链分子，完成整个复性过程。

2. 影响复性的因素　DNA 分子大小、序列复杂程度和 DNA 浓度直接影响复性速度。片段大、序列复杂的 DNA 单链分子在溶液中相互碰撞的概率相对较少，复性速度较慢；DNA 浓度越高，两条单链间随机碰撞的机会就越多，复性速度也就越快。

溶液的离子强度和温度对复性速度有重要影响。溶液的离子强度较高时，可有效中和 DNA 分子中带负电荷的磷酸基团，加快复性速度。温度过高，不利于复性；而温度过低，部分双链间随机形成的错配氢键不易发生断裂，从而造成两条非互补单链间的非特异性结合。复性的适宜温度一般

NOTE

较 Tm 值低 25 ℃ 左右。

在适宜的离子强度和温度下,复性反应的速度可用 $C_0t_{1/2}$ 来衡量。C_0 是已变性的单链 DNA 的初始浓度,以 mol/L 表示,t 为时间,以 s 表示。$C_0t_{1/2}$ 表示单链 DNA 的初始浓度与复性一半所需时间的乘积(mol·s/L),与复性速率成反比,$C_0t_{1/2}$ 增大意味着反应速度变慢。实验证明,两种浓度相同但来源不同的 DNA 分子,复性时间的长短与 DNA 分子的大小及复杂程度有关。DNA 分子越大、序列越复杂,$C_0t_{1/2}$ 值越大,复性时间越长。

（三）核酸分子杂交

核酸分子杂交实际上就是核酸经历变性后,两条互补的异源单链核酸分子通过复性重新缔合形成异质双链的过程。杂交的双方是待测的核酸序列和已知的核酸序列。在杂交体系中已知的核酸序列称作核酸探针(probe)。杂交反应是一个复杂的过程,影响核酸变性和复性的因素均影响核酸分子杂交。影响因素如下。

1. 核酸探针的浓度和长度 杂交时,随着溶液中探针浓度的增加,杂交速率也增加,探针浓度过低会降低杂交信号;但浓度过高又会使探针的非特异结合加强,本底增加。一般认为,最佳探针浓度是达到与待测的靶核酸序列最大结合度的最低浓度,通常以 0.5～5.0 μg/mL 为宜。探针的长度在 50～300 bp 为好,探针短,杂交率高,杂交时间短;探针长可增强杂交信号,但所需的杂交时间较长,本底增高。

2. 杂交温度 Tm 值的大小与碱基组成、溶液的离子浓度等诸多因素有关。温度过高不利于杂交体的形成,温度过低,非特异结合不宜解离,最适杂交温度应较 Tm 值低 25 ℃。

3. 杂交液的离子强度 因为溶液的离子强度较高时,可有效消除静电斥力,有利于杂交。在低离子强度下,核酸杂交非常缓慢,随着离子强度的增加,杂交反应速率增强。

4. 杂交液中的甲酰胺浓度 核酸变性剂甲酰胺可影响核酸双螺旋结构的稳定性,使核酸杂交的 Tm 值降低。研究证实杂交液含 30%～50% 甲酰胺能使 Tm 降低到 30～42 ℃。

5. 核酸分子的复杂性 前已述及在一定条件下(适宜的离子强度和温度),复性反应的速度可用 $C_0t_{1/2}$ 来衡量,$C_0t_{1/2}$ 值与溶液中核酸的长度及复杂度成正比。两个不同基因组 DNA 变性后的相对杂交速率取决于样品浓度绝对一致时的相对复杂性。

6. 洗脱条件 杂交后,要对固体支持介质进行充分的洗脱,以去除支持物上未参加反应的游离核酸探针及非特异结合的探针,洗脱反应还可以解离错配的探针。洗脱的条件包括盐溶液的浓度、温度、洗涤次数和时间。洗脱缓冲液盐浓度和洗脱温度会影响杂交分子的稳定性,洗脱一般遵循的原则是洗脱温度由低到高而洗脱缓冲液盐浓度由高到低。在低盐浓度、高温度的洗脱条件下,可以洗脱掉与靶核酸序列不完全互补的核酸探针,因此,只有探针和靶核酸之间有非常高的同源性时,才能在低盐高温条件下洗脱。洗脱时,应根据杂交核酸分子之间的同源性对盐溶液浓度和洗脱温度进行适宜调整,反复尝试以优化实验条件。

7. 促进剂 在杂交过程中,促进剂能促进 250 个碱基以上长探针的杂交速率,常见的促进剂有硫酸葡聚糖、聚乙二醇、聚丙烯酸等,可通过优化条件选择合适的促进剂浓度。值得注意的是,短探针分子量小、探针复杂度低,其本身的杂交速率较高,故短探针杂交不必使用促进剂。

二、核酸分子杂交的分类与基本过程

按核酸分子杂交反应介质的不同,可将其分为液相杂交和固相杂交两类。液相杂交是指待测核酸样品和核酸探针的杂交反应发生在液相中;而固相杂交则是先将待测的靶核酸片段固定在固相支持物上,然后与溶解于杂交液中的核酸探针进行杂交。由于固相杂交具有杂交后未杂交探针易于除去、不存在同源与异源核酸分子的竞争反应和杂交信号方便检测等特点,故其发展迅速,是目前最为常用的核酸分子杂交方法。

根据固体支持物的不同,常用的固相杂交可概括为两大类:膜上印迹杂交和核酸原位杂交。前者是将待测核酸从细胞中分离纯化后,再利用各种物理方法,固定于尼龙膜或硝酸纤维素膜等固体支持物上,然后与液相中的核酸探针进行杂交,主要有 Southern 印迹杂交(Southern blot)、Northern 印迹杂交(Northern blot)、菌落杂交(colony hybrization)、斑点杂交(dot blot hybrization)和狭缝杂交(slot blot hybrization),以及核酸原位杂交。核酸原位杂交是将核酸探针直接与细胞或组织切片中的核酸进行杂交。不同的固相杂交方法检测目的不同(表 5-1)。虽然上述方法各具特点,但操作流程基本一致,可概括为:靶核酸的制备,探针分子的制备及标记,靶核酸固定于固相载体,预杂交和杂交,漂洗,检测杂交信号,分析杂交结果。

表 5-1 不同固相杂交方法的检测目的

杂 交 类 型	检 测 目 的
Southern 印迹杂交	检测经凝胶电泳分离后转印至膜上的待测 DNA 分子
Northern 印迹杂交	检测经凝胶电泳分离后转印至膜上的待测 RNA 分子
菌落杂交	检测固定在膜上、经裂解由菌落释放出的 DNA 分子
斑点杂交或狭缝杂交	检测固定在膜上的 DNA 或 RNA 分子
核酸原位杂交	检测细胞或组织中的 DNA 或 RNA 分子并进行定位研究

(一) 固相支持物的选择

良好的固相支持物应具备以下特点:①具有较强的结合核酸分子的能力;②与核酸分子结合后,不影响其与探针分子的杂交反应;③与核酸分子结合稳定牢固,经杂交、洗膜等操作后不脱落或脱落极少;④膜对探针的非特异性吸附少;⑤具有良好的柔韧性,便于操作。

实验室中最常用的膜固相支持物有硝酸纤维素(nitrocellulose,NC)膜和尼龙膜。硝酸纤维素膜与尼龙膜的特性比较见表 5-2。在核酸印迹方法发展的早期,硝酸纤维素膜应用比较广泛,但并不很理想。目前,尼龙膜是比较理想的固相支持物,分为普通尼龙膜和带正电荷修饰的尼龙膜两种。带正电荷修饰的尼龙膜结合核酸能力更强,灵敏度更高,但价格较昂贵。尼龙膜柔韧性较强,便于操作,可反复使用;其通过共价作用与核酸牢固结合,在酸性、碱性、中性、高离子强度或低离子强度下均可与核酸结合。其缺点是杂交信号本底较高。值得一提的是,硝酸纤维素膜既可用于核酸印迹分析,又可用于蛋白质印迹分析,但尼龙膜只适用于核酸印迹分析。

表 5-2 硝酸纤维素膜和尼龙膜的特性比较

	硝酸纤维素膜	尼 龙 膜
结合核酸类型	ssDNA,RNA	dsDNA,ssDNA,RNA
柔韧性	质地较脆	韧性较强
结合 DNA/RNA 容量	$80\sim100~\mu g/cm^2$	$350\sim500~\mu g/cm^2$
本底	低	较高
结合核酸方式	非共价结合	共价结合
结合核酸的最小长度	500 nt	50 nt
固定核酸方法	80 ℃烘烤 2 h	80 ℃烘烤 2 h 或紫外交联
耐用性	不适合重复使用	可重复使用

(二) 膜印迹方法的选择

在印迹实验中,需要将凝胶电泳分离后的核酸片段从凝胶转移到杂交膜上。常用的转膜方法有毛细管转移、电转移和真空转移三种。在转移过程中,待检测核酸在膜上的相对位置与其在凝胶中的相对位置一一对应,故称为印迹(blot)。

1. 毛细管转移 毛细管转移法最先用于核酸分子杂交,其原理是利用毛细管虹吸作用,通过转移缓冲液带动核酸分子由凝胶转移至固相支持物上(图 5-2)。

如图 5-2 所示,含有高浓度盐的转移缓冲液[20×SSC(standard saline citrate,SSC)],通过上层

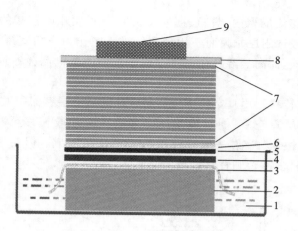

图 5-2 毛细管转移核酸示意图

注:1.转移缓冲液;2.支持平台;3.滤纸;4.凝胶;5.固相膜;6.滤纸;7.吸水纸;8.玻璃板;9.重物

滤纸的毛细管虹吸作用上升,形成经滤纸桥、滤纸、凝胶、固相膜自下而上的液体流,凝胶上的核酸被携带移出而滞留在膜上。核酸转移的速率主要取决于核酸片段的大小、凝胶的浓度及厚度。核酸片段越小,凝胶越薄,浓度越低,转移的速度就越快。转移后将固相膜用 6×SSC 冲洗以除去凝胶碎块,用滤纸吸干,80 ℃真空干燥 2 h(或尼龙膜可用紫外交联)固定,4 ℃保存,硝酸纤维素膜需用铝箔包好真空保存,尼龙膜则需用塑料薄膜密封保存备用。毛细管转移法转膜时间长,效率不高,尤其对于分子量较大的核酸片段,且不适合聚丙烯酰胺凝胶中核酸的转移,但由于不需特殊设备,操作简单,重复性好,目前仍是实验室最常采用的转移方法之一。

2. 电转移 电转移是利用电场作用将凝胶中的核酸转移至固相支持物上,其基本原理为:在一种特殊的电泳装置中,利用核酸分子的电荷属性,在电场力的作用下,将凝胶中的核酸片段转移至固相膜上。核酸完成转移所需时间取决于核酸片段的大小、凝胶的孔隙以及外加电场的强度。

根据装置的不同,电转移法又分为湿式电转法和半干式电转法两种。湿式电转法采用铂金电极,在正负电极之间填充了大量电泳缓冲液。如图 5-3 所示,湿式电转法是将膜与凝胶紧贴在一起,置于滤纸之间,固定在支持夹内,并将支持夹放置于盛有转移缓冲液的电泳槽中,有膜的一面朝向正极。经过一定的时间电泳后,凝胶中的核酸片段转移至膜上,形成印迹。湿式电转法应配有冷却装置以降低电泳过程中产生的过多热量。

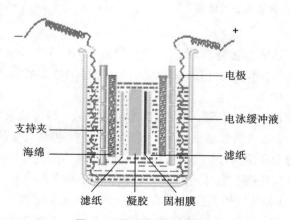

图 5-3 湿式电转法示意图

半干式电转法采用石墨电极,不需要大量的电泳缓冲液。只需几张转印缓冲液浸湿的滤纸。即在半干转印电泳仪阳极板上依次放上 6 层转印缓冲液浸湿的滤纸、固相膜、凝胶和 6 层转印缓冲液浸湿的滤纸,然后盖上阴极板,即可开始转印。

电转移法是一种简单、快速、高效的转移方法,一般只需 2~3 h,至多 8 h 即可完成转印,特别

NOTE

适用于不适合毛细管转移法的聚丙烯酰胺凝胶中的核酸和大片段核酸的转移。但应特别注意的是,在电转移过程中,一般选用尼龙膜而不用硝酸纤维素膜作为固相支持物,因为硝酸纤维素膜与核酸结合依赖于高盐溶液,而高盐溶液在电泳过程中产生的强电流会导致转移系统的温度急剧升高,从而对核酸造成损伤。

3. 真空转移　真空转移利用真空作用将转移缓冲液从上层容器中通过凝胶、滤膜在低压真空泵的抽吸作用下到达下层真空室,同时带动凝胶中的核酸片段转移至凝胶下层的固相膜上(图5-4)。真空转移法简单、快速、高效,一般只需 0.5～1 h 即可完成。但要注意:真空压力不可过大,否则易使凝胶碎裂;严格洗膜,否则背景偏高。

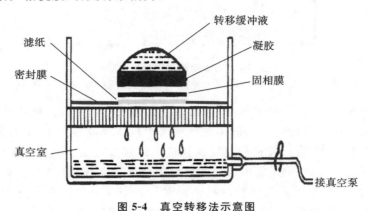

图 5-4　真空转移法示意图

(三) Southern 印迹杂交

Southern 印迹杂交是一种膜上检测 DNA 的杂交技术。1975 年由英国爱丁堡大学的 E. M. Southern 首创而得名。Southern 印迹杂交主要应用于克隆基因的酶切图谱分析、基因组中基因的定性及定量分析、基因突变分析及限制性片段长度多态性分析及疾病诊断等。

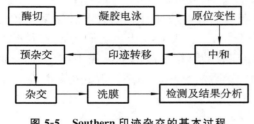

图 5-5　Southern 印迹杂交的基本过程

Southern 印迹杂交基本过程包括:①限制性核酸内切酶消化待测 DNA;②琼脂糖凝胶电泳分离 DNA 片段;③DNA 变性、中和并转印至固相支持物;④预杂交;⑤特异 DNA 片段的分子杂交;⑥洗膜;⑦杂交信号的检测及结果分析(图5-5)。

1. 用适当的限制性内切酶消化待测 DNA　如果待测 DNA 很长,如来自基因组,需要用适当的限制性内切酶将其切割成大小不同的片段,酶切完全后,通过加热灭活或乙醇沉淀等方法除去限制性内切酶。

2. 琼脂糖凝胶电泳分离 DNA 片段　通过琼脂糖凝胶电泳,将酶切后的 DNA 样品按照片段大小加以分离。通常在与样品邻近的泳道上加入 DNA 分子量标准参照物(DNA marker),同时进行电泳,以确定待测 DNA 的分子量大小。

3. DNA 的变性、中和与转膜　电泳后的 DNA 变性形成单链分子是 Southern 印迹杂交成功的关键。通常采用碱变性方法原位变性凝胶中的 DNA 分子。将凝胶浸泡于适量的变性液(1.5 mol/L NaCl,0.5 mol/L NaOH)中 1 h 左右,然后取出凝胶,用蒸馏水漂洗后再浸泡于适量中和液(1 mol/L Tris-HCl(pH8.0),1.5 mol/L NaCl)中,室温放置 30 min。随后,换一次新鲜中和液继续浸泡凝胶 15 min。最后将变性的 DNA 片段从凝胶转印至固相支持物上。膜转印方法如前述。转印结束后,膜于 80 ℃真空干燥 2 h,使变性 DNA 固定于固相膜上。

4. 预杂交　待测 DNA 杂交前,首先进行预杂交,目的是用非特异性的 DNA 分子(变性的鲑鱼精子 DNA)或其他高分子物质,将杂交膜上非特异性 DNA 结合位点全部封闭,以减少与探针的非

NOTE

特异性吸附作用,降低杂交结果的本底,提高杂交的特异性。

5. 杂交 杂交反应是单链核酸探针与待测核酸分子中特定序列在一定条件下形成异质双链的过程。杂交是在相对高盐的杂交液中进行。如果标记的核酸探针是双链,使用时需经热变性成单链才能使用。

6. 洗膜 杂交完成后,必须通过洗膜过程将未结合的探针分子与非特异性杂交的探针分子从膜上洗去。因为非特异性杂交分子稳定性较低,在一定的温度和离子强度下,易发生解链被洗掉,而特异性杂交分子依然保留在膜上。

7. 杂交结果的检测 见本章第三节。

(四) Northern 印迹杂交

Northern 印迹杂交是指将待测 RNA(主要是 mRNA)从凝胶转印到固体支持物上,与标记的 DNA 探针进行杂交的印迹技术。此技术用于检测 RNA 片段,正好与检测 DNA 的 Southern 印迹杂交相对应,故被称为 Northern 印迹杂交。目前该技术已成为研究真核细胞基因表达的基本方法,可用于研究靶基因表达水平、比较同一组织的不同基因或不同组织间相同基因的表达差异。

Northern 印迹杂交与 Southern 印迹杂交方法相似,其基本步骤为:①组织或细胞中总 RNA 或 mRNA 样品的制备;②变性电泳;③转膜;④预杂交;⑤Northern 杂交;⑥杂交分子检测;⑦结果分析。

与 Southern 印迹杂交比较,有几点不同:①由于 RNA 非常不稳定,极易降解,因此在杂交过程中要尽量避免 RNA 酶的污染,营造无 RNA 酶的环境;②Northern 印迹杂交采用变性剂(甲醛、乙二醛、甲基氢氧化汞等)去除 RNA 分子内部形成的"发夹"式二级结构,保持其单链线性状态,以便与 DNA 探针杂交、精确分析 RNA 分子的大小。RNA 不能采用碱变性,因为碱会水解 RNA 分子中的 $2'$-OH 基团。

(五) 斑点杂交与狭缝杂交

斑点杂交与狭缝杂交的原理和操作流程相同,都是将待检的 DNA 或 RNA 样品变性后直接点样于硝酸纤维素膜或尼龙膜上,烘烤固定,再与特定的核酸探针杂交。两者的区别主要是点样的形状不同,分别呈圆形和狭缝状。斑点杂交和狭缝杂交不需电泳和转膜,一张膜上可同时检测多个样品,整个过程简便、快速。常用于核酸定性、半定量分析和杂交条件的优化。但其不足是不能判断核酸片段的大小,且特异性不高(图 5-6)。

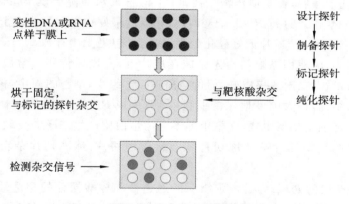

图 5-6 斑点杂交示意图

(六) 菌落杂交

菌落杂交是将琼脂培养板上生长的细菌直接印迹在硝酸纤维素膜或尼龙膜上,原位裂解细菌菌落,释放出 DNA,通过真空 80 ℃烘烤,使菌落样品中的 DNA 固定在膜上。结合在滤膜上的 DNA 再与相应的标记的核酸探针杂交,根据杂交结果筛选含有目的 DNA 序列的细菌菌落。菌落杂交技术主要应用于基因克隆以及基因文库的筛选,以期从大量细菌克隆中分离含有目的基因片

NOTE

段的阳性克隆。菌落杂交基本过程见图 5-7。

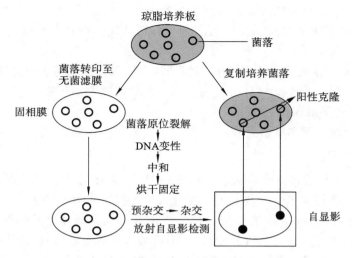

图 5-7　菌落杂交基本过程

（七）核酸原位杂交

核酸原位杂交是以标记的核酸探针分子与细胞或组织切片中的核酸进行杂交并对其检测的方法,分为细胞内原位杂交和组织切片原位杂交。核酸原位杂交不需要从组织或细胞中提取核酸,对于组织中低丰度的 DNA 或 RNA 有较高的敏感性,并可保持组织与细胞形态的完整,其主要应用于以下几个方面:①染色体中特定核酸序列的精确定位;②通过与细胞内 RNA 杂交检测某个特定基因在该组织细胞中的表达水平;③应用特异的病原体核酸作为探针,与受试者组织或细胞进行杂交,检测有无该病原体的感染。

基本方法　核酸原位杂交所用探针可以是 DNA 探针也可以是 RNA 探针,既可检测靶 DNA,也可检测靶 RNA。基本步骤为:①杂交前准备,包括玻片的处理和组织、细胞的固定;②组织细胞杂交前的处理;③预杂交、杂交;④杂交后漂洗;⑤杂交结果的检测。值得注意的是,进行 RNA 定位研究和检测时一定要防止 RNA 酶的污染。

（1）玻片的处理和组织细胞的固定:①玻片的处理:玻片包括盖玻片和载玻片,一般先用热肥皂水刷洗,自来水清洗干净后,置于清洁液中浸泡 24 h,自来水冲洗后烘干,再在 95% 乙醇中浸泡 24 h 后用蒸馏水洗净、烘干。进行 RNA 杂交时,烘箱温度最好在 150 ℃ 或以上,烘烤 8 h 以彻底灭活 RNA 酶。如果条件允许,盖玻片最好硅化处理,锡箔纸包裹无尘存放。为防止在操作过程中组织或细胞从玻片上脱落,应使用黏附剂预先涂抹在玻片上,干燥后待用。常用的黏附剂有铬矾-明胶液和多聚赖氨酸液,后者黏附效果更好,但价格昂贵。②组织、细胞的固定:核酸原位杂交固定的目的是保持细胞形态结构,最大限度地保持细胞内 DNA 或 RNA 水平,同时使探针易于进入细胞或组织。最常用的固定剂是多聚甲醛,多聚甲醛不会与蛋白质产生广泛的交联,因而不会影响探针的穿透。临床上常用的组织切片有冰冻切片和石蜡包埋切片,冰冻切片杂交信号强于石蜡包埋切片。

（2）组织细胞杂交前的处理:为了增强组织的通透性和核酸探针的穿透性,提高杂交信号,通常使用去污剂和蛋白酶降解核酸表面的蛋白,常用的去污剂有 Triton X-100 和十二烷基硫酸钠(SDS),常用的蛋白酶为蛋白酶 K。使用去污剂和蛋白酶处理时,要准确把握用量和孵育时间,以防止组织细胞结构被破坏,甚至核酸从玻片上脱落。

（3）预杂交与杂交:杂交在载玻片上进行,加盖硅化的盖玻片。杂交前,首先进行预杂交,以封闭非特异性杂交位点,降低背景染色。杂交液中除标记的核酸探针外还有硫酸葡聚糖,硫酸葡聚糖具有极强的水合作用,能增大杂交液的黏稠度,以提高杂交率。当孵育时间较长时,可将玻片放在盛有少量 2×SSC 溶液的硬塑料盒中,以保证杂交所需的湿润环境。

NOTE

（4）杂交后漂洗：杂交后要进行一系列不同浓度、不同温度的盐溶液的漂洗，以除去非特异性吸附的探针片段，降低本底。

（5）杂交结果的检测：包括放射性自显影或非放射性核素标记物的检测。组织或细胞的核酸原位杂交切片均可进行半定量测定，放射自显影可利用图像分析检测仪分析银粒的数量和分布情况，非放射性核素探针核酸原位杂交可利用相应的检测系统显色，然后利用图像分析仪检测核酸的显色强度和分布情况。

第二节　核酸探针

核酸探针（probe）是指能与特定靶基因序列发生特异性互补结合，并可用特殊方法检测的被标记的已知序列的核酸片段。核酸分子杂交是以已知序列的探针，去检测样本中是否存在与其互补的目的核酸片段。要实现对核酸探针分子的有效监测，必须将核酸探针分子用一定的示踪物（即标记物）进行标记。因此，标记的核酸探针分子是核酸分子杂交的基础。

一、核酸探针的种类及其选择原则

根据核酸探针的来源和性质可将其分为基因组 DNA 探针、cDNA 探针、RNA 探针和寡核苷酸探针。依据实验目的和要求不同，可选择不同类型的探针。但要注意，并非任意一段核酸片段均可作为探针，理想的探针应具有来源方便、特异性高、易于标记和检测、灵敏度好、稳定且易于制备等特点。核酸探针的设计和选择是分子杂交实验成败的重要环节。

（一）基因组 DNA 探针

基因组 DNA 探针可来源于病毒、细菌、动物及人类等多种生物的基因组。该类探针的制备一般有两种方法：一是通过分子克隆。首先将基因片段克隆到质粒或噬菌体载体中，然后通过大量扩增、抽提、纯化，即可获得高纯度的 DNA。二是采用聚合酶链反应（polymerase chain reaction，PCR）扩增特定的基因组 DNA 片段，简便而快速。基因组 DNA 探针来源丰富，相对 RNA 探针而言，DNA 探针稳定不易降解，标记方法多样且较成熟，是分子杂交中常用的核酸探针。但在设计、选择此类探针时，对于真核生物基因，尽可能选用基因的编码序列作为探针，避开高度重复序列，否则可能会出现非特异性杂交而引起假阳性结果。

（二）cDNA 探针

cDNA（complementary DNA）是指与 mRNA 互补的 DNA 分子。它是以 mRNA 为模板，经逆转录酶催化合成。cDNA 再经克隆或 PCR 扩增，即可得到目的基因 cDNA 的大量拷贝。cDNA 探针是一种较为理想的核酸探针，不仅具有基因组 DNA 探针的优点，而且不存在内含子和其他高度重复序列，尤其适用于基因表达的研究。

（三）RNA 探针

通常采用含 T7 或 SP6 启动子的表达载体来克隆制备 RNA 探针。RNA 分子大多以单链形式存在，杂交时没有互补双链的竞争性结合，故杂交效率高，杂交分子稳定；由于 RNA 分子中不存在高度重复序列，所以非特异性杂交较少，未杂交的探针分子还可用 RNA 酶降解，本底低。但 RNA 分子极易被环境中的 RNA 酶降解，较 DNA 分子难操作，且不易标记，因此限制了其广泛应用。

（四）寡核苷酸探针

寡核苷酸探针是根据已知的靶核酸序列，设计一段与靶核酸序列特异互补的序列，利用 DNA 合成仪人工合成的。具有以下特点：①根据实验需要合成相应的核酸序列，避免了天然探针的缺陷；②寡核苷酸探针长度一般为 20～50 nt，序列短而简单，所以与等量靶分子完全杂交的时间比其他探针短，杂交速率高；③寡核苷酸探针可以识别靶分子中单个碱基的变化，可用于点突变的检测；

NOTE

④由于这种探针较短,如果设计的不够缜密,易出现特异性差、杂交信号不强的结果。因此,需要精心设计,以获得高特异的寡核苷酸探针。

寡核苷酸探针的设计原则:①探针长度:一般要求在 20～50 nt,对于过长的探针,人工合成时错误率高,而过短的探针特异性低,杂交信号弱。②碱基组成:G≡C 含量在 40%～60% 为宜,避免 Tm 值过高影响杂交结果。③探针分子中不应存在大于 4 bp 的互补序列,否则探针内部易形成"发夹"式结构。④避免同一碱基重复出现多于 4 次。⑤探针设计符合上述要求后,尚需借助计算机相应软件与基因库中相关序列进行同源性比对,同源性不应超过 70% 或有连续 8 个以上碱基同源,否则应重新设计探针。

二、核酸探针的标记

为了便于示踪和检测,核酸探针必须用一定的标记物进行标记。

(一) 核酸探针标记物及其选择

理想的核酸探针标记物应具备以下特点:①灵敏度高;②标记物与核酸探针结合后不影响探针与模板的结合及结合的特异性;③不影响杂交反应的 Tm 值和杂交分子的稳定性;④有较高的化学稳定性,易于保存;⑤标记和检测方法简单,易于操作;⑥检测方法应高度灵敏、特异,假阳性率低;⑦对环境污染小,对人体无损伤;⑧价格低廉。目前,应用于核酸分子杂交的标记物包括放射性核素和非放射性核素两大类。

1. 放射性核素标记物 放射性核素是目前最常用的一类核酸探针标记物,灵敏度高,特异性强,检测假阳性率低,但其存在放射线污染,且半衰期短,标记的探针不能长时间保存,必须现用现标记。常用于标记核酸探针的放射性核素有 ^{32}P、^{35}S、^3H 等。根据各种核素的物理性质、标记方法和检测手段选择合适的核素作为标记物。

(1) ^{32}P ^{32}P 是最常用的核酸标记物。^{32}P 释放的 β 粒子能量高,采用 ^{32}P 作标记物后,通过放射自显影检测所需时间短,灵敏度高。但因其半衰期短(14.3 天),射线散射严重,因而有时会影响自显影带的分辨率,影响结果分析。另外,高能量的 β 粒子可以造成核酸探针结构的破坏,标记好的探针最好在一周内使用。商品化的 ^{32}P 核苷酸标记物有 ^{32}P-NTP 和 ^{32}P-dNTP。应依据探针标记方法的不同,正确选择合适的标记核苷酸,特别要注意 ^{32}P 标记的位置,如采用切口平移法和随机引物法标记探针时,须使用 α-磷酸位标记的核苷酸,而在采用 T4 多核苷酸激酶进行末端标记时 ^{32}P 则需标记在 γ-磷酸位上。

(2) ^{35}S S 原子可以取代磷酸分子上的一个氧原子,从而形成 ^{35}S 标记的核苷酸分子。^{35}S 释放的 β 粒子能量较 ^{32}P 稍低,因此其检测灵敏度比 ^{32}P 低,但 ^{35}S 的散射作用较弱,为放射自显影检测提供了较高的分辨率;另外,^{35}S 半衰期长(87.1 天),标记的探针在 -20 ℃ 可保存 6 周,正因为如此,越来越多的研究者选择 ^{35}S 作为核酸探针标记物。

(3) ^3H ^3H 释放的 β 粒子能量低,散射极少,因此放射自显影成影分辨率高,且本底低,最适用于细胞原位杂交,但放射自显影所需时间长。^3H 半衰期长(12.1 年),以其标记的核酸探针可存放较长时间并可反复使用。

2. 非放射性核素标记物 非放射性核素标记物安全、无污染、稳定好,但比放射性核素标记探针灵敏度低。目前用于核酸分子杂交的非放射性核素标记物主要有半抗原类、荧光素类和酶类。

(1) 半抗原类:主要有生物素(biotin)、光敏生物素和地高辛(digoxin),均已商品化。

①生物素:生物素是最先被应用于核酸探针标记的非放射性核素标记物。它通过连接臂与 NTP 或 dNTP 的嘧啶环或嘌呤环上的碳原子共价连接,使 NTP 或 dNTP 成为生物素标记的核苷酸分子(图 5-8)。目前,在标记反应中较常用的是 Bio-11-dUTP,它可替代 dTTP 掺入到核酸探针中。另外,Bio-16-UTP、Bio-7-dATP、Bio-11-dCTP 和 Bio-11-UTP 现在也有应用,中间数字是指生物素基团与核苷酸之间连接臂的碳链长度。

由于生物素可与卵白亲和素(avidin,A)或链霉亲和素(streptavidin)特异性结合,形成稳定的复合物,因此,可通过偶联在抗生物素蛋白或链霉亲和素上的荧光素或特定的酶实现对生物素标记的探针示踪和检测。值得注意的是,由于生物素不是直接连接在磷酸基团上,因此不能用于核酸探针的 5′-末端标记;另外,生物素是一种维生素,普遍存在于各种细胞中,因而在细胞原位杂交时本底较高。

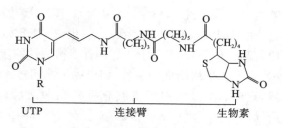

图 5-8 生物素-UTP 结构示意图

②光敏生物素:光敏生物素是由对光敏感基团通过连接臂和生物素结合而形成的一类标记物(图5-9)。多种光敏基团可和生物素结合,连接臂含 6～12 个碳原子。目前使用的光敏生物素试剂主要有光生物素、补骨脂素生物素和生物素-聚乙二醇-当归素(BPA)。光敏基团的作用是在强光照射下与碱基发生共价交联反应。因此,光敏生物素能够通过光敏基团的作用直接将生物素标记在核酸分子上。此法操作简便易行、探针稳定,灵敏度可达 pg 水平。

图 5-9 光敏生物素结构示意图

③地高辛:地高辛又称异羟基洋地黄毒苷,来源于植物洋地黄,是目前应用较广泛的非放射性核素标记物。地高辛为一种类固醇半抗原化合物,dUTP 可与地高辛的线型间隔臂连接,成为地高辛标记的核苷酸 dig-11-dUTP。地高辛标记的探针可通过偶联有荧光素或酶(如辣根过氧化物酶或碱性磷酸酶)的抗地高辛抗体进行示踪和检测。地高辛标记探针与生物素标记探针相比,地高辛仅存在于洋地黄植物中,没有组织、细胞中内源性地高辛的干扰,杂交结果本底低,灵敏度高。地高辛标记探针稳定,可长期保存,是迄今为止较为完善的非放射性核素标记物。可应用于 Southern 印迹杂交、斑点杂交、菌落杂交和核酸原位杂交。

(2)荧光素类:荧光素是具有光致荧光特性的染料,经一定波长(激发波长或吸收波长)的光激发后,能产生荧光(发射波长)。荧光素包括异硫氰酸荧光素(fluorescein isothiocyanate,FITC)、四乙基罗丹明(rhodamine B200,RB200)和四甲基异硫氰酸罗丹明(tetramethyl rhodamine isothiocyanate,TRITC)等。因其对光非常敏感,标记后的探针应避光保存在 20 ℃。杂交后的结果,经荧光显微镜观察、分析。主要适用于原位杂交。

近年,一种新的荧光标记物质量子点,因其独特的优点,引起人们极大的关注。量子点(quantum dots)是半导体制造业广泛使用的材料,是一种半导体晶体材料的纳米颗粒,由 Ⅱ～Ⅴ族或 Ⅰ～Ⅴ族元素组成,直径 2～20 nm,又称为半导体纳米晶体(nanocrystal)。用作量子点的材料有硒化镉(CdSe)、磷化铟(InP)、砷化镓(GaAs)、砷化铟(InAs)等,其中以硒化镉的应用最为广泛。量子点具有吸收波长范围宽(从紫外光、可见光到红外光)和发射波长范围窄的特性,在一定波长光的激发下,不同直径、不同材料的量子点可发射出不同的荧光,因此,同一细胞可用多种发射不同颜色荧光的量子点同时标记,实现同时检测;另外,量子点荧光强度较有机荧光染料高近千倍,光化学性质稳定,不易被降解,荧光可持续数周,能动态观察细胞及不同细胞器或蛋白质的动力学过程,且不会对组织细胞造成伤害;量子点还可进行表面修饰,根据特定的检测对象,可选择合适的生物分子进行修饰,可修饰抗体、检测抗原,或修饰配体、定位受体,或修饰探针 DNA、检测目标 DNA 等。量子点荧光标记技术作为一种新型的荧光标记方法,在生物医学中具有广泛的应用前景。

3. 酶类 碱性磷酸酶(alkaline phosphatase,ALP)或辣根过氧化物酶(horseradish peroxidase,HRP)可通过化学法直接与 DNA 探针共价相连,生成酶标 DNA 分子。目前最常用的是 HRP-对

NOTE

苯醌-聚乙烯亚胺酶标 DNA 系统,HRP-对苯醌-聚乙烯亚胺在戊二醛作用下与变性的 DNA 共价结合,使 HRP 与 DNA 连接在一起,生成 HRP 标记的 DNA 探针。此直接酶联法简化了检测步骤,灵敏度高。但 ALP 和 HRP 是具有生物活性的蛋白质分子,易变性,所以从标记到杂交及洗脱的全过程,均不能采用剧烈的条件,如温度不能超过 42 ℃,不能使用强酸、强碱及去污剂,离子强度要适中等,这样的实验条件易造成非特异性杂交,因此使用这种直接酶联法要特别注意非特异性本底问题。

(二)核酸探针的标记方法

核酸探针的标记方法主要有化学法和酶促法两种。化学法是利用标记物分子上的活性基团与核酸探针分子上的基团(如磷酸基团)发生化学反应而将标记物直接结合在核酸探针分子上。酶促法是将标记物预先标记在核苷酸分子上,然后经过酶促反应将标记好的核苷酸分子掺入到探针分子中。酶促法是目前实验室最常使用的核酸探针标记方法,常见的有切口平移法、随机引物法、末端标记法和体外转录法等。

1. 切口平移法 切口平移法(nick translation)是目前常用的 DNA 探针标记方法。线性及环状双链 DNA 均可作为切口平移法标记的模板。它是利用大肠杆菌 DNA 聚合酶 I 的多种酶促活性的催化,将标记的 dNTP 掺入到核酸探针分子中。切口平移法的基本过程如图 5-10 所示,首先利用适量 DNase I 在 Mg^{2+} 的存在下,将 DNA 双链随机切割,形成多个单链切口,再利用 DNA 聚合酶 I 的 $5'{\rightarrow}3'$ 核酸外切酶活性将原来的 DNA 链从切口 5′ 端向 3′ 端方向逐个切除核苷酸;与此同时在 DNA 聚合酶 I 的 $5'{\rightarrow}3'$ 聚合酶活性催化下,以切口处产生的 3′-OH 末端为引物、互补的单链为模板、dNTP 为原料(其中一种 dNTP 已被标记),在切口 3′-OH 末端逐个加入新的 dNTP。由于在切去核苷酸的同时又在切口的 3′ 末端补上核苷酸,使切口沿 DNA 链移动,这样原来特定的核苷酸残基被标记的同种核苷酸残基所取代,合成与两条模板 DNA 单链互补的具有高比活性的均匀标记的双链 DNA 探针分子。

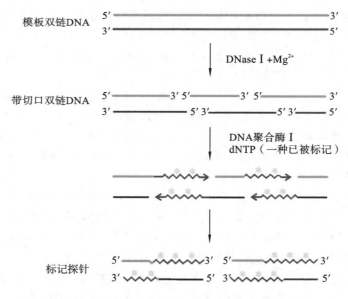

图 5-10　切口平移法标记 DNA 探针原理示意图

切口平移法标记探针的注意事项:①切口平移法可标记任何形式的双链 DNA,但不适合对单链 DNA 和 RNA 的标记;②标记物需标记在 dNTP 的 α-磷酸位上;③本法不能使用 Klenow 片段,因为其没有 $5'{\rightarrow}3'$ 核酸外切酶活性;④DNase I 的浓度控制非常重要,浓度过大,导致切口过多,使 DNA 标记片段过短,影响杂交反应效率。浓度过小,形成的切口过少,导致标记效率降低,需通过预试验确定最适的 DNase I 浓度和作用时间。理想的标记条件是使 30%～60% 的标记核苷酸掺入 DNA 探针中。

2. 随机引物法 随机引物法(random priming)是一种较理想的核酸探针标记方法,标记物掺入率高达 70%～80%。随机引物是人工合成的寡核苷酸片段,目前采用的随机引物大多数是由 6 个核苷酸残基构成的寡核苷酸片段的混合物,含有各种可能的组合排列顺序。

随机引物法的基本过程如图 5-11 所示,随机引物可与任何来源的单链 DNA 模板的互补区域结合,提供引物 3′-OH 末端,作为新链 DNA 合成的引物,在 Klenow 大片段的作用下,以互补的单链为模板,以 dNTP 为原料(其中一种 dNTP 已被标记物标记),合成与单链 DNA 模板互补的具有标记物的 DNA 单链探针。

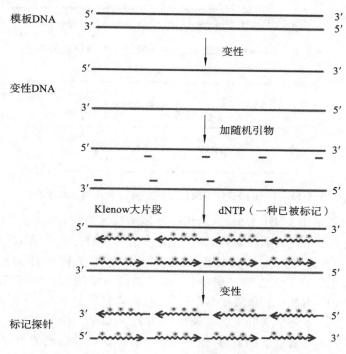

图 5-11 随机引物法标记 DNA 探针原理示意图

随机引物法标记探针的注意事项:①该法既适用于双链 DNA 探针的标记,也适用于单链 DNA 和 RNA 探针的标记。通过该法获得的标记探针是新合成的 DNA 单链,以双链的形式存在;当采用单链 DNA 或 RNA 作为模板时,所得到的标记探针是与模板互补的单链 DNA;②标记探针的长度与加入的随机引物的量成反比,加入量越大,合成起点就越多,得到的探针长度也就越短,一般标准长度为 200～400 bp,能基本满足各种杂交实验的需要。

3. 末端标记法 末端标记法是将 DNA 探针分子的 5′末端或 3′末端进行标记,不是对全长标记,因而标记活性不高,分布不均匀,一般很少用于核酸分子杂交探针的标记,主要用于 DNA 序列测定等实验中。

(1) 3′末端标记法:来源于 *E.coli* DNA 聚合酶 I 的 Klenow 大片段,具有 5′→3′聚合酶活性和 3′→5′核酸外切酶活性,应用此酶可对 DNA 探针分子的 3′末端进行标记。其基本过程如图 5-12 所示,选择合适的限制性核酸内切酶,消化双链 DNA 模板,使 DNA 模板具有 5′突出末端,然后在 Klenow 大片段的作用下,以 dNTP 为原料(其中一种 dNTP 已被标记物标记),实现 3′末端的填充标记,将 DNA 末端补平,获得 3′末端标记的探针。

(2) 5′末端标记法:5′末端标记法又称 T4 多核苷酸激酶(polynucleotide kinase,PNK)标记法。T4 多核苷酸激酶可以催化 ATP 分子上的 γ-磷酸基团转移到 DNA 或 RNA 分子的 5′-OH 基团上。5′末端标记法基本过程如图 5-13 所示,首先将待标记的核酸探针用碱性磷酸酶切除 5′末端的磷酸基团,然后以 γ-^{32}p-ATP 分子为底物,在 T4 多核苷酸激酶的作用下,将标记好的 γ-磷酸基团转移到探针分子的 5′-OH 基团上,即可获得 5′末端标记的核酸探针。本法适用于寡核苷酸探针或短的 DNA、RNA 探针的标记。

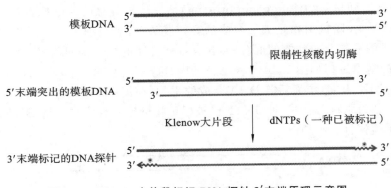

图 5-12　Klenow 大片段标记 DNA 探针 3′末端原理示意图

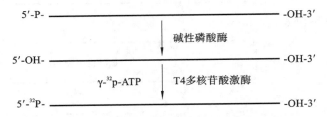

图 5-13　T4 多核苷酸激酶标记核酸探针 5′末端原理示意图

4. 体外转录法　该法以 DNA 为模板,利用体外转录系统进行 RNA 探针的制备和标记。该体外转录系统利用的是人工构建的质粒载体,这种载体含有可以被噬菌体 RNA 聚合酶识别的启动子序列(如 SP6 启动子、T7 启动子)。将目的基因(探针序列片段)克隆到启动子的下游,再用适当的限制性内切酶在插入序列的下游将质粒线性化,以提供转录模板,以四种 NTP(其中一种已被标记)为原料,在特异的 SP6 RNA 聚合酶或 T7 RNA 聚合酶的催化下,进行转录,合成与目的 DNA 片段互补的 RNA 探针。标记结束后,DNA 模板可用无 RNase 污染的 DNase 除去。图 5-14 是利用同时含有 SP6 和 T7 两种启动子的载体,进行 RNA 探针合成和标记的示意图。该法将 DNA 探针片段克隆到两个启动子之间,经适当的限制性内切酶酶切后,选择各自特异的 RNA 聚合酶进行转录,从而得到从不同方向转录的单链 RNA 探针。

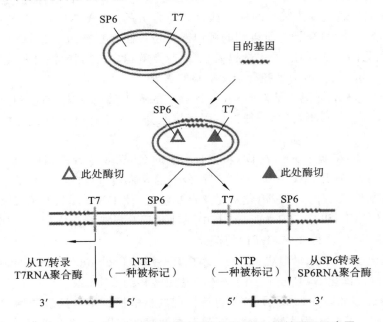

图 5-14　SP6 和 T7 双向启动子系统标记 RNA 探针原理示意图

体外转录法标记 RNA 探针的优点:①可以得到多拷贝数的 RNA 探针,产量高;②标记的

NOTE

70

RNA探针活性高;③RNA探针的大小较恒定,增加了杂交的敏感性和均一性;④由于克隆于载体的DNA片段可以从不同的方向进行转录,因此合成的RNA探针可以是任意一条链的互补链。

5. 聚合酶链反应标记法 依据聚合酶链反应(polymerase chain reaction,PCR)原理,在已知核酸探针序列的情况下,可根据核酸探针序列设计特异性引物,在PCR反应体系中,将其中一种dNTP进行标记,在DNA聚合酶的作用下,经过变性、退火、延伸的多次循环,标记的核苷酸就可掺入到扩增的DNA片段中去。本法重复性好、标记率高、简便、快速并可大量制备。

三、核酸探针的纯化

核酸探针制备和标记结束后,反应系统中尚存在未掺入到核酸探针中的过量的游离dNTP或NTP(标记的与未标记的)及一些小分子物质,如不将其除去,可能会影响后续的杂交反应。因此,杂交反应前一般均需进行核酸探针的纯化。

核酸探针的纯化方法主要有乙醇沉淀法和凝胶过滤层析法,操作简单而迅速。纯化后的核酸探针应−20℃保存备用或直接用于核酸杂交。

(一)乙醇沉淀法

在待纯化的核酸探针溶液中,加入一定的盐后(常用一定浓度的醋酸铵),乙醇可沉淀核酸探针分子,而游离的dNTP或NTP及一些小分子物质则保留于上清液中。因此利用乙醇反复沉淀可将核酸探针与核苷酸等小分子物质分离,以除去杂质。如果溶液中核酸探针的浓度过低,可加入酵母tRNA共沉淀达到纯化的目的;另外,纯化的核酸探针长度小于100 nt时,沉淀时应延长低温放置时间和离心时间。

(二)凝胶过滤层析法

凝胶过滤层析法通过其分子筛作用使大分子核酸探针随着流动相先流出,而小分子杂质则滞留在凝胶柱中,从而将核酸探针分子与核苷酸等小分子杂质分开。常用的凝胶基质是Sephadex G-50和Bio-Gel P-60。通常有三种方法:一是凝胶柱层析法,该法适用于收集大小不同的各种组分;二是离心柱层析法,即把凝胶基质填充于一次性注射器中,借助于离心进行核酸探针纯化;三是反相柱层析法,这是一种分离效果极好的分离方法,操作简便,纯度高,反相柱层析柱现已商品化。

第三节 杂交信号的检测

核酸分子杂交过程的最后一步,滤膜经洗脱后,需根据核酸探针标记物的不同,选择适宜的杂交信号检测方法进行检测,以呈现杂交结果。

一、放射性核素探针的检测

放射性核素探针杂交结果的检测有两种方式,一是放射自显影,另一种是液闪计数法。

(一)放射自显影

放射自显影是利用放射线在X线胶片上的成影作用来检测杂交信号。其基本过程如图5-15。杂交洗膜结束后,取出杂交膜,在滤膜的一定部位进行标记,以利于杂交结果的定位。将滤膜用保鲜膜包好,置暗盒中。在暗室里,将磷钨酸钙增感屏前屏置于滤膜下,光面朝上,将1~2张X线胶片压在杂交膜上,再压上增感屏后屏,光面对着X线胶片,盖上暗盒,置−70℃低温冰箱中曝光(自显影)适当时间,根据放射性的强弱曝光一定时间后,在暗室中取出X线胶片,进行显影、定影后,在X线胶片上可见黑色条带。如果曝光不足,可再压片,重新曝光。放射自显影时,曝光时间取决于样品中放射性的强度,大多数情况下必须进行多次不同时间的曝光实验,凭经验确定。图5-16是采用放射性核素标记探针所做的Southern印迹杂交放射自显影结果。

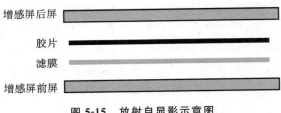

图 5-15　放射自显影示意图

图 5-16　Southern 印迹杂交放射自显影图例

（二）液闪计数法

液闪计数法是将漂洗结束后的杂交膜剪成小块（每份样品一块），真空干燥后装入闪烁瓶。加入2～5 mL闪烁液，以与样品模块相同大小的无样品模块作为本底对照，在液体闪烁计数器上自动计数。液闪计数法主要用于斑点杂交、狭缝杂交及比对两个杂交信号的强弱。

二、非放射性核素探针的检测

非放射性核素探针的标记物不同，其检测体系和方法也不同。如：使用荧光素标记的探针，可直接通过荧光显微镜或荧光检测系统检测荧光信号；酶直接标记的探针，可通过酶作用于底物进行直接检测；而对于半抗原类标记物，不能直接被检测，需经两步反应将非放射性标记物与检测系统偶联。第一步称为偶联反应，第二步称为显色反应。

（一）偶联反应

偶联反应即核酸探针与检测体系发生偶联反应。对于膜印迹杂交结果的检测，以酶联免疫检测体系最为常用。前面已介绍，目前用于膜印迹杂交的非放射性标记物如生物素和地高辛，均属于半抗原。生物素可与卵白亲和素（avidin，A）或链霉亲和素（streptavidin，SA）特异性结合，形成稳定的复合物，后者出现的非特异性结合明显少于前者。地高辛可与抗地高辛抗体稳定结合。因此，实验中，首先用特定的酶标记亲和素或抗地高辛抗体，使之成为酶标亲和素或酶标抗地高辛抗体，最后通过酶作用于底物显色来判定杂交结果。根据酶偶联反应的机制不同，可分为直接亲和法、间接亲和法和间接免疫-亲和法。图 5-17 为生物素标记探针检测示意图。直接亲和法＝靶基因＋生物素标记探针＋酶标亲和素＋底物显色；间接亲和法＝靶基因＋生物素标记探针＋亲和素＋生物

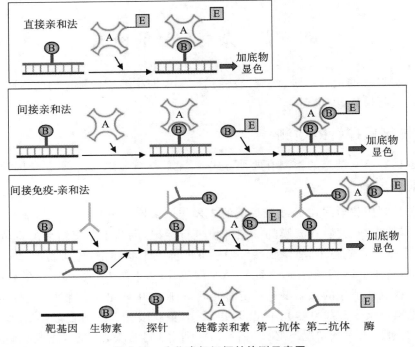

图 5-17　生物素标记探针检测示意图

素化酶+底物显色;间接免疫-亲合法＝靶基因+生物素标记探针+第一抗体+生物素化第二抗体+亲和素-生物素化酶复合物+底物显色。

(二) 显色反应

1. 酶促显色法 酶促显色法是最常用的显色方法。通过酶促反应使其底物形成有色反应产物。最常用的酶是碱性磷酸酶(alkaline phosphatase,ALP)和辣根过氧化物酶(horseradish peroxidase,HRP)。

(1) ALP 显色体系 ALP 可使其作用底物 5-溴-4 氯-3 吲哚磷酸(5-bromo-4-chloro-3-indolyl phosphate,BCIP)脱磷并聚合,在此过程中释放的 H^+ 使硝基四氮唑蓝(nitroblue tetrazolium,NBT)还原而形成紫色化合物。因此,结合了 ALP 的杂交膜,用 BCIP/NBT 处理后,在杂交探针存在的地方将形成不溶性的紫色化合物,显示紫色条带,其颜色深浅与靶核酸片段含量成正比,可进一步进行半定量、定量分析。

(2) HRP 显色体系 HRP 催化下列反应:$AH_2 + H_2O_2 \rightarrow 2H_2O + A$,因此可采用一种能产色的供氢体化合物作为 HRP 的底物,在 HRP 作用下氧化脱氢,从而在滤膜上的杂交部位生成不溶性的有色化合物,用于定性、定量分析。目前,常用的供氢体有二氨基联苯胺(diaminobenzidine,DAB)和四甲基联苯胺(tetramethyl benzidine,TMB)。以 DAB/H_2O_2 为底物,结果为棕色;以 TMB/H_2O_2 为底物,结果为蓝色。

两种显色系统相比较,其中 ALP 的灵敏度和分辨率较 HRP 高,但稳定性低于 HRP;另外,ALP 的分子量较大,不易透入细胞,故不可用于原位杂交的显微镜下检测。HRP 标记物较稳定,价格低廉,分子量较小,易渗入细胞内,因此应用较 ALP 更普及,除用于滤膜杂交外,也可用于原位杂交的显微镜下检测。

2. 荧光法 荧光法主要用于荧光素探针的原位杂交检测。

3. 化学发光法 化学发光是指在化学反应过程中伴随的发光反应。目前化学发光酶免疫技术中常用的酶有辣根过氧化物酶(HRP)和碱性磷酸酶(ALP)。HRP 常用的发光底物是鲁米诺(luminol),HRP 催化鲁米诺/H_2O_2,伴随发光反应(产生光子)。ALP 常用的发光底物是 3-(2-螺旋金刚烷)-4-甲氧基-4-甲基-4-(3-磷酸氧基)-苯基-1,2-二氧乙烷(AMPPD),AMPPD 在碱性条件下,被 ALP 催化降解伴随发光反应。在暗室里,与杂交膜结合的酶(HRP 或 ALP)催化发光底物降解产生的光可使 X 线胶片曝光,通过放射自显影,显示杂交结果。该法灵敏度高,X 线胶片的显影清晰、快速。上述非放射性标记物探针杂交结果的检测已有商品化的检测试剂盒,可从有关的生物公司获得。

综上所述,探针的标记和检测方法多种多样,各有其特点和适应范围,应根据实验要求综合考虑选择适宜的标记及检测方法(表 5-3)。

表 5-3 常用核酸探针的标记和检测

标记物		常用标记分子	常用标记方法	常用检测方法
放射性物质		α-^{32}P-dNTP(NTP)	NT、RP、PCR	放射自显影或液闪计数
		γ-^{32}P-dNTP(NTP)	TL	放射自显影或液闪计数
		^{35}S-dNTP(NTP)	NT	放射自显影或液闪计数
		^{3}H-dNTP(NTP)	NT	放射自显影或液闪计数
非放射性物质	生物素	Bio-11-dNTP(NTP)	NT、RP、PCR	酶标链霉亲和素或酶标卵白亲和素+底物显色
		光敏生物素	600 nm 可见光照	酶标链霉亲和素或酶标卵白亲和素+底物显色
		补骨脂素生物素	365 nm 紫外线照	酶标链霉亲和素或酶标卵白亲和素+底物显色
	酶	辣根过氧化物酶	化学法	直接底物显色或用酶标抗体+底物显色(间接法)
		碱性磷酸酶	化学法	直接底物显色或用酶标抗体+底物显色(间接法)

NOTE

标记物	常用标记分子	常用标记方法	常用检测方法
荧光素	荧光素-11-dUTP,荧光素	直接法或间接法	荧光显微镜观察
地高辛	dig-11-dUTP	RP、NT	酶标抗体＋底物显色

注:NT,缺口平移;RP,随机引物;TL,末端标记。

第四节　荧光原位杂交

荧光原位杂交(fluorescence in situ hybridization,FISH)是在 20 世纪 80 年代末在放射性原位杂交技术的基础上发展起来的一种非放射性的分子标记技术,它使用荧光标记和检测系统,取代了放射性核素标记和检测系统,借助于荧光显微镜,在细胞和(或)组织中观察并分析细胞内杂交于靶序列的多种彩色探针信号,以获得细胞内多条染色体或多种基因状态的信息。FISH 克服了放射性核素原位杂交存在的诸多缺点,具有安全、快速、灵敏度高、特异性好、定位准确、探针能长期保存、可进行多重染色等特点。目前,这项技术广泛应用于细胞遗传学、肿瘤学的研究以及临床基因诊断和治疗监测。

一、FISH 的基本原理

FISH 的基本原理是将核酸探针用特殊的非放射性标记物标记,然后直接与细胞、组织切片或 DNA 纤维切片中的核酸序列进行原位杂交。由于 DNA 分子在染色体上是沿着染色体纵轴呈线性排列,因而可将探针直接与染色体进行杂交从而将特定的基因在染色体上定位。经荧光检测体系在荧光显微镜下对待测核酸进行定性、定量或相对定位分析。

(一) FISH 探针的标记

1. 常用荧光素　标记 FISH 探针常用荧光素的基本性能如表 5-4 所示,其中异硫氰酸荧光素(FITC)目前应用最为广泛。关于不同的荧光素性能,使用时详见商品说明。

表 5-4　标记 FISH 探针常用荧光素的基本性能

名称	最大吸收波长(nm)	最大发射波长(nm)	分子量	荧光颜色
异硫氰酸荧光素(FITC)	490～495	520～530	389.4	黄绿色
四乙基罗丹明(RB200)	570	595～600	479.02	橘红色
四甲基异硫氰酸罗丹明(TRITC)	550	620	443.52	橙红色
6-羧基荧光素(6-FAM)	495	521	537.46	绿色
四氯-6-羧基荧光素(TET)	521	536	675.24	黄色
六氯-6-甲基荧光黄(HEX)	535	556	744.13	橙色
6-羧基四甲基-罗丹明(TAMRA)	555	576	527.53	橙红色
6-羧-X-罗丹明(ROX)	575	602	516.7	红色
吲哚二羧菁-(Cy5)	649	670	533.63	红色
吲哚二羧菁-(Cy3)	550	570	507.59	橙红色
得克萨斯红(Texas Red)	589	610	702	红色

另外,为了防止杂交信号荧光迅速褪色,增强杂交信号颜色与染色质 DNA 颜色对比,使细胞核清晰可见、染色质带更清晰,探针杂交后,常常进行染色质复染。最常使用的核酸染色质复染的荧光染料是 DAPI(4,6-联脒-2-苯基吲哚,4,6-diamidino-2-phenylindole)和 PI(碘化丙啶,propidium iodide)。DAPI 是一种极佳的核酸复染剂,它可与 DNA 双螺旋的凹槽部分发生相互作用,从而与双链 DNA 紧密结合,在紫外光(356 nm)激发下,产生蓝色荧光,这样蓝色的染色体与其他绿色、红色、黄色等杂交信号形成鲜明对比,以显示染色体的清晰带型。PI 与 DAPI 的作用机理相似,最大激发波长和最大发射波长分别为 488 nm 和 630 nm,荧光显微镜下观察,DNA 呈红色荧光。

由于不同荧光素在激发光下可发出不同颜色的荧光,依据此特征,可应用不同荧光素标记的探针进行多重原位杂交以同时检测多个基因的定位或表达。

2. FISH 探针的标记方法 探针的荧光素标记方法主要有直接法和间接法两类。直接法是将荧光素直接与探针核苷酸的磷酸戊糖骨架共价结合,或将荧光素标记在 dUTP 上形成荧光染料-dUTP,然后采用切口平移法、随机引物法或 PCR 法将荧光素标记的 dUTP 掺入到核酸探针分子,与靶核酸分子杂交后直接在荧光显微镜下观察、分析结果;间接法是先将生物素或地高辛等半抗原报告分子连接在探针分子上,然后用偶联有荧光素的相应半抗原的抗体进行检测。两种标记方法各有利弊。直接标记法在检测时操作简单、快速且背景低,但杂交信号不能进行放大,灵敏度低于间接标记法。间接标记法采用荧光免疫检测系统,即通过直接亲和法、间接亲和法或间接免疫-亲和法将荧光信号放大,检测灵敏度高,但检测步骤相对烦琐,背景信号高于直接标记法。

3. FISH 探针的种类与制备 FISH 技术种类甚多,发展迅速,其实现需要获得能与靶序列互补结合的探针。常用的探针有以下三类。

(1) 染色体特异的重复序列探针:主要是指 α-卫星 DNA 或端粒重复序列探针。α-卫星 DNA(alpha satellite DNA)是位于人类染色体着丝粒区域的串联重复序列,其重复单位为 171 bp,具有高度的 DNA 多态性,重复次数达数百次至数千次,常被作为着丝粒探针的来源。端粒是真核生物染色体线性 DNA 分子末端的结构,是富含 G、T 碱基的重复序列,重复达数十至数百次,当检测端粒区域 DNA 的变异时,常应用端粒重复序列探针。该类探针的特点是不含散在重复序列,与靶核酸位点结合紧密,杂交信号强,易于检测。这类探针主要应用于标记染色体的识别、染色体数目异常的检测、间期细胞遗传学研究和临床诊断等。

(2) 染色体位点特异的单拷贝探针:染色体位点特异的单拷贝探针主要通过克隆技术获得,包括各类人工染色体探针,如酵母人工染色体(yeast artificial chromosome,YAC)探针、细菌人工染色体(bacterial artificial chromosome,BAC)探针、P1 人工染色体(P1 artificial chromosome,PAC)探针,以及柯斯质粒(Cosmid)探针。该类探针主要应用于:染色体 DNA 克隆序列的定位,识别染色体的易位、缺失和扩增,分析染色体的断裂点等。

(3) 染色体涂染探针:染色体涂染探针(chromosome painting probes)是将整条染色体或某条染色体臂(长臂或短臂)或者染色体特异性区带的 DNA 制成的探针,即包括全染色体、染色体臂、染色体末端涂染探针以及染色体位点特异探针。染色体涂染探针可以通过下列三种方式获得。①流式细胞分类法(flow cytometry):该法是用一种或多种荧光染料将染色体悬浮液中的中期分裂相染色体染色,由于染色体大小、形态、组成和结构的不同,不同染色体的染色特征不同,从而通过流式细胞术将特定的整条染色体收集起来,并以载体克隆或 PCR 扩增获得目的探针。但如果受试物的染色体形态单一、数目较多,仅根据染色体的形态和大小特征很难将所有的染色体准确区分。②通过克隆基因库或体细胞杂交细胞株获得。通过特定的克隆基因文库或者特异性的体细胞杂交细胞系制备某条染色体整个或部分 DNA 探针。该法特异性强,准确性高,但对实验室要求较高,取材来源有所限制。③染色体显微切割和 PCR 扩增:通过显微操作系统切割分离所需染色体片段,收集 5~10 个拷贝后,即可通过 PCR 扩增获得。该方法具有直接、准确、简便的特点,因而应用范围较广。

染色体涂染探针可应用于检测分析染色体数目和结构异常、鉴定标记染色体的来源,以及比较不同物种间的基因同源性。

4. FISH 常见类型 根据研究目的和应用探针的不同,FISH 可分为多种类型。

(1) 染色体原位抑制杂交:在各类人工染色体探针和染色体涂染探针中,存在散在分布的重复序列(如 *Alu* 序列和 *Kpn* 序列),它们的存在将干扰探针识别靶序列的特异性。为此,在杂交前,将探针中加入适量的未标记的竞争性 DNA,进行杂交前的预复性(竞争性 DNA 与探针混合,变性后在 37 ℃孵育)。探针中的重复序列与加入的竞争物中的大量重复序列优先退火复性,而特异性的单拷贝序列因竞争物中同源序列拷贝数少,绝大部分仍保持单链状态。预复性后的探针再与靶核酸序列杂交,实现与靶序列之间特异性结合。该技术被称为染色体原位抑制杂交(chromosome in situ suppression,CISS)。

(2)染色体涂染技术:染色体涂染技术(chromosome painting techniques)是联合染色体原位抑制杂交(CISS)技术,将制备标记好的一种染色体涂染探针与中期分裂相或间期核的染色体进行FISH,使特定的染色体物质在整条染色体或某个特定区域显示出均匀恒定的荧光信号。该技术可用于分析和研究染色体数目和结构畸变,如染色体易位、重复或缺失等。染色体涂染技术包括正向染色体涂染和反向染色体涂染,前者以正常染色体 DNA 作为探针,杂交到待检测的异常标本上,使异常染色体涂色;后者以异常染色体 DNA 作为探针,杂交到正常标本上,使正常染色体涂色。

(3)多色荧光原位杂交:多色荧光原位杂交(multicolour fluorescence in situ hybridization,mFISH)是应用几种不同颜色的荧光素单独或混合标记的探针,同时对一张标本制片进行原位杂交,从而对不同的多个靶 DNA 同时进行定位和分析,并能对不同探针在染色体上的位置进行排序,各靶位点在荧光显微镜下和照片上的颜色不同,形成多种颜色,故被称为多色 FISH(mFISH)。mFISH 的探针标记方法分为组合标记法和比例标记法。组合标记法是指用几种不同颜色的荧光素同时标记一个探针;比例标记法则是应用不同比例的各种荧光素标记每个探针。利用组合标记或比例标记法对染色体、染色体臂或染色体带特异性涂染探针进行标记而进行的 mFISH,称为多色染色体涂染。图 5-18 是将一个人类的染色体探针池标记上 24 种不同的荧光素组合,与中期染色体分裂相进行杂交,经荧光显微镜摄像和图像处理后,产生 24 色人类染色体图像。

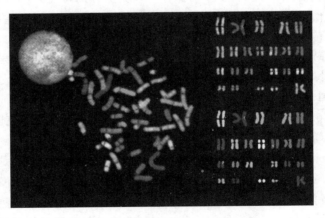

图 5-18 24 色人类染色体图像

二、FISH 的基本过程

FISH 的基本过程为:FISH 样本制备;探针的制备与标记;探针与样品核酸的变性;预杂交与杂交;杂交结果的检测;荧光显微镜观察与结果分析(图 5-19)。

1. FISH 样本制备 用于 FISH 的样本可以来自常规方法制备的染色体玻片以及石蜡或冰冻切片等。为了降低本底,杂交前可用 RNA 酶处理标本。另外,蛋白酶 K 消化有利于 DNA 探针穿透细胞膜进入核内,特别是对于石蜡切片,蛋白酶 K 的消化尤为重要,是决定石蜡切片杂交成功与否的重要步骤。

2. 探针的制备与标记 前已述及探针的制备和标记方法。实验中,应根据检测和研究的目的及实验条件,选择合适种类的探针和探针标记物。通常采用切口平移法或随机引物法标记探针;在已知探针 DNA 序列的情况下,也可采用 PCR 法进行标记。

NOTE

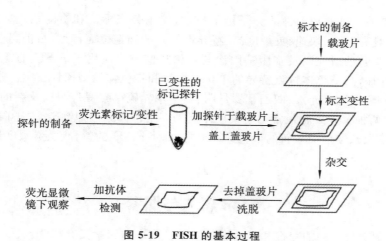

图 5-19　FISH 的基本过程

3. 探针与样品核酸的变性　标记好的探针与含有甲酰胺、硫酸葡聚糖的杂交液混合,如探针为具有重复序列的 DNA 如 Cosmid、YAC 探针,在杂交液中加上适量的竞争性 DNA,以阻断非特异性结合。探针与杂交液混合好之后,放在 70～75 ℃恒温水浴中温育 5 min,立即于 0 ℃放置 5～10 min,使探针变性。同样,染色体和组织切片也需在同样的温度下处理,使目标 DNA 变性。

4. 预杂交与杂交　已变性的含探针和竞争性 DNA 的杂交液,首先置 37 ℃退火 30 min,进行杂交前的预复性。然后将探针杂交液加到处理后的染色体制片或组织切片上,置 37 ℃过夜(15～17 h)。杂交完成后必须充分洗脱,以除去非特异性结合的探针,降低本底。

5. 杂交结果的检测　检测方法包括直接荧光法和间接免疫荧光法,如用荧光染料直接标记探针,可直接置于荧光显微镜下观察。间接免疫荧光法的检测系统主要包括两类。①生物素标记探针与荧光素标记的亲和素(avidin):生物素标记探针可用荧光素标记的亲和素如 avidin-FITC 或 avidin-Rhodamine 或 avidin-Texas Red 等检测,当荧光信号较弱时,可加一层抗 avidin 抗体,再覆盖一次 avidin-FITC(或相应的 avidin-荧光素)来放大信号;②地高辛标记的探针与荧光素标记的抗地高辛抗体:地高辛标记的探针通常用抗 Dig 抗体结合的 FITC 或 Rhodamine 或 Texas Red 等检测,同样也可加用第二抗体、第三抗体等放大信号。另外,还可用 DAPI 或 PI 对染色体进行复染,以便在荧光显微镜下观察杂交信号的同时,能看到胞核及染色体结构。

6. 荧光显微镜观察　FISH 的结果需在荧光显微镜下观察,最好在染色当天即做镜检,并即时摄影记录结果,以防荧光褪色减弱,影响结果。

🅱 本章小结

知识点 1:核酸分子杂交的概念和基本原理。核酸分子杂交是指具有一定同源序列的两条核酸单链在一定条件下(适宜的温度和离子强度)遵循碱基互补配对原则形成异质双链的过程(DNA/DNA、DNA/RNA 或 RNA/RNA)。在这一过程中,核酸分子经历了变性和复性的变化。核酸探针包括基因组 DNA 探针、cDNA 探针、RNA 探针和寡核苷酸探针四大类。探针的标记物有放射性核素和非放射性核素两类。核酸探针的标记方法分为化学法和酶促法两种,酶促法应用广泛,对放射性核素和非放射性标记物均适用,主要包括切口平移法、随机引物法、末端标记法、体外转录法和PCR 标记法。

知识点 2:核酸分子杂交技术的类型和应用。核酸分子杂交可分为液相杂交和固相杂交两大类。常用的固相杂交主要包括 Southern 印迹杂交、Northern 印迹杂交、菌落杂交、斑点杂交和狭缝杂交等膜上印迹杂交以及核酸原位杂交。Southern 印迹杂交和 Northern 印迹杂交检测的目的基因分别是 DNA 片段和 RNA 片段;斑点杂交或狭缝杂交无需电泳,直接于膜上检测 DNA 或 RNA,但无法鉴定靶基因的大小;菌落杂交检测的是菌落裂解释放的 DNA;核酸原位杂交则是直接检测细胞或组织切片中的 DNA 或 RNA 分子。实验中,应根据检测目的不同,选择适宜的杂交方法。

知识点 3:荧光原位杂交的概念和基本原理。荧光原位杂交(FISH)是在放射性原位杂交技术

NOTE

的基础上发展起来的一种非放射性的分子标记技术,使用荧光标记和检测系统取代了放射性核素标记和检测系统,具有安全、快速、灵敏度高、特异性好和准确定位等特点,目前,这项技术广泛应用于细胞遗传学、肿瘤学的研究以及临床基因诊断和治疗监测。应用于 FISH 的探针主要包括染色体特异的重复序列探针、染色体位点特异的单拷贝探针和染色体涂染探针三类。常用于标记 FISH 探针的荧光素有异硫氰酸荧光素、四乙基罗丹明、四甲基异硫氰酸罗丹明以及新的荧光标记物量子点等,DAPI 和 PI 两种荧光染料最常用于染色体复染。染色体原位抑制杂交、正向和反向染色体涂染技术以及多色荧光原位杂交等新的衍生 FISH 技术,使 FISH 的特异性、灵敏度进一步提高,应用范围更加广泛。

 思考与探索

1. 核酸分子杂交与核酸的变性和复性有何联系?其影响因素又有哪些?

2. 膜印迹杂交主要包括哪几种?其检测目的各是什么?请举例说明其在分子生物学研究和临床分子诊断中的应用。

3. 何为荧光原位杂交?其基本过程是什么?

(常晓彤)

第六章　核酸测序技术

学习目标

掌握　第一代测序 Sanger 测序法原理和第二代测序 illumina 测序原理。

熟悉　第二代测序的种类、原理和临床应用；第一代测序的临床应用；核酸测序技术的发展简史。

了解　第三代测序的原理及测序技术未来的发展趋势。

案例与问题

　　1985 年，人类基因组计划（human genome project，HGP）由美国科学家率先提出，并于 1990 年正式启动。美、英、法、德、日和我国的上百名科学家共同参与，目的是揭开组成一个人的 46 条染色体 30 亿个碱基对的秘密。人类基因组计划与曼哈顿原子弹计划、阿波罗计划并称为三大科学计划，被誉为生命科学的"登月计划"。人类基因组计划于 2005 年完成了所有测序工作，前后历经 15 年，耗费 30 亿美元，使用的测序技术就是第一代测序技术——Sanger 测序法。同样在 2005 年，454 生命技术公司推出了全球第一台第二代测序仪 GS 20 System，该测序仪的问世开创了基因组测序的新时代。经过十几年的发展，第二代测序技术突飞猛进，在测序通量、速度和质量上不断提高，而测序成本却不断降低。以 illumina 公司最新推出的第二代测序仪 NovaSeq 为例，完成一个人 30 亿个碱基对的测序，仅需几名实验员、2～3 天和不到 1000 美元费用，与第一代测序耗费的人力、物力相比，第二代测序技术的应用为基因测序带来了翻天覆地的改变。那么，目前的第三代测序技术检测一个人的基因组将需要多少人力、物力和时间呢？第一代、第二代、第三代测序技术为什么有这么大的差异？它们的测序原理又是什么呢？这些问题都会在本章内容得到解答。

第一节　核酸测序技术的发展简史

　　从前文案例中，同学们知道测序技术可分为第一代、第二代和第三代测序技术。但无论是目前的测序技术，还是未来的第几代技术，其本质都是对构成生命最基本物质——核酸进行测序，去分析核酸上 A/T(U)/C/G 五种碱基的序列顺序。图 6-1 列出了核酸测序史上几个关键事件。1953 年，Watson 和 Crick 发现了 DNA 双螺旋结构，开启了分子生物学时代，人们从此清楚地了解遗传信息的构成和传递的途径，分子遗传学、分子免疫学、生物信息学等新兴学科如雨后春笋般开始出现。1977 年，Sanger 发明并提出了目前应用最为广泛的第一代测序技术——双脱氧链终止法。1987 年，基于 Sanger 测序法的第一台商业化 DNA 测序仪（Prism 370 A）由美国应用生物系统公司（ABI）推出，该公司毛细管电泳测序仪至今仍然占据着第一代测序仪行业的龙头。2005 年，借助于人类基因组计划的成果，全球第一台第二代测序仪由 Jonathan Rothberg 博士领导的团队研发成功，这一事件被当年的《Nature》杂志评价为测序史上的里程碑。随后的几年里，Pacific Biosciences、Oxford Nanopore Technologies 等第三代测序公司陆续推出了商品化的第三代测序仪,造就了目前第一代、第二代、第三代测序技术各显身手、精彩纷呈的核酸测序时代。

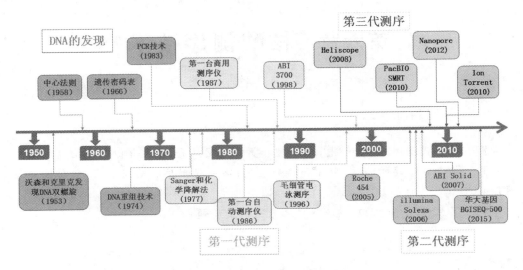

图 6-1　核酸测序技术发展简史

第二节　第一代核酸测序技术

虽然说第二代、第三代测序技术的检测能力远胜于第一代测序技术,但这并不意味着第一代测序技术是一种过时的技术,反而它在某些领域的应用比第二代、第三代更有说服力,因此,学习和掌握第一代测序技术的原理仍然很重要,也只有明白了第一代测序的测序原理才能更好地理解第二代和第三代测序技术。

一、第一代测序技术的种类和概念

第一代 DNA 测序技术可分为三类:①由桑格(Sanger)发明的链终止法;②由马克西姆(Maxam)和吉尔伯特(Gilbert)发明的化学降解法;③由罗纳吉(Ronaghi)等人发明的焦磷酸测序法。这三种第一代测序技术曾在一段时间内同时存在,但随着时间的推移,Sanger 发明的链终止法最终凭借着优良的性能和低廉的成本赢得了人们的喜爱,桑格教授也凭借此项成果于 1980 年再度获得诺贝尔化学奖。

目前,我们在临床工作中碰到的第一代测序技术就是指的 Sanger 测序法,而 Sanger 测序法也成为了第一代测序技术的代名词。Sanger 测序法也称为链终止法,顾名思义,桑格教授采用了一种可以使链终止的方法来检测核酸中碱基的序列,其原理是用一种链终止子(ddNTP)使 DNA 链在延伸的过程中发生"随机性的终止事件",产生不同大小的 DNA 片段,再将产物进行电泳分析,最终通过电泳前后顺序来辨认碱基位置,通过荧光颜色来辨识碱基种类的测序方法。那什么是"随机性的终止事件"? ddNTP 到底是个什么化学物质呢? 这些内容下面接着介绍。

二、第一代测序技术的原理

Sanger 测序法的测序准确率高达 99.999%,这意味着每测 10 万个碱基才有 1 个碱基可能测错,其超高的准确率被业内公认为测序界的金标准(golden standard)。下面,我们就以 Sanger 测序法为代表详细介绍第一代测序技术的原理。这部分是本章节的重点和难点。

(一)测序反应成分

首先,将待测序的 DNA 扩增,复制出很多相同的 DNA 片段,这些片段就是待测模板。其次,在测序准备阶段需要加入一些相同的反应物和不同的反应物分别到四个 Ep 管中(图 6-2)。相同的反应物包括：dNTP（四种碱基原料 A/T/C/G）、DNA 聚合酶、待测模板和引物。不同的反应物为：同位素标记的 ddNTP（双脱氧核苷三磷酸），四个反应管分别加入 ddATP/ddTTP/ddCTP/ddGTP 中的一个，ddNTP 是一种变异过的碱基，与普通碱基不同，当它们和对应碱基结合后，可以阻止后续的碱基结合，这时 DNA 链式反应就结束了。为什么需要四个反应管而不是一个反应管呢？因为 Sanger 测序法发明初期，没有使用荧光标记 ddNTP 以区分 A/T/C/G 四种碱基，所以在一个反应管中无法区分四种碱基，只能在四个反应管中分别测出 A/T/C/G 在模板中的位置。

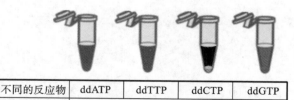

不同的反应物	ddATP	ddTTP	ddCTP	ddGTP
相同的反应物	dNTP，DNA聚合酶，待测模板，引物			

图 6-2　Sanger 测序法反应管中的成分

（二）随机性的终止事件

ddNTP 在 DNA 链的延伸过程中发生"随机性的终止事件"，这个现象是 Sanger 测序技术的核心和难点。上文可知 Sanger 测序法的测序设置了四管平行的测序反应，我们以 ddATP 为例，看看这个反应管里发生的"随机性的终止事件"：①在合适的温度下测序引物与待测模板互补配对（图 6-3（a））；②再把温度调节至 DNA 聚合酶最适反应温度，DNA 聚合酶会沿着磷酸到五碳糖（5′-3′）的方向使引物延伸，当 DNA 聚合酶延伸至待测模板链上 T 碱基位置时，"随机性的终止事件"就发生了。Ep 管里存在两种形式的 A 碱基，一种是 dATP，一种是 ddATP，它们会竞争性地去与 T 碱基结合（图 6-3（b））。如果 ddATP 结合到延伸链上，ddNTP 的特性会阻止该条 DNA 链的延伸；如果 dATP 结合到延伸链上，那么 DNA 链的延伸将不会终止，DNA 聚合酶会继续延伸直至遇到模板链下一个 T 碱基，这就是"随机性的终止事件"；③当 DNA 链延伸到下一个 T 碱基时，dATP 和 ddATP 又会同时竞争性地与 T 碱基结合（图 6-3（c）），以此类推，每当 DNA 链延伸到一个 T 碱基时，就会发生"随机性的终止事件"，最终，模板链上每出现一个 T 碱基，就会对应产生一条以 A 碱基为末端的 DNA 链（图 6-3（d））。反应结束后，加入 ddATP 的反应管里会生成一系列以 A 碱基为末端的 DNA 链，加入 ddTTP、ddCTP 和 ddGTP 反应管生成 T、C 和 G 碱基为末端的 DNA 链。反应管里 dNTP、DNA 聚合酶和 ddNTP 都是过量，所以测序反应不会将底物消耗殆尽。

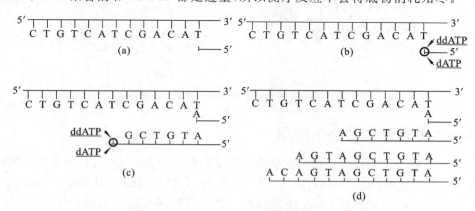

图 6-3　Sanger 测序法中的"随机性终止事件"

（三）测序产物的识别与分析

通过"随机性的终止事件"，可以得到许多以 A/T/C/G 为末端的 DNA 片段，将得到的产物电泳分析才能得到待测模板上的碱基序列，其过程如下：①将反应结束的产物变性成单链 DNA 后放置到电泳胶上电泳（图 6-4（a），4 个 Ep 管分别加入 4 个电泳槽），由于其磷酸盐主链带负电荷，DNA

NOTE

从负极向正极迁移；②ddNTP 较早结合的链片段较小，电泳速度最快，ddNTP 较晚结合的链片段较大，电泳速度最慢(图 6-4(b))，电泳结束后通过放射自显影或紫外显影可读出凝胶影像或 X 光片。从凝胶的底部往上依次读取就可以分析待测模板中 DNA 的顺序。

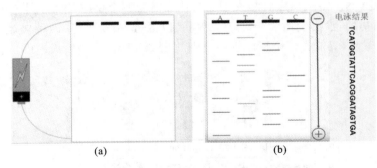

图 6-4　电泳分析 Sanger 测序法中的测序产物

以上实验步骤是早期 Sanger 测序法采取的检测方案，随着技术的不断进步，ddNTP 的标记技术有了很大的提高，不同种类的 ddNTP 可以被不同萤光基团所标记，使之在光学上表现为不同的颜色，因而原本四个不同的测序反应管被单一测序反应管所取代，实现了 Sanger 测序的自动化。下面介绍第一代 DNA 测序仪的检测原理：①在一个反应管里，由于 ddNTP 造成的"随机性的终止事件"产生了一系列长长短短的、各自带有荧光标签的 DNA 片段混合物。②这些 DNA 片段的混合物，经过简单的纯化，去掉游离的荧光 ddNTP 等物质，留下有一定长度的 DNA 片段，就可以上自动化测序仪，测序仪内部有一根长的、中空的毛细管，当中注入丙烯酰胺溶液，接着用紫外光照射丙烯酰胺溶液，丙烯酰胺在紫外线的电离作用下变成聚丙烯酰胺凝胶(图 6-5(a))。③在电场条件下，短的片段，电泳得快；长的片段，则电泳得慢。每个 DNA 片段，在通过毛细管末端激光扫描点时，它上面带有的荧光基团就会发出特定颜色的荧光，光学传感器会把不同颜色的荧光强度依次记录下来。④测序数据分析时，以电泳时间为横坐标，以荧光强度为纵坐标，形成了一个具有四种颜色的测序峰谱(图 6-5(b))，这些峰谱便是待测模板碱基的顺序。由于第一代 DNA 测序仪的快速、精准和安全，目前已经完全取代了原有 Sanger 手工法测序。

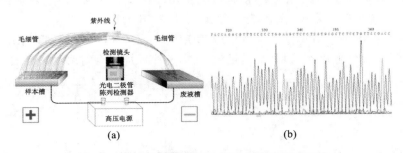

图 6-5　第一代毛细管电泳 DNA 测序仪检测原理

三、第一代测序技术的临床应用

Sanger 测序法四十多年来为生命科学研究立下了赫赫战功，除了案例中的人类基因组计划外，NCBI(美国国立生物技术信息中心)公布的动物、植物、微生物基因组序列都是由 Sanger 测序法完成的。Sanger 测序法可将待检测 DNA 样本的某一个片段的碱基逐一精确检测，然后与已知的标准样本序列进行比较，从而发现突变位点，寻找突变与疾病的关系。在现在高通量测序时代，Sanger 测序法仍然在单基因遗传病检测、易感基因精确筛查、个性化用药检测、血液和器官配型基因检测等方面发挥着重要作用。下面，介绍 Sanger 测序法在临床应用中的几个领域。

(一)肿瘤诊断

由于超高准确率，Sanger 测序法可以帮助癌症患者进行早期筛查、病情监测、预后判断和个体化疗等临床实践。对于 p53 基因、BRCA 基因、APC 基因的检测分析,可用于早期发现乳腺癌、结肠癌等肿瘤的易感人群,这些人群可以调整必要的生活方式、早期干预,从而达到治未病的效果。2013 年,美国著名影星安吉丽娜·朱莉在基因检测中发现自己未来患上乳腺癌和卵巢癌的概率高达 87% 和 50%。于是,她决定接受预防性的双侧乳腺切除手术。两年后,她又摘除了双侧卵巢及输卵管。手术后,她患上这两种癌症的概率降至 5%。此外,Sanger 测序法可以对肿瘤靶向治疗药物相关基因突变位点进行检测,指导患者个体化用药,其结果直观、可靠,是肿瘤患者治疗必不可少的检测项目。例如非小细胞肺癌患者,用药前需检测 EGFR 基因,对于 EGFR 突变的一类患者,相关指南推荐使用一线靶向治疗药物(如吉非替尼/厄洛替尼/埃克替尼),而 EGFR 非突变的一类患者则采取其他治疗方案;再如结直肠癌患者,用药前需行 K-ras、EGFR 基因突变检测,针对性的使用西妥昔单抗/帕尼单抗等靶向治疗药物。对癌症患者这种个体化用药方案既可以节约治疗费用,又可以节省治疗周期,最终目的是控制肿瘤转移、延长患者生存期。

（二）司法鉴定

人与人之间大约 99% 的 DNA 序列是一样的,要鉴定两个人之间的亲缘关系,就需要在这不同的 1%DNA 序列里找到相同性。目前,亲缘鉴定使用的技术主要是基于第一代测序平台上的 STR(short tandem repeats)检测技术,STR 中文翻译成"短重复碱基序列",是一种 2～7 个碱基的重复序列,这种重复序列具有遗传性,也就是说具有亲缘关系的两个人 STR 序列才能比对得上,而不具有亲缘关系的两个人 STR 序列是不可能完全一致的。根据这种原理,STR 检测技术在指证罪犯和亲子鉴定上得到了广泛应用。例如,被称为"世纪悬案"的白银"8·05"系列强奸杀人案便是借助了 Y 染色体 STR 技术才得以告破,该案件侦破跨度达 28 年,采集指纹 23 万枚,排查 DNA 超 10 万人,最终通过犯罪嫌疑人男性家族成员才间接找到真凶。此外,央视公益节目《等着我》报道了许多儿童失踪的案例,这些失踪儿童因为被拐卖时年龄太小、记不清父母和家乡而无法回到父母身边,即便是警方和家属通过努力找到了疑似自己的孩子,也有可能随着年龄的增长而发生样貌的改变,这个时候就需要用亲子鉴定技术分析疑似被拐卖孩子的 DNA 与父母的 DNA,以验证找到的孩子是否是自己亲生的,帮助人们找回失散已久的亲人。

第三节　第二代核酸测序技术

随着人类基因组计划的完成,以链终止法测序为代表的第一代测序技术已不能满足生命科学和医学研究的需求,研究人员希望通过更廉价、更快捷的方法全面、深入地分析各类物种的基因组、转录组及其与蛋白质之间相互作用的关系,于是,第二代测序技术跃然而生。2005 年底,454 公司推出了革命性的基于焦磷酸测序法的高通量基因组测序系统——Genome Sequencer 20 System,一举轰动业界。随后,Solexa 公司于 2006 年推出了基于边合成边测序(sequencing by synthesis)方法的 1G Genetic Analyzer 第二代测序仪,并很快被 illumina 公司收购。第一代测序界老大 ABI(美国应用生物系统公司)不甘落后,立即加入了第二代测序市场的竞争,并于 2007 年推出了 SOLiD 测序系统。但是商场如战场,随着时间的推移,454 公司的 Genome Sequencer 20 和 ABI 的 SOLiD 测序系统逐渐被市场所淘汰,illumina 公司随后推出的一系列第二代测序仪因其具有高准确性、高通量、高灵敏度和低运行成本等突出优势最终占据了全球第一的第二代测序市场份额。近几年,ABI 的母公司 Thermo Fisher 凭借着后起之秀 Ion Torrent 测序技术又重新杀入历史舞台,并依靠速度和靶向测序方面的优势,赢得了一定的第二代测序市场。此外,2015 年国产新一代测序仪华大基因 BGISEQ-500 亮相,使得国人在基因组学研究和应用方面不再受制于国外厂家的高价垄断,一举让中国成为少数几个掌握第二代测序核心技术的国家之一。下面,分别介绍目前市场上主流的第二代测序技术:illumina 公司测序技术、Thermo Fisher 公司的 Ion Torrent 测序技术和华大公司的测序技术。

NOTE

一、illumina 测序技术

第二代测序平台的代表是 illumina 公司的系列测序仪,承担着全世界 80％以上的核酸测序产出。illumina 测序技术的核心是边合成边测序原理,即在碱基延伸过程中进行碱基识别,其识别的方式是根据碱基所携带的不同荧光标记进行检测,其实验步骤大致可以分为以下几步:文库制备(library preparation),文库质控(library quality control),簇生成(cluster generation),测序(sequencing)和数据分析(data analysis)。这部分是本节的重点和难点。

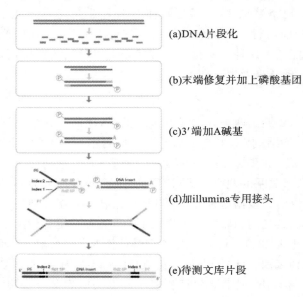

扫二维码
看彩图

图 6-6 illumina 测序技术文库制备过程

(a)DNA片段化
(b)末端修复并加上磷酸基团
(c)3′端加A碱基
(d)加illumina专用接头
(e)待测文库片段

(一)文库制备

文库制备在临床实验工作中简称为"建库","建库"是所有高通量测序平台的必要阶段,其目的是扩增基因组 DNA 并同时加上特殊接头以供测序芯片的识别。"建库"前,需将各类型样本(血液、组织、分泌物等)中的基因组 DNA 提取出来,并将其打断成几百碱基长度(或更短)的小片段(图6-6(a))。由于 DNA 打断以后会出现末端不平整的情况(图 6-6(b)第一条双链),需用特殊的 DNA 聚合酶(如 T4酶)进行末端补平(图 6-6(b)第二条双链),同时 5′端加上磷酸基团。完成末端补平以后,在 3′端使用 Klenow 酶加上一个特异的碱基 A(图 6-6(c))。加上 A 之后就可以利用碱基互补配对的原则,连接上 illumina 公司专用的接头(adapter),这个接头(图 6-6(d)彩色双链)包括三个组成部分:①P5、P7 接头:这一部分的作用是与芯片上的 P5、P7 接头互补连接,以使每个文库片段锚定于芯片上。②Index:中文翻译为"标签序列",其目的是给每个文库片段加上标签,使不同样本具有唯一的辨识码,一个样本一个标签,就像采血管上的二维码,在测序完成时不至于混淆。③Rd1 SP/Rd2 SP:正向测序引物/反向测序引物,类似于第一代测序的测序引物,起到测序起始点的作用。最后经过纯化扩增,"建库"过程就全部完成,如图 6-6(e)灰色(待测序列)和彩色(illumina 接头)相间的 DNA 双链是待上机的片段。

(二)文库质控

"建库"完成后要对所建好的文库进行质控,质控的目的有两个:①评价文库的质量。由于高通量测序芯片和试剂成本很高,不合格的文库上机后会空测或白白占据有限的数据量,因此要从文库浓度、纯度和完整性几个方面衡量文库的质量,不允许不合格的文库上机测序。常用的文库质量评价技术包括安捷伦 2100 检测、Qubit 测定和 PCR 定量法。②文库 Pooling。文库 Pooling 可以称为混合文库(Pooling libraries),目的是提高高通量测序的经济效益,高通量测序不是每一次测序只测一个样本,通常实验设计会将一批样本的文库按一定浓度比例混合后上机测序,由于每个文库所带的 index 号不一样,因此下机数据分析时可以通过 index 号区别不同的样本,以提高测序通量,节约成本。

(三)簇生成

将构建好的文库变性成单链 DNA(ssDNA)后加入 illumina 测序芯片,文库中每个 ssDNA 片段的末端 P5、P7 接头与芯片表面固定的 P5、P7 接头互补杂交,从而使文库单链 DNA 被固定在芯片表面。被固定的单链 DNA 经 Taq DNA 聚合酶延伸成为双链 DNA,变性后,洗脱掉模板链留下的合成 DNA 链就是待测序列,锚定于芯片上的单链 DNA。加液促使单链与临近的 P5、P7 接头互

NOTE

补杂交,在芯片上形成桥式链接。向反应体系中加入 dNTP 和 DNA 聚合酶进行 PCR,其中,固定于芯片表面的寡核苷酸片段为引物,桥式单链 DNA 为模板,经一轮扩增将桥型 ssDNA 扩增成桥型双链 DNA(dsDNA)。变性解链,将原来的桥型 dsDNA 解链成两条单链 DNA,随之进入下一轮循环,桥式连接—Taq DNA 聚合酶延伸—变性解链,最终,经过几十个循环,一个 DNA 原始模板形成了一个簇,这一技术原理被称为"桥式 PCR"。簇生成的目的是使单个 ssDNA 片段分子扩增放大,使之成为单克隆的族(一个簇里包含成千上万一样的 ssDNA 片段),以达到能够支持下一步测序反应所需的信号采集强度。

（四）测序

将簇上的双链 DNA 变性,用酶切掉其中一边,使得每个簇形成同向单链的簇。利用 illumina 公司专利的可逆终止子,每个测序循环反应只能延伸一个正确互补的碱基,实现边合成边测序(sequencing by synthesis,SBS)。测序时,在反应体系中加入 DNA 聚合酶和带有 4 种荧光标记的可逆 ddNTP,进行单碱基延伸测序反应,每一轮单碱基掺入并和模板结合采集信号后,就可以通过化学方法切除可逆 ddNTP 上标记的化学保护基因和荧光信号基团,使之还原成可延伸的 dNTP (脱氧核糖核苷三磷酸),然后就能继续掺入下一个可逆 ddNTP,进行新一轮测序(图 6-7(a))。芯片上的每一个点反映的是一个簇的序列结果,图 6-7(b)反映的是某一轮循环时芯片上成百上千万的簇同时测序的景象。

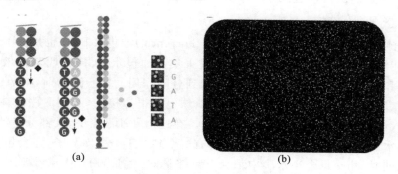

图 6-7　illumina 测序反应信号采集过程

扫二维码
看彩图

（五）数据分析

前面四步实验由于需要在实验室操作,常被称为"湿实验"部分,测序后的实验部分由于不需要试剂被称为"干实验","干实验"目前已成为高通量测序领域不可替代的一个重要环节。测序完成后,得到的结果并非一个完整的核酸序列,而是许许多多几百碱基对的小片段,因此必须采用相关的生物信息学工具对测序结果进行拼接、组装和比对分析,以获得待测片段的完整序列。在实际工作中要想获得真实准确的生物学突变,必须将多条小片段对同一序列进行覆盖,通过复杂的算法后得到结果(共同一致序列),最后与参考基因组的相同区域进行比对,研究人员或检验工作者就是通过这种方式来分析样本中染色体或基因的变异,比如单核苷酸多态性、DNA 插入/缺失、染色体非整倍体等,这些特性使得高通量测序技术在临床诊疗领域发挥着巨大的价值。

二、Ion Torrent 测序技术

2007 年,因不满罗氏(Roche)公司的收购,研发出全球第一款第二代测序仪的"大神"Jonathan Rothberg 博士离开了 454 公司。随后,Jonathan 博士马上又创办了 Ion Torrent 公司,并于 2010 年带着他的新发明——半导体基因测序技术强势复出。Ion Torrent 测序技术的核心是使用半导体芯片在化学和数字信息之间建立联系,通过对碱基合成时氢离子的释放间接判读碱基。由于其硬件设备无需光学检测和扫描系统,并使用天然核苷酸和聚合酶,因此测序成本较低,其应用范围涵盖微生物基因组测序、转录组测序和肿瘤靶向测序等方面,在高通量测序市场其份额仅次于 illumina 公司测序仪。Ion Torrent 测序仪实验步骤可分为文库制备、文库质控、油包水 PCR 扩增、

NOTE

半导体测序和数据分析。其中,文库质控和数据分析原理与 illumina 所采取的方案一致,将不在此陈述。下面重点介绍 Ion Torrent 特有的文库制备、油包水 PCR 扩增和半导体测序。

(一) 文库制备

与 illumina"建库"时随机打断基因组 DNA 不同,Ion Torrent"建库"采取的是一种基于高度多重的 PCR 文库制备方案——AmpliSeq 文库构建。AmpliSeq 文库构建是使用 12~24576 对可定制的扩增子引物,通过 PCR 扩增基因组 DNA 中所需的目标序列,而不是随机扩增,因此这种扩增方案特别适合靶向测序,可以帮助研究人员精准地将他们的研究集中在感兴趣的目标基因、区域或变异上。AmpliSeq PCR 扩增结束后,为了不让 AmpliSeq 扩增引物占用测序读长和数据量,Thermo Fisher 公司(现收购了 Ion Torrent 公司)使用了一种专利试剂,切掉了扩增产物上大部分的引物序列,使得测序时尽可能多地测到样本序列。此外,与 illumina 使用的黏性末端接头(adapter)不同,Ion Torrent"建库"中加入的接头是平头,在加入 P1 接头时同步加入 A 接头或者 X 接头。X 或 A 接头是未来的测序起始端,而 P1 接头是连到测序磁珠的这一端,X 接头和 A 接头的差别是:X 接头是带 Barcode 序列的,而 A 接头是不带 Barcode 序列(Barcode 序列类似于 illumina 的 index 序列,起到标签样本的作用,当使用 A 接头时一次只能测序一个样本,当使用 X 接头时一次可测序多个样本)。P1、X 或 A 接头连接好后,经纯化、质控和 pooling(将所有带标签的文库按照一定浓度混合到一起)后就可以进入下一个实验步骤。

(二) 油包水 PCR 扩增

与 illumina 测序技术"簇生成"目的一样,Ion Torrent 的油包水 PCR 也是使单个文库片段分子扩增放大,使之能够有足够的信号强度供测序仪采集。油包水 PCR 也叫乳浊液 PCR(Emulsion PCR),包括水相和油相,其中水相是核心,油相起到分隔作用。实验开始前,把 AmpliSeq 文库、引物、DNA 聚合酶、Master Mix 和测序微珠(测序微珠上有很多接头,起到测序载体作用)先在水相中混合好,再加入油相进行充分混合,形成乳浊液。在这个乳浊液当中,大部分是油,油把水相分隔成一个一个的小水滴,每个小水滴当中都可能含有 0 个到若干个文库分子,还会包含 0 个到若干个测序微珠。与此同时,几乎每个小水滴中都会有足够量的引物、酶和 Master Mix。接着进行 PCR 反应,PCR 反应的结果是:在一个小水滴当中,如果它同时有一个文库分子和一个测序微珠,它就会发生 PCR 反应;如果缺少了文库分子或者测序微珠,它就不会发生 PCR 反应;如果它同时有几个文库分子和一个测序微珠,即使它发生 PCR 反应也将无法正常测序。PCR 反应之后,70%~80%微珠的表面就会覆盖同一个文库分子拷贝出来的单克隆簇(图 6-8),对于那些没有发生 PCR 反应的微珠,通过专门的洗脱液纯化掉。

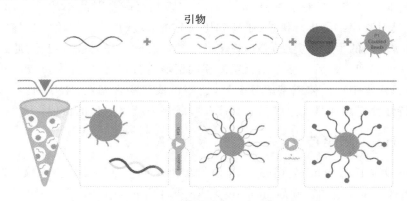

图 6-8 Ion Torrent 测序技术油包水 PCR 扩增

(三) 半导体测序

Ion Torrent 测序芯片是一个半导体芯片,上面有上千万个小孔,每个小孔就是一个微珠的容器,又是一个微型的 pH 计,而且每个小孔只能容纳一个测序微珠。在测序过程当中,就是通过测

扫二维码
看彩图

NOTE

量并记录每个小孔中所发生的 pH 值的变化,来间接测出 AmpliSeq 文库序列。Ion Torrent 测序原理:每个 dNTP 分子都有 3 个磷酸基团,当 dNTP 被 DNA 聚合酶结合到链上时,会掉下来一个焦磷酸分子,1 个焦磷酸分子会被酶再进一步分解成 2 个磷酸分子,这多出的两个酸性分子就会引起微环境里 pH 值的变化。与此同时,小孔里每一个微珠上覆盖着成千上万的单克隆 DNA 链,每次发生聚合反应,就会多出几千甚至几万个酸性分子,这样的 pH 值变化就足够让小孔里微型 pH 计探测到,进而转化为数字信号并记录下来。每一轮测序循环,dATP/dTTP/dCTP/dGTP 四种碱基是依次加入 Ion Torrent 芯片中,当有的小孔中 pH 电极产生电信号,就证明这一轮加入的某一种 dNTP 在小孔里发生了反应,从而对文库序列进行测定。举例来说,如果芯片中这轮加入的是dATP 溶液,而某些小孔模板上正好有一个 T 碱基,就能与之发生聚合反应,于是 pH 电极电压发生变化并将 A 碱基记录下来。如果加入的 dNTP 与模板上的碱基不匹配,就不会发生聚合反应,也就没有电压变化,这种情况不会有碱基被记录下来。如果正好有 2 个一样的碱基相邻,一次就会有 2 个碱基被聚合到 DNA 链上,电压变化值就会加倍。

三、华大 BGISEQ 测序技术

2013 年华大基因收购了美国 Complete Genomics 公司,拥有了其全部测序专利、设备和软件平台,并在 CG 公司原有技术之上于 2015 年推出了 BGISEQ-500 基因测序仪。虽然目前 BGISEQ-500/50 以及最新推出的 MGISEQ-2000/200 测序仪市场占有率不高,但作为全球少数几家具有第二代测序自主知识产权的企业,华大测序仪的成功推出对打破国际垄断具有重要的战略意义。下面,将从文库制备、滚环扩增和测序三个步骤介绍 BGISEQ 基因测序仪的原理,文库质控和数据分析部分与前面两种测序平台类似,下文不再赘述。

(一) 文库制备

与 illumina 和 Ion Torrent"建库"策略不同,华大采取了一种环状"建库"的方式。首先,基因组DNA 经过片段化处理,再通过 Klenow 酶将黏性末端补齐为平行末端,用 T4 连接酶加上接头形成双链 DNA 片段(图 6-9(a)),变性形成单链,并加入特殊的引物连接片段两端的接头,使之形成环状单链 DNA(图 6-9(b))。环状 DNA 构建好后立即进入下一步滚环扩增。

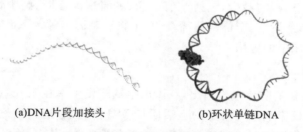

(a)DNA片段加接头　　　　　　　(b)环状单链DNA

图 6-9　华大 BGISEQ 测序技术文库制备过程

(二) 滚环扩增

滚环扩增的全称为环状 DNA 扩增(rolling circle amplification,RCA)技术,其目的与 illumina 的"簇生成"和 Ion Torrent 的油包水 PCR 一样,使单个 DNA 片段扩增放大以达到测序仪传感器所需要的信号强度。滚环扩增是以环状单链 DNA 为模板,通过一个短的 DNA 引物(与部分环状模板互补),在 DNA 聚合酶催化下将 dNTP 合成到环状 DNA 链上,由于 DNA 聚合酶既有 $5'→3'$ 聚合酶活性,又有 $3'→5'$ 外切酶活性,就使得 DNA 聚合酶绕着环不停地转圈,转圈的同时复制出成百上千份单克隆,拷贝在一股 DNA 上,就像一股毛线团一样(图 6-10,方框内所示),这个毛线团被称为 DNA 纳米球(DNB,DNA Nano Ball),纳米球里包含着需要测序的样本片段。这种滚环扩增技术可将单链环状 DNA 扩增 $10^2 \sim 10^3$ 个数量级,其最大的优点是不同于 PCR 指数扩增,滚环扩增依赖于 DNA 聚合酶直线扩增,其扩增错误率不会累积放大。

NOTE

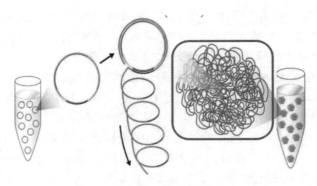

图 6-10 华大 BGISEQ 测序滚环扩增技术

（三）测序

DNA 纳米球最终经过特殊的装载技术固定在阵列化的测序芯片上。通过联合探针锚定聚合技术（cPAS）对固定在芯片上的纳米球进行测序，其反应过程类似于边合成边测序技术（详细原理华大公司并未透露）。为了使得 BGISEQ-500 测序的效率更高、更加准确，该产品使用了基于 Scientific CMOS 技术的高灵敏相机，这款 sCMOS 动态比为 27000：1，也就是说这款相机能同时将 1 倍亮度的信号和 27000 倍亮度的信号同时清晰成像，一个形象的比方是：在轰鸣的拖拉机旁边，能听到一个蚊子翅膀振动的声音。所以，华大 sCMOS 技术是目前半导体工业最顶尖的成像检测技术之一，BGISEQ-500 所采用的 sCMOS 相机也是目前所有测序仪当中性能最高的。

四、第二代测序技术在临床中的应用

从第二代测序技术诞生之日起，投资者、科学家、临床医生就意识到第二代测序技术在生命科学研究和临床疾病诊断中蕴含的巨大潜力，于是，众多生命科学公司争前恐后地投入到基因检测的市场，不少研究团队借助于第二代测序技术发表了 CNS（Cell、Nature、Science），广大临床医生则借助于这种技术改变了患者的最终结局。这十多年来，第二代测序技术就像一股旋风席卷了全球的生物医疗行业，从农业育种到环境监测，从司法鉴定到临床医疗，处处可见新一代测序技术的身影。其中，临床医疗领域应用范畴最广，包括产前诊断、肿瘤精准诊断、感染性疾病检测、遗传性疾病检测、药物基因组学及新药研发、个体疾病筛查、微生物宏基因组等。下面，将从两个主要方向来介绍第二代测序技术在临床中的应用。

（一）产前诊断

2012 年中国出生缺陷防治报告指出，我国出生缺陷发生率在 5.6% 左右，且每年新增出生缺陷数约 90 万例，缺陷不仅影响患儿本身的生活质量及身体健康，还给家庭经济和父母心理带来沉重的负担。出生缺陷可分为染色体疾病、单基因和多基因疾病，其中，第二代测序技术在染色体疾病检测上的应用效果最为显著。以唐氏综合征检测为例，唐氏综合征即 21 三体综合征，是由于多了一条 21 号染色体而导致的疾病，唐氏患儿每新发一例，给家庭造成的经济损失大约在 100 万元（2006 年数据）。传统唐氏筛查的办法主要依靠血清学检测母亲外周血中的 AFP、uE3 和 HCG 水平，其准确率仅在 70% 左右，而诊断唐氏综合征的金标准——羊水穿刺属于有创诊断，会有 0.3% 的流产风险，一般唐筛高风险才会选择进行。通过第二代测序技术对胎儿游离 DNA 的检测可以准确分析出宝宝是否患有唐氏综合征，其综合检出率＞99%。第二代测序技术在产前检测的全称是无创产前基因筛查（NIPT，non invasive prenatal DNA test），其最大优点是仅需要抽取 5～10 mL 孕妇外周血就可以准确判断出宝宝是否患有唐氏综合征，提高了原有唐氏筛查的准确性，同时也避免了羊水穿刺带来的风险。除此之外，NIPT 还可以检测胎儿其他染色体非整倍体的变异，例如 18 三体、13 三体、X 三体、X 单体、克氏综合征等染色体的异常，为全球出生缺陷的防治提供了有力保障。目前，NIPT 技术仍在不断发展，最新推出的 NIPT Plus 技术在原有常染色体和性染色体非整倍体变异基础之上，增加了近百种临床意义明确、临床表现严重的染色体微缺失/微重复综合征的检测,进一步扩宽了 NIPT 在产前诊断中的应用,与此同时也降低了检测的假阴性/假阳性率,提高了检出的准确性。可以说,第二代测序技术在胎儿染色体检测上的应用是产前诊断发展史上的里程碑事件。

（二）肿瘤精准诊断

2015 年 1 月 20 日,时任美国总统奥巴马在国情咨文中提出了"精准医学计划",其中,基于高通量测序技术的肿瘤测序是整个计划的核心部分。由于第一代测序技术需要单个基因逐一检测,既费时又消耗宝贵的肿瘤样本,因此,第二代测序技术更加适合肿瘤的临床诊断。关于肿瘤的高通量基因检测,目前有两个主要的应用方向,一类是基于实体瘤的突变基因 Panel 测序,另一类是基于外周血或其他体液(如尿液、唾液等)的液体活检。下面对这两个应用领域做介绍。

1. 肿瘤基因 Panel 测序 基因 Panel 检测中文可称为"基因组合检测",是第二代测序技术所带来的一个新词语,它同时靶向检测多个基因上的多个位点,这些位点和基因需要按照临床疾病类型进行选择和组合,从而构成一个 Panel。例如非小细胞肺癌患者,运用第一代测序仅能检测 EGFR 基因上的几个主要突变位点,靶向药物耐药以后往往无计可施,而运用第二代测序技术则可以联合检测 EGFR、KRAS、BRAF、PIK3CA、ALK、ROS1 等多个跟非小细胞肺癌相关的基因突变位点,为指导临床诊断和治疗提供了更多更全面的信息。2018 年 7 月和 8 月,国家市场监督管理总局连续批准了两个基于高通量测序技术(NGS)多基因肿瘤突变联合检测试剂盒,标志着肿瘤基因 Panel 测序正式进入临床应用。

2. 液体活检 对于肿瘤患者来讲,肿瘤组织活检过程痛苦,且不是所有的患者都具备手术活检的条件,同时,肿瘤细胞的基因突变是个动态过程,不同时期所检测出来的基因组都有可能发生变化。因此,我们需要一种实时监测肿瘤细胞状态,而又不造成患者创伤的办法,于是液体活检技术顺势而生。液体活检(liquid biopsy),也可称为"无创肿瘤 DNA 检测",是一种非侵入式的取样,能监测肿瘤或转移灶释放到血液的循环肿瘤细胞(CTC)和循环肿瘤 DNA 碎片(ctDNA),是目前肿瘤精准医疗领域炙手可热的明星技术。其中,ctDNA 在肿瘤的早期诊断、动态监测、发生发展及疗效、复发风险评估等方面具有广阔的应用前景,受到越来越多的关注。ctDNA 样本获取虽然相对简便,但在外周血中含量极低,只占血浆循环 DNA 的 0.01%～1.00%,直到第二代测序技术,数字化 PCR 技术和 ARMS 技术的出现才解决了从极低丰度样本中检出 ctDNA 的难题。液体活检的临床应用有以下几个方向:①肿瘤分期:肿瘤患者每一时期的 CTC 含量和 ctDNA 突变情况与患者的肿瘤进展密切相关,液体活检的实时监测可以辅助医生对患者病情的掌握。②预后评估:已在多种肿瘤中发现 CTC 数目与预后密切相关,如果治疗效果好,CTC 数量将会明显减少;效果不好,CTC 数量变化很小。③精准用药:研究表明 ctDNA 中的突变与肿瘤组织突变具有高度相似性,对血液中 ctDNA 的突变分析可以帮助医生判断患者肿瘤的突变类型,制订用药方案。因此,基于第二代测序的液体活检技术为肿瘤筛查、诊断和临床决策提供了一种新的途径和机遇,具有巨大的应用潜力。

第四节 第三代核酸测序技术

第一代和第二代测序由于存在依赖于模板扩增及读长短等缺点,因此在全基因组从头测序和一些特殊遗传疾病(如致病性的重复序列、基因组结构变异)诊断中的弊端日益凸显。如何使测序既能兼顾高通量,又具有长读长的优势,这就为第三代测序技术提供了一个市场入口。第三代测序技术共同的一个特点是均采用了单分子测序技术(Single-molecule sequencing),2008 年 Heliscope Bioscience 公司推出了世界第一款单分子测序平台,但于 2012 年破产。2010 年,PacBio 公司研发出 PacBio RS 单分子实时测序仪,通过纳米技术和现代光学系统对单分子碱基上的荧光信号进行识别,并将光信号转化为电信号记录下来,产出的平均读长在 kb 级别。2012 年,Oxford Nanopore

NOTE

Technologies 公司(简称 ONT)推出了单分子实时测序仪 MinION 和 GridION,其中 MinION 测序仪是目前世界上最小的测序仪,外形比 U 盘大不了多少,由于其外形与其他高通量测序仪差异巨大,因此业内也有人称之为第四代测序仪。Nanopore 测序原理是捕获单分子碱基穿过纳米孔蛋白时电流变化的信号,并转换为碱基信息,最长读长已达到 Mb 级别,读长优势更加明显,可谓"长江后浪推前浪"。下面,将从技术特点和应用领域两个方面来介绍一下目前主流的第三代测序技术。

一、Pacific Biosciences 公司测序技术

PacBio 公司成立于 2004,这项技术最初设想诞生在康奈尔大学 Watt Webb 和 Harold Craighead 实验室,结合了当时最先进的纳米加工技术和光子学与分子生物学研究成果。到目前为止,PacBio 公司基于其核心技术共推出了三款测序仪:第一款产品 PacBio RS 在 2010 年发布并于 2011 年进入商业市场;2013 年 4 月发布了升级版 PacBio RS Ⅱ;在 2015 年 10 月推出了全新的 PacBio Sequel 测序仪,该款测序仪比 RS Ⅱ产生的数据量高 7 倍,体积更加小巧,数据单价也低了很多,故逐渐取代了前两款测序系统。

(一) 技术特点

1."哑铃"状文库 PacBio 测序技术采取的建库方式简单快捷,整个过程也不需要借助 PCR 扩增,因而没有 PCR 扩增偏向性和 $G\equiv C$ 偏移的问题(高或低 $G\equiv C$ 含量区域覆盖均匀,尤其不会湮没稀有突变)。跟所有高通量测序技术文库制备一样,PacBio 技术首先也是将全基因组片段化,由于测序仪读长很长,PacBio 方法制备的片段长度可达 3~30 kb。然后,把 DNA 片段黏性末端补平为平行末端,两端分别连接环状单链,单链两端分别与 DNA 片段平行末端连接上,得到一个类似"哑铃"状的结构,称为 SMRT Bell(single molecule real time sequencing Bell)(图 6-11)。这种哑铃形状文库的好处在于整个序列实际上是测一个圆环 DNA,在测序的过程中可以周而复始地进行测序——滚环测序,以提高测序的准确度,这也是 PacBio 建库的特别之处。

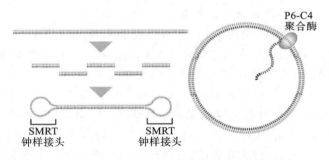

图 6-11 Pacific Biosciences 测序技术文库制备过程

2. 零模波导孔(ZMW)和 SMRT 测序 和第二代测序技术一样,PacBio 测序也需要借助芯片(SMRT Cell)。PacBio 技术使用的芯片上有许多测序微孔,每一个测序微孔被称作零模波导孔(zero model waveguide,ZMW)。测序反应时,合格的零模波导孔中包含一个被固定在玻璃底板上的 DNA 聚合酶、一个 SMRT Bell 文库和许多荧光标记的游离 dNTP(图 6-12(a))。那怎样在零模波导孔中进行单分子检测?周围有大量荧光标记的游离碱基,怎样才能将单分子反应信号与周围游离碱基的荧光背景区别出来?这就需要借助于物理学的零模波导原理,即光波只能穿透直径大于光波波长的微孔,如果孔径小于波长,光波只能在小孔中传输很短的距离(图 6-12(b))。这个比检测激光波长还小的测序微孔就称为零模波导孔,一个 SMRT Cell 里有许多这样的圆形纳米小孔,激光从底部打上去后不能穿透小孔,能量被限制在一个小范围,正好足够覆盖正在工作的 DNA 聚合酶,使得信号仅来自这个小反应区域,孔外过多游离核苷酸单体依然留在黑暗中,使背景降到最低。

借助于零模波导孔(ZMW),PacBio 测序仪实现了单分子实时测序(SMRT)。最新推出的 Sequel 测序仪一个 SMRT Cell 芯片上有 100 万个 ZMW,但不是每个 ZMW 都能进行测序,加入测

序反应试剂后,合格的孔中 DNA 聚合酶在高速合成,每合成一个碱基即显示为一个脉冲峰,每分钟大于 100 个碱基的速度,配上高分辨率的光学检测系统,就能进行实时检测。

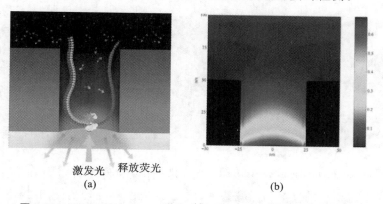

激发光 释放荧光
(a)   (b)

图 6-12 Pacific Biosciences 零模波导孔(ZMW)和 SMRT 测序原理

3. 99.999% 的测序准确度 PacBio SMRT 测序结果有着近似于第一代测序的准确度,但它的准确度并非与生俱来,其真实的碱基判读准确度为 87.5%,也就是说,每读 8 个碱基,就有 1 个是错的。那 PacBio 公司依靠什么技术将测序准确度提高到了 99.999% 呢? 主要来说,有三个方面:①滚环测序:由于 PacBio SMRT 测序采取的是滚环测序策略,即一条模板链循环测序很多次,因此同一个文库可以得到很高的覆盖度,例如一个文库序列被反复读取了 15 次,15 次可以产生 30 条互补的序列(reads),这 30 条序列在同一碱基位置上有 26 次或 27 次碱基结果都是一致的,就足够让我们判断出该位置碱基的正确信息。②无测序偏向性:对于一些 A═T 含量或 G≡C 含量高的 DNA 序列,第二代测序技术测序结果一般都不好甚至完全测不到,其准确率≈0%。由于 PacBio SMRT 测序建库无需 PCR 扩增,因此文库序列没有 DNA 的偏向性,测序结果产生的误差是随机误差而非系统误差。③读度长:基因组上的重复区域或回文区域由于序列高度一致,第二代测序技术即使测到了也不能很好地通过生信分析拼接回去,出现很多错误匹配,从而造成假阳性的变异,PacBio SMRT 测序因为其读长长,长达上万碱基的序列可以跨越基因组中重复区域并且把这些序列定位在基因组上正确的位置,以纠正错误的序列分配。

（二）应用领域

虽然目前 PacBio 测序技术因其成本较高没有在临床应用,但由于 PacBio 测序具有读长长、准确度高且无 PCR 扩增偏向性和 G≡C 偏移等特点,使得其在科研领域得到了广泛应用,例如全基因组从头测序、新转录本和新基因的发现、微生物 16S rDNA 全长测序、宏基因组测序和稀有碱基变异鉴定等。此外,PacBio 测序技术是利用 DNA 聚合酶反应来测序的,因此当 DNA 聚合酶的合成速度减慢时,则证明碱基有额外修饰存在,这使得 PacBio 平台可以在测序的同时检测出 DNA 序列表观遗传的修饰信息,这也是全球首次实现对碱基修饰的直接测序。

二、Oxford Nanopore Technologies 公司测序技术

Oxford Nanopore Technologies 公司成立于 2005 年,是由牛津大学著名的生物化学专家 Bayley 教授创立。Bayley 教授最早在 1992 年提出了"纳米孔"的概念,但受制于当时技术条件的限制,直到 2005 年人类基因组计划全部完成才明确了纳米孔技术在 DNA 测序上的可行性,此后经过反复技术改进和应用探索,最终于 2012 年成功推出 Oxford Nanopore Technologies 公司的"镇店之宝"MinION 测序仪。由于 MinION 测序仪既不需要精密复杂的光学设备,也不需要 DNA 碱基合成的各种试剂,使得它成为目前世界上唯一一款便携式的 DNA 测序仪(图 6-13)。

（一）技术特点

1. 超长文库 由于 Nanopore 测序不需要 DNA 聚合酶的合成反应,所以不存在 DNA 聚合酶的失活问题,加之也没有第二代测序"簇生成"产生的滞前/滞后问题,因此理论上 DNA 文库分子有

NOTE

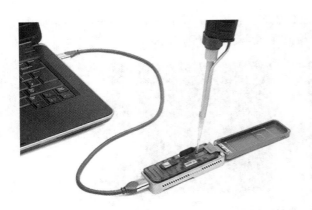

图 6-13　Oxford Nanopore Technologies 公司 MinION 测序仪

多长,MinION 测序仪就可以测多长。在实际工作中,MinION 测序的文库制备方式有三种:①1D 建库。1D 建库跟第二代测序 illumina 方法类似,先是末端修复,再加碱基 A,然后加上带着动力蛋白的测序接头,并且加上 Tether 蛋白。动力蛋白是 DNA 解螺旋酶,当动力蛋白与纳米孔上的孔道蛋白结合时起到解螺旋的作用,Tether 蛋白是锚定蛋白,把 DNA 链吸附在测序芯片的膜上,不让它在测序时游走(图 6-14(a),框内标识的是动力蛋白和 Tether 蛋白)。②快速建库。快速建库不需要末端修复和加碱基 A,也无须纯化,其原理是使用已连接了序列接头的转座子酶,整个过程几十分钟就可完成,但缺点是测序质量不高。③1D² 建库。1D² 建库是在 1D 建库基础之上发展起来的一个高质量的建库方式,1D² 建库在末端修复和加碱基 A 后需要加上一个 1D² 接头,然后再加上带着动力蛋白的测序接头和 Tether 蛋白,1D² 接头的作用是使反向链紧跟着正向链测序,由于反向链和正向链是互补的,所以可以把两条序列进行相互校正,以提高碱基序列判读的准确性(图 6-14(b),框内所示为 1D² 接头)。

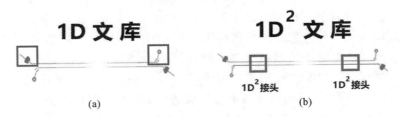

(a)　　　　　　　　　　　　　　(b)

图 6-14　Nanopore 测序技术文库制备种类

2. 生物纳米孔测序　Nanopore 测序芯片中的核心部件是由蛋白质构成的纳米级小孔,我们称之为"孔道蛋白"。孔道蛋白整齐镶嵌在一个人工合成的薄膜上,薄膜两侧都浸没在含有离子的水溶液当中,当两边加上电压后离子就会通过孔道蛋白,小孔中有电流通过时,孔道内有个充当传感器的蛋白质就会检测到电流的变化。同样,当 DNA 单链通过这个小孔的时候,就会对离子的流动造成阻碍,不同的碱基造成的电流扰动是不一样的,因此这些电流波动信号被记录下来,经过分析还原成经过小孔的碱基序列,这就是 Nanopore 测序的基本原理(图 6-15(a))。然而,Nanopore 的测序结果判读是一个复杂的工作,虽然最新的孔道蛋白能够感受单个碱基的电流变化,但碱基修饰(甲基化、乙酰化等)以及前后碱基类型的不同都会造成同样的碱基不一样的电流,所以 Nanopore 最终得到的测序结果是计算机经过复杂的拟合后近似得出的,这也是为什么 Nanopore 测序技术准确度不高的原因(图 6-15(b),1D 文库的碱基判读准确度平均为 90%;1D² 文库的准确度平均为 96%)。

(二) 应用领域

虽然 Nanopore 测序技术准确度不高且芯片昂贵,但 Nanopore 的 MinION 测序仪有着其他高通量测序仪无法比拟的优势——便携性,这使得 MinION 测序仪已经"上天入地",被科学家们"玩坏了"。此外,Nanopore 测序技术有着无须逆转录和 PCR 扩增的双重优点,可以对 RNA 样本直接进行测序,这也使得 MinION 测序仪成为目前全球唯一一台可对转录组直接测序的平台。下面介绍 Nanopore 测序技术几个优势应用领域。

1. 太空应用　由于失重环境,太空中检测细菌和病毒是件很困难的事情,大部分研究需将样品带回地球进行测序鉴定,而 MinION 测序仪重量轻、体积小,特别适合太空检测。2017 年,

NOTE

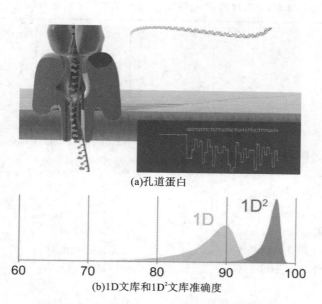

(a)孔道蛋白

(b)1D文库和1D²文库准确度

图 6-15 Nanopore 纳米孔测序及其测序准确度

MinION 测序仪被 NASA(美国国家航空航天局)送到太空进行国际空间站环境微生物的 DNA 分析。2018 年,MinION 测序仪又完成了太空 RNA 直接测序,其目的是实时分析各种微生物为适应国际空间站做出的生物学改变,以帮助研究人员获得特定微生物在特定时间内发生的特定变化。可以想象,未来的某一天,MinION 测序仪或许会登上火星或其他天体,帮助人们首次发现地外生命的存在。

2. 病原微生物即时检测 传统的微生物检测(培养＋鉴定)仅在医院或疾控中心进行,而第二代测序读长短、测序周期长对微生物检测存在短板,MinION 测序仪的出现为传染源的监测提供了一种全新的解决方案。MinION 测序仪可以随身携带,文献报道其可适应各种野外环境,从样品准备到发现致病菌最快只需几个小时。2014 年,非洲西部暴发了严重的埃博拉病毒疫情,埃博拉病毒传播快速,但比埃博拉传播更快的是人们对感染埃博拉的恐慌,医生在不发达的地区每天都需要面对大量确诊或疑似的患者,在这种情况下,检测速度和准确性就显得非常重要,这时候,MinION测序仪就派上了大用场,它不仅能够迅速区分患者是否感染了埃博拉病毒,还能够快速鉴定出病毒的来源,为减轻医生诊断压力和防止埃博拉病毒蔓延立下了汗马功劳。

第五节　各类测序技术对比

前文介绍了各种测序方法的原理和应用,这一节将对第一代、第二代、第三代测序的各种方法做个比较。如果将各种测序技术比作武林绝学,那武林大会时谁能更胜一筹呢?这要看比什么内容了。如果从通量上看,第二代测序的 illumina 平台完胜其他对手;如果从准确度上看,第一代测序的 Sanger 测序法还是当之无愧的盟主;如果从发展潜力上看,第三代测序的后起之秀 Nanopore平台可以给人们带来无限的想象空间。由于各种测序技术各有所长,在实际工作中往往是各种平台相互结合应用,针对不同的检测目的选择不同的测序平台,例如,如果是单个短片段测序,Sanger测序法又准又便宜,是最好的选择;如果是全外显子测序,那第二代测序目前是最成熟的;如果是全基因组重测序,那第三代和第二代测序结合应用是最完美的搭配。下面,将从平台名称、核心原理、优缺点等几方面汇总梳理一下前文所述的第一代、第二代和第三代测序技术(表 6-1)。

NOTE

表 6-1　常用的第一、第二、第三代测序技术对比列表

第几代	技术公司	平台名称	核心原理	读长/通量（2×表示双端测序 1×表示单端测序）	优点	缺点
第一代	Thermo Fisher	ABI3500、3500 Dx	Sanger 毛细管电泳测序	600～1000 bp/忽略不计	准确度高，测序金标准	通量低，市场垄断，仪器贵
第二代	illumina	桌面式测序系统（iSeq 100、MiniSeq、NextSeq），工厂式测序系统（HiSeq、HiSeq X、NovaSeq）	可逆终止子加边合成边测序（SBS）	2×150 bp/1.2 Gb～6 Tb	通量很大，单位测序成本最低，测序市场主流，配套软件健全	市场垄断，试剂仪器价格虚高
	Thermo Fisher	Ion Torrent(Ion S5、Ion PGM、Ion Proton)	H^+ 半导体芯片测序	2×200 bp 或 1×600 bp/0.3～15 Gb	速度快、适合靶向测序	通量不高，高重复和同种多聚序列时易错
	华大基因 BGISEQ	BGISEQ-500/50MGISEQ-2000/200	滚环扩增加 DNA 纳米球测序（DNB）	2×150 bp 或 1×300 bp/8 Gb～1 Tb	无扩增累积错误，试剂仪器性价比高	测序周期较长、配套软件少
第三代	Pacific Biosciences	PacBio Sequel	单分子实时测序技术（SMRT）	8～18 kb/5～10 Gb	读长长，准确度高，无扩增累积错误	测序成本高，仪器品种单一，通量低
	Oxford Nanopore Technologies	MinION、GridION、PromethION、SmidgION	纳米孔单分子实时测序	8 kb～1 Mb/10 Gb～15 Tb	便携性，读长超长，无扩增累积错误，对环境要求低	准确度低，芯片成本高

　　至此，核酸测序技术这一章节全部内容都已介绍完成。测序技术发展这三十多年来，从第一代测序发展到第三代，通量越来越大、速度越来越快，而单位碱基测序成本却越来越低。我们感谢第二代测序给人类疾病诊断带来的技术革新，也期望第三代测序未来能实现家庭化云端测序，同时我们也不应忘记第一代测序所绘制的第一个人类基因组图谱（human genome project，HGP），因为没有这个基本框架，第二代、第三代测序的理论就不可能成为现实，正如牛顿所说的：之所以能比别人看得远一些，是因为我站在巨人的肩膀上。

本章小结

　　知识点 1：核酸测序技术的发展简史。

　　知识点 2：第一代测序技术原理及人类基因组计划。

NOTE

知识点 3：第二代测序技术种类、原理和临床应用。

知识点 4：第三代测序技术种类和原理。

知识点 5：各种测序技术的应用特点。

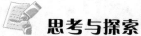 **思考与探索**

1. 为什么第一代测序的读长都有 600～1000 bp，而最新的第二代测序技术读长一般只有 100～200 bp？请通过本章内容和网络搜索回答此问题。

2. 第三代测序 PacBio 测序技术有着与第一代测序近似的准确度，为什么目前还是公认第一代测序为金标准？

（里 进）

第七章　分子克隆技术

　学习目标

掌握　DNA 重组、分子克隆的概念;限制性核酸内切酶的概念和分类、Ⅱ 型限制性核酸内切酶的作用;DNA 重组体导入宿主细胞的方法。

熟悉　常用克隆载体的分类及一级结构;目的基因和载体的酶切与连接。

了解　表达载体、穿梭载体。

DNA 分子克隆,即将某一特定 DNA 片段通过重组 DNA 技术插入到一个载体(如质粒和病毒中),导入宿主细胞,在宿主细胞中进行自我复制并得到大量完全相同的该 DNA 片段的"群体"。

切割 DNA 分子需要用限制性核酸内切酶(简称限制酶)。生物来源不同但识别序列与切割序列相同的限制酶,称为同裂酶;切割产生单链末端相同的限制酶,称为同尾酶。相容的限制片段可用 DNA 连接酶相连接。平末端连接效率较低,利用接头、衔接物可帮助平末端连接。

将外源 DNA 带入宿主细胞并进行复制的运载工具,称为载体。分子克隆的载体包括克隆载体和表达载体,常用的载体有质粒、噬菌体、黏粒、酵母质粒和病毒等。它们能够携带的外源 DNA 片段大小不同,用途也各异。宿主细胞应据载体的性质来选定。

重组 DNA 分子通过转化或转染的方式导入受体细胞。重组体可通过遗传标记表型特征或结构特征进行鉴定或筛选。

分子克隆技术的基本步骤大致包括:①目的基因获取;②载体的选择;③目的基因和载体酶切及连接;④重组 DNA 导入受体细胞;⑤重组体的筛选和鉴定;⑥目的基因的表达等。

本章主要介绍分子克隆的工具、分子克隆的基本步骤。

第一节　分子克隆的工具

一、分子克隆的定义

1972 年 Berg P 和他的同事将 λ 噬菌体基因和大肠杆菌乳糖操纵子插入猴病毒 SV40 DNA 中,首次构建了 DNA 的重组体(recombinant)。由于 SV40 能使动物致癌,出于安全考虑,该项工作未能进行下去。1973 年 Cohen S 和 Boyer H 将细菌质粒通过体外重组后导入宿主大肠杆菌细胞内,得到基因的分子克隆(molecular cloning),由此产生了分子克隆。克隆(clone)意为无性繁殖系。DNA 克隆即将 DNA 的限制酶片段插入克隆载体,导入宿主细胞,经无性繁殖,以获得相同的 DNA 扩增分子。故 DNA 克隆为分子克隆。

二、工具酶

工具酶是分子克隆技术中不可缺少的工具,常用的工具酶有限制酶、DNA 连接酶、碱性磷酸酶、DNA 聚合酶Ⅰ、逆转录酶、T4 多核苷酸激酶和末端脱氧核苷酰转移酶等。

(一) 限制酶

Arber W 等早在 20 世纪 50 年代就已发现大肠杆菌具有对付噬菌体和外来 DNA 的限制系统,

20 世纪 60 年代后期证明存在修饰酶和限制酶,修饰酶主要是修饰宿主自身的 DNA,限制酶主要用以切割外源 DNA。1970 年 Smith H O 和 Wilcox K W 从流感嗜血杆菌(*Hemophilus influenzae* Rd)中分离出特异切割 DNA 的限制酶,1971 年 Danna K 和 Nathans D 用此限制酶切割 SV40 DNA,绘制出第一个 DNA 限制酶酶切图谱。此后数年从不同种类的细菌中分离出许多修饰性甲基化酶(modification methylase)和限制酶(restriction endonuclease)。限制酶的发现为切割基因提供了方便。

1. 限制酶的命名与分类　限制酶多数从细菌中发现,通用的命名原则是:限制酶的第一个字母(大写,斜体)为宿主菌的属名,第二、第三个字母(小写、斜体)代表宿主菌的种名缩写,第四个字母(正体)是株或型,最后的罗马数字表示同株内发现和分离的先后顺序。比如限制酶 *Hind*Ⅲ是来自流感嗜血杆菌(*Haemophilus influenzae*)的 d 血清型菌株。

限制酶主要有三类。Ⅰ型限制酶为多亚基双功能酶,对 DNA 甲基化和切割由同一酶完成。当Ⅰ型限制酶特异结合在识别位点上时,由于两条链识别位点特定碱基甲基化的不同而发生不同反应。如果两条链均已甲基化,则不会发生反应。对半甲基化 DNA,即一条链甲基化,另一条链未甲基化,可使未甲基化的链甲基化。在识别位点上两条链均未甲基化,则 DNA 被酶切割,该过程需要由 ATP 提供能量。由于切割是随机的,这类酶在基因操作中没有实际用途。Ⅲ型限制酶为两个亚基双功能酶,M 亚基负责识别与修饰,R 亚基负责切割。修饰与切割过程均需 ATP 提供能量,切割位点在识别位点下游 24～26 bp 处。Ⅰ型和Ⅲ型限制酶兼有修饰作用并依赖 ATP 的活性,但不能在识别序列上直接裂解 DNA,故用途较少。Ⅱ型限制酶具有高度特异的 DNA 裂解点,是分子克隆和基因工程中重要的工具酶。下面介绍Ⅱ型限制酶的作用。

2. Ⅱ型限制酶的作用　Ⅱ型限制酶的修饰和限制活性由分开的两个酶来完成,其中限制酶由两条相同的多肽链组成;甲基化酶由一条多肽链组成,能使半甲基化 DNA 识别位点上特定碱基甲基化,如果 DNA 双链都已甲基化的话,Ⅱ型限制酶无任何切割作用;如果两条链都未甲基化则被限制酶降解。Ⅱ型限制酶的作用位点位于识别位点内或者靠近识别位点,其识别序列通常是 4～8 bp 的回文结构(palindrome structure),其中以 6 个核苷酸序列最为常见。回文结构(palindrome structure)即同一条单链以中心轴对折可形成互补的双链。常见的切割 4～8 个碱基的有代表性的种类如下所示,箭头所指为切割位点:

4 个碱基识别位点:*Sau*3AⅠ　　N↓GATC(N 为任一碱基)

5 个碱基识别位点:*Eco*RⅡ　　↓CCWGG(W 为 A 或 T)

6 个碱基识别位点:*Eco*RⅠ　　G↓AATTC

7 个碱基识别位点:*Bbv*CⅠ　　CC↓TCAGC

8 个碱基识别位点:*Not*Ⅰ　　GC↓GGCCGC

Ⅱ型限制酶切割 DNA 可以将两条链对应酯键切开,形成平末端;也可将两条链交错切开,形成单链突出的末端,切开的两末端单链彼此互补,可以配对,称为黏性末端。

由不同微生物分离得到的限制酶,如果识别位点和切割位点完全一样,称为同裂酶或同工异源酶(isoschizomer)。如:*Bam*HⅠ和 *Bst*Ⅰ识别相同的序列并切割同一位点:G↓GATCC。如果仅仅是黏性末端突出的单链相同,称为同尾酶(isocaudamer)。由同尾酶切割的限制片段彼此相连,不能再被原来的限制酶切割。如:*Bam*HⅠ(G↓GATCC)和 *Sau*3AⅠ(N↓GATC),由此产生的 DNA 片段可借黏性末端相互连接,在分子克隆过程中具有更大的灵活性。在非标准反应条件下限制酶的识别特异性及切割能力均会下降,因此会导致内切酶能切割一些与其特异性识别顺序相类似的序列,这种现象称为星号活力,一般在限制酶的右上角加一个 * 表示。如 *Eco*RⅠ在正常条件下识别并切割 5′GAATTC3′序列,但在甘油浓度超过 5% 时,也可切割 5′PuPuATPyPy3′或者 5′AATT3′。

(二) DNA 连接酶

DNA 连接酶是一种封闭 DNA 链上缺口的酶,最初是在大肠杆菌细胞中发现的。主要功能是

NOTE

借助 ATP 或 NAD 水解提供的能量催化 DNA 链的 5′磷酸端与另一 DNA 链的 3′-OH 生成磷酸二酯键。但这两条链必须是与同一条互补链配对结合的（DNA 连接酶除外），而且必须是两条紧邻 DNA 链才能被 DNA 连接酶催化成磷酸二酯键。其催化黏性末端连接效率要比平末端高得多。

DNA 连接酶主要有两种：大肠杆菌的 DNA 连接酶和噬菌体 T4 DNA 连接酶。大肠杆菌的 DNA 连接酶是一条分子质量为 75 kD 多肽链。该酶可被胰蛋白酶水解，水解后形成的小片段可催化酶与 NAD 反应形成酶-AMP 中间物，但不能继续将 AMP 转移到 DNA 上促进磷酸二酯键的形成。噬菌体 T4 DNA 连接酶分子也是一条多肽链，分子质量为 60 kD，此酶的催化过程需要 ATP 辅助，其活性很容易被 0.2 mol/L 的 KCl 和精胺所抑制。噬菌体 T4 DNA 连接酶可连接 DNA-DNA，DNA-RNA，RNA-RNA 和双链 DNA 黏性末端或平头末端。另外，无论是噬菌体 T4 DNA 连接酶，还是大肠杆菌 DNA 连接酶，都不能催化两条游离的 DNA 链相连接。

值得注意的是，DNA 分子磷酸二酯键的断裂称为切口（nick），可以用噬菌体 T4 DNA 连接酶来修复；如 DNA 分子中核苷酸缺失（称缺口（gap）），则不能单独用连接酶来修复。

（三）碱性磷酸酶

目前在实验室常用的碱性磷酸酶（alkaline phosphatase）主要有大肠杆菌分离出来的细菌碱性磷酸酶（bacterial alkaline phosphatase，BAP）和由牛肠道分离出来的小牛碱性磷酸酶（calf alkaline phosphatase，CAP），它们催化去除 DNA、RNA 或 dNTP 上的 5′磷酸基团，其主要用途有：①除去 DNA 片段上的 5′端磷酸，以防自身连接。②在使用 T4 多核苷酸激酶和^{32}P 同位素标记前，除去 RNA 或 DNA 上 5′端磷酸，以便进一步用^{32}P 标记的 γ-磷酸重新磷酸化，使 5′端被^{32}P 标记。

（四）DNA 聚合酶

DNA 聚合酶（DNA polymerase）是一种在 DNA 复制过程中起重要作用的酶。DNA 聚合酶以 DNA 为模板，将 DNA 由 5′端开始复制到 3′端。DNA 聚合酶的主要活性是催化 DNA 的合成（在具备模板、引物、dNTP 等的情况下）。

此酶最早在大肠杆菌中发现，以后陆续在其他原核生物及微生物中找到。这类酶的共同性质是：①以脱氧核苷酸三磷酸（dNTP）为前体催化合成 DNA；②需要模板和引物的存在；③不能起始合成新的 DNA 链；④催化 dNTP 加到生长中的 DNA 链的 3′-OH 末端；⑤催化 DNA 合成的方向是 5′→3′。

1. 大肠杆菌 DNA 聚合酶 Ⅰ 又称 Kornber 酶（DNApolymerase Ⅰ，DNApol Ⅰ），是由大肠杆菌 polA 基因编码的一种单链多肽。该酶具有三种活性，即 5′→3′聚合酶活性、5′→3′外切酶活性和 3′→5′外切酶活性，它在分子克隆中主要用于制备供核酸分子杂交用的放射性同位素标记的 DNA 探针和 DNA 序列分析。

2. T4DNA 聚合酶 一条与大肠杆菌 DNA 聚合酶 Ⅰ 分子量相近的多肽链，但氨基酸组成不同。与大肠杆菌 DNA 聚合酶 Ⅰ 生物活性不同点的主要表现为：①无 5′→3′外切酶活性且需要一条有引物的单链 DNA 作模板；②在有缺口的双链 DNA 作模板时，需要有基因 32 蛋白的辅助。此外，T4 DNA 聚合酶可利用单链 DNA 为模板，同时将该单链 DNA 作为引物，即此单链 DNA 的 3′端能环绕其本身的某一顺序形成氢键配对，而 3′端的未杂交部分即被 T4 DNA 聚合酶的 3′→5′外切酶活性切去，然后在其作用下从 3′-OH 端开始聚合，合成该模板 DNA 的互补链，再以互补链为模板合成原来的单链 DNA。

3. 热稳定 DNA 聚合酶 Taq DNA 聚合酶是第一个被发现的热稳定 DNA 聚合酶，具有 5′-3′外切酶活性，但不具有 3′-5′外切酶活性，是所有耐热 DNA 聚合酶中活性最高的一种。该酶具有非模板依赖性，可将 PCR 双链产物的每一条链 3′端加入单 A 核苷酸尾，故可使 PCR 产物具有 3′端突出的单 A 核苷酸尾；另一方面，在仅有 dTTP 存在时，它可将平端质粒的 3′端加入单 T 核苷酸尾，产生 3′端突出的单 T 核苷酸尾。应用这一特性，可实现 PCR 产物的 T-A 克隆法。

（五）逆转录酶

逆转录酶（reverse transcriptase）是依赖 RNA 的 DNA 聚合酶，它以 RNA 为模板、4 种 dNTP

为底物,催化合成 DNA,此过程称为逆转录作用。

逆转录酶是多功能酶,其功能主要有:①逆转录作用:以单链 RNA 为模板,需引物 tRNA 提供 $3'$-OH 末端,沿 $5'$-$3'$方向合成 DNA,催化合成 RNA:DNA(cDNA)杂交链。②核酸酶 H 的水解作用:沿 $3'$-$5'$方向,特异地水解 RNA:DNA 杂交链中的 RNA 链。③依赖 DNA 的 DNA 聚合酶作用:以杂交链中的单链 cDNA 为模板,催化合成 cDNA 的互补链。

(六) T4 多核苷酸激酶

T4 多核苷酸激酶的作用是将 ATP 上的 γ-磷酸转移到 DNA 的 $5'$末端上,包括前向反应(forward reaction)和交换反应(exchange reaction)两种。在前向反应中,将 ATP 上的 γ-磷酸转移到 DNA 的 $5'$末端上;在交换反应中,过量的 ADP 可促使酶将 DNA $5'$末端磷酸转移到 ADP 分子,生成 ATP,然后再将[γ-^{32}P]dATP 中同位素标记的 γ-磷酸转移到 DNA 的 $5'$末端,使之重新磷酸化。此过程需要二硫苏糖醇(DTT)和 Mg^{2+} 参与。

(七) 末端脱氧核苷酰转移酶

末端脱氧核苷酰转移酶(terminal deoxynucleotidyl transferase,TDT,简称末端转移酶),在二价阳离子存在下,催化脱氧核糖核苷酸转移到单链或双链 DNA 分子的 $3'$末端-OH 上。底物是单链 DNA 或有 $3'$突出末端的双链 DNA,需要 Mg^{2+} 参与;底物是平端或 $3'$凹端的双链 DNA,需要 Co^{2+}。

末端转移酶的功能主要有:①在载体或目的基因 $3'$末端加上互补的同质多聚尾,形成人工黏性末端,便于 DNA 重组连接;②用于 DNA$3'$末端的同位素探针标记。

三、载体

借助限制酶可以切出含有目的基因序列的 DNA 片段。将外源 DNA 片段带入宿主细胞进行扩增或表达的运载工具称为载体(vector),本质为 DNA。三种最常用的载体是细菌质粒、噬菌体和动植物病毒。质粒是细菌染色体以外的遗传物质,是一种分子量较小、独立于染色体 DNA 之外的环状 DNA(一般有 1~200 kb),有的细菌中有一个,有的细菌中有多个。质粒能通过细菌间的接合由一个细菌向另一个细菌转移,可以独立复制,也可整合到细菌染色体 DNA 中,随着染色体 DNA 的复制而复制。在基因操作过程中使用载体有两个目的:一是用它作为运载工具,将目的基因转移到宿主细胞中去;二是利用它在宿主细胞内对目的基因进行大量的复制(称为克隆)。

载体应具备以下条件:①在宿主细胞中能保存下来并能大量复制,且对受体细胞无害,不影响受体细胞正常的生命活动。②有多个限制酶切点,而且每种酶的切点最好只有一个,如大肠杆菌 pBR322 就有多种限制酶的单一识别位点,可适于多种限制酶切割的 DNA 插入。③含有复制起始位点,能够独立复制;通过复制进行基因扩增,否则可能会使重组 DNA 丢失。④有一定的标记基因,便于进行筛选。如大肠杆菌的 pBR322 质粒携带氨苄青霉素抗性基因和四环素抗性基因,就可以作为筛选的标记基因。一般来说,天然载体往往不能满足上述要求,因此需要根据不同的目的和需要,对载体进行人工改建。现在所使用的质粒载体几乎都是经过改建的。⑤载体 DNA 分子大小应合适,以便操作。

根据载体的用途不同将载体分为克隆载体和表达载体两种。

(一) 克隆载体

能将目的基因在受体细胞中复制扩增并产生大量目的基因的载体称为克隆载体(cloning vector);通常采用从病毒、质粒或高等生物细胞中获取的 DNA 作为克隆载体,在载体上插入合适大小的外源 DNA 片段,并注意不能破坏载体的自我复制。将重组后的载体引入到宿主细胞中,并在宿主细胞中大量繁殖。常见的载体有质粒、噬菌体酵母人工染色体。

1. 质粒载体 质粒(plasmid)是指细菌染色体以外的小分子双链环状 DNA,具有自我复制能力并能表达其所携带的遗传信息。质粒的分子质量一般为 10^6~10^8 kD(1.5~15 kb)。目前常用

NOTE

的克隆载体大多都是天然质粒经人工改造后构建而成。

质粒 DNA 根据复制是否受宿主细胞蛋白质合成控制分严紧型质粒(stringent plasmid)和松弛型质粒(relaxed plasmid)。严紧型质粒的复制与细菌的复制密切相关,需要蛋白质合成酶和 DNA 聚合酶Ⅲ的存在。每个细胞只有 1～5 个质粒。松弛型质粒(relaxed plasmid)可在没有蛋白质合成的情况下继续复制,作为质粒载体,它是目前使用最广泛的重组 DNA 载体。作为克隆载体的质粒应具备以下特点:①具有松弛型复制子(如 ColEⅠ),复制子是质粒自我增殖所必不可少的基本条件,并可协助使每个细胞含有一定数量的质粒拷贝。②在复制子外存在几个单一的酶切位点(或多克隆位点),以便目的 DNA 片段插入。③具有插入失活的筛选标记,理想的质粒载体应具有两种抗生素抗性标记,以便从平板中直接筛选阳性重组子。④分子量相对较小和拷贝数较高。此外,质粒的缺点是容量较小,一般只能接受小于 15 kb 的外来 DNA,插入片段过大会导致重组子扩增速度减慢,甚至使插入片段失活。质粒克隆载体的用途主要有:①用于保存和扩增小于 2 kb 的目的 DNA。②构建 cDNA 文库。③目的 DNA 的测序。④作为核酸杂交时的探针来源。

目前常用的质粒载体有 pBR322、pUC 系列以及由后者衍生而来的 pSP 和 pGEM 系列等。

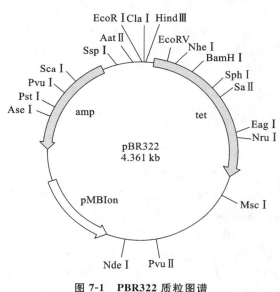

图 7-1　PBR322 质粒图谱

(1) pBR322 质粒载体(图 7-1):pBR322 是最早被广泛应用于分子克隆的载体之一。是由一系列大肠杆菌质粒 DNA 通过 DNA 重组技术构建而成的双链克隆载体,长为 4.36 kb。pBR322 由三个不同来源的部分组成:①来源于 ColEⅠ的派生质粒 pMBⅠ的复制起始位点(ori);②来源于 pSF2124 质粒易位子 Tn3 的氨苄青霉素抗性(Amp^r);③来源于 pSC101 质粒的四环素抗性(Tet^r)。

pBR322 质粒载体具有下述特点:

①带有一个复制起始位点,该特点能保证该质粒能在大肠杆菌中复制。

②具有二个抗生素抗性基因作筛选标记和数个单一的限制性酶切位点。其中三个单一的酶切位点 BamHⅠ、HindⅢ和 SalⅠ均在 Tet^r 基因内,PstⅠ识别位点在 Amp^r 基因内。当外源基因插入这些抗性位点时,就分别称为 Amp 敏感(Amp^s)或 Tet 敏感(Tet^s),即插入失活。

③具有较小的分子量:pBR322 质粒载体的这种小分子量特征,不仅利于自身 DNA 的纯化,而且能有效地克隆 6 kb 大小的外源 DNA 片段。

④具有较高的拷贝数:经扩增后,每个细胞可累积 1000～3000 个拷贝,这为重组 DNA 的制备提供了极大的方便。

(2) pUC18、pUC19 质粒载体(图 7-2、图 7-3):pUC 系列载体是由 pBR322 质粒和 M13 噬菌体重组构建而成的双链 DNA 质粒载体。pUC 系列的质粒载体包含 4 个组成部分:①来自 pBR322 质粒的复制起始位点(ori);②Amp^r 基因,但其 DNA 序列已不再含有原来的核酸内切酶单一识别位点;③大肠杆菌 β-半乳糖苷酶基因(lacZ)的启动子及其编码 α-肽链的 DNA 序列,此结构称为 lacZ 基因;④位于 lacZ 基因中靠近 5′ 端的一段多克隆位点区段,但并未破坏该基因的功能。pUC 系列大多数是成对的,如 pUC8/pUC9、pUC18/pUC19,即每对内含有大致相同的多克隆位点(个别切口又可不同),但整个多克隆位点反向倒装(故称其为一对)。不同对的 pUC 系列质粒载体的多克隆位点的数目和种类不同。

与 pBR322 质粒载体相比,pUC 系列具有许多方面的优越性:①具有更小的分子量和更高的拷贝数,在构建 pUC 系列时仅保留了 pBR322 的复制子和 Amp^r,可供菌落筛选。②适应于组织化学

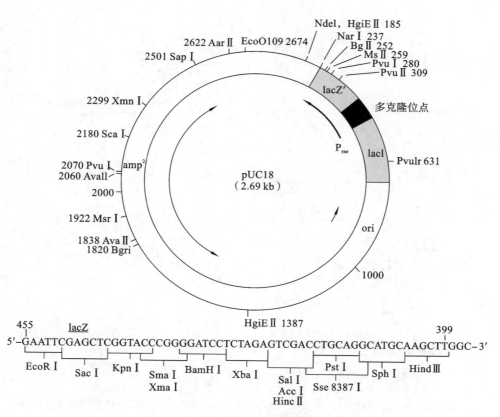

图 7-2 pUC18 质粒图谱

筛选重组体,pUC 质粒结构中具有来自大肠杆菌 lacZ 操纵子的 lacZ 基因,其编码的 α-肽链可参与 α-互补作用。目的基因插入后,破坏 lacZ 基因的完整性。在重组实验中,可用异丙基-β-D-硫代半乳糖(IPTG)诱导 lacZ 基因表达 β-半乳糖苷酶(β-galactosidase),该酶能消化 5-溴-4-氯-3-吲哚-β-D-硫代半乳糖(X-gal),产生蓝色产物。若 lacZ 基因插入失活,则缺乏 β-半乳糖苷酶表达,也就不能消化 X-gal,菌落为白色,即阳性重组体克隆,此称作蓝白斑实验。③pUC 系列的多克隆酶切位点与 M13 mp 系列相对应,因此克隆的外源 DNA 片段就可以在两类载体系列之间来回"穿梭",这使克隆序列的测序极为方便。

2. 噬菌体质粒 噬菌体(bacteriophage,phage)是指感染细菌的病毒。按其生活周期分为溶菌性噬菌体和溶原性噬菌体两种类型,前者指噬菌体感染细胞后,连续增殖,直到细菌裂解,释放的噬菌体又可感染其他细菌;后者指噬菌体感染细胞后,可将自身的 DNA 整合到细菌的染色体中,和细菌染色体一起复制。构建的噬菌体载体,以 λ 噬菌体、M13 和黏粒最为常用。

(1)λ 噬菌体载体:野生型的 λ 噬菌体是一种基因组为 4.8 kb 的线性双链 DNA,全长约 48.5 kb,其中 60%(约 30 kb)的基因为噬菌体生长所必需,称为必需基因;中间约 40% 为非必需基因区域,可被外源 DNA 片段代替而不影响 λ 噬菌体的生存。λ 噬菌体 5′端含 12 个核苷酸的互补单链顺序,是天然的黏性末端,称为 cos 位点,λ 噬菌体感染宿主菌后,其 cos 位点通过碱基配对而结合,形成环状 DNA 分子。重组噬菌体的分子量必须在野生型噬菌体分子量大小的 75%~105% 之间,否则不能包装成有活性的噬菌体颗粒。

λ 噬菌体的用途:①用作一般的克隆载体;②用于构建一般的基因组或 cDNA 文库(小于 22 kb);③用于抗体库或随机肽库的构建;④核酸的序列分析。

λ 噬菌体载体包含插入型和置换型两类。

①插入型载体:外源 DNA 直接插入噬菌体的单一酶切位点,而此位点所在的基因不是噬菌体存活所必需。由于噬菌体包装时对 DNA 分子量大小有一定的限制,因此只容许几个 kb 的外源 DNA 插入。外源 DNA 的插入位点为 EcoR I,正好插在 lacZ 基因编码区内,因此可通过蓝白斑实

NOTE

101

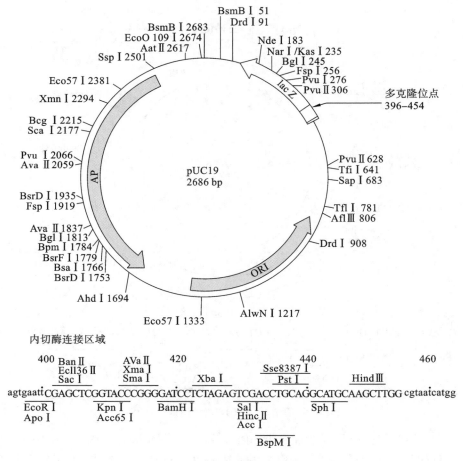

图 7-3 pUC19 质粒图谱

验筛选。如常用的 λgt 噬菌体 10 和 λgt 噬菌体 11 载体是这类载体的代表。

②置换型载体：λ 噬菌体基因组中央部分约 14 kb 非其生长所必需，在此载体的中央、两端都有 EcoR I（E）、BamH I（B）和 Sal I（S）三个限制酶位点，用这三种内切酶将中央部分切下可由外源 DNA 所代替，从而丧失某些生物学功能，造成重组体与空载体形成噬菌斑形态（清晰和混浊）或颜色（蓝白斑实验）差别，这种差别即可作为筛选标记。EMBL4 是这类载体的代表。

（2）M13 噬菌体：M13 噬菌体是一类雄性特异的大肠杆菌噬菌体，其基因组都是一个长度 6.4 kb 且彼此同源性很高的单链闭环 DNA 分子。M13 噬菌体在细菌内呈溶源状态生长，在适当条件下可生成过渡形式的双链环状复制型 DNA，成熟的噬菌体以单链（正链）形式释放到培养液。作为克隆载体的 M13 噬菌体以双链环状 DNA 复制型形式克隆外源 DNA，重组体导入宿主细胞后，又重新进入复制周期，最后成熟的子代噬菌体中只有一条含外源 DNA 的链（负链）。通过对 M13 噬菌体进行改造，已成功地发展出了 M13 mp 噬菌体载体系列，例如 M13 mp8、M13 mp9 和 M13 mp10、M13 mp11 等。改造过的 M13 噬菌体引入了带有大肠杆菌 lacZ 的调控序列和 N 端前 146 个氨基酸的编码信息以及多克隆酶切位点，因此也可用 IPTG-X-gal 蓝白斑筛选重组体。M13 mp 系列大多是成对的，且有 pUC 质粒系列的多克隆位点与之对应。主要用于目的 DNA 的测序和单链放射性探针的制备。克隆的外源 DNA 一般小于 1 kb。

3. 黏粒载体　黏粒又称柯斯质粒（cosmid），"cosmid" 一词是 "cos site-arrying plasmid" 的缩写，其原意是指带有黏性末端位点（cos）的质粒。黏粒载体由质粒和 λ 噬菌体的 cos 位点构建而成。它含有质粒复制的起始位点（ori）、一个或多个酶切位点和抗生素抗药性基因（Amp^r 和（或）Tet^r）、用于插入目的基因的单一酶切位点及 λ 噬菌体的 cos 位点。黏粒载体主要用于克隆大片段 DNA 和构建基因文库。

黏粒载体有以下作用特点：①黏粒载体大小为 4～6 kb，而插入外源基因长达 40～50 kb，可用于克隆大片段真核 DNA。②加入 λ 噬菌体头部和尾部蛋白，可将黏粒包装成类似于 λ 噬菌体的具有感染能力的颗粒，容易进入大肠杆菌。③黏粒进入细菌后则完全失去噬菌体的功能，表现出质粒的特性。

4. 酵母细胞中克隆基因常用的载体 由于许多基因过于庞大而不能作为单一片段克隆于这些载体之中，以及建立真核生物染色体物理图谱及克隆其大片段的需要，20 世纪 80 年代提出了建立人工染色体(artificial chromosome)的概念和方法。在 1983 年，研究者成功构建了第一条酵母人工染色体(yeast artificial chromosome，YAC)。酵母是研究真核生物 DNA 复制、重组、基因表达和调控过程等的理想材料，YAC 是利用酵母染色体 DNA 和大肠杆菌 pBR322 质粒改造而成，主要由着丝粒、端粒(telomere)、复制子和外源 DNA 构成，是线状 DNA 分子，具有天然酵母染色体的许多特征和生物性状。YAC 主要包括以下调控元件：①着丝粒，以保证染色体在细胞分裂过程中正确地分配到子代细胞；②端粒，作为染色体复制所必需的元件，具有防止染色体被核酸外切酶降解的功能；③复制起始点和限制性酶切位点；④筛选标记，YAC 载体的两臂均带有选择标记，在酵母中选择标记一般为色氨酸、亮氨酸、组氨酸或尿嘧啶的合成基因产物，通过插入失活而进行筛选；⑤原核序列及调控元件，包括大肠杆菌复制起始点、Amp^r 基因等，以便于在大肠杆菌中操作。

根据其复制方式不同分为三型：整合型(YIP)、复制型(YRP)和附加体型(YEP)载体。三类载体的共同特点是：①能在大肠杆菌中复制，并具有较高的拷贝数；②含有在酵母细胞中便于选择的遗传标记；③含有合适的限制性酶切位点，以便插入外源基因。

YIP 和 YCP 载体能稳定遗传但都是单拷贝、转化率低，多用于遗传分析；YRP 和 YEP 载体对酵母具有很高的转化活性、拷贝数较高但稳定性差，后者较前者稳定，是基因克隆中常用的载体。

5. 动物细胞基因克隆的载体 已构建并经常使用的动物病毒克隆载体有猿猴空泡病毒 40 (simian vacuolating virus40，SV40)载体、腺病毒(adenovirus)载体和逆转录病毒(retrovirus)载体等，它们都有各自的特点和应用范围。

以 SV40 为例，SV40 是共价闭合环状双链 DNA 病毒，能感染猿猴等哺乳类动物。分子量小，长度约 5.2 kb，人工改造的 SV40 载体只含 SV40 的复制起始区、早期区域启动子等调节基因，不含病毒基因组的编码序列，改造过的 SV40 克隆载体主要有两种类型：取代型的重组病毒载体和重组的病毒-质粒载体。前者的特点是将外源 DNA 直接插入在缺陷型的病毒基因组上，且插入的片段与被取代的病毒基因组大小等同，有利于包装成病毒颗粒。后者的特点是只取病毒基因组中与维持哺乳动物复制有关的序列，使它与细菌质粒融合，这样的重组体类似于质粒的 DNA 分子载体，不能被包装成病毒颗粒，不会引起细胞裂解感染。

（二）表达载体

表达载体(expressing vector)是指用来在受体细胞中表达(转录和翻译)外源基因的载体。这类载体除具有克隆载体所具备的性质以外，还带有转录和翻译所必需的 DNA 序列。因受体细胞不同，表达载体多种多样，如大肠杆菌、分枝杆菌、放线菌、酵母、哺乳动物细胞等，各有相应的表达载体。在这里，通过大肠杆菌表达载体和哺乳动物细胞表达载体介绍表达载体的一般特性。

1. 大肠杆菌表达载体 原核表达载体适合于在原核生物细胞中表达外源基因。大肠杆菌表达载体中含有复制起始位点、抗性基因、克隆位点，可以导入大肠杆菌，这些特点与其他克隆载体一样。此外，表达载体中还含有启动子、核糖体结合位点、克隆位点和转录终止序列等表达元件。

（1）启动子：启动子是启动外源基因表达的必需成分，大肠杆菌表达载体中常用的启动子(promoter)有 trp-lac 启动子、λ 噬菌体 P_L 启动子和 T7 噬菌体启动子。

①trp-lac 启动子：亦称 tac 启动子，是一个双启动子，又称杂合启动子。由 trp 启动子加上 lac 操纵子中的操纵元件、SD 序列融合而成。整个 tac 启动子受 lac 阻抑物调控，在 lac 阻抑物高水平表达的 lacI^q 大肠杆菌菌株中，其转录可被抑制，加入 IPTG 诱导其表达。常用的受体菌株有 RB791、XL-1-blue、SB221、JM109 等。

②λ 噬菌体 P_L 启动子：该启动子受控于温度敏感的阻抑物(cIts857)。cIts857 在 37 ℃可以阻

NOTE

抑 P_L 启动子的转录,但在高温下则失去阻抑作用,P_L 启动子开始转录。因此,P_L 是一种温度诱导的启动子。大肠杆菌 M5219 株含有 λ 噬菌体的缺陷型原噬菌体,可以编码 cIts857。含 P_L 启动子的表达载体需转化到 M5219 菌株中才能调控表达。

③T7 噬菌体启动子:表达效率很高的启动子。但需要特殊的受体菌,如 JM109 等,JM109 是溶源菌,带有 lacUV5 启动子控制下的 T7 噬菌体 RNA 聚合酶基因,可用 IPTG 诱导。

(2)核糖体结合位点:核糖体结合位点是外源基因在原核细胞翻译的必需成分,mRNA 在细菌中的翻译严格依赖于是否有核糖体结合位点(ribosome-binding site,RBS)的存在,它是大肠杆菌表达载体中必不可少的元件。核糖体结合位点位于 AUG 上游 8~13 个核苷酸处,为一个富含嘌呤的短片段,又叫作 SD 序列(shine-dalgarno sequence)。这段序列正好与 30S 小亚基中的 16SrRNA3' 端一部分序列互补,因此 SD 序列也叫作核糖体结合序列。

(3)转录终止序列:转录终止序列可保证外源基因的高效表达,如果载体中没有转录终止序列,也可以表达某些外源蛋白质,但并非所有外源蛋白质的表达都可获得较满意的效果。所以多数表达载体中都带有转录终止序列,常用的转录终止序列短的有几十碱基对,长的可达 700~800 bp。

2. 哺乳动物细胞表达载体 原核细胞缺乏真核细胞的转录后加工系统,不能切除 mRNA 中的内含子形成成熟的 mRNA,并缺乏真核细胞的翻译后加工系统,因此采用真核表达系统自然应比原核系统优越。

真核生物表达载体主要有酵母、昆虫、动物和哺乳类细胞等表达系统。它们也是在克隆载体基础上发展的。真核表达载体至少要含有两类序列:①原核质粒的序列,包括复制起始序列、抗药性基因标志等;②在真核宿主细胞中表达重组基因所需要的元件,包括启动子、增强子、转录终止和加 polyA 信号序列,以及供外源基因插入的单一限制酶识别位点等。

(1)原核 DNA 序列:包括能在大肠杆菌中自身复制的复制子、便于抗药基因的筛选标记,以及便于目的基因插入的限制酶位点。

(2)启动子(promoter):转录起始位点上游 25~30 bp 有富含 AT 的 TATA 框及其上游 100~200 bp 处的上游启动子元件。

(3)增强子(enhancer):一类显著提高基因转录效率的顺式作用元件,目前常用的有 SV40 的早期基因增强子、Rous 肉瘤病毒(RSV)基因组的长末端重复序列和人类巨细胞病毒(CMV)等。

(4)终止子(terminator)和加 polyA 信号:真核基因表达的过程中 RNA 聚合酶Ⅱ通常跨过结构基因的末端继续进行转录,因此,成熟的 mRNA3' 端是经过位点特异性的转录后切割并加上 poly(A)而形成的。准确而有效地加上 poly(A),有赖于 mRNA 中的特异序列,即 3' 末端的 AAUAA 和其下游的 GU 富集区或 U 富集区。真核生物表达载体必须带有 poly(A)加尾信号以保证新转录的 mRNA 能够有效地加上 poly(A)。尽管全长 cDNA 克隆可能已带有 AATAAA 序列和一段 poly(A),但这些内源性序列本身并不足以保证 poly(A)的形成。因此,载体中务必包含切割和加 poly(A)尾所必需的下游 GU 富集区。最为常用的加 poly(A)信号来自 SV40,是一段 237 bp 的 BamHⅠ-BclⅠ限制酶片段,其中同时含有早期和晚期转录单位的切割与加 poly(A)信号。两套信号作用的方向相反,并分别位于不同的 DNA 链上,对 mRNA 的加工均很有效。

为了将含目的基因的载体导入哺乳动物细胞,还必须加入遗传选择标记。常用的标记基因有胸腺激酶(tk)基因、二氢叶酸还原酶(dhfr)基因、新霉素(neo)抗性基因、氯霉素乙酰基转移酶(cat)基因等。

第二节 分子克隆的基本步骤

分子克隆主要分为以下几个步骤:①制备目的基因和相关载体;②将目的基因和有关载体进行连接;③将重组的 DNA 导入受体细胞;④DNA 重组体的筛选和鉴定;⑤DNA 重组体的扩增、表达和其他研究。

现将分子克隆技术的基本步骤简要介绍如下。

一、目的基因的获取

被研究的某一基因或DNA序列称为目的基因(或靶基因),即需要克隆或表达的基因。目的基因的制备方法主要有:从基因文库中获取、逆转录合成、人工合成以及直接从染色体DNA中分离。

(一)从基因文库中获取

基因文库是指含有某种生物全部基因随机片段的重组DNA克隆群。构建基因文库时,先将原核或真核细胞染色体DNA提纯,通过机械或酶切使之成为一定大小的片段,将其与适当的载体(一般为λ噬菌体)相连接,经体外包装、转染细菌,得到一组含不同DNA片段的重组噬菌体颗粒。这个文库中含有基因组内全部基因片段,是一个储存基因组全部序列的信息库,故称为基因文库。转染是指以噬菌体、病毒或以其为载体构建的重组子导入细胞的过程。

如以细胞全部mRNA逆转录制备出全套cDNA建库,则称为cDNA文库。应用时,可通过适宜方法如探针技术等,从文库中选出含有目的基因的菌株。真核细胞基因文库DNA中含有较多的多重复序列与内含子,一个单拷贝基因只占基因组的$10^{-7} \sim 10^{-5}$;而在cDNA文库中,平均一个目的基因所对应的mRNA占总mRNA的$10^{-4} \sim 10^{-3}$,相比之下后者比前者在含量上提高$2 \sim 3$个数量级,便于提取一个目的基因。

(二)逆转录合成

将mRNA分离纯化后,以mRNA为模板,利用逆转录酶的逆转录作用合成cDNA∶RNA杂交链,然后逆转录酶发挥RNaseH活性水解RNA链,最后以cDNA为模板,利用逆转录酶的DNA聚合酶活性,催化合成cDNA双链作为目的基因。特定基因片段可通过聚合酶链反应技术大量扩增。

(三)人工合成

根据已知基因的核苷酸序列或某种基因产物的氨基酸序列可推导出核苷酸序列,然后利用DNA合成仪人工合成目的基因。此法适用于合成分子量较小的目的基因,如人生长激素释放因子、血管加压素、干扰素的基因等。

(四)直接从染色体DNA中分离

用限制酶将供体细胞中的DNA片段切成许多片段,将这些片段分别载入载体,然后分别转入不同的受体细胞,让外源DNA的所有片段分别在各个受体细胞中大量复制,从中找出含有目的基因的细胞,再用分子杂交等技术去调取基因克隆的方法。如许多抗虫、抗病毒的基因都可以用上述方法获得。

二、载体的选择

制备的目的基因或外源性DNA片段必须与合适的载体连接,才能进入受体细胞进行复制和表达。具体见本章第一节内容。

三、目的基因和载体的连接

目的基因和载体的连接是在限制酶的作用下,形成黏性末端或平末端,在DNA连接酶的作用下形成一个DNA重组体。根据酶切后片段形成黏性末端还是平末端,连接的主要方法分类如下。

(一)黏性末端DNA分子的连接

同源黏性末端包括同一种内切酶产生的黏性末端和不同的内切酶产生的互补黏性末端。切割后的两种DNA分子具有相同的黏性末端,经退火,形成氢键而重组成重组DNA分子。在黏性末端连接时,除重组体外,还有一定数量的载体自身环化分子,往往需要在连接前,用牛小肠碱性磷酸酶去除载体的$5'$-磷酸以抑制质粒DNA的自身环化而使它只能与未经碱性磷酸酶处理的外源DNA片段连接。

（二）平末端连接

质粒和目的基因上没有相同的酶切位点,可采用以下几种方法。

1. T4 DNA 连接酶连接 选用生成平末端的限制酶切割质粒和目的基因生成平末端,然后再用连接酶连接两者;也可选用不同的限制酶分别切割质粒和目的基因,然后由核酸酶 S1 切去质粒和目的基因上互补的单链黏性末端,最后再由连接酶将两者连接。

2. 人工接头连接 生成的平末端,可用化学合成方法合成含某些限制酶切位点的寡核苷酸片段作为人工接头,在 DNA 连接酶的作用下,将接头连接到目的基因的两端,再在该酶的酶解作用下和载体获得相同的黏性末端,并进行连接。

3. 通过同聚尾连接 即当目的基因或 DNA 片段与载体,用限制酶酶切获得的是平末端,或者外源 DNA 片段和载体是两个不相配的 DNA 片段,此时可用末端转移酶使其中的一个 DNA 分子 3′端上接上多聚 A,另一个 DNA 片段 3′端接上多聚 T。这样两个 DNA 分子的尾部可按 A-T 配对原则相连,并由 DNA 聚合酶填补空隙,最后由 DNA 连接酶封口成重组 DNA 分子。

四、重组基因的导入策略

将重组 DNA 或其他外源 DNA 导入宿主细胞,常用的方法主要有以下几种。

（一）原核细胞的导入策略

转化是直接将 DNA 导入细菌的方法,转化(transformation)是指将质粒或其他外源 DNA 导入处于感受态的宿主菌,并使其获得新的表型的过程。转化常用的宿主菌是大肠杆菌。大肠杆菌悬浮在 $CaCl_2$ 溶液中,并置于低温 0~5 ℃环境下一段时间,钙离子使细胞膜的结构发生变化,通透性增加,从而具有摄取外源 DNA 的能力,这种细胞称为感受态细胞(competent cell)。在感受态细胞中,加入质粒 DNA(重组的或非重组的),使其进入细胞内。

在合适条件下,细菌大约每 20 min 分裂一次,一般只需 10 多个小时,琼脂平板上便出现肉眼可见的菌落。每个细菌菌落都是单一细菌的后代。因此,在一个菌落中,所有细菌都具有相同的遗传组成,称为细菌的克隆(clone)。在一个克隆中,所有细菌含有相同的外源 DNA 插入片段,如将这样的一个菌落从琼脂平板上挑出来,转移至另一琼脂平板上培养,以后生长出的所有菌落均含有相同的外源 DNA 序列,这一过程便是克隆化(cloning)。应用这一方法,可使某一特殊的重组 DNA 片段得到扩增。

由于黏粒质粒带有一个复制起始点和一个药物抗性标志,黏性质粒也能由标准的转化方法导入大肠杆菌,并像质粒一样扩增。

在实验室常用的转化的方法如下。

1. $CaCl_2$ 处理法 当细菌处于 0 ℃、二价阳离子(如 Ca^{2+}、Mg^{2+} 等)低渗溶液中时,细菌细胞膨胀成球形,处于感受态;此时转化混合物中的 DNA 形成抗 DNA 酶的羟基-钙磷酸复合物黏附于细胞表面,重组 DNA 在 42 ℃短时间热冲击后吸附在细胞表面,在丰富培养基中生长数小时后,球状细胞恢复原状并繁殖,该方法的转化效率为每微克 DNA 可获得 $10^5 \sim 10^6$ 个转化子。

2. 电击法(electroporation) 利用高压脉冲,在细菌细胞表面形成暂时性的微孔,重组 DNA 从微孔中进入,脉冲过后,微孔复原,在丰富培养基中生长数小时后,细胞增殖,重组 DNA 得到大量复制。

（二）真核细胞的导入策略

转染是将外源 DNA 导入真核细胞的方法,转染(transfection)是由转化和感染两个单词构成的新词,指真核细胞主动摄取或被动导入外源 DNA 片段而获得新的表型的过程。进入细胞的 DNA 可以被整合至宿主细胞的基因组中,也可以在染色体外存在和表达。用这些方法,可以将外源 DNA 导入受体细胞,观察外源基因的表达状态;或者从基因组中筛选出具有某种功能的基因。例如将癌细胞 DNA 转染 NIH/3T3 细胞,得到转化灶,再从中克隆有关癌基因。从转化的 NIH/

NOTE

3T3 细胞基因组中已经鉴定出一系列与恶性转化有关的基因。除了上述与原核细胞导入方法相同的 $CaCl_2$ 处理法及电击法之外,其他常用的方法有:

1. 聚乙二醇介导的转染法 此法一般用于转染酵母细胞以及其他真菌细胞。细胞用消化细胞壁的酶处理以后变成球形体,在适当浓度的聚乙二醇 6000 的介导下,将外源 DNA 导入受体细胞。

2. 磷酸钙-DNA 共沉淀法 将外源基因导入哺乳细胞中进行瞬时表达的常规方法。将被转染的 DNA 和正在溶液中形成的磷酸钙微粒共沉淀后,磷酸钙和外源性 DNA 形成沉淀颗粒附着在细胞表面,通过细胞脂相收缩时裂开的空隙进入或在钙、磷的诱导下被细胞摄取,通过内吞作用进入受体细胞,从而使外源 DNA 整合到受体细胞的基因组中得以表达。

3. 二乙胺乙基-葡聚糖介导的转染 二乙胺乙基(diethyl-aminoethyl,DEAE)-葡聚糖介导的作用机制依然不甚清楚,可能是 DEAE-葡聚糖与 DNA 结合后抑制核酸酶的作用或与细胞结合后促进细胞对 DNA 的内吞作用。此方法比磷酸钙—DNA 共沉淀法重复性好,但只适合瞬时转染实验。

4. 原生质体融合 外源性 DNA 片段与噬菌体 DNA 载体连接后成为重组噬菌体 DNA,经噬菌体外壳蛋白包装完毕以后,成为有感染能力的噬菌体颗粒。将这些有感染能力的重组噬菌体颗粒和宿主真核细胞按一定比例混合,在培养过程中利用噬菌体的主动感染能力,将重组噬菌体 DNA 导入真核细胞宿主中,在宿主真核细胞中大量复制。

5. 脂质体法 脂质体(liposomes)是一种人造膜泡,可作为体内、体外物质转运载体。与 DNA 或 RNA 上带负电的磷酸基团结合,形成由阴离子脂质包裹 DNA 的颗粒,通过脂质体上剩余正电荷与细胞膜上唾液酸残基负电荷的融合将外源基因导入细胞。

6. 细胞核的显微注射法 将外源基因的重组体通过显微注射装置直接注入细胞核中并进行表达。外源基因导入原核细胞和真核细胞方法很多,可根据具体情况进行选择。

五、重组子的鉴定

将外源基因导入宿主细胞后,首要任务是筛选含有目的基因的阳性克隆并加以扩增。主要包含三个步骤:首先是筛选出带有载体的克隆;然后是筛选出带有重组体的克隆;最后筛选出带有特异 DNA 序列的克隆。所用的方法主要有遗传学方法、免疫学方法、核酸杂交法、PCR 等。

(一)遗传标记物鉴定

1. 利用抗性标记进行筛选 遗传学选择是从一个数目庞大的细胞群体中筛选特定细胞的最为有效的方法,所有的克隆载体均带有可供选择的遗传学标志或特征,为遗传学选择带来了方便。质粒都含有针对某种抗生素的抗性基因,转化后,将细菌放在含有这种抗生素的培养基中培养,未被转化的细菌即被杀死,生长的细菌就是已转化的细菌。

2. 利用其他标记进行筛选 带有重组 DNA 的克隆可利用载体的不同特性进行筛选。

①插入灭活法:利用特定抗性基因的失活进行筛选。这种方法常被用于鉴别质粒重组体和非重组体,适用于具有两个或两个以上抗生素抗性标记的质粒。例如 pBR322 中有氨苄青霉素抗性基因(Amp^r)和四环素抗性基因(Tet^r),在 Amp^r 上有一个 Pst I 位点,Tet^r 上有一个 BamH I 位点,如将外源 DNA 通过 BamH I 位点插入到 Tet^r 中,使 Tet^r 基因灭活,再用这个重组体转化 Amp 和 Tet 均敏感的大肠杆菌,将细菌放在含有氨苄青霉素的培养基上培养,生长出的菌落中,有的菌落含携带有外源 DNA 片段的质粒,也有自身环化而无外源 DNA 插入的质粒。区别这两种菌落的方法是把菌落分别接种到含氨苄青霉素和四环素的培养基平板上,每个菌落接种到两块平板的位置必须对应,如果菌落在氨苄青霉素和四环素平板上均生长,说明它携带的质粒中并没有外源 DNA 片段插入。只有那些在氨苄青霉素平板上生长、而在四环素平板上不生长的菌落,其携带的质粒中才可能插入了外源 DNA 片段。

②α-互补筛选:利用功能互补的基因片段。为了便于克隆外源 DNA 片段,在野生型 M13 噬菌

NOTE

体 DNA 的 Ⅳ 基因和 Ⅱ 基因之间,插入了 lac 操纵子的调控序列及 β-半乳糖苷酶前 145 个氨基酸的编码序列,该序列不能产生有活性的 β-半乳糖苷酶。M13 宿主菌(JM 系列)F 游离体上的 β-半乳糖苷酶基因中,失去了编码 11～14 个氨基酸序列的核苷酸序列,未受感染的宿主菌不能产生有活性的 β-半乳糖苷酶(lac⁻)。当 M13 的宿主菌受到 M13 的感染后,M13 上编码的 β-半乳糖苷酶的氨基端部分与宿主菌中有缺陷的 β-半乳糖苷酶互补,才能产生诱惑性的 β-半乳糖苷酶,这种作用称为 α-互补作用。当有 lac 启动子的诱导剂 IPTG(异丙基-β-D-硫代半乳糖苷)和该酶的人工底物 X-gal (5-溴-4-氯-3 吲哚-β-D-半乳糖苷)存在时,产生蓝色噬菌斑。如果在 M13 载体上插入外源 DNA 片段,破坏了 M13 载体上 lac 基因的结构,不能与宿主菌中的 β-半乳糖苷酶互补,在 IPTG 及 X-gal 存在时,则产生白色菌斑。

某些质粒载体(如 pUC 系列载体)也带有大肠杆菌的 β-半乳糖苷酶基因(lacZ)前一部分片段,在 lacZ 基因区又另外引入了一段含多克隆位点的 DNA 序列。这些位点上如果没有克隆外源性 DNA 片段,在质粒被导入携带 lacZ 基因 C 端编码区的大肠杆菌后,质粒携带的 lacZ 基因片段将正常表达,与大肠杆菌的 lacZ 基因产物 C 段部分互补,产生有活性的 β-半乳糖苷酶,加入人工底物 X-gal 和诱导剂 IPTG 后,使 X-gal 转化成蓝色的代谢产物,出现蓝色的菌落。如果在多克隆位点上插入外源 DNA 片段,将使 lacZ 基因灭活,不能生成有活性的 β-半乳糖苷酶,结果菌落呈现白色。由于这种颜色标志,重组克隆和非重组克隆的区分一目了然,这种筛选方法也称为"蓝-白斑筛选"。

λgt11 也引入了大肠杆菌 lacZ 基因,同理,非重组体将在含 X-gal 和 IPTG 的培养基上产生蓝色噬菌斑,而重组体则将产生白色噬菌斑。

（二）PCR 鉴定

根据已知插入的外源性 DNA 片段的序列,设计出相应的引物,也可根据一些载体克隆位点两翼存在的恒定的序列,通过通用引物对,直接用 PCR 对小量抽提得到的重组 DNA 进行扩增,通过 PCR 产物的电泳分析可以确定是否有目的 DNA 的插入。利用 PCR 的方法除了快速扩增特异的外源性 DNA 片段,还可以利用其产物进行 DNA 序列的直接测序。该方法目前已得到广泛的应用。

（三）酶切鉴定

当初步确定是带有外源性 DNA 片段的重组体菌落时,则挑少量菌落进行小量培养。然后进行快速抽提得到重组 DNA,用限制酶进行酶切,用凝胶电泳分析是否有外源 DNA 的插入。只出现一条区带的是原载体本身,而重组载体还多一条外源 DNA 片段的区带。可根据 DNA Marker 来分析插入 DNA 片段的分子量。

（四）测序鉴定

DNA 序列分析是最后确定分离的 DNA 是否是特异的外源性插入 DNA 的唯一方法,也是最确定的方法。现在 DNA 序列分析已实现自动化,是一个快速、简便和实用的方法。

上述几种基因重组筛选及克隆基因序列鉴定的方法,在应用时要根据具体情况选择适当的方法,本着先粗后精的原则,对重组体进行逐步的分析。

六、克隆基因的表达

生物有机体的遗传信息都是以基因的形式储存在细胞的遗传物质 DNA 分子上,而 DNA 分子的基本功能之一,就是把它所承载的遗传信息转变为由特定氨基酸顺序构成的多肽或蛋白质分子,从而决定生物有机体的遗传表型。这种从 DNA 到蛋白质的过程叫作基因的表达。根据所表达的受体的不同,在克隆基因方面分为原核生物基因表达和真核生物基因表达。

（一）原核生物基因表达的特点

（1）原核生物相对于真核生物来讲只有一种 RNA 聚合酶识别原核细胞的启动子,催化所有 RNA 的合成。

（2）原核生物的表达是以操纵子为单位的。操纵子是指一些成簇排列、相互协同的基因所组成的单位，也称基因表达的协同单位。由启动子、操纵基因及其所控制的一组功能上相关的结构基因组成。

（3）由于原核生物无核膜，所以转录与翻译是偶联的，也是连续进行的。原核生物的基因组很小，大多只有一条染色体。DNA 上只有编码区和非编码区，在编码区的上游的非编码区上游 RNA 结合位点，存在转录单元多顺反子，可以同时在一条 mRNA 链上合成多条肽链，转录时与游离的核糖核苷酸结合形成信使 RNA。

（4）原核基因一般不含有内含子，其转录后的加工系统与真核细胞不同。因此，真核基因的内含子在原核细胞中转录后，不能被切除。

（5）转录是原核生物基因表达调控的主要环节。但因为没有核膜的存在，转录和翻译两个过程是同时进行的。对 RNA 合成控制有两种方式：一是启动子控制，二是衰减子控制。

（二）真核生物基因表达的特点

（1）真核基因表达调控的环节更多。转录与翻译间隔进行，具有多种原核生物没有的调控机制；个体发育复杂，具有调控基因特异性表达的机制。

（2）真核生物活性染色体结构的变化对基因表达具有调控作用。DNA 拓扑结构变化、DNA 碱基修饰变化、组蛋白变化等。

（3）正性调控占主导，且一个真核基因通常有多个调控序列，需要有多个激活物。

（三）提高克隆基因表达效率的途径

1. 启动子的结构对表达效率的影响 外源基因高效表达的重要条件是在其上游和下游分别安置一个适当的启动子，这样的增强效应十分明显，一般能使基因转录频率增加 $10\sim200$ 倍。增强效应与其位置和取向无关，不论增强子以什么方向排列，甚至和靶基因相距 3 kb，或在靶基因下游，均表现出增强效应；没有基因专一性，可以在不同的基因组合上表现增强效应。

启动子对外源基因的表达至关重要，它由两段核苷酸序列构成，即-35 区的 TTGACA 和-10 区的 TATAAT。启动子控制转录的起始位点，并影响转录效率。在表达载体中引入严格调控的强启动子，能够使目的基因在低诱导物浓度条件下仍能表达。

2. 转录终止区对表达效率的影响 外源基因的高效表达的另一个重要条件是在其下游安置一个适当的终止子。某些基因含有负性调控元件——沉默子，当其结合特异蛋白因子时，对基因转录起阻遏作用。这些对于将基因的表达效率控制在一个适当的水平是十分重要的。

3. 转译起始序列对表达效率的影响 实验证明，连接在 SD 序列后面的 4 个碱基成分的改变会对转译效率产生很大的影响。如果这个区域是由 4 个 A（T）碱基组成，其转译作用最为有效；而当这个区域是由 4 个 C 碱基或 4 个 G 碱基组成，其转译效率只及最高转译效率的 50% 或 25%。

4. 启动子与克隆基因间距离对表达效率的影响 启动子与结构基因间的距离在蛋白质翻译上有巨大作用。进一步的研究还表明：①翻译的起始点和 SD 序列必须接近到一定程度；②翻译的起始区包括活化的 30S 核糖体亚基和 mRNA 5′末端区域间的互作，这时 mRNA 的 5′末端已折叠成特殊的二级结构。基因表达水平的改变是 mRNA 二级结构的反映。

5. 表达质粒的拷贝数和稳定性对克隆基因表达效率的影响 提高克隆基因表达效率的途径之一是增加相应的 mRNA 分子的数量。第一种是启动子的强度，第二种是基因的拷贝数。提高基因的拷贝数（即基因的剂量）最简单的办法是将基因克隆到高拷贝数的质粒载体上。

根据实验观察，随着重组体克隆基因表达水平的上升，寄主细胞的生长速率便会相应地下降，同时形态上也会出现一些明显的变化，例如细胞纤维化和脆弱性增加等。

6. 提高翻译水平常用的途径

（1）SD 序列与 AUG 之间的距离：翻译起始密码 AUG 与 UAAGGAGG 的最适距离是 $6\sim8$ 个碱基长度，与 AAGAA 的最适距离是 $5\sim7$ 个碱基长度，ATG 与 UAAGGAGG 至少相隔 $3\sim4$ 个碱基，与 AAGAA 至少相隔 5 个碱基，mRNA 的翻译才能进行。

NOTE

（2）点突变改变某些碱基：如共表达大肠杆菌稀有密码子 tRNA 基因。由于同义密码子的使用频率与细胞内对应的 tRNA 的丰度有正比关系，稀有密码子的对应的丰度很低，有可能在翻译过程中发生中止和移码突变。通过基因突变把稀有密码子改变为其他使用频率高的高义密码子。

（3）提高目标基因 mRNA 和目标基因产物的稳定性：利用蛋白转运系统把目标蛋白最终累积在周质空间，或分泌到培养基中，采用缺乏某些蛋白酶基因的缺陷株作为宿主菌；对分子量较小的目标基因进行融合表达或串联聚合表达；共表达能提高特定目标蛋白质稳定性的辅助因子，如分子伴侣基因；对蛋白质序列中的蛋白水解酶敏感区域和识别位点进行改造；在较低的温度下培养菌体和优化发酵条件。

7. 提高表达蛋白的稳定性，防止其降解

（1）克隆一段原核序列，表达融合蛋白。这样表达的蛋白是由一条短的原核多肽和真核蛋白结合在一起，故称为融合蛋白。融合蛋白是避免细菌蛋白酶破坏的最好措施。在表达融合蛋白时，为得到正确编码的表达蛋白，在插入外源基因时，其阅读框架与原核 DNA 片段的阅读框架一致，只有这样，翻译时插入的外源基因才不致产生移码突变。

（2）采用某种突变菌株，保护表达蛋白不被降解。大肠杆菌蛋白酶的合成主要依赖次黄嘌呤核苷，因此采用 lon-缺陷型菌株作受体菌，则使大肠杆菌蛋白酶合成受阻，从而使表达蛋白得到保护。

（3）表达分泌蛋白。表达分泌蛋白是防止宿主菌对表达产物的降解，减轻宿主细胞代谢负荷及恢复表达产物天然构象的最有力措施。

8. 减轻细胞的代谢负荷　外源基因在细菌中高效表达，必然影响宿主的生长和代谢；而细胞代谢的损伤，又必然影响外源基因的表达。合理地调节好宿主细胞的代谢负荷与外源基因高效表达的关系，是提高外源基因表达水平不可缺少的一个环节。目前常用的方法如下。

（1）诱导表达。使细菌的生长与外源基因的表达分开。将宿主菌的生长与外源基因的表达分成两个阶段，是减轻宿主细胞代谢负荷的最为常用的一个方法。一般采用温度诱导或药物诱导。

（2）表达载体的诱导复制。减轻宿主细胞代谢负荷的另一个措施是将宿主菌的生长和表达质粒的复制分开。当宿主菌迅速生长时，抑制质粒的复制；当宿主菌生长量积累到一定水平后，再诱导细胞中质粒 DNA 的复制；增加质粒的拷贝数，拷贝数的增加必然导致外源基因表达水平的提高。

本章小结

分子克隆指在体外对 DNA 分子按照既定的目的和方案进行剪切和重新连接，或将 DNA 分子中某个(些)位点进行人工替换或删除，改造基因结构，然后利用转化、转染、感染等方法将重组 DNA 导入宿主细胞，使 DNA 片段得到扩增。DNA 的体外剪切和重新连接是在限制酶、连接酶以及其他修饰酶的参与下进行的。不同目的基因克隆需要使用不同的载体，常用的载体有质粒、噬菌体和黏性质粒等。载体可与外源 DNA 片段在体外连接，构成重组 DNA 分子，导入相应的宿主细胞自行复制和表达。

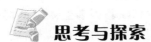 **思考与探索**

1. DNA 分子克隆包括哪些步骤？有何应用价值？

2. 克隆载体的必要条件有哪些？

3. 将重组 DNA 导入受体细胞内有哪些方法？它们的原理是什么？

（王秀青）

第八章　生物芯片技术

　学习目标

掌握　生物芯片的概念和分类;DNA 芯片和蛋白质芯片的原理和检测步骤。
熟悉　生物芯片技术的临床应用。
了解　芯片实验室的概念、原理和应用。

案例与问题

　　早在 100 年前,E. M. Southern 发现被标记的单链核酸分子和另一被固化的单链核酸分子可以通过碱基配对的原则进行杂交,从而建立了 Southern 印迹技术。从这一角度而言,Southern 印迹技术可以被看作芯片技术的雏形。1988 年,W. Bains 等将寡脱氧核苷酸固定在支持物上,借助杂交技术对 DNA 片段进行序列测定。生命科学、计算机科学、材料科学、有机化学等学科的发展和探针固相原位合成、照相平版印刷技术的有机结合及激光共聚焦显微技术的引入,使得合成、固定高密度的 DNA 探针分子成为可能。1991 年 Fodor 采用照相平版印刷设备在固相载体上同时合成了一万个化合物,首次提出了基因芯片的概念。激光共聚焦显微扫描技术的出现,使得人们可以对杂交信号进行准确、实时、灵敏的检测,生物芯片技术逐渐由实验室走向工业化。那么生物芯片的概念和检测原理是什么呢? 目前的临床应用前景又如何呢?

第一节　生物芯片的概念及分类

一、生物芯片的概念

　　生物芯片(biochip)是指采用光导原位合成或微量点样等方法,将大量生物大分子如核酸片段、多肽分子甚至组织切片、细胞等生物样品有序地固化于支持物(如玻片、硅片、聚丙烯酰胺凝胶、尼龙膜等载体)表面,形成密集二维分子排列,然后与已标记的待测生物样品中的靶分子杂交,通过特定的仪器对杂交信号的强度进行快速、并行、高效的检测分析,从而判断样品中靶分子的数量。

　　生物芯片的主要特点是高通量、微型化和自动化。生物芯片技术集微电子学、生物学、物理学、化学、计算机科学为一体,将生命科学研究中的许多不连续过程(如样品制备、生化反应、检测等步骤)集成并移植到一块普通邮票大小的芯片上,并使这些分散的过程连续化、微型化。近年来,生物芯片技术取得了突飞猛进的发展,在新基因的发现、疾病发病机制的研究、基因诊断、药物筛选、个体化治疗等方面取得了重大突破,其在临床医学方面的应用价值日渐突出。

二、生物芯片的分类

　　生物芯片有几种不同的分类方法。根据芯片上固定的探针种类不同,分为 DNA 芯片(DNA chip)、蛋白质芯片(protein chip or protein microarray)、细胞芯片(cell microarray)和组织芯片(tissue microarray)等。根据芯片的用途不同,分为表达分析芯片(expression chip)、测序芯片

NOTE

111

(sequencing chip)和芯片实验室(lab on chip)等。根据内在集成功能分类,可分为主动式生物芯片(active biochip)和被动式生物芯片(passive biochip)两类。根据原理和最终检测载体不同,分为固相芯片(flat chip)和液相芯片(liquid chip)。

第二节　DNA 芯片

随着人类基因组计划的完成,越来越多的基因序列数据被公布,揭示如此众多的基因在生命过程中的功能成为摆在全世界生命科学工作者面前的共同课题。DNA 芯片或基因芯片的出现为研究此类问题提供了有利的工具。由于"基因芯片"这一专有名词已经被某公司注册专利,因而其他厂家的同类产品通常称为 DNA 芯片或 DNA 微阵列(DNA microarray)。

一、DNA 芯片的制备及检测步骤

(一) DNA 芯片的原理

将大量已知序列的寡核苷酸片段或基因片段作为探针,使其有序地、高密度地排列固定于支持物上,然后与标记的样品根据碱基配对的原则进行杂交,通过检测分析杂交信号的强度及分布,对基因序列及功能进行大规模、高通量的研究。

核酸杂交理论是 DNA 芯片技术的理论基础。

(二) DNA 芯片的制备

DNA 芯片的制备主要包括探针的设计和探针在芯片上的布局两个方面。探针的设计是指根据应用目的不同,设计不同的固定于芯片上的探针。探针在芯片上的布局是指选择合适的方式将探针排布在芯片上。

1. 探针的设计　DNA 芯片主要用于基因表达和转录图谱分析及靶序列中单核苷酸多态性或突变点的检测。根据芯片的应用目的不同,其探针设计也不同。

(1) 表达型芯片探针的设计:表达型芯片的目的是对多个不同状态样品(不同组织或不同发育阶段、不同药物刺激等)中数千基因的表达差异进行检测。探针设计时不需要知道待测样品中靶基因的精确细节,只需设计出针对基因中的特定区域的多套寡核苷酸探针或采用 cDNA 作为探针,序列一般来自已知基因的 cDNA 或 EST 库表达序列标签(expressed sequence tag)。

(2) 单核苷酸多态性检测芯片探针的设计:单核苷酸多态性是基因组中散在的单个核苷酸的变异,最多的表现形式是单个碱基的替换如 C→T 或 A→G。单核苷酸多态性检测芯片探针一般采用等长移位设计法,即按靶序列从头到尾依次取一定长度(如 16～25 个碱基)的互补核苷酸序列形成一个探针组合,这组探针是与靶序列完全匹配的野生型探针,然后对于每一野生型探针,将其中间位置的某一碱基分别用其他三种碱基替换,形成三种不同的单碱基变化的核苷酸探针。样品中的靶序列与探针杂交,完全匹配的杂交点显示较强的荧光信号。这种设计可以对某一段核酸序列所有可能的 SNPs 位点进行扫描。

(3) 特定突变位点探针的设计:对于 DNA 序列中特定位点突变的分析,要求检测出发生突变的位置及发生的变化。根据杂交的单碱基错配辨别能力,当错配出现在探针中心时,辨别能力强,而当错配出现在探针两端时,辨别能力弱。所以,在设计检测 DNA 序列突变的探针时,检测变化点应该位于探针的中心,以得到最大的分辨率。基因突变检测探针的设计可采用叠瓦式策略,具体如下:以突变区每个位点的碱基为中心,在该中心左右两侧各选取 15～25 个碱基的靶序列,合成与其互补的寡核苷酸片段作为野生型探针,然后将中心位点的碱基分别用其他三种碱基替换,得到三个突变型探针,这四个探针之间只有中心一个碱基不同,构成一组探针,可检测中心位点碱基的所有碱基替换突变。然后再以下一个位点为中心,设计另一组探针。每组探针之间像叠瓦片一样错开一个碱基,长度为 N 个碱基的突变区需要 4N 个探针。

2. 载体选择与预处理 芯片的核心技术在于在一个有限的固相表面上刻印大量的生物分子（DNA 或蛋白质等）点阵，故把用于连接、吸附或包埋各种生物分子并使其以固相化的状态进行反应的固相材料统称为载体或片基。一种理想的载体除了能有效地固定探针外，还必须允许探针在其表面与目标分子稳定地进行杂交反应。可以作为固相载体的材料主要有玻片、硅片等实性材料；也有硝酸纤维素膜、尼龙膜及聚丙烯膜等膜性材料。这些载体材料未经处理前，其表面不存在活性基团（如羟基或者氨基），因此不能在其上合成探针，也不能固定已经合成的寡核苷酸探针。为了使探针能稳定地固定在片基表面，需对片基表面进行化学预处理，即活化。载体表面的活化主要是涂布多聚赖氨酸或者包被氨基硅烷偶联试剂。

3. DNA 芯片制备 芯片的种类不同，制备方法也不尽相同。常见的芯片制备方法可分为原位合成（也称为在片合成）和直接点样（也称为离片合成）两大类。

（1）原位合成：原位合成（in situ synthesis）是指直接在芯片上用四种脱氧核糖核苷酸合成所需的 DNA 探针的芯片制备技术。适用于制备寡核苷酸芯片和制作大规模 DNA 探针芯片，实现高密度芯片的标准化和规模化生产。方法主要包括以下三种。

①光导原位合成法：将半导体工业的光蚀刻技术和 DNA 合成技术结合起来，利用光保护基团修饰芯片片基表面碱基单体的活性羟基，通过设计特定的光刻掩膜和不断地更换曝光区域，使基片上受光保护部位的羟基脱保护而活化，加入核苷酸底物后，直接在片基上合成寡聚核苷酸探针。随着反应的重复，探针数目呈指数增长，形成所需的高密度寡核苷酸阵列。该法的优点是精确性高，缺点是造价较高。

②原位喷印合成法：原位喷印合成法是利用微喷头把 DNA 合成试剂按一定顺序依次逐层地喷印在基片表面的不同位置上。其制备方法与喷墨打印类似，不同的是芯片喷印头和墨盒有多个，墨盒中装的是含有四种碱基的液体而不是碳粉；"打印机"头在方阵上移动，并将带有某种碱基的试剂滴到基片表面，经过固定后再洗脱和去保护，就可以连上新的核苷酸使核苷酸链延伸。如此循环，直到合成完所需长度的探针。所采用的化学原理与传统的 DNA 固相合成一致，因比不需要特殊试剂，并且效率较高；缺点是耗时长，不适于大规模 DNA 芯片的批量生产。

③分子印章多次压印合成法：分子印章是一种表面有微结构的硅橡胶模板，根据所需微阵列，通过光刻技术制备一套有凹凸的微印章，根据预先设计，在制备的印章上涂上对应的单核苷酸，然后根据设计的探针顺序将不同的微印章逐个依次准确压印在同一片基上，得到高密度基因芯片。该方法制备的芯片产率大，DNA 探针的正确率高，分辨率高。

（2）直接点样：将预先合成好的寡核苷酸、cDNA 或基因组 DNA 通过特定的高速点样机直接点加在芯片载片上，速度快，但是构成方阵的寡核苷酸或 CDNA 片段需要事先纯化。多用于大片段 DNA（有时也用于寡核苷酸甚至 mRNA）探针的芯片制备。

（三）DNA 芯片的检测步骤

1. 样品的制备 样品的制备过程包括核酸分子的纯化、扩增和标记。生物样品多为复杂的生物分子混合体，一般不能直接用于芯片反应，同时由于生物样品本身所含靶分子的量较少，受灵敏度的限制，往往在标记和分析前需要首先对样品进行提取、扩增，然后再进行标记、检测。对于检测基因表达的芯片，样品制备通常涉及总 RNA 或 mRNA 的纯化、RT-PCR 和标记等步骤；而对于 SNP 或者突变检测，则涉及基因组 DNA 纯化、PCR 和标记等步骤。目前样品的标记主要采用荧光标记法。可以使用荧光标记的引物或荧光标记的三磷酸脱氧核糖核苷酸对样品进行标记。

目前常用的荧光物质有异硫氰酸荧光素（fluorescein isothiocyanate，FITC）罗丹明（lissamine rhodamine B200，RB200）、六氯-6-甲基荧光素（4，7，2，4，5，7-hexachlorocarboxyfluorescein 或 6 hexachlorofluorescein，HEX）、四甲基罗丹明（tetramethylrhodamine，TMR）、羧基荧光素（carboxyfluorescein，FAM）、Cy3 和 Cy5 等。也可用生物素随机引物进行标记，将生物素标记的扩增产物与芯片杂交，洗涤后加入荧光物质标记的亲和素，通过生物素与亲和素的结合及靶序列与探针的结合使荧光物质位于杂交部位，然后利用荧光检测系统对荧光信号进行检测。

NOTE

113

标记后的样品通常还需要进行纯化,才能用于杂交,否则会造成检测时荧光背景高而影响检测结果。

2. 杂交反应 在 DNA 芯片技术中的杂交反应与传统的杂交方法类似,属固-液相杂交范畴。杂交条件的控制要根据芯片中 DNA 片段的长短、类型和芯片本身的用途来选择。如果要检测表达情况,杂交时需要高盐浓度、低温和长时间,但严谨性要求则比较低。如果要检测是否有突变,因涉及单个碱基的错配,故需要在短时间内、低盐、高温条件下杂交,对严谨性要求高。杂交反应受很多因素的影响,而杂交反应的质量和效率直接关系到检测结果的准确性。

3. 杂交信号的检测 根据标记物不同,有很多方法可用于检测靶 DNA 与探针杂交信号,最常用的是荧光法。荧光法检测的主要手段有两种:激光共聚焦芯片扫描仪和电荷偶联装置(charge coupled device,CCD)芯片扫描仪检测。前者检测的灵敏度、分辨率均较高,但扫描时间长;后者扫描时间短,但灵敏度和分辨率不如前者。当探针与样品完全正确配对时产生的荧光信号强度比单个或两个碱基错配时强得多,因此对荧光信号强度的精确测定是实现检测特异性的基础。

4. 数据分析 芯片杂交图谱的处理与存储由专门设计的软件来完成。一个完整的生物芯片配套软件包括生物芯片扫描仪的硬件控制软件、生物芯片的图像处理软件、数据提取或统计分析软件。

二、DNA 芯片的临床应用

DNA 芯片技术作为一种高通量、大规模、平行性的检测技术,在医学领域中具有独到的优势,为疾病诊断、治疗、预防和机制研究等提供了有力工具。

(一)基因表达分析

DNA 芯片技术具有高效、灵敏、高通量及平行化等特点,可大规模平行检测和分析来源于不同发育阶段、不同分化阶段、不同细胞周期、不同组织、不同个体(如正常人与患者)、不同病变和不同刺激(如诱导、治疗条件等)下细胞内的 mRNA 或 cDNA 的情况,对基因表达时空特征和基因差异表达进行分析检测。这一类 DNA 芯片常被称为基因表达谱芯片。通过检测某些组织、细胞不同分化阶段的差异基因表达(differential gene expression,DGE),可以推断基因与基因间的相互关系、细胞分化中基因"开启"或"关闭"的机制,揭示基因与疾病的发生、发展、转归的内在联系。例如利用基因表达芯片对胸膜间皮瘤细胞与正常细胞的 6500 个基因进行比较,发现 300 多个基因的差异表达,其中几个典型基因的表达经 RT-PCR 进行定量后,可作为胸膜间皮瘤诊断的标记物。

(二)基因型、基因突变和多态性分析

在同一物种不同种群和个体之间,存在着多种不同的基因型,这种基因型的多态性有可能导致个体的性状不同及可能与多种遗传性疾病密切相关。要分析这些基因的多态性与生物功能和疾病的关系,需要对大量个体进行分析研究,DNA 芯片技术是实现这种大规模研究的重要工具。例如采用 DNA 芯片对单核苷酸多态性进行分析,可以确定基因多态性和疾病的关系、致病机制和患者对治疗的反应等。利用 DNA 芯片技术对致病微生物进行基因型和多态性分析,有助于准确诊断感染性疾病及制订合理有效的治疗方案。例如,1998 年,法国 T. Livache 等曾成功地利用 DNA 芯片技术对人血中的 HCV 病毒进行了基因型分析,为临床制订合理的治疗方案提供了重要的依据。

(三)疾病诊断

人类疾病的发生与遗传基因密切相关,DNA 芯片技术可以对遗传信息进行快速准确的分析,正在成为一种现代化诊断新技术,尤其在感染性疾病、遗传性疾病、重症传染病等疾病的临床诊断方面具有独特的优势。

1. 遗传性疾病的诊断 随着人类基因组计划的完成,许多遗传性疾病(如血友病、苯丙酮尿症、地中海贫血等)的基因被相继定位。对于这些病,可将对应于突变热点区的寡核苷酸探针制备成 DNA 芯片,通过一次杂交完成对待测样品多种突变可能性的筛查,实现对多种遗传性疾病的高

NOTE

效快速诊断。

2. 感染性疾病的诊断 病原微生物基因组计划的进展,使得通过基因诊断技术检测病原微生物感染成为可能。基因芯片技术不仅避免了烦琐而费时的病原微生物培养,而且不需要等到抗体的出现,为病原微生物感染的诊断提供了强有力的技术手段。

(四)药物筛选

芯片技术具有高通量、大规模、平行性等特点,对于药物靶标的发现、多靶位同步高通量药物筛选、药物作用的分子机制、药物活性及毒性评价方面都有其他方法无可比拟的优越性,芯片用于大规模的药物筛选研究可以省略大量的动物试验,缩短药物筛选所用时间,大大节省新药研发经费。

(五)指导用药及治疗方案

临床上,同一药物同样的剂量对不同患者的疗效和副作用差异很大,这主要是由于患者遗传学的差异(如 SNP)所致。利用生物芯片技术对患者的 SNP 进行分析,就可针对患者实施个体优化治疗。2005 年美国 FDA 批准了第一张进入临床的 SNP 芯片—CYP450 检测芯片。该芯片通过对患者体内决定细胞色素氧化醇活性的多态性位点进行检测,预测患者药物代谢水平的高低。治疗 AIDS 的药物常在用药 3～12 个月后出现耐药,其原因是这种药物主要通过抑制病毒逆转录酶 RT 和蛋白酶 PRO 产生作用,当病毒的 tpro 基因产生一个或多个点突变时,对药物的耐受能力成倍增加。如果将这些基因突变部位的全部序列构建成 DNA 芯片,则可快速检测患者所感染病毒发生突变的基因,从而对症施药,指导临床治疗。

(六)预防医学

在婴儿出生前,可用 DNA 芯片进行有效的产前筛查和诊断,防止患有先天性疾病的婴儿出生。在婴儿出生后,可采用 DNA 芯片技术分析其基因图谱,预测其患某些疾病的潜在可能性,以便采取预防措施。

三、甲基化芯片的应用

DNA 甲基化是表观遗传学的重要组成部分,在维持正常细胞功能、遗传印迹、胚胎发育以及人类肿瘤发生中起着重要作用,是目前新的研究热点之一。基因芯片技术的出现为检测 DNA 甲基化提供了高通量的技术平台。它的原理大致可分为三类:①基于亚硫酸氢盐处理的方法;②基于甲基化敏感性内切酶法;③基于 5-甲基胞嘧啶抗体富集甲基化的 DNA 片段。

(一)甲基化特异性寡核苷酸芯片(methylation specific oligonucleotide microarray, MSO microarray)

该方法采用直接杂交的原理,芯片采用寡核苷酸探针,探针设计时分别针对亚硫酸氢盐处理后的不同甲基化状态的胞嘧啶或者胸腺嘧啶。与芯片杂交的样品需经过亚硫酸氢盐处理和 PCR 扩增,产物的 3′端用荧光进行标记,移至连有探针的玻璃板上进行杂交,通过检测杂交后产生的荧光强度来判断待测序列的甲基化水平。

MSO microarray 技术是一种高通量、高灵敏度的检测方法,可有效检测特定基因的甲基化位点,但不能对大量基因,尤其是未知基因做甲基化分析。

(二)差异甲基化杂交法(differential methylation hybridization method,DMH)

该方法使用甲基化敏感性内切酶,可以用来区分癌症组织和正常组织之间的差异甲基化谱系。DMH 为大规模研究 CpG 岛甲基化谱提供了高通量的技术平台。DMH 法和表达谱基因芯片类似,只是靶基因和探针制备方法比 cDNA 表达谱芯片更复杂。DMH 方法最初是基于 CpG 岛(CGI)文库建立的。Cross 等构建了含有甲基化 CpG 结合域的亲和基质(affinity matrix),从人类基因组 DNA 中分离出 CpG 岛序列。限制酶 MseI 能将 DNA 消化为小片段,但是对绝大部分 CpG 岛序列没有作用。用亲和柱将富含 G、C 的 MseI 处理片段分离出来,克隆人载体中构建文库。预先筛选 CpG 岛克隆使之具有多个 BstUI 酶切位点,扩增后的片段用于芯片的制备。从实验样本中

NOTE

115

提取基因组 DNA,用 MseI 处理。酶切后的探针能够和 CGI 文库中的 Mse I 处理靶基因结合。酶切后的富含 G、C 的片段接上接头(Iinker),然后用甲基化敏感性内切酶 BstUI 处理,BstUI 处理的和未处理的对照 DNA 进行 linker-PCR 和荧光标记。以后的杂交、图像和数据处理过程与表达谱芯片完全一样。目前,DMH 已经成功应用于检测卵巢癌的甲基化谱。

（三）甲基化高密度芯片(CpG islands microarray)

这是一种高效富集甲基化 DNA 的方法。首先将基因组 DNA 超声打断成 400～500 bp 的 DNA 片段,然后加热变性。将变性后的单链 DNA 样品分成两份,其中一份作为 Input 样品;在另一份中加入抗 5′-甲基胞嘧啶核苷抗体,使用免疫磁珠法分离样品中甲基化 DNA 片段的抗体复合物,样品中其余的非甲基化 DNA 片段被洗脱,纯化免疫共沉淀的 DNA 片段(MeDIP)。如果需要,也可以对 MeDIP 与 Input 样品进行扩增,将 MeDIP 与 Input 样品分别使用不同的荧光进行标记,标记后的 MeDIP 与 Input 样品混合、变性,与 DNA 微阵列芯片杂交,用高解析度芯片扫描仪检测杂交信号。最后对杂交结果进行数据提取、标准化、峰值分析。

此法简单,避免了应用限制酶在酶切位点上的局限性,特异性很高,但是需要大量的 DNA 样本,并且抗体的价格较为昂贵。

（四）DNA 甲基化芯片检测技术在恶性肿瘤诊疗中的应用

越来越多的研究表明,DNA 的甲基化异常和肿瘤的发生密切相关。肿瘤相关基因启动子异常甲基化与肿瘤早期诊断的研究日益成为甲基化研究的热点。

1. 筛查患癌高危人群及早期诊断　对于恶性肿瘤患者来说,早期治疗可以提高患者生存期,减小手术创面,提高患者生存质量。随着研究的开展,有望找出特定肿瘤的特异性标志物,从而早期诊断肿瘤。

2. 评估预后　应用甲基化芯片技术检测癌组织、癌旁组织、癌转移组织及正常组织的甲基化水平,并通过对比患者生存期、复发率等指标,寻找与预后相关的异常甲基化基因,以指导临床诊断,避免不必要的侵入性治疗。

3. 预测药物疗效及靶向治疗　DNA 甲基化水平的检测可帮助临床医生判断恶性肿瘤患者对抗癌药物的反应,从而优化治疗,实现靶向及个体化治疗,减少疗程并评估药物不良反应。随着对表观遗传学研究的深入以及不断发现新的肿瘤候选基因,基因启动子异常甲基化作为肿瘤发生的分子标志物,同时与其他标志物如基因突变等共同分析,将有利于提高肿瘤诊断的特异性。检测基因启动子异常甲基化必将在肿瘤的早期诊断、化疗敏感性、预后判定、复发监测等领域得到更加广泛的应用。

四、微小 RNA 芯片的应用

微小 RNA(microRNA,miRNA)是一类内源性的具有调控功能的非编码 RNA(20～25 个核苷酸),在细胞内主要发挥基因转录后水平调控作用。作为重要的调节分子,miRNA 参与生命过程中一系列的重要进程,包括胚胎发育、细胞增殖、细胞凋亡、病毒防御、脂肪代谢、肿瘤发生等。

微小 RNA 芯片是将寡核苷酸先固定在芯片介质上,再通过杂交方式与样品中的 miRNA 结合,以鉴定 miRNA 的表达与否及表达高低的高通量检测技术。

第三节　蛋白质芯片

许多蛋白质发挥其生物功能不仅依赖于其是否表达或表达量的高低,更重要的是依赖于蛋白质的磷酸化与去磷酸化等翻译后的修饰。要检测这种变化,DNA 芯片无能为力,而蛋白质芯片正好可以弥补 DNA 芯片的这一不足。

一、蛋白质芯片原理

蛋白质芯片(protein chip)又称蛋白质微阵列(protein array/protein microarray),是指以蛋白质或多肽作为配基,将其有序地固定在固相载体的表面形成阵列,用标记了荧光的蛋白质或其他分子与之作用,洗去未结合的成分,经荧光扫描等检测方式测定芯片上各点的荧光强度,来分析蛋白质之间或蛋白质与其他分子之间的相互作用关系。

根据制作方法和应用的不同,可将蛋白质芯片分为两种。①蛋白质功能芯片:细胞中的每一种蛋白质占据芯片上一个确定的点,主要应用于高度平行检测天然蛋白质活性。例如,假定想了解所有与蛋白质 X 相关的蛋白,那么就可以将一种荧光标记的蛋白质 X 与蛋白质功能芯片共孵育"发亮"的斑点,即可认为是蛋白质 X 结合靶蛋白的理想候选物。②蛋白质检测芯片:研究者无须将天然蛋白本身点布在芯片上,而是将能够识别复杂生物溶液(如细胞提取液)中靶多肽的高度特异性配体进行点阵。这种芯片能够高度并行地检测生物样品中的蛋白质。

二、蛋白质芯片技术

(一)芯片制备

在蛋白质芯片的制备中,常用的固相载体有硅片、云母、各种膜片等。在将探针固定于载体上之前,往往要对这些固相载体进行特殊的修饰处理,以保证被点在片基上的蛋白质既不失活又能牢固地固定于载体上,然后再以特定方式将探针固定在载体表面。探针包括特定的抗原、抗体、结合某些阳离子或阴离子的化学基团、受体和免疫复合物等。

(二)检测步骤

1. 样本制备　蛋白质芯片的特异性高、亲和力强、受其他杂质的影响较小,因此对生物样品的要求较低,可简化样品的前处理,甚至可以直接利用生物材料(如血样、尿样、细胞及组织等)进行检测。

2. 生物分子反应　将待检的含有蛋白质的标本如尿液、血清、精液、组织提取物等,按一定程序做好层析、电泳、色谱等前处理,然后在每个芯池里点入制备好的样品。根据测定目的的不同可选用不同探针结合或与其中含有的生物制剂相互作用一段时间,然后洗去未结合的或多余的物质,等待检测即可。

3. 信号的检测及分析　信号的检测有直接检测和间接检测两种模式。直接检测模式是将待测蛋白用荧光素或同位素标记,结合到芯片的蛋白质就会发出特定的信号,检测时用特殊的芯片扫描仪扫描和相应的计算机软件进行数据分析,或将芯片放射显影后再选用相应的软件进行数据分析。间接检测模式类似于 ELISA 方法,将第二抗体分子进行标记并进行检测。以上两种检测模式都是基于阵列为基础的芯片检测技术,操作简单、成本低廉,可以在单一测量时间内完成多次重复性测量。

三、蛋白质芯片技术的应用

蛋白质芯片技术具有快速、并行、自动化和高通量的特点,能够同时分析上千种蛋白质的变化情况,使得在全基因组水平研究蛋白质的功能(如酶活性、抗体的特异性、配体受体交互作用以及蛋白质与蛋白质、核酸或小分子物质的结合)成为可能,在医学方面有着广泛的应用前景。

(一)特异性抗原、抗体的检测

可以利用蛋白质芯片技术筛选特异结合的抗体抗原成分。有研究者利用 12 种表达较强但尚未接触任何抗原的抗体片段筛选含有 27648 种人胎脑蛋白的蛋白质芯片,从中找出了 4 组高度特异性的抗原(蛋白)-抗体复合物,其中有 3 种抗体结合的蛋白质表达水平较低、功能未明。说明这种抗原-抗体的结合技术是一种具有较高特异性和敏感性的筛选方法,可以用于高通量筛选分离各

NOTE

117

种不同的抗体成分。

（二）生化反应的检测

对酶活性的测定一直是临床生化检验中不可缺少的部分,酶作为一种特殊的蛋白质,可以利用蛋白质芯片来研究酶的底物、激活剂、抑制剂等。

（三）疾病分子机制的研究与疾病诊断

1. 对疾病分子机制的研究 蛋白质芯片能剖析疾病发生的分子基础,使临床医生能够从疾病的成因而不只是以其症状进行诊断,并针对这种分子水平的变化予以治疗。采用蛋白质芯片技术对疾病分子机制进行探讨,主要围绕病变细胞接受和传递环境刺激的分子信号途径,以及在生物个体的生理和病理状态下这些刺激对蛋白质表达的调控途径。

2. 疾病诊断 利用蛋白质芯片对组织、细胞或体液中蛋白质表达的整体变化进行图谱分析,可获得蛋白质水平上的总体表达情况。通过检测生物样品中与某种疾病或环境因素损伤可能相关的全部蛋白质含量的变化情况,即表型指纹（phonemic fingerprint）,更可靠地进行疾病的诊断或筛查（特别是对癌症及遗传性疾病相关蛋白质的识别方面）。表型指纹对监测疾病的进程和预后、判断治疗的效果也具有重要意义。例如应用表型指纹技术发现,在前列腺癌患者的尿中有 9 个蛋白质含量与正常人及前列腺增生患者不同,其灵敏度为 83%,特异性为 97%,阳性预测值为 96%。

（四）药物筛选及新药的研制开发

将病理状态下表达异常或特异性表达的蛋白质或者细胞信号传递通路中的关键性蛋白质作为药物作用的靶分子,将其构建成蛋白质芯片,用于筛选众多候选化合物,将大大促进药物的开发。采用蛋白质芯片对已知药物治疗前后病理组织的蛋白质组进行比较分析,可以替代大量的动物试验,缩短药物筛选所用时间,减少后继工作的盲目性。采用蛋白质芯片技术对个体蛋白质组进行分析,可以筛选出患者最适用的药物靶点。蛋白质芯片还有助于了解药物与其效应蛋白质的相互作用,在对化学药物的作用机制不甚了解的情况下直接研究蛋白质谱。此外,蛋白质芯片还可以研究药物的毒副作用,判定药物的治疗效果,为指导临床用药提供实验依据以及对中药的真伪和有效成分进行快速鉴定和分析。

第四节　芯片实验室

一、芯片实验室的概念和原理

（一）芯片实验室概述

芯片实验室又称微全分析系统（miniaturized total analysis system，μ-TAS）,是指把生物和化学等领域中所涉及的样品制备、生物与化学反应、分离检测等基本操作单位集成或基本集成在一块几平方厘米的芯片上,用以完成不同的生物或化学反应过程,并对其产物进行分析的一种技术。它是通过分析化学、微机电加工（MEMS）、计算机、电子学、材料科学与生物学、医学和工程学等交叉来实现化学分析检测,即实现从试样处理到检测的整体微型化、自动化、集成化与便携化这一目标。

（二）芯片实验室的要素与基本特点

1. 芯片实验室的要素 按照目前的理解,芯片实验室是具有一定功能的,功能化芯片实验室大体包括三个部分:一是芯片;二是分析仪,包括驱动源和信号检测装置;三是包含有实现芯片功能化的方法和试剂盒。

芯片本身涉及两个方面:一是尺寸;二是材料。现有典型的芯片约为几个平方厘米,一般的通道尺寸为 10～100 mm 宽,5～30 mm 深,长度为 3～10 cm。可用于芯片的材料最常见的为玻璃、石英和各种塑料。玻璃和石英有很好的电渗性质和优良的光学性质,可采用标准的刻蚀工艺加工,可

NOTE

用比较熟悉的化学方法进行表面改性,但加工成本较高,封接难度较大。常用的有机聚合物包括刚性的聚甲基丙烯酸甲酯(PMMA)、弹性的聚二甲基硅氧烷(PDMS)和聚碳酯(PC)等,它们成本低,可用物理或化学方法进行表面改性,制作技术和玻璃芯片有较大的区别。

样品和试剂的充分接触、反应或分离必须有外力的作用,这种外力一般为电场力、正压力、负压力或微管虹吸原理产生的力。人们常采用高压电源产生的电场力或泵产生的正、负压力作为驱动源。由芯片内产生的信号需要被检测,目前最常用的检测手段是激光诱导荧光检测器,此外还有电化学、质谱、紫外光、化学发光和传感器等。激光诱导荧光检测器主要由激光源、光学透镜组和以光电倍增管或 CCD 为主的荧光信号接收器件组成,特点是检测灵敏度高,被广泛采用,但现阶段其体积仍然偏大。驱动源和检测装置是芯片实验室仪器的主要组成部分,其体积的大小直接决定了芯片分析仪的大小,因此人们正努力追求将这两部分做到最小。电化学检测由于其体积较小,与高压电源一起可制成便携式分析仪,在尺寸上和芯片实验室的概念匹配,加之有电化学效应的物质很多,所以在芯片中的应用研究较多。电化学检测器的一般做法是将电极集成到芯片上,采用安培或电导法进行检测,其中电泳分离电压对检测电流的干扰是电化学检测需要克服的问题之一。用于电化学检测的电极材料有碳糊、碳纤维、铜丝、金丝等。被检测物质有氨基酸、肽、碳水化合物、神经递质等。把电泳分离、酶联免疫和生物化学集成于一体的芯片实验室研究已有报道,已可能实现多人同时检测或多种免疫指标的同时检测。

诚然,检测的方式多种多样,研究者们正努力将现有的检测方法移植到芯片实验室的检测上,如质谱法、紫外-可见光检测法等等。现行的质谱仪一般都体积庞大,与芯片实验室的发展不匹配,不过,近来 Polla 等研制出了质谱芯片,他们把离子化腔、加速电极、漂移腔、检测阵列等器件集成在只有一枚硬币大小的硅片上,检测质量达 $10\sim12$ g。

2. 芯片实验室的特点 芯片实验室的特点有以下几个方面。

(1)集成性。目前一个重要的趋势是:集成的单元部件越来越多,且集成的规模也越来越大。所涉及的部件包括:和进样及样品处理有关的透析、膜、固相萃取、净化;用于流体控制的微阀(包括主动阀和被动阀)、微泵(包括机械泵和非机械泵)、微混合器、微反应器,当然还有微通道和微检测器等。最具代表性的工作是美国 Quake 研究小组将 3574 个微阀、1000 个微反应器和 1024 个微通道集成在尺寸仅有 3.3 mm×6 mm 面积的硅质材料上,完成了液体在内部的定向流动与分配。

(2)分析速度极快。Mathies 研究小组在一个半径仅为 8 cm 长的圆盘上集成了 384 个通道的电泳芯片。他们在 325 s 内检测了 384 份与血色病连锁的 H63D 突变株(在人 HFE 基因上)样品,每个样品分析时间不到 1 s。

(3)高通量。

(4)能耗低,物耗少,污染小。每个分析样品所消耗的试剂仅几微升至几十个微升,被分析的物质的体积只需纳升级或皮升级。Ramsey 最近报道,他们已把通道的深度做到 80 nm,这样其体积达到皮升甚至更少。这样不仅能耗低,原材料和试剂及样品(生物样品和非生物样品)极少(仅通常用量的百分之一甚至万分之一或更少),从而使需要处理的化学废物极少,也就是说,大大降低了污染。

(5)廉价,安全。无论是化学反应芯片还是分析芯片,随着技术上的成熟,其价格将会越来越廉价。针对化学反应芯片而言,由于化学反应在微小的空间中进行,反应体积小,分子数量少,反应产热少,又因反应空间体表面积大,传质和传热的过程很快,所以比常规化学反应更安全。而分析芯片因污染小,而且可采用可降解生物材料,所以更环保和安全。

二、芯片实验室的应用

芯片实验室可涉及包括基因测序、核酸、蛋白质、糖和各种小分子在内的不同对象,并已经应用于神经递质、人体代谢产物、药物筛选、功能基因分析、细胞计数等领域。

(一)感染性疾病诊断

针对病原微生物基因组的特征性片段、染色体 DNA 的序列多态型、基因变异的位点及特征等,设计和选择合适的核酸探针，就能获得病原微生物种属、亚型、毒力、抗药、致病、同源性、多态型、变异和表达等信息，为疾病的诊断和治疗提供参考。应用微流控芯片同时可检测数种上呼吸道病毒，并可准确鉴定病毒的种类、型和亚型。应用微流控芯片亦可测定 HBV 的复制水平、病程变化和治疗效果等。

（二）肿瘤诊断

利用微流控芯片可以检测一些肿瘤标志物，如 CEA、AFP 等。可利用微流控芯片技术从全血中分离循环肿瘤细胞，当全血流经芯片时，循环肿瘤细胞与基片紧密结合起来，循环肿瘤细胞被成功分离出来进行下一步的检测。利用这种芯片检测化疗药物的扩散系数，为体外测定肿瘤药物效能、开发瘤内定向注射治疗肿瘤提供新的研究思路和方法。

（三）遗传性疾病诊断

应用微流控芯片可进行疾病的基因变异检测。已有报道对遗传性血色病和遗传性肥厚性原发性心脏病有关的基因分析，对遗传性血色病 HFE 基因的 3 个常见变异：C282Y、H63D 和 S65C 进行了检测。

（四）核酸分析

微流控芯片实验室一开始就在 DNA 领域显示其极强的功能，涉及遗传学诊断、法医学基因分型和测序等方面内容。Tezuka 等在芯片上构建一种整体集成的纳米柱型阵列结构，这种纳米柱直径 $200\sim500$ nm，高 5 mm，类似于排列在一起的多个梳子，用于研究 DNA 的电泳特征及其分离，已分离了 T4 DNA 和 165.5 kbp 的 lambda 标样；Lee 等制成集成有微混合器和 DNA 纯化装置的一次性微流控芯片系统，用于 DNA 的样品制备，在微通道里放置阴离子交换树脂，得到了单一头发丝中的线粒体 DNA 的电泳图；Hofgärtner 等利用微流控芯片快速分析脑脊液样品中的 DNA，诊断带状疱疹病毒性脑炎所需时间只有脑脊液样品普通凝胶电泳的百分之一。

（五）蛋白质分析

Duffy 等利用 CD 盘式塑料阵列芯片采用离心的方式进行了碱性磷酸酶分析，每个样品检测只需 3 mL 试剂，几分钟内可分析几十个样品。瑞典的 GYROS 公司已生产出类似的产品并进行了肌球蛋白、IgG、IgA 分析。近来，Burke 和 Regnier 在芯片上利用电泳辅助微分析系统（EMMA）进行了 β-半乳糖苷酶的分析测定。以 Ramsey 实验小组为代表的很多研究者利用芯片进行了蛋白质和肽的二维电泳分离与检测，为蛋白质的组学研究提供了一种快捷、便利的分析工具。

（六）临床血细胞分析

近来 Ayliffe 等人研制出了第一台阻抗计数、光谱分类的细胞芯片分析仪。他们将微流路和微电极组合到芯片上，实现了细胞的分类和计数。之后许多研究者对此进行了改进，使这一技术日趋完美，不仅可以进行细胞的分类和计数，而且还实现了血红蛋白的定量测定。值得一提的是，Gaward 等研制了一种 2 cm×3 cm 大小的细胞分析芯片。他们利用阻抗法和光学分析技术实现了细胞的分析和颗粒大小的测定。近来美国华盛顿大学与美国 Backman 公司合作研究出了可供检测血细胞的一次性塑料芯片，大大减少了检测成本和仪器的体积。

（七）药物分析

Hatch 等利用"快速扩散免疫分析"方法在芯片上进行了全血 Phenyton（一种抗癫痫药）浓度测定，测定时无须去红细胞，检测时间不足 20 s。Chiem 等人利用竞争免疫分析法检测血清样品中的治疗哮喘用的药物茶碱的浓度，办法是将含有未标记的药物样品和已知数量的荧光标记的药物及药物抗体混合，未标记的药物与标记的药物竞争，导致标记的药物与抗体复合物的峰信号降低，而单个的标记药物峰信号增加。以 LIF 为检测器，在稀释的血清中药物检测限为 1.25 mg/L，分离时间不超过 50 s。Sathuluri 等人利用细胞芯片进行抗肿瘤药物的高通量筛选。在芯片实验室上进行手性药物分离及药物相互作用研究等方面的文献报道较多。

NOTE

（八）小分子分析

Argaint 等研制了一种含有 PaO_2、$PaCO_2$ 和 pH 传感器的硅芯片，用于血气分析。整个芯片的尺寸仅有 6 mm×22 mm 大小。用聚丙烯酰胺和聚硅氯烷聚合层分别作为内部电解质腔和气体渗透膜。用集成电路的制作工艺将整个传感器件集成在硅片上。因流路通道也被直接集成在硅芯片上，所以减少了样品和试剂的用量，且分析精度又能满足临床检测的需要。这种产品适宜批量生产。

Koutny 等利用免疫芯片电泳不需要进行预浓缩，即可在临床感兴趣的范围（10~600 mg/L）内对血清皮质醇进行芯片电泳免疫分析。Rodriguez 等利用同步循环模式，通过 CZE 和 MEKC 两种方式分离人尿中的苯丙胺、甲基苯丙胺、3,4-亚甲基二氧甲基苯丙胺及 b-苯基乙胺的衍生产物，检测限为 10 mg/L，远高于目前实际应用的要求。当然，其应用不仅仅局限在生物医学领域，在化学有机合成和分析化学等方面亦得到了广泛的应用。

（九）芯片实验室发展趋势

芯片实验室产业化发展越来越明显、越快速。它的基础研究和技术研究越来越专和精，使整体技术发展速度加快，再加之它朝着检测功能化方面发展，使其应用前景越来越广。因此，产业化前景看好，有可能成为新的经济增长点。

⬛ 本章小结

知识点 1：生物芯片是指采用光导原位合成或微量点样等方法，将大量生物大分子如核酸片段、多肽分子甚至组织切片、细胞等生物样品有序地固化于支持物（如玻片、硅片、聚丙烯酰胺凝胶、尼龙膜等载体）表面，形成密集二维分子排列，然后与已标记的待测生物样品中的靶分子杂交，通过特定的仪器对杂交信号的强度进行快速、并行、高效的检测分析，从而判断样品中靶分子的数量。

知识点 2：常见的 DNA 芯片制备方法可分为原位合成（也称为在片合成）和直接点样（也称为离片合成）两大类。

知识点 3：DNA 芯片技术作为一种高通量、大规模、平行性的检测技术，在医学领域中具有独到的优势，为疾病诊断、治疗、预防和机制研究等提供了有力工具，主要用于基因表达分析、基因多态性分析、疾病诊断、药物筛选、指导用药及预防医学等方面。

知识点 4：蛋白质芯片是指以蛋白质或多肽作为配基，将其有序地固定在固相载体的表面形成阵列，用标记了荧光的蛋白质或其他分子与之作用，洗去未结合的成分，经荧光扫描等检测方式测定芯片上各点的荧光强度，来分析蛋白质之间或蛋白质与其他分子之间的相互作用关系。临床上主要用于特异性抗原抗体的检测、生化反应检测、疾病分子机制研究，药物筛选及新药研发等方面。

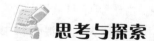 **思考与探索**

1. 生物芯片检测结果出现无法识别时，该如何处理？用哪些方法可以确认结果？出现此情况的原因是什么？

（纪爱芳）

第九章 色谱与质谱技术

学习目标

掌握 色谱与质谱技术的概念和技术原理。

熟悉 色谱与质谱技术、色谱质谱联用技术的应用。

了解 色谱与质谱技术的发展趋势。

案例与问题

2013 年 9 月至 2017 年 9 月,在我国某地区共计 93394 例新生儿接受了串联质谱技术 (MS-MS)筛查甲基丙二酸血症(methylmalonic aciduria,MMA),初筛阳性率约为 1‰,而 最终确诊为 MMA 的新生儿仅为 10 例,统计 MMA 在该地区发病率约为 0.011%。随后 该地区某检测平台采用高效液相色谱-串联质谱技术(HPLC-MS/MS)对其中收集到的 MS-MS 初筛为阳性的 423 份干血滤纸片标本进行二次筛查,HPLC-MS/MS 检测发现可 疑阳性患儿 8 例,其中 7 例经气相色谱质谱联用技术(GC-MS)和基因检测证实为 MMA, 1 例诊断为继发性 MMA(母亲长期素食)。最后,通过 MS-MS 和 HPLC-MS/MS 的联合 应用,使得 MMA 筛查阳性率降为 0.013%,阳性预测值提高至 87.5%。那么,什么是串 联质谱技术、色谱质谱联用技术? 它们各自的检验技术原理又是什么? 它们又有哪些临 床应用呢?

第一节 色 谱 技 术

一、色谱技术的概念

1903 年,俄国科学家 M. C. Jber 首创了一种能够从绿叶中分离多种不同颜色色素成分的方法, 将其命名为色谱法(chromatography)。由于翻译和习惯的原因,色谱法又常被称为层析法。色谱 技术是一组相关分离方法的总称,其主要原理为利用混合物中不同组分的理化性质不同及生物学 特性上的差异,使它们在某种基质中移动的速度不同而建立起来的分离和分析方法。

色谱技术系统都由两个相组成:一个是固定相(stationary phase),是色谱技术中的一个基质, 其在色谱分离中固定不动,能与待分离化合物可逆地进行吸附、溶解、交换,是可对分离样品产生保 留的相。固定相可以是固体物质,如吸附剂、凝胶、离子交换剂等,也可以是液体物质,如固定在固 体硅胶或纤维素上的溶液;另一个是流动相(mobile phase),是色谱分离中携带或推动待分离化合 物朝着一个方向移动的相,一般为液体或气体物质。当待分离的混合物通过固定相时,由于各组分 在理化性质及生物学特性等方面存在差异,与固定相和流动相发生相互作用的能力不同,在两相中 的分配(含量对比)不同,与固定相作用力越弱的组分,其随流动相向前移动时受到的阻力作用小, 移动的速度快。反之,与固定相作用力越强的组分,向前移动的速度慢。最后通过分部收集流出 液,可以得到待分离分析样品中所含的各单一组分,从而达到分离分析混合物中各组分的目的。

NOTE

二、色谱技术的分类与应用

（一）色谱技术的分类

色谱技术的分类较为复杂,分类依据的角度不同,可有不同的分类方法。根据流动相的物态可分为气相色谱、液相色谱、超临界流体色谱;根据固定相的形态可分为平面色谱(包括纸色谱、薄层色谱)、柱色谱(包括纸色谱、薄层色谱);根据色谱分离原理可分为吸附色谱、分配色谱、离子交换色谱、凝胶色谱、亲和色谱、聚焦色谱、疏水色谱等;根据分离的压力可分为高压色谱、中压色谱、低压色谱;根据流动相和固定相的相对极性可分为正相色谱、反相色谱。

（二）几种常用色谱技术及其应用

1. 气相色谱(gas chromatography,GC) 色谱分析中以气体作为流动相(又称载气)的色谱分离方法。由于待分析样品在气相中传递的速度快,因此样品组分在流动相和固定相之间可以迅速达到平衡。近年来,高灵敏选择性检测器及毛细管色谱柱的采用,使得 GC 成为一种分析速度快、分离效率高、分析灵敏度高、应用范围广的分离分析方法。

（1）气相色谱的原理:GC 主要是利用物质在沸点、极性及吸附性质方面存在的差异来实现对混合物的分离。待分析样品在汽化室经汽化后被惰性载气如氦气（He）或氮气（N_2）等带入色谱柱中,柱内含有液体或固体流动相。分析样品中各组分沸点、极性或吸附性能差异,导致每种组分均倾向于在流动相和固定相之间形成分配或吸附平衡。由于载气的流动性,这种平衡实际上难以建立起来。但也正是载气的流动,使样品组分在运动中反复进行多次的分配或吸附与解吸附,最后使流动相载气中浓度大的组分先流出色谱柱,反之,在固定相中分配浓度大的组分后流出。各组分流出色谱柱后立即进入检测器进行检测鉴别、记录,形成气相色谱图。

（2）气相色谱仪的基本结构:气相色谱仪是实现气相色谱过程的仪器,仪器的型号繁多,但基本结构相似,主要包括载气系统、进样系统、分离系统(即色谱柱)、检测系统及数据处理系统,其中进样系统、色谱柱、检测系统为温度控制区(图 9-1)。

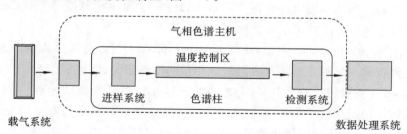

图 9-1 气相色谱仪的基本结构

（3）温度控制区的温度设定:进样系统设定温度时须考虑样品中各组分的沸点,要能使样品瞬间汽化;色谱柱设定温度时考虑样品中各组分的沸点和希望的分析周期;检测系统为防止检测器污染,一般设定的温度比色谱柱温度高 $20 \sim 30\ ℃$。

（4）色谱技术基本术语:包括基线、峰高(h)和峰面积、保留值等。

①基线:在正常实验条件下色谱柱后仅有流动相通过检测器系统产生的响应信号的曲线。基线在稳定的条件下应是一条水平的直线。它的平直与否能够反映实验条件的稳定情况。

②峰高(h)和峰面积:色谱基线与峰顶点的距离叫峰高。色谱基线与峰所围成区域的面积叫峰面积。

③保留值:包括死时间 t_0、保留时间 tr、调整保留时间 tr'。①死时间 t_0 指不与固定相作用的物质从进样到出现峰极大值时的时间。其与色谱柱的空隙体积成正比,流速与流动相的流速相近。②保留时间 tr 指分析样品某组分从进样到出现峰极大值时所经过的时间。③调整保留时间 tr' 指分析样品某组分的保留时间扣除死时间后的时间。

（5）GC 主要适用于易挥发有机化合物的定性和定量分析　对于非挥发性的液体和固体物质，可通过高温裂解，汽化后进行分析。汽化后的被分离样品被带入色谱柱中，柱中的固定相与分离样品中各组分分子的作用力不同，使得各组分从色谱柱中流出的时间不同，进而将其分离。GC 通过适当的鉴别和记录系统，可制作出各组分流出色谱柱的时间和浓度的色谱图。根据图中标明的各组分出峰时间和顺序，对化合物可进行定性分析。也可根据图中峰的高低和面积对化合物进行定量分析。在医学检验中 GC 广泛应用于体液和组织等生物材料中脂肪酸、甘油三酯、维生素、糖类、激素等有机物质的分析。

2. 液相色谱（liquid chromatography，LC）　色谱分析中以液体作为流动相（又称洗脱剂）的色谱分离方法。经典 LC 的流动相是依靠液体自身重力作用而携带分离化合物缓慢地流出色谱柱，且固定相的填充颗粒较大，分离后的样品组分被分级收集后再进行分析。因此，经典 LC 不但分离效率低、分析速度慢，而且操作也较为复杂。直到 20 世纪 60 年代，发展出了高效液相色谱（high performance liquid chromatography，HPLC）技术，其特点是粒度小于 10 μm 的高效固定相，并使用高压输液泵和能够自动记录的检测器，也称为高压液相色谱。HPLC 主要适用于分析具有高沸点、不易挥发、分子量大、极性强、具有生物活性、热稳定性差的离子型物质和生物大分子等。且由于 HPLC 不破坏样品组分，因此分离中便于制备纯样。

近年来，液相色谱成为蛋白质组学研究中常用的一种非胶蛋白质分离方法。由于蛋白质组的高度复杂性，在实际研究中经常采用二维液相色谱（two dimensional liquid chromatography，2D-LC）来分离待检样品。2D-LC 是将分离原理不同且又相互独立的两支色谱柱串联起来构成的分离系统，既利用了样品的不同特性，如分子尺寸、等电点、亲水性、电荷、特殊分子间作用等把复杂的混合物（如蛋白质、多肽）分成单一组分，也能使在一维分离系统中没有完全分离的组分再在二维系统中得到更好的分离。因此，2D-LC 对样品的分离能力、分辨率均得到极大的提高。

液相色谱分离技术的最大优势是被分离的蛋白质分子不受其本身分子量、等电点以及表达丰度的限制，且具有快速、敏感、易于自动化的特点。二维离子交换-反相色谱（2D-IEC-RPLC）是目前蛋白质组学研究中最常用的多维液相色谱分离系统，此外，二维毛细管电泳（2D-CE）、液相色谱-毛细管电泳（LE-CE）等新型分离技术也相继出现。

3. 超临界流体色谱（supercritical fluid chromatography，SFC）　色谱分析中以超临界流体作为流动相的一种色谱技术。超临界流体具有与液体相似的溶解能力，但溶解能力比气体大，能够溶解固体物质，这种溶解性质被用于物质分离，将超临界流体用作色谱的流动相，建立了超临界流体色谱法。超临界流体指物质在高于临界压力、临界温度时的一种状态，既具有气体的低黏度，也具有液体的高密度，以及介于气体和液体之间较高的扩散系数等特征。SFC 兼具 GC 和 HPLC 的特性，同时又优于两者，既可分析 GC 不适应的高沸点、低挥发性样品，又比 HPLC 有更快的分析速度和条件。SFC 容易控制和调节温度，流动相在进入检测器前可以被转化为气体或液体或保持其超临界流体状态不变，并与现有任何液相或气相的蒸发光散射检测器、红外检测器、荧光检测器等多种类型检测器相连接，从而扩大了其应用范围和分类能力，在分离样品定性、定量分析方面具有较 GC 和 HPLC 更大的选择范围。

新型商品化的超临界流体色谱系统即超高效液相色谱（UHPLC）系统于 2012 年 3 月推出。同时，基于 2 μm 粒径填料的色谱柱也开发成功。自此，SFC 技术的应用得到飞速发展，且由于谱图一定程度上能与 HPLC 谱图形成互补，可共同促进一些新生物标志物的发现。

4. 聚焦色谱（chromatofocusing）　指在等电点聚焦电泳方法的基础上发展起来的一种新型色谱技术。聚焦色谱也是一种柱层析，流动相为多缓冲剂（包括起始缓冲剂、样品缓冲剂、洗脱缓冲剂），在一定 pH 值条件下具有相似的、较强的缓冲能力，有别于普通缓冲剂只在某一 pH 值时具有缓冲能力。固定相为多缓冲交换剂，这种介质主要以琼脂糖为载体，通过共价键作用将多氨基多羧基化合物偶联到琼脂糖凝胶载体上，使得色谱分离柱既具有琼脂糖介质的亲水性和大孔性的基本特征,也具有两性电解质的聚焦作用和离子交换能力。

(1)聚焦色谱的原理:pH 值梯度的形成是聚焦效应的先决条件。在聚焦层析过程中,固定相首先通过较高的 pH 缓冲液平衡,在一定 pH 值范围内形成一个连续的 pH 值梯度,然后上样、聚焦、解聚焦,从而完成分离过程。

①pH 梯度的形成:在聚焦色谱中,由于多缓冲交换剂携带具有缓冲能力的电荷基团,故 pH 梯度溶液可以自动形成。如当色谱柱中装有阴离子交换聚焦介质 PBE 94 时,首先用乙醇胺-HCl (pH9.4)的起始缓冲剂平衡,直至流出液的 pH 值相同时,柱内会自动形成一个连续的 pH 梯度,然后选用洗脱缓冲剂进行洗脱,并将该缓冲剂的终止 pH 值最低设定为 pH=6。这样就获得了一个 pH6~9 的梯度范围的色谱聚焦的洗脱条件。

②蛋白质的行为:在聚焦色谱中,蛋白质所带电荷取决于它的 pI 和色谱柱的 pH 值。①pH= pI 时,蛋白质不带电荷,与色谱柱不吸附;②pH>pI 时,蛋白质带负电荷,与色谱柱吸附;③pH<pI 时,蛋白质带正电荷,与色谱柱解吸附。如此反复进行,各种蛋白质按其等电点大小的不同被分别洗脱下来,从而实现分离的目的。

③聚焦效应:蛋白质按其等电点在 pH 梯度环境中进行排列的过程。蛋白质加入已形成 pH 梯度的层析柱上时,洗脱液的连续流动使其迅速迁移到与等电点相同的 pH 处,此后,蛋白质将以缓慢的速度进行吸附、解吸附,直到 pH<pI 时被洗出。在前蛋白质样品被洗出前,再加入第二份同种蛋白质样品时,后者将在洗脱液的作用下快速向前移动,而不被固定相吸附,直到其迁移至近似本身等电点的环境处(即前样品的缓慢迁移处)。然后两份样品以同样的速度迁移,最后同时从色谱柱底洗出。

(2)聚焦色谱的应用:聚焦色谱既具有聚焦作用的性能,又有样品浓缩和分辨力高等优点。目前,该技术主要用于纯化制备蛋白质和核酸、鉴定酶的性质、测定蛋白质的等电点、研究蛋白不同异形体等。

5. 疏水色谱(hydrophobic interaction chromatography,HIC) 又称为疏水作用色谱,是采用具有适度疏水性的填料作为固定相,以含盐水溶液作为流动相,利用溶质分子疏水性质的差异,进而以固定相间疏水相互作用的强弱不同实现分离目的的色谱技术。

(1)疏水色谱的原理:非极性化合物在水中的溶解度非常小,在与水混合时会形成互不相溶的两相,同时,非极性分子具有离开水相进入非极性相的趋势,这就是所谓的疏水性(hydrophobicity)。这种非极性溶质与水溶剂的相互作用则称为疏水效应(hydrophobic effect)。对于小分子物质,根据其极性的大小可以分为亲水性或疏水性分子,亲水性分子一般很难与 HIC 介质发生作用。但对于 HIC 主要分离检测对象的生物大分子如蛋白质而言,其亲水性或疏水性是相对的,即使是亲水性其分子表面也会含有分散在亲水区域内的疏水区(疏水补丁),它们在 HIC 过程中起着重要的作用。HIC 就是利用被分离样品组分分子表面的疏水补丁、变性(可逆)后暴露出来的疏水性残基或在高盐环境下暴露于分子表面的疏水性残基,与固定相的疏水性配体之间作用的强弱,依次用离子强度从高向低的洗脱液将样品中疏水作用由弱到强的组分分离开来。

(2)疏水色谱的应用:在生物大分子分离纯化方面,HIC 已成功应用于血清蛋白、核蛋白、受体、膜结合蛋白和重组蛋白及一些药物分子等多种生物大分子的分离纯化。在 DNA 的结构中由于几乎不存在疏水区域,难以和疏水色谱填料结合,因此利用 HIC 纯化技术可以有效去除残留的 DNA;HIC 还可作为变性蛋白质色谱复性的主要应用技术,能应用于一些脲变性或胍变性蛋白质的复性。如将盐酸胍变性的牛血清白蛋白、核糖核酸酶和溶菌酶的混合物通过 HIC 柱,30 min 内即可实现除去变性剂、分离和完全复性。目前,随着高效疏水作用色谱介质的出现,HIC 已实现了在 HPLC 平台上的应用,被称为高效疏水作用色谱(High performance hydrophobic interaction chromatography,HPHIC)。HPHIC 不仅可作为变性蛋白质复性的有效工具,同时也是研究蛋白质折叠的有效途径,可对变性蛋白质复性过程中产生的中间体进行分离,然后通过研究这些中间体,了解蛋白质的折叠机理。

NOTE

第二节 质谱技术

一、质谱技术的概念及原理

（一）质谱技术的概念

质谱技术（mass spectrometry）是样品分子或原子被离子化后在质量分析器作用下按照离子质荷比（m/z）的不同分离排列成图谱，然后通过测量各种谱峰的强度实现对各种有机物、无机物分析的一种方法。

质量是物质的固有特性之一，不同的物质具有不同的质量谱。质谱技术利用物质的这一特性，可以进行定性分析。质谱图谱峰强度又与它代表的化合物的含量相关，利用这一点，可以进行定量分析。

（二）质谱技术的原理

质谱技术的原理是根据不同质荷比（m/z）的带电粒子在电磁场中运动行为的差异而对其进行识别和分析检测。用于分析的样品分子或原子在离子源中被电离化成具有不同质量的单电行分子离子和碎片离子，这些离子在加速电场中获得相同的动能并形成一束离子，进入由电场和磁场组成的分析器中。离子束中相对速度较慢的离子通过电场后偏转大，速度较快的偏转小；在磁场中，离子发生角速度矢量相反的偏转，即速度慢的离子依然偏转大，速度较快的偏转小。当两个场的偏转作用彼此补偿时，它们的轨道便会相交于一点。同时，在磁场中还能发生质量的分离，使具有同一质荷比而速度不同的离子聚焦于同一点上，不同质荷比的离子聚焦于不同的点上，最后，通过检测系统检测得到不同质荷比的谱线，即质谱。通过质谱分析，进而获得分析样品的分子量、分子式和分子中同位素构成及分子结构等多方面的信息。质谱仪通常由进样器、离子源、质量分析器（飞行器）、检测器、数据分析系统等部分组成。其核心是离子源和质量分析器（图 9-2）。

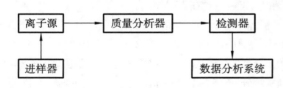

图 9-2 质谱仪的组成

离子源的种类很多，在真空状态下工作的有离子轰击源（electron impact ion source，EI）、化学电离源（chemical ionization，CI）、激光表面解析源（laser desorption，LD）、软电离源等（soft ionization，SI）；在低压状态下工作的离子源有电（离子）喷雾（electron/ion spray，E/IS）、电感偶合（inductively coupled plasma，ICP）等。质量分析器主要有磁偏转质谱、四级杆质谱（quad）、离子阱质谱（IT）、飞行时间质谱（TOF）、傅里叶变换离子回旋共振质谱（FT-ICR）等类型。不同的离子源与质量分析器形成多种组合，构成不同的质谱仪。

近年来，鉴于分析样品的复杂性，在实际中常应用串联质谱技术（MS-MS）来分析待检样品。MS-MS 于 1983 年由 Mclafferty 等开发成功，也是一种质量分离的质谱检测技术，在单级质谱给出样品化合物分子量的信息后，再对准分子离子进行多级裂解，进而获得更为丰富的化合物碎片信息，最后确认目标化合物，并对其进行定性、定量分析。因此，MS-MS 具有分离和结构解析同步完成的特点，能直接分析混合物组分，较 MS 具有更高的选择性和可靠性。

二、质谱技术的临床应用

MS 是强有力的结构解析工具，在 1990 年前后，随着 EIS 和基质辅助激光解吸附（MALDI）离子源的出现，MS 技术由于其具有特异性好、灵敏度高、检测速度快、选择性广等特点，被成功引入检验医学领域，并得到了飞速发展。目前在一些发达国家和地区已成为日常临床检验工作中不可或缺的重要组成部分，在临床检验领域发挥着巨大作用。

NOTE

（一）质谱技术在生物大分子分析中的应用

应用于生物大分子分析的质谱技术即为生物质谱。由于大多数生物分子以其高分子量而有别于分子量在几十到几千的无机或有机小分子，因而，生物质谱要求能够测定上万甚至几十万的分子或者成分。早期，质谱技术仅限于小分子和中等分子的研究，因为要将质谱技术应用于生物大分子分析首先需要将其制备成气相的带电分子，然后在真空中物理分解成离子。那么，如何使生物大分子如蛋白分子能够经受住离子化过程而又不丧失其本身的结构形态就成了一个亟待解决的难题。20 世纪 80 年代，软电离技术的出现，为质谱技术在生物大分子中的研究应用开辟了广阔的前景。应用软电离技术实现了生物大分子转变成气相离子的可能，大大提高了质谱的测定范围和测量灵敏度，其测定结果准确、快速，既可定性分析，也可定量分析，还能有效地与其他分离技术联用，可鉴定一些复杂体系中各组成成分，且易于大规模和高通量操作。质谱技术用于生物大分子分析具备的这些优势，使质谱技术更适合于分析生物大分子聚合物，如蛋白质、多肽、核酸、糖类等。目前软电离质谱技术中电喷雾电离质谱（EIS-MS）、基质辅助激光解吸电离质谱（MALDI-MS）和快离子轰击质谱（fast atom bombardment mass spectrometry，FAB-MS）的研究应用最为广泛。

1. 生物质谱在蛋白质和多肽研究中的应用 分子量既是蛋白质、多肽、核酸、寡糖与多糖的最基本的物理参数之一，也是蛋白质与多肽识别与鉴定中必须测定的参数。分子量的正确与否代表着所测定分析的蛋白质结构的正确与否，或者意味着一种新的蛋白质的发现。质谱技术能够测定分子质量高达 400 kD 的生物大分子，其准确度高达 $0.001\% \sim 0.1\%$，远高于常规应用的高效凝胶色谱与 SDS 电泳技术。通过质谱技术分析获得的多肽混合物的图谱即肽谱，又称为肽质量指纹图谱（peptide mass fingerprint，PMF）。它是将蛋白质经化学裂解或特异性的酶解后得到的肽混合物进行质谱分析，给出全部肽段的精确质量，结合蛋白质数据库检索，可实现对蛋白质的快速鉴别和高通量筛选，是目前蛋白质组学研究中必不可少的重要技术手段。通过肽谱分析结合蛋白质的氨基酸与序列分析得到综合信息也是鉴定蛋白质一级结构的重要技术手段。

2. 生物质谱在多糖结构测定中的应用 多糖是由糖苷键将醛糖和（或）酮糖连接在一起的一类分子结构复杂且庞大的天然聚合物，具有多种生物学功能，参与细胞的生命活动。然而并不是所有的多糖均具有生物活性，但多糖的活性很大程度上由它的结构决定，因此对多糖结构的研究具有至关重要的意义。近年来，各种软电离技术的相继诞生，使质谱技术在糖生物学的研究中取得了很大的进展，主要用于多糖分子量测定、寡糖结构与序列分析。MALDI-MS 不仅可以测定多糖的分子量，还能够提供详细的寡糖及糖复合物的结构信息，同时，在多糖的序列分析中也具有潜在的优势。将糖蛋白经过一系列的酶解，再通过结合 MALDI-MS 可分析出寡糖的连接顺序，并可对其序列进行分析。

3. 生物质谱在核酸分析中的应用 核酸的构成单位是核苷酸，是一种与蛋白质相似的生物大分子。质谱技术已经在核酸领域得到了日益广泛的应用，在临床分子生物学检验方面，目前已可以用于肿瘤易感基因检测、药物基因组检测、新生儿耳聋基因检测及液体活检等。生物质谱的核酸检测分析内容主要集中在寡核苷酸片段分析和对与寡核苷酸形成的非共价复合物进行分析。在寡核苷酸片段分析中，大核酸分子在离子化的过程中容易发生裂解，致使所获得谱图的分辨率和准确度较低，不能准确反映寡核苷酸片段的分子量信息。目前质谱技术对核酸的分析主要集中于对小片段，特别是小于 50 个碱基的寡核苷酸片段分析，以获得高的分辨率和准确度。目前，在对与寡核苷酸形成的非共价复合物进行分析中，由于 ESI-MS 采用的是迄今最软的"电离源"，离子化过程不会对非共价复合物产生较大的影响。因此，多采用 ESI-MS 来研究寡核苷酸等生物大分子间或与其他配体分子间形成的非共价复合物。

（二）质谱技术在临床微生物鉴定中的应用

随着质谱技术的不断完善，直至 20 世纪 90 年代末，基质辅助激光解吸电离飞行时间质谱（MALDI-TOF-MS）技术首次成功应用于细菌及真菌鉴定。MALDI-TOF-MS 用于微生物鉴定的原理是检测特征性的具有属、种或亚型生物标志的细菌蛋白质量信号。病原菌体内的蛋白质含量

NOTE

127

丰富、多样，约占菌体干重的 50%，而脂质与 RNA 含量少，分别仅占 5%～8% 及 0.01%。通过测定病原菌蛋白质的组成，并将菌体蛋白质和多肽按分子量大小排列，获得蛋白质组特征性的模式峰，最后通过对比结果与数据库中的细菌指纹图谱来鉴定病原菌。MALDI-TOF-MS 技术鉴定细菌的实验流程简单，一般为三步。先用接种环从培养基中挑取 1 μL 纯培养的病原菌，并将其涂布于测试靶板上；然后每个检测孔加 1 μL 基质溶液裂解；最后将靶板放入仪器进行质谱检测结果分析（图9-3）。

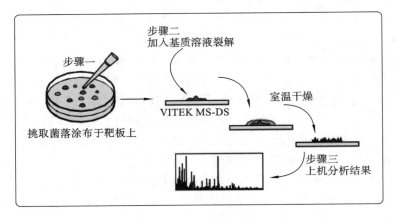

图 9-3　病原菌鉴定的三步实验流程

1. 质谱技术在临床微生物鉴定中存在的优势　相对于临床微生物其他常用检测技术，MALDI-TOF-MS 检测的是由病原菌遗传特性决定的、受外界环境影响较小的特征性的蛋白质指纹图谱，因此其测定结果更为快速、准确、直接。例如：由法国生物梅里埃公司出品的全自动微生物鉴定分析系统 VITEK MS 是目前世界上最先进、自动化程度最高的细菌鉴定仪器之一。VITEK MS 采用 MALDI-TOF-MS 技术获取细菌蛋白质量图谱并通过细菌数据库对其进行分析，从而完成微生物鉴定。该系统与其他微生物检测系统相比，具有的优势有：①自动化程度高：全程自动判读、自动分析、自动报告，人工操作流程简单，无需革兰染色、配制菌液及挑选板卡等步骤，只需选取微生物点样品板，即可产生 MALDI-TOF 峰（原始数据）。系统进行 VITEK MS 数据解析，从而获得鉴定结果（图 9-4）。②鉴定速度快：30～60 s 就能出结果，每分钟可完成 1 个或 2 个菌株的鉴定。③高通量：每批同时可进行 192 个测试，8 h 可以完成 800 株以上的菌种鉴定。④方便质量控制及结果溯源：VITEK MS 每块样品板有 48 个检测孔及 3 个对照位，均有条形码，系统可同时分析 4 个样品板，即一次运行能检测 192 个分离株，使用一次性样品，无需清洗步骤，根除了样品交叉污染的可能，且符合 ISO15189 质量管理中对实验数据或患者资料可追踪及每批次试验、必须具备对照等的要求。⑤鉴定种类广：可用于几乎所有类型的病原体鉴定和分类检测。VITEK MS 细菌数据库还可同时满足临床及科研工作的需求，微生物鉴定范围涵盖临床致病性细菌、酵母样真菌、丝状真菌、皮肤真菌及分枝杆菌。目前，VITEK MS 细菌数据库包含两个鉴定菌谱库，即临床菌谱库和科研菌谱库，前者包含 600 种以上菌种（25000 种图谱），后者则包含 2000 种以上菌种（60000 多种图谱），而且两者互补。此外，除有两个鉴定菌谱库可保证不同类型用户选择外，用户也可自行建立未知微生物的标准蛋白质组指纹质谱数据库。⑥鉴定准确度达 95% 以上，并于 2011 年获得欧洲共同体体外诊断认证。⑦运行成本低：无需染色，无需触酶和氧化酶等辅助实验；无需小试剂，如 VP 试剂、触酶试剂等。

2. 质谱技术在临床微生物鉴定中存在的局限性　MALDI-TOF-MS 技术在微生物鉴定方面由于具有快速、准确、高通量、低成本等多种优势而广泛应用于许多临床微生物实验室。但在现阶段的应用过程中发现其仍存在一定局限性，在分离鉴定同属于一个菌种属且全基因组平均核苷酸和保守 DNA 一致率非常高的两种细菌时易出现错误。例如：志贺菌和大肠杆菌的平均核苷酸一致率 >95%，保守 DNA 一致性 >69%，在基因角度上符合同一个种属，VITEK MS 鉴定时 2 种细菌的

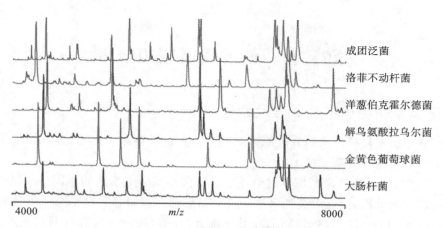

扫二维码
看彩图

图9-4 部分细菌质量指纹图谱

特征性质谱高度相似,不能准确区分志贺菌和大肠杆菌,需要依赖生化反应及特异血清学试验进行进一步的鉴定。

（三）质谱技术在遗传代谢病筛查中的应用

遗传代谢病（inherited metabolic diseases，IMD）是指由于编码某些酶或蛋白质的基因突变或表达调控紊乱,不能合成具有代谢或调节功能的产物,导致机体出现生化代谢紊乱,造成中间或旁路代谢产物蓄积或终末代谢产物缺乏,引起一系列临床症状的一组疾病。通过在新生儿期进行IMD筛查,实现"早发现、早治疗",是预防IMD危害的重要手段。

IMD种类繁多,且单一疾病发病率较低,传统筛查技术一般一次实验也仅能筛查一种疾病,且缺乏特异性。1990年,美国Millington团队首次在新生儿IMD筛查中应用了MS-MS,实现了一次实验可同时筛查几十种IMD,取得了良好的检出率,在新生儿疾病筛查史上具有里程碑的意义。我国自2003年以来也相继在各省市开始将MS-MS应用于IMD筛查中,并通过大规模的群体筛查,可初步了解当地IMD的发病情况。MS-MS可以实现一次检测患儿体内的数十种代谢物浓度,为临床提供相对快速、可靠的检测结果,能使患儿及时获得正确的治疗方案。大量的统计数据表明,MS-MS较传统IMD筛查技术检出率高,但其对IMD的检测属于初级筛查,后续确诊还需要依赖气相色谱质谱联用（GC-MS）和基因检测的参与。

（四）质谱成像技术在临床上的应用

质谱成像（mass spectrometry imaging，MSI）是利用质谱直接扫描生物样品,通过与专业的图像处理相结合,直接从生物组织切片表面获得多种蛋白质或小分子代谢物在细胞或组织中的空间分布信息的一种新型分子成像技术。最早的MSI技术由Vanderbilt University的Richard Caprioli等在1997年提出,他们通过将MALDI质谱离子扫描技术与专业的图像处理软件相结合,直接对生物组织切片进行分析,产生任意指定质荷比化合物的二维离子密度图。这种以质谱为基础的成像方法不局限于特异的一种或几种蛋白质分子,其可以在组织切片中找到任何一种存在的蛋白质分子,并可精确提供其在细胞、组织中的空间分布的信息。

MSI可在无任何标记的条件下研究蛋白质或代谢物在组织中的分布,且所有被分析物均以其最初的形态存在,同时还可对被分析的目标蛋白质或小分子代谢物含量进行相对定量,从而有助于了解相关疾病的发生、发展、转移及预后的机制。如对阿尔茨海默病患者的脑组织进行MSI分析时发现了两个特征性分布的多肽,即多肽m/z4330.9和多肽m/z4515.1,前者主要集中于颅顶骨和枕骨的皮质突出部,后者主要集中于海马。这两个组分经进一步鉴定后均为淀粉多肽。由于阿尔茨海默病的病理特征是在血管壁、老年斑上出现淀粉多肽的沉积物,因此,研究者推测这些多肽的分布也参与了阿尔茨海默病的发病。目前MSI技术已广泛应用于蛋白质识别、生物标志物的发现和医学诊断及治疗等多个领域。如在研究小叶状乳腺癌、胆管癌等生物组织中的癌细胞位置时,如果显微镜下没有明显可辨认的病理区域,可使用MSI技术找出癌细胞的侵袭区域,进而指导手术切除。

NOTE

129

第三节　色谱质谱联用技术

一、色谱质谱联用技术的概念及原理

色谱质谱联用技术是将色谱的分离能力与质谱的定性功能结合起来,实现对复杂混合物更准确地定量和定性分析的一种新型技术。

在色谱分析中,待分离样品利用其组分在色谱柱两相间分配系数的不同,经过反复多次分配,从而实现样品组分的分离,被逐次洗脱出来的组分信息通过测量色谱图中对应峰的峰高及其面积来确定。以进样作为时间起点,色谱图上样品某组分的峰最高点对应的时间被定义为保留时间。通常利用该组分的特定保留时间作为对其定性的依据,但这种组分确定的方式并不绝对准确,经常会出现模糊或根本无法识别的情况。与色谱形成鲜明对比的是,如果一个单独的组分进入质谱仪,它的质谱图可以通过各种离子化检测方法获得。而且一旦确定了该物质的质谱图,通常来说就可以准确地鉴别出该物质为何物,并可以确定它的分子结构。但如果是混合物质进入质谱检测器,所获得的质谱图就会是该混合物中所有组分谱图的总和。这样的质谱图可能会相当的复杂,以至于几乎不可能实现准确鉴别混合物中的多种组分。一方面,色谱能够高效地分离混合物,但并不善于鉴定各个组分;另一方面,质谱检测器善于鉴别单一的组分,却难以鉴别混合物。因此,人们将两种方法联合在一起使用,实现"取长补短",发明了色谱质谱联用技术。

在色谱质谱联用技术中,由于从 GC 柱分离后的样品呈气态,流动相也为气体,这与质谱的进样要求相匹配,易将这两种技术仪器联用起来。因此,GC-MS 是最早开发的色谱质谱联用技术。同样,由于 LC 的流动相是液体,如果让 LC 的流动相直接进入质谱,则会严重破坏质谱系统的真空,干扰被测样品的质谱分析。因此 LC-MS 技术的发展比较慢,直到 20 世纪 90 年代 ESI 接口和 API 接口出现后,才有了较为成熟的商品化的 LC-MS 联用仪。在实际分析中,有机化合物中只有 20% 左右的样品可通过 GC-MS 进行分析,而绝大多数化合物由于具有极性大、挥发度低、分子量大或不稳定性等特点不能进行气化,只能通过 LC 分离,使得 LC-MS,特别是 HPLC-MS 得到了飞速发展。

二、色谱质谱联用技术的分类与应用

(一) 色谱质谱联用技术的分类

色谱质谱联用技术根据前端色谱仪的不同,主要包括气相色谱质谱联用(GC-MS)和液相色谱质谱联用(LC-MS),两者互为补充,用于分析不同性质的化合物。

1. GC-MS　自 1957 年首次实现气相色谱与质谱技术联用以后,这项色谱质谱联用技术便得到了蓬勃发展和广泛应用。目前,在所有色谱质谱联用技术中 GC-MS 已发展成为最强有力的分离技术之一,是色谱分离技术和能够提供高度结构信息的质谱法的联用。GC-MS 具有的显著特点:①GC-MS 与 GC 一样,不仅能够提供保留时间,而且还能提供质谱图,因此,在物质定性方面,GC-MS 远比 GC 方法可靠。②通过提取离子色谱和选择离子色谱监测法以及选择反应监测法,可实现分离总离子流色谱图中尚未分离或被化学噪音掩盖了的色谱峰。③可以应用同位素稀释和内标技术来提高定量精度。

2. LC-MS　早期 HPLC 通常只结合一个单极质谱检测器,由于单极质谱依据电荷比值进行检测,所以与 HPLC 比较,其特异性更高。然而,在生物样品中由于存在众多分子量相同但结构完全不同的化合物,或者化合物在电喷雾离子化过程中可能呈现倍数电荷关系的情况,因此,在测定这些生物样本时,单极液相色谱质谱联用技术仍然需要进一步进行相关化合物的色谱基线分离。为了解决以上问题,随后,在单极液相色谱质谱联用技术基础上引入第二级质谱形成液相色谱串联质

谱联用技术(liquid chromatography-tandem mass spectrometry,LC-TMS)。由于 LC-TMS 采用两个质量分析器进行串联分离,其特异性较单极质谱得到了显著提高。在实际分析应用过程中,LC-TMS 不但避免了烦琐的样品衍生反应,而且避免了样品的热分解,能够分析气相色谱无法检测的具有极性、低挥发性的化合物或蛋白质样品,同时可得到分子量、元素组成、结构等信息,是一种理想的快速分析手段。

(二)色谱质谱联用技术的应用

色谱质谱联用技术是一种高效分析技术,该技术利用 GC、LC 等色谱技术的分离能力让混合物中的组分分离,再用 MS 来鉴定分离出来的组分,既结合了分离能力强、应用范围广的色谱技术和灵敏度高、准确性好的质谱技术优点,同时又具有对检测样本处理要求低、线性范围宽等优势。因此,在临床检验中将得到越来越广泛的应用,主要包括新生儿疾病筛查、肿瘤标志物检测、维生素 D 检测、激素检测、血药浓度检测等。

1. 新生儿疾病筛查 新生儿疾病筛查是指对一些严重危害新生儿的先天性和遗传代谢性疾病,在新生儿期疾病症状尚未出现前,用实验检测技术筛查出来,以便实现早期诊断、早期治疗,避免或减少对小儿产生的不可逆的损伤,可以有效地预防患儿残疾的发生。由于色谱质谱联用技术较 MS-MS 技术提高了对新生儿筛查的诊断灵敏度、特异度和阳性预测值,国内外也广泛采用 LC-MS/MS 进行新生儿遗传疾病的筛查。2004 年 12 月美国食品药品监督管理局专门制定了"用 LC-MS/MS 分析新生儿氨基酸、游离肉毒碱和酰基肉碱筛选检测系统"的指导性文件。我国大陆地区也于 2004 年前后引入了该技术,现已在上海、北京等发达地区各省市实现全面覆盖。目前,LC-MS 用于血氨基酸和酰基肉碱的检测,实现了"一滴血一次实验"检测数十种氨基酸、酰基肉碱等共计 100 多项指标,可以综合判断 40 余种遗传代谢病(包括氨基酸代谢病、有机酸血症、脂肪酸氧化缺陷疾病等)。同时,GC-MS 也可用于尿液有机酸的检测,一次性同时检测 130 多项指标,能够辅助检测 40 余种遗传代谢病(主要为有机酸血症,也包括氨基酸代谢病、脂肪酸氧化缺陷病等)。

2. 肿瘤标志物检测 肿瘤标志物因其在肿瘤的早期诊断、药效和预后评价等方面发挥着极为重要的作用,现已成为 21 世纪肿瘤学研究的热点之一。色谱质谱联用技术因其专属性好、准确度高,且对于样本中浓度相差较大的代谢物可达到很好的检测效果,已成为肿瘤代谢组学研究平台中非常重要的一种检测技术。目前 LC-MS 和(或)GC-MS 已广泛应用于乳腺癌、肺癌、肝癌、结肠癌、卵巢癌、胰腺癌、前列腺癌等多种肿瘤生物标志物的寻找和筛选领域。如 LC-MS 可用作检测乳腺癌疾病辅助诊断的生物标志物,包括雌性激素类、内源性小分子化合物、唾液酸类、多胺类、蛋白及肽类等。

3. 维生素 D 检测 维生素 D(vitamin D,VitD)是维持机体正常生理功能及细胞内特异代谢反应必不可少的生命活性物质,VitD 不仅可以调节钙、磷的代谢,还作用于其他很多器官,如心脏、肌肉、大脑、造血和免疫器官,参与细胞增殖、分化和免疫系统的调节,并在很多疾病发生和发展过程中扮演着重要的角色,如免疫系统疾病、糖尿病、神经系统疾病、心血管疾病、肿瘤、肝脏疾病、妇科疾病等。VitD 主要来源于皮肤转化和膳食摄入,其中 90% 为皮肤吸收的紫外线转化而成,10% 来源于膳食吸收,人类皮肤内含有 $VitD_3$ 的前体物质——7-脱氢胆固醇,其经日光(或紫外线)照射后可转变 $VitD_3$,供人体利用。$VitD_3$ 在体内经肝脏和肾脏羟化后形成其活性形式——1,25-$(OH)_2D_3$ 而发挥其生理功能。血清 25-$(OH)D_3$ 是血液中的主要存在形式,首次检测 25-$(OH)D_3$ 使用的是维生素 D 结合蛋白法(DBP 法),1985 年开始采用放射免疫法(RIA 法),后又改进为自动化学发光免疫分析法或酶联免疫吸附法。但 DBP 法和 RIA 法都只能通过评估 25-$(OH)D_3$ 的总量而笼统评估总维生素 D,不能区分 25-$(OH)D_2$ 和 25-$(OH)D_3$。近 10 年发展起来的液相-串联质谱(LC-MS/MS)法可以同时检测 25-$(OH)D_2$ 和 25-$(OH)D_3$,且灵敏度高、特异性强、高通量,已成为医院规范化测量 25-$(OH)D$ 的"金标准"。2014 年至 2015 年间通过美国 CDC "维生素 D 标准化检验项目"认证的全球 18 家机构中,有 11 家在使用 LC-MS 技术。

4. 激素检测 目前,LC-MS 已被广泛应用于多种激素如睾酮、雌二醇的醛固酮、皮质醇及甲状

NOTE

腺激素等多种类固醇激素的临床检测中。同时，用 GC-MS 检测尿液中类固醇激素的色谱分析诊断新生儿和成人的类固醇激素合成和代谢异常也很重要。类固醇激素的色谱分析可用于鉴别不同种类的肾上腺皮质机能亢进、肾上腺功能不全或抑制状态。关于 LC-MS 平台在激素检测方面的广泛应用在国内外均有丰富的研究实例。例如，国内周亚飞等建立了可对人体血清中多种激素同时定量检测的 LC-MS 方法，包括 17α-羟孕酮、雌酮、皮质酮、雄烯二酮、双氢睾酮、脱氢表雄酮、孕烯醇酮和 17-羟孕烯醇酮等。他们建立的 HPLC-MS/MS 同位素稀释法基于稳定的同位素稀释技术，结合特定的样品预处理和衍生化，能提供高通量、高灵敏、高稳定性的分析结果，具有很好的临床应用价值。

5. 血药浓度检测　血药浓度检测是以药代动力学原理为指导，通过分析测定药物在血液中的浓度以评价疗效或确定给药方案，实现给药方案个体化，以提高药物治疗水平，有助临床实现用药安全、有效和合理。在目前已有的血药浓度检测方法中，HPLC、LC-MS/MS 法和免疫分析法等都已有较为成熟的应用。但由于血液中药物往往不止一种成分，一般既包含药物本身，也含有药物代谢物和血液中其他复杂成分，都会对药物浓度检测产生影响，因此对血药浓度检测方法提出了更多的要求。与其他检测方法相比，LC-MS/MS 法具有准确、快速、血样用量少、不易产生交叉反应等优势。而且，随着质谱技术的不断发展与完善，其有望成为血药浓度检测的"金标准"。

▣ 本章小结

知识点 1：色谱技术是一组相关分离方法的总称。色谱技术分类复杂，不同的色谱技术在应用范围上各有优势。GC 主要适用于易挥发有机化合物的定性和定量分析。HPLC 主要适用于分析具有高沸点、不易挥发、分子量大、极性强、具有生物活性、热稳定性差的离子型物质和生物大分子等。且由于 HPLC 不破坏样品组分，因此分离中便于制备纯样。SFC 兼具 GC 和 HPLC 的特性，同时又优于两者，其既可分析 GC 不适应的高沸点、低挥发性样品，又比 HPLC 有更快的分析速度和条件。聚焦色谱既具有聚焦作用的性能，又有浓缩样品和分辨力高等优点，目前主要用于纯化制备蛋白质和核酸、鉴定酶的性质、测定蛋白质的等电点。

知识点 2：质谱技术是根据不同质荷比（m/z）的带电粒子在电磁场中运动行为的差异而对其进行识别与分析的检测。MS 技术由于其具有特异性好、灵敏度高、检测速度快、选择性广等特点，目前在医学检验领域主要用于体液标本中蛋白质或多肽和多糖等生物大分子的分析检测、临床微生物的鉴定和遗传代谢病的筛查等。

知识点 3：色谱质谱联用技术是将色谱的分离能力与质谱的定性功能结合起来，实现对复杂混合物更准确地定量和定性分析的一种新型技术。该技术目前在临床检验中得到越来越广泛的应用，主要包括新生儿疾病筛查、肿瘤标志物检测、维生素 D 检测、激素检测、血药浓度检测等。

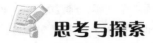

思考与探索

1. 目前色谱技术、质谱技术和色谱质谱联用技术主要用于医学领域的哪些方面？
2. 色谱技术、质谱技术和色谱质谱联用技术在临床应用过程中仍然存在哪些问题？

（邢少姬）

第十章 感染性疾病的分子生物学检验

案例与问题

2018年春季，某市部分幼儿园暴发手足口病，造成部分幼儿园紧急停学。未出现临床症状的幼儿如何排除手足口病的感染？出现手足口病症状的患儿如何确认感染病原体、判断预后及并发症？经疾控部门联合医院相关检验人员，采用"肠道病毒核酸检测试剂盒"检验后，可以确定是否存在相关病毒的感染。对于已感染幼儿，采用CA16、EV71和通用肠道病毒核酸检测试剂盒，可以确定引起手足口病的病原体，预判感染的严重性。

第一节 病毒感染性疾病的分子生物学检验

病毒是由核酸分子（DNA或RNA）与蛋白质构成的非细胞形态的简单生命体。病毒感染性疾病是指病毒在人体细胞内寄生和繁殖引起的一类感染性疾病。据统计，超过70％的人类感染性疾病都是由病毒引起的，其中乙型肝炎病毒、丙型肝炎病毒、人类乳头瘤病毒、人类免疫缺陷病毒、人流感病毒等是引起病毒感染性疾病最常见的病原体。

感染病毒的检测对于明确病因、判断病情、制订治疗方案等具有非常重要的临床意义。分子生物学检验技术具有快速、准确、特异度高、灵敏度强等特点，在病毒感染性疾病的早期诊断、分型鉴定、疗效监测和耐药基因分析等方面优势明显，已广泛地应用于临床检测。此外，分子生物学检验技术还可对病毒进行定量分析，如乙型肝炎病毒和丙型肝炎病毒定量检验能反映患者体内病毒核酸的复制情况，尤其是荧光定量PCR技术能动态检测患者体内病毒核酸载量，了解病情进展，更好地指导制订临床治疗方案，弥补了免疫学方法的不足。

一、乙型肝炎病毒

乙型肝炎病毒（hepatitis B virus，HBV）的感染可引起急性、慢性乙型病毒性肝炎（viral hepatitis B，HB），是病毒性肝炎的常见病原体。HBV慢性感染已成为严重危害人类健康的重大公共卫生问题之一。据世界卫生组织报道，全球约有20亿人曾感染过HBV，其中3.5亿为慢性HBV感染者。我国是HBV高流行区，由于乙型肝炎疫苗纳入新生儿计划免疫，一般人群的乙型肝炎病毒表面抗原（hepatitis B surface antigen，HBsAg）携带率已明显下降，但HBsAg携带者仍高达

9300 万人,乙肝患者约 3000 万。每年我国死于肝硬化和肝癌的人数高达 100 多万。乙型肝炎病毒主要通过母婴、血液和性接触等途径传播。近年来,乙型病毒性肝炎发病率呈明显增高的趋势。因此,对 HBV 高效、准确地检测对于乙型病毒性肝炎的诊断、治疗和预防具有重要的意义。

(一) 乙型肝炎病毒的基因组结构特征

乙型肝炎病毒属于嗜肝 DNA 病毒科,基因组长 3.2 kb,是带有部分单链区的双链环状 DNA 分子,是目前已知感染人类最小的 DNA 病毒。HBV DNA 负链能编码全部已知的 HBV 蛋白质,而其正链开放读码区不能编码病毒蛋白。HBV DNA 负链核苷酸序列上含有 6 个开放读码框架(open reading frame,ORF)。其中 S、C、P 与 X 4 个 ORF 是早已公认的;前-前-S 和前-X 是近年新发现的两个编码基因,其编码产物功能还有待研究。

1. S 基因区 S 基因区分为前-S1(Pre-S1)区、前-S2(Pre-S2)区和 S 区,编码病毒颗粒的外膜蛋白。其中,S 区基因编码外膜主蛋白(即 S 蛋白),是乙型肝炎病毒表面抗原(hepatitis B surface antigen,HBsAg)的主要成分;Pre-S2 区基因和 S 区基因共同编码外膜中蛋白;Pre-S1 区、Pre-S2 区和 S 区基因共同编码外膜大蛋白。

2. C 基因区 C 基因区分成前 C 区和 C 区两部分:C 区基因编码乙型肝炎病毒核心抗原(hepatitis B core antigen,HBcAg);前 C 区和 C 区基因共同编码乙型肝炎病毒 e 抗原(hepatitis B e antigen,HBeAg)。研究发现,前 C 区是极易发生突变的区域,前 C 基因突变后,可造成 HBeAg 的分泌水平下降或完全终止,形成 HBeAg 阴性的前 C 区突变株。因此,对 HBeAg 阴性而抗-HBe 阳性的患者应注意监测血中的 HBV DNA,以全面了解病情及判断预后。

3. P 基因区 HBV DNA 中最大的一个开放读码框架,与其他基因区有重叠,占 HBV DNA 基因组的 70% 以上序列。P 基因区编码乙型肝炎病毒 DNA 聚合酶(HBV DNA polymerase,HBV DNA P),该 DNA 聚合酶同时具有逆转录酶、RNaseH 和 DNA 聚合酶活性。

4. X 基因区 HBV DNA 中最小的一个开放读码框架。X 基因区编码乙型肝炎病毒 X 抗原(hepatitis B X antigen,HBxAg),HBxAg 被认为是一种反式激活因子,与病毒基因的表达调控及 HBV DNA 的整合有关。X 基因区存在广泛的碱基点替换突变(如 1762A→T、1764G→A)和高频率的缺失突变(如 1763~1700 nt、1770~1777 nt),X 基因区突变会抑制 X 蛋白的转录调控活性,使 HBV 病毒复制水平下降,病毒蛋白合成减少,造成血清标志物下降,甚至不能检出。

(二) 乙型肝炎病毒的基因分型检测

HBV 变异率较其他 DNA 病毒更高。一是由于 HBV 复制能力很强,每 24 h 可以复制 10^{12}~10^{13} 个拷贝。在复制过程中必须经过 RNA 中间体的逆转录过程,而 HBV DNA 聚合酶的逆转录酶活性缺乏严格的校正功能,容易导致 HBV 发生变异。二是慢性 HBV 感染者由于长期抗病毒治疗也会诱发病毒基因变异。三是在人体免疫应答或疫苗接种等压力下 HBV 发生变异。变异可发生在 4 个 ORF 中的任何区域内,常见的基因突变区有 S 基因区、前 C 区基因、C 基因区启动子区、X 基因区以及 P 基因区。这些变异常引起病毒生物学特性的改变,如复制缺陷、编码抗原表位改变、前基因组 RNA 包装能力改变等。

1. HBV 的基因型种类 根据 HBV 核苷酸全序列差异≥8% 或 S 区基因序列核苷酸差异度≥4%,可将 HBV 划分为 A~H 8 个基因型。其中 A 型主要存在白种人中;B 型和 C 型主要存在于亚洲人群中;E 型主要存在于西非;F 型仅见于中南美洲的土著人中;G 型和 H 型很少见。我国主要存在 A、B、C、D 四个基因型。HBV 基因型反映了 HBV 自然感染过程中的变异特点,是病毒变异进化的结果。

2. HBV 基因分型检验的方法 常用 HBV 基因分型检测方法主要有 PCR-限制性片段长度多态性(PCR-RFLP)分析、线性探针反向杂交法(LiPA)、基因芯片法、荧光定量 PCR 法及基因测序法(SBT)等。

(1) PCR-RFLP 法:通过 PCR 扩增出不同 HBV 基因型的目标片段,此片段通常为 S 区基因或前 S 区基因。扩增产物用 3~5 种特定的限制酶进行酶切,将酶切图谱与数据库进行比较,从而确定基因型。PCR-RFLP 敏感性高,但酶切位点易受基因变异影响,且对混合感染或酶切不完全者,可能出现复杂条带,影响分型结果判断。

（2）线性探针反向杂交法:设计 HBV 不同基因型的型特异性探针,利用 PCR 及反向斑点杂交技术,将标记的扩增产物与固相载体上的特异型探针进行杂交,通过杂交信号判断 HBV 基因型。该方法操作较为简便,结果准确,可以检出混合基因型的存在。

（3）基因芯片法:将 HBV 基因型的特异性探针点样到固相载体上,直接与荧光标记的 PCR 扩增产物杂交,通过荧光扫描来判断结果。如在某一种型特异性探针之处出现荧光,即可确定 HBV 属于这一基因类型。

（4）荧光定量 PCR 法:通过设计不同基因型的特异性引物,采用全封闭管和实时荧光检测技术,分管分通道对 HBV 基因型进行检测。目前 CFDA 注册的 HBV 基因分型检测试剂,主要可以区分出 B 型、C 型、D 型等基因型。荧光定量 PCR 法具有操作简单、对检测设备无特殊要求、结果稳定等优点,在临床上应用最广泛。

（5）基因测序法:该法是 HBV 基因分型检测的金标准方法,结果可靠、准确性高。对于 HBV 基因分型检测而言,基因测序法相较于荧光定量 PCR、基因芯片法等,操作和结果分析都比较复杂,且需要专门的测序仪,所以临床上采用该技术检测 HBV 基因分型的应用不广泛。

3. HBV 基因分型检验的临床意义

（1）HBV 的临床病毒学研究:通过 HBV 基因分型检测,可判断病毒复制活跃程度及突发生率情况。研究表明,与 HBV-B 型相比,HBV-C 型复制较活跃,不易发生 HBeAg 血清转换;HBV-B 型易产生前 C 区突变,HBV-C 型核心启动子区变异发生率更高,与乙型肝炎发病机制密切相关,可作为肝癌高危指标之一。

（2）HBV 感染治疗药物的选择:HBV 基因型与基因突变之间存在关联。不同的基因型易发生突变的类型可能不同,如 B、C 型患者易产生拉米夫定耐药突变,D 型感染者更易发生阿德福韦耐药突变;B 型以 YVDD 变异为主;C 型以 YIDD 变异为主。而且 HBV 基因型与患者对药物的敏感性等也有关系,如用拉米夫定抗病毒治疗时,B 型较 C 型有更好的应答;用 IFN-α 治疗时,对干扰素的应答率 C 型明显低于 B 型。通过 HBV 基因分型检测,可指导制订临床治疗方案,实现个体化诊疗。

（3）预测 HBV 感染相关疾病的进展和转归:HBV 基因型与临床转归密切相关,如 C 型感染者较 B 型感染者具有更高的 HBeAg 阳性率,而且 C 型与较重的肝脏疾病发病机制相关,可作为肝癌高危指标之一,B 型与较轻的肝脏病变相关;A 型与肝脏的慢性炎症相关,D 型与急性自限性肝炎相关。

（4）HBV 感染的流行病学调查研究:我国流行的 HBV 基因型主要是 B 型和 C 型,长江以北,以 C 型为主,长江以南,以 B 型为主,D 型主要见于少数民族较多的地区。混合感染的类型主要以 B 型和 C 型混合为主。通过调查不同地区和人群中流行的 HBV 基因型的分布情况,可指导临床选择有效的抗病毒药物及进行病程预测。HBV 不同基因型存在地理区域、种族分布差异,可表现为不同的病毒学和临床特性。因此,研究和检验 HBV 基因型与亚型具有重要的临床意义。

（三）乙型肝炎病毒的核酸检测

乙型肝炎病毒感染的实验室诊断主要依赖于血清特异性抗原、抗体和 HBV DNA 的检测。聚合酶链反应（polymerase chain reaction,PCR）是诊断 HBV 感染最敏感的方法,与免疫学检测法相比,PCR 法能更早地反映 HBV 的感染情况,缩短 HBV 感染后的窗口期,而且对一些血清学指标阴性的突变株来说,HBV DNA 测定是监测 HBV 感染唯一可靠的指标。

1. HBV DNA 定量检测方法 HBV DNA 定量检测的主要方法是荧光定量 PCR 法,其方法重现性好,灵敏度高,特异性高,能准确地反映 HBV DNA 的复制水平。目前临床采用荧光定量 PCR（fluorescent quantitative PCR,FQ-PCR）技术检测 HBV DNA,可以实现核酸提取、PCR 扩增、结果分析等过程的全自动化,该技术在临床应用中占有绝对的优势。

NOTE

荧光定量PCR(fluorescent quantitative PCR,FQ-PCR)采用全封闭管和实时荧光检测技术,由计算机自动分析定量,可以克服常规PCR的两大弊端。根据TaqMan探针技术的基本原理,结合PCR高灵敏的优点,在HBV S基因区设计了特异性的引物和探针,建立了实时定量检测HBV DNA含量的方法。在常规PCR反应体系中,另引入一条能与PCR产物杂交的荧光双标记探针。该探针的5′端标记一个荧光报告基团,3′端标记一个荧光淬灭基团,5′端荧光报告基团吸收能量后将能量转移给3′端荧光淬灭基团,发生荧光共振能量传递。探针无特异性PCR扩增发生时,检测不出5′端荧光报告基团发出的荧光;有特异性PCR扩增发生时,在PCR过程中,Taq DNA聚合酶5′→3′外切酶将探针5′端连接的荧光报告基团从探针上切割下来,使其游离于反应体系中,从而脱离3′端荧光淬灭基团的屏蔽,接受光刺激发出荧光,荧光信号与PCR产物的数量成正比。同时,在PCR扩增过程中,引入一系列已知起始浓度的标准品与未知样品同时进行扩增,利用该系列模板PCR扩增信号进入相对稳定对数期增长的最下限的循环数与已知浓度对数作回归直线得到标准曲线,由软件计算出未知样品的起始模板浓度。

FQ-PCR将PCR的敏感性与探针杂交的特异性相结合,在很大程度上改变了传统PCR的缺陷,降低了反应时间,简化了样品处理,使整个过程包括血清HBV DNA提取在内不超过2 h;采用闭管检测,不需PCR后处理,避免了由于样品间的交叉污染引起的假阳性和环境污染;采用的实时检测技术可连续不断地检测PCR过程中荧光信号的变化,避免了传统PCR的"平台期效应",准确性和灵敏度均有提高。

HBV DNA定量检测结果一般采用Copies/mL表示,或用重量单位pg/mL或fg/mL表示,1pg/mL=283000 Copies/mL。现在的趋势是用病毒定量的国际单位(IU/mL)表示,1IU/mL≈5.6 Copies/mL。HBV DNA阴性的标准没有具体的数值,其准确的表达方式是:未检测到或低于检测下限,表示为"<参考值(单位)"。这个参考值的变化根据各医院使用的仪器和试剂不同而改变,以实际检测下限作为参考值。目前,国际建议的HBV DNA检测下限是50 IU/mL;国产手工试剂检测下限一般为500 IU/mL,进口自动化试剂检测的下限为20 IU/mL。

2. HBV DNA定量检测的临床意义

(1) HBV感染者病毒复制水平及传染性判断:HBV DNA定量检测阳性(大于检测下限),说明乙型肝炎病毒复制活跃,血液中乙型肝炎病毒含量高,乙型肝炎病毒DNA传染性强,且传染性与含量的大小成正比;HBV DNA正常值定量检测阴性(小于检测下限),说明乙型肝炎病毒复制得到抑制,复制缓慢甚至停止复制,血液中乙型肝炎病毒DNA含量低,乙型肝炎病毒DNA传染性弱。但HBV DNA定量数值只能说明游离在血液中的病毒含量,与病情严重程度没有直接关系,判断肝脏是否有损伤或受损程度应结合临床症状、影像学检查、肝功能系列指标和(或)肝活检等结果综合判断。

(2) 抗病毒药物疗效监测:监测HBV DNA量的动态变化可为临床用药剂量、用药时间、是否需要联合用药以及用药的效果等提供重要的参考依据,是评价抗病毒或免疫增强药物疗效的最客观的指标。对于HBV携带者,若HBeAg和HBV DNA同为阴性,则预后良好,一般不需要药物治疗;若HBeAg和HBV DNA长期为阳性,则预后差,一般需要药物治疗。

(3) 肝移植患者手术前后监测:肝移植是目前肝硬化晚期治疗的唯一方法。86%以上既往HBsAg携带者术后血中HBsAg会重新出现。检测HBV DNA量可观察免疫受损患者的HBV感染状况。肝移植后HBV感染主要原因是复发,特别是移植前HBV复制水平高者,复发的概率更高。定量检测血清(浆)HBV DNA量,可用于肝移植术后HBV复发感染的监测。

(四) 乙型肝炎病毒的耐药突变的检测

随着抗病毒治疗药物的广泛应用,乙型肝炎病毒耐药变异成为困扰临床医生的重大难题。统计数据显示,我国目前有超过10万乙型肝炎患者发生耐药,93.7%的肝病患者长期不能得到有效治疗。在乙型肝炎治疗中,耐药情况一旦发生,原本有效的抗病毒药物抑制病毒复制的能力就会大大降低。同时,耐药会导致病情反复、疾病恶化等不良后果,而药物之间的交叉耐药也会给后续治疗的选择带来极大的困难。

1. HBV 耐药突变的分子机制 核苷（酸）类似物是临床最常用的抗 HBV 药物，通过直接靶向抑制 HBV 多聚酶/逆转录酶的活性发挥抗病毒作用，但因其对肝细胞中 HBV 复制的原始模板共价闭合环状双链 DNA(cccDNA)没有直接抑制作用，需长期用药。HBV 在复制过程中，由于其高复制率及校对功能的缺乏，因而具有高变异特性。在长期应用核苷（酸）类药物的情况下，对药物压力适应性强的变异病毒可获得选择性扩增，从而产生耐药性，导致治疗失败，这已成为临床面临的棘手问题之一。

HBV 的耐药类型按发生顺序依次为：①基因型耐药(genotypic resistance)，指 HBV 基因组出现某种特定的突变，这些突变已通过体内外实验证实与耐药密切相关。②病毒学突破(virologica breakthrough)，指在基因型耐药基础上 HBV DNA 反跳大于 1 个 lg10。③临床突破(clinical breakthrough)，指在前两种耐药的基础上，出现了 ALT 升高或肝脏组织学损伤加重。随着核苷（酸）类抗 HBV 药物应用人群的增多及使用时间的延长，耐药相关病毒变异的形式也将增加。通常依据以下几个特征鉴定耐药相关病毒变异：①变异的产生与正在使用的治疗药物相关；②临床上出现病毒反弹和(或)病情反复；③表型耐药分析能证明变异病毒对治疗药物的敏感性降低；④可能出现在多个病例；⑤停药后病毒有可能恢复为野生型。

目前临床上最常用的抗 HBV 药物为核苷（酸）类似物，如拉米夫定(lamivudine)、阿德福韦(adefovir)等。但长期的用药可诱导 HBV DNA 发生基因变异，从而导致患者对抗病毒药物产生耐药性。其耐药性发生的机制是：核苷（酸）类似物与 HBV DNA P 的自然底物(dNTP)竞争性地与该酶结合，导致 HBV DNA 合成终止，达到抑制 HBV 复制的目的。所以与 HBV DNA P 结合能力的强弱决定了该类药物的疗效。当 HBV DNA P 氨基酸序列发生改变并使其空间构象发生改变时，HBV DNA P 与核苷（酸）类似物的结合能力明显下降，于是就产生了对核苷（酸）类似物的耐药性，发生耐药现象。

在拉米夫定抗 HBV 感染治疗中，变异最常发生在 HBV DNA P 基因的逆转录酶编码区。HBV 耐药变异以国际通用的氨基酸单字母加变异位点标记。例如，HBV DNA P 基因上存在 YMDD，代表 4 个氨基酸残基(Tyr-Met-Asp-Asp)，其中蛋氨酸(M)变为缬氨酸(V)或异亮氨酸(I)则会引起拉米夫定耐药，表示为 rtM204V/I。

2. HBV 耐药突变的检测方法 目前 HBV 耐药突变的检测主要针对 HBV DNA P 基因 YMDD 突变的检测。检测技术包括基因测序(SBT)、PCR-RFLP、反向线性探针杂交法(LiPA)、基因芯片法等。不同的方法在灵敏度和特异性等方面各有优缺点。

(1) SBT 法：该法是最直接最有效地检测点突变的方法，可以对单一位点或者多位点变异进行检测。该法结果可靠，是临床上 HBV 耐药基因检测的"金标准"，能同时做多种核苷（酸）类药物的耐药分析，准确度高，还能发现新的耐药位点。目前主要采用 Sanger 测序法和焦磷酸测序法检测 HBV 的 YMDD 突变。但因 Sanger 测序法检测 HBV 耐药变异灵敏度较差，只有当突变株占野生株 10% 以上时才能检测到，而且只能检测一种优势病毒株，对于混合感染不能很好识别，同时，由于成本较高、技术难度较大等原因，未在临床大规模应用。

(2) PCR-RFLP 法：分别设计针对 YMDD 野生型和突变型的特异性引物进行 PCR 扩增，扩增产物用相应的限制酶进行酶切电泳，通过 DNA 的酶切图谱鉴别 HBV 野生株和变异株。常用于拉米夫定、阿德福韦耐药基因变异的检测。该方法具有敏感度高、特异性好、方法简便等特点，但自动化程度低，不能发现新的耐药位点。

(3) 反向线性探针杂交法：一种用于拉米夫定和阿德福韦诱导 HBV DNA P 基因突变的检测方法，利用逆转录酶基因杂交探针检测野生株、突变株逆转录酶编码区内多态性密码子。该法灵敏度优于 SBT 法，且操作简便、快捷，自动化程度高。缺点是对新出现的变异要重新设计新的探针，需要定期更新。

(4) 基因芯片法：将 HBV YMDD 野生型和突变型特异性探针点样到固相载体上，直接与荧光

NOTE

标记的 PCR 扩增产物杂交,通过荧光扫描来判断结果。该方法敏感度高、特异性好、方法简便,适合于临床大规模应用。该方法的缺点是不能发现新的耐药基因位点,仅能检测已知位点。

3. HBV 耐药基因检测的临床意义

HBV 出现耐药基因突变后,肝功能恶化的比例显著增高,甚至快速发展为肝衰竭。有研究表明,服用拉米夫定一年约有 20% 的患者产生耐药性,五年约 69% 的患者产生耐药性。因此,HBV 耐药基因检测对于指导临床用药和监测病情等具有重要意义。

通过耐药基因检测,可以判断慢性乙型肝炎患者体内 HBV 是否发生拉米夫定、阿德福韦等抗病毒药物的耐药基因突变,指导临床合理选择抗病毒药物、监测抗病毒药物的药效并及时调整治疗方案。通过耐药基因突变检测可判断 HBV 耐药性强弱。

二、丙型肝炎病毒

丙型肝炎是由丙型肝炎病毒(hepatitis C virus,HCV)感染,主要经血或血制品传播的非甲非乙型肝炎。目前全世界约有 1.7 亿 HCV 感染者,我国 HCV 感染者超过 3000 万人,约 60% 的急性丙型肝炎患者转化为慢性丙型肝炎,是引起肝硬化和肝癌的主要原因之一。目前仍无有效的预防方法,也没有可用的疫苗防止进一步传播,危害极大。因此,早期诊断仍是防止病毒传播的有效手段。

(一) 丙型肝炎病毒的基因组结构特征

HCV 病毒体呈球形,为单股正链 RNA 病毒,基因组长度约 9.6 kb,含有单个开放阅读框架(ORF),编码一条由 3010～3033 个氨基酸组成的聚蛋白前体,HCV 基因组编码 3 个结构蛋白和 7 个非结构蛋白,结构蛋白包括核心蛋白(core)和包膜糖蛋白(E1 和 E2),非结构蛋白分别为 P7、NS2、NS3、NS4a、NS4b、NS5a 和 NS5b,包膜糖蛋白分布于病毒表面,NS3 蛋白具有蛋白酶的功能,NS5 蛋白为一依赖于 RNA 的 RNA 多聚酶。

(二) 丙型肝炎病毒的核酸检测

丙型肝炎的实验室检测技术主要有抗-HCV 检测、HCV RNA 核酸扩增检测、HCV 核心抗原检测三种类型。但抗-HCV 检测存在"窗口期"(平均为 70 天)漏检的问题,而 HCV RNA 在感染 1～2 周内即可在血清中检测到,HCV 核心抗原的检测对处于 HCV 感染"窗口期"的患者有很大价值。因此,丙型肝炎病毒抗原、抗体和 RNA 的联合检测已成为目前 HCV 感染诊断的主要指标。

目前临床上应用最广泛的检测 HCV RNA 的方法是荧光定量 PCR 法,其基本原理就是逆转录聚合酶链反应(RT-PCR)。首先经逆转录酶作用,在特异性引物存在下,将 HCV RNA 逆转录为单链的 cDNA,再通过 PCR 将 cDNA 扩增。通过荧光定量 PCR 技术,将待测样品和已知拷贝数的对照品一起扩增,通过比较分析检测信号,确定待测样品中 HCV 的病毒载量。

荧光定量 PCR 法检测 HCV RNA 具有早期、敏感和特异等特点,且实现了全自动定量检测。但由于检测的是 RNA 病毒,要注意防止 RNA 降解造成的假阴性。临床上为了使 HCV RNA 的检测规范化,应采取以下相应措施:患者采血后,应及早分离血清(血浆)进行检测,避免反复冻融标本,整个过程应避免 RNA 酶及 DNA 酶对标本的降解和对模板的污染。

HCV RNA 定量检测结果一般采用 IU/mL 表示,正常值标准没有具体的数值,其准确的表达方式是:未检测到或低于检测下限,表示为"<参考值(单位)"。目前,国际建议的 HCV RNA 检测下限是 15 IU/mL;国产手工试剂检测下限一般为 1000 IU/mL,进口自动化试剂检测的下限为 15 IU/mL。

(三) 丙型肝炎病毒的基因分型

1. HCV 基因型种类 HCV 基因组序列具有高度变异性。根据不同区域的基因序列变异情况,HCV 分为 6 个基因型(HCV1～6 型),100 多个基因亚型。基因型以阿拉伯数字表示,亚型则在基因型后加小写英文字母表示,如 1b、2a 等。各型核酸序列之间相差 31%～34%,而亚型序列之间相差20%～23%。差异最大序列集中在 E1 和 E2 区，而 C 基因和一些非结构蛋白基因，例如 NS3 则相对保守。各区序列保守程度由高到低依次为：5′UTR 区＞C 区＞NS3 区＞NS4 区、NS5 区＞NS2 区＞NS1/E2、E1＞3′UTR 区。5′UTR 区的序列最为保守，各系变化程度及进化率都很低，可用于区分主要基因型。NS5b 区变异较大，易于区分不同病毒株，常被作为亚型区分依据。

HCV 基因型分布有显著的地区性差异，欧美国家多数为 1 型感染，亚洲国家以 2 型为主，3 型次之。我国丙型肝炎感染以 1b 和 2a 型为主。

2. HCV 基因型检测的方法 目前 HCV 基因分型的常用方法有 SBT 法、荧光定量 PCR 法、基因芯片法和 PCR-RFLP 法等。

（1）SBT 法：直接对 HCV 的核酸序列进行测序，是 HCV 基因分型的"金标准"。

（2）荧光定量 PCR 法：根据不同 HCV 基因型在某一区段序列的差异，设计一系列型特异性引物，不同 HCV 基因型可扩增出长度大小不同的片段，以此进行分型。

（3）基因芯片法：将型特异性的寡核苷酸探针固定在经处理的玻片上，荧光标记的 PCR 产物与之特异结合，杂交后，经过扫描，在相应的型特异性探针位置上出现荧光点，根据点位置确定 HCV 的基因型和基因亚型。

（4）PCR-RFLP 法：根据 HCV 不同基因型某一区段个别碱基的变异直接导致某些酶切位点的改变而进行基因分型。

HCV 基因型的各种检测方法都是围绕 5′UTR、C-EI 和 NS5b 这三个区来进行的。单独扩增这三个区域中的任何一个区的基因序列，对 HCV 进行基因分型都存在着一些漏诊或误诊的可能性。因此，应根据实验室现有条件以及分型的主要目的，选择适合的方法来检测 HCV 的基因型别。

3. HCV 基因型检测的临床意义

（1）预测 HCV 感染者的病情：目前很多研究认为 HCV 基因型是影响病情的主要因素，2、3 型多与重症肝炎有关；1b 型更易引起肝纤维化和肝癌。

（2）预测 HCV 治疗的疗效：研究认为 HCV 基因型是影响 HCV 治疗效果的主要因素。丙型肝炎的抗病毒治疗目前主要是使用 α-干扰素，或与利巴韦林联合应用。不同基因型对干扰素、利巴韦林的敏感性不同，与 2 型和 3 型相比，1 型尤其是 1b 型，使用干扰素治疗效果较差。主要原因是 HCV 不同基因型的 E2 和 NS5a 编码序列不同，因而所编码的蛋白质不同，可干扰干扰素诱导的 RNA 激活的蛋白激酶的作用，从而降低干扰素的作用。因此，如果在 HCV 抗病毒治疗前，先检测 HCV 基因型，对 HCV 抗病毒治疗有很重要的指导意义。2019 年版的《丙型肝炎防治指南》已将 HCV RNA 和 HCV 的基因型检测列入实验室诊断方法，并规定了不同 HCV 基因型治疗后转阴的指标。

（3）预防 HCV 病毒的传播：HCV 传播的危险因素与基因型有关。例如，HCV 1b 型主要经血液传播，而 HCV 1a、HCV3a 型主要经静脉注射毒品传播，这是目前 HCV 传播的主要途径。通过 HCV 基因型检测可以了解传播途径，为预防其传播、改进输血方案、疫苗研制提供依据。

三、人乳头瘤病毒

人乳头瘤病毒（human papilloma virus，HPV）是一种无包膜病毒，具有严格的嗜上皮性，整个生活周期局限在上皮层。HPV 感染有增殖能力的基底细胞，其生长周期依赖于基底细胞的分化，具有高度的组织和宿主特异性及将正常细胞永生化的能力。HPV 可致人类皮肤和黏膜异常增生，引起良性肿瘤和疣，如寻常疣、尖锐湿疣、乳头状瘤等；也可导致癌变，如阴道癌、宫颈癌等，是一种常见的性传播疾病。

感染生殖道的 HPV 可分为两种：低危型和高危型。常见的低危型如 HPV6、HPV11 等，能导致生殖道尖锐湿疣，高危型如 HPV16、HPV18 等感染现已证实具有潜在的致癌性，与宫颈癌的发生、发展有密切的联系，且随着病变程度的加重，HPV16、HPV18 型检出率逐渐升高。但是 HPV

NOTE

感染是一种自限性疾病,只有同一型别的持续性感染才可能引起宫颈上皮细胞的非典型增生,如自身免疫力低下和(或)没有得到及时治疗可能发展为原位癌。

（一）人乳头瘤病毒的基因组特征

HPV 基因组为双链环状 DNA,长 8000 bp。HPV 基因组可分为三个区域:早期转录区(E)、晚期转录区(L)和长控制区(long control region,LCR)。

1. E 基因区　E 基因区长约 5 kb,分为 E1~E8 开放阅读框,其中 E3 和 E8 不是在所有病毒基因组都存在,尚未发现它们编码病毒蛋白质。E 基因主要编码与病毒复制、转录、调控和细胞转化有关的蛋白质。E1、E2、E5、E6 和 E7 在上皮分化的早期阶段表达。E1 涉及病毒 DNA 复制,在病毒开始复制中起关键作用。E2 是一种反式激活蛋白质,涉及病毒 DNA 转录的反式激活。E5 与细胞转化有关。E6 和 E7 主要与病毒细胞转化功能及致癌性有关,是潜在的致癌基因,分别编码含有158 个氨基酸残基和 98 个氨基酸残基的病毒原癌蛋白,在持续性 HPV 感染中高水平表达。E2 表达产物负性调节 E6 和 E7,保持细胞的分化和成熟。E4 表达产物能溶解细胞骨架蛋白,出现挖空细胞改变。

2. L 基因区　L 基因区长约 3 kb,编码 2 个衣壳蛋白即主要衣壳蛋白 L1 和次要衣壳蛋白 L2,在上皮分化的终末阶段表达,组装形成病毒衣壳,从细胞中释放完整的病毒颗粒,与病毒的增殖有关。该区含有 HPV 基因组 DNA 的复制起点和 HPV 基因表达所必需的调控元件,以调控病毒的转录与复制。不同 HPV 亚型的 L 区 DNA 序列变异很大,为亚型分型的重要标准之一。

3. LCR 基因区　LCR 基因区位于 E 基因区与 L 基因区之间,长约 1 kb。LCR 基因区含有很多病毒 DNA 复制和转录调节所必需的顺式作用元件,负责转录和复制的调控。

（二）人乳头瘤病毒的分型

研究证实,HPV 基因型、亚型和变异型共 200 多种,其中 54 种可感染生殖道黏膜。目前已分出 100 余种 HPV DNA,其中 30 多种与宫颈感染和病变有关。根据其致病力的大小分为高危型和低危型两种,国际癌症研究协会对 9 个国家 11 次病例对照研究资料分析,把 HPV6、HPV11、HPV40、HPV42、HPV43、HPV44、HPV54、HPV61、HPV70、HPV72、HPV81 和 cp6108 12 种归为低危型,主要引起生殖道肛周皮肤和阴道下部的外生性湿疣类病变、扁平湿疣类病变和低度子宫颈上皮内瘤样变(CIN Ⅰ),多呈一过性,可自然逆转;高危型主要为 HPV16、HPV18、HPV31、HPV33、HPV35、HPV39、HPV45、HPV51、HPV52、HPV56、HPV58、HPV59、HPV68、HPV73 和 HPV82 共 15 种,主要导致 CIN Ⅱ~Ⅲ级病变和宫颈癌的发生,持续高危型 HPV 感染的 CIN Ⅰ 级易进展为 CIN Ⅱ~CIN Ⅲ。

（三）人乳头瘤病毒的流行病学

HPV 亚型分布存在地域性差异,感染宫颈后其致病性和后果也存在地域性差异。HPV16 是全球 HPV 感染的最主要型别,但其他亚型的感染率却存在较大的地域差异。亚洲地区宫颈癌患者 HPV 检出率由高到低依次为 HPV16、HPV58 和 HPV52,不同于非亚洲地区的 HPV16、HPV18、HPV45、HPV31 和 HPV33。我国最常见的前 5 位 HPV 亚型依次是 HPV16、HPV58、HPV18、HPV52 和 HPV33。有些学者认为 HPV52、HPV58 为亚洲型,日本和中国湖南、广州、香港等地区患者以 HPV52、HPV58 型居多。

近年来,宫颈 HPV 感染有年轻化趋势,年轻女性宫颈癌发病率也有明显上升趋势,以每年 $2\%\sim3\%$ 速度增长。另外,HPV 感染对宫颈癌的预后也有影响,有 HPV 感染的宫颈癌患者预后较差。HPV 亚型与宫颈癌组织学分型及临床分期相关,HPV16 在宫颈鳞癌中较为多见,而 HPV18 则在宫颈腺癌中占绝大多数。

（四）人乳头瘤病毒的核酸检测

由于 HPV 在体外不能增殖,也不能诱导易于检测的免疫反应,故不能使用常规培养法进行检测。传统的检测主要是通过形态学和免疫学方法,但特异性和灵敏度较低,存在较高的假阴性和假阳性,并难以对 HPV 进行分型。分子生物学检验技术的临床应用极大提高了对 HPV 的检测水平,常用的方法有 PCR、核酸杂交技术和基因芯片技术。HPV 分型检测的试剂分为两大类:一种是确定是否感染了高危型 HPV;另一种是确定具体感染了哪种亚型的 HPV,即可实现具体分型。

1. PCR 目前常用技术为通用引物 PCR 和荧光定量 PCR。通用引物 PCR 可与多种杂交技术相结合,用于灵敏度、特异度及准确性有不同要求的检测项目;荧光定量 PCR 是一种成熟的核酸定量检测方法,将普通 PCR 的高灵敏度、DNA 杂交的高特异度和光谱技术的高准确性进行了有机结合,是目前较普及的检测技术。

2. 核酸杂交技术 核酸杂交技术有较强的特异性,但传统的核酸杂交技术直接利用待测标本中的 DNA 杂交,效果较差,降低了检测灵敏度。为克服传统核酸杂交技术的缺陷,开发了杂交捕获法、核酸杂交与扩增相结合的方法、原位杂交以及斑点杂交等,以期取得更好的检测效果。目前应用较广泛的是第二代杂交捕获法(HC),基本原理是利用探针与 HPV-DNA 杂交,通过抗体捕获化学发光和信号放大,在分子水平对 HPV 进行定量检测。其探针分高危型和低危型,可将感染的 HPV 划分为两大类。目前欧洲已推荐将 HCⅡ检测 HPV 与宫颈细胞学检查联合应用,对大规模人群进行宫颈癌和癌前病变筛查,这样可以为临床医生提供具有选择性和经济效益的随访计划,更适合于大范围人群的筛查,目前已得到广泛认可。HCⅡ检测的不足在于不能对 HPV 进行具体分型,无法判断是否为多重感染,以及由哪一亚型引起的持续感染,不能满足 HPV 基因亚型流行病学调查及对宫颈癌发生和预后进行评估的需要。

3. 基因芯片技术 该技术具有灵敏度高、特异性强、检测结果准确可靠以及可检测多重感染等优点,最突出的优点是针对性强、可检出 HPV 潜伏期感染,在 HPV 检测和分型方面有广阔的应用前景和价值。

宫颈癌的发生、发展是与 HPV 持续感染相伴的过程。由于持续感染状态维持的时间较长,尽早发现 HPV 感染十分重要。HPV 各基因亚型在不同地区的分布特点存在较大差异,混合 HR-HPV 检测已不能满足临床需要,HPV 分型检测成为宫颈癌筛查中不可缺少的内容。

（五）人乳头瘤病毒核酸检测的临床意义

1. 早期诊断与预防 HPV 基因分型检测是宫颈癌早期诊断的第一步,90%～95%的宫颈癌与 HPV 感染有关,特别是高危型 HPV。应及早发现高危型 HPV 感染的存在及检测是否为持续性感染,进而根据高危型 HPV 亚型和感染类型判断高危程度,制订防治策略。

2. 宫颈癌筛查的有效手段之一 HPV 分型检测与病理检查结果相结合,有助于发现低度病变中易于转为宫颈癌者,有效降低漏检率。HPV 分型检测的应用对宫颈癌筛查、监控、预后及 HPV 亚型危险性评估意义重大,同时也为研究 HPV 各种亚型在宫颈病变中的作用提供数据支持。

（1）HPV 的感染在治疗前后,有可能存在型别的差异,这可以作为医生评估治疗效果的指标。

（2）连续两次 HPV 分型检测显示单一型别的高危亚型的感染,显示宫颈癌发生的可能性增大,应引起极大重视。

（3）HPV 的感染在不同的地区占主要地位的型别有所不同,分型检测有利于各地研究、使用疫苗进行 HPV 感染的预防控制。

四、人类免疫缺陷病毒

人类免疫缺陷病毒(human immunodeficiency virus,HIV)是获得性免疫缺陷综合征(acquired immune deficiency syndrome,AIDS)的病原体。HIV 为逆转录 RNA 病毒,主要攻击人体 $CD4^+$ T 细胞,侵入细胞后与细胞整合而难以消除。根据血清与基因序列的差异,HIV 分为 HIV-1 型和 HIV-2 型。HIV-1 全世界广泛分布,是造成 HIV 流行的主要病毒。HIV-2 显示一种较低的性传播和母婴传播,较 HIV-1 具有更长的潜伏期。

（一）HIV 的基因组结构特征

HIV-1 病毒基因组是两条相同的正义 RNA,每条 RNA 长 9.2～9.8 kb。两端为长末端重复序列(long terminal repeats,LTR)。LTR之间为编码区,占整个基因组的93%,包含9个基因,各基因间存在重叠序列,或完全重叠或部分重叠,其排列顺序为:LTR-gag-pol-vif-vpu-vpr-tat-rev-env-nef-LTR。HIV-1全基因组的G≡C含量占42%。

1. LTR序列　含顺式调控序列,包含启动子、增强子和负调控区,控制前病毒的表达。

2. 结构基因　在HIV-1基因组中,gag、pol、env为结构基因,编码结构蛋白。

(1) gag基因:长约1536 bp,编码合成多聚蛋白前体(p55),随后被pol基因编码的一种病毒蛋白水解酶裂解,加工为基质蛋白p17、衣壳蛋白p24及核衣壳蛋白p7。其中p24是核心的主要结构蛋白,具有很高的特异性。

(2) pol基因:长约3045 bp,其编码合成的前体蛋白,从N端到C端分别产生蛋白酶、反转录酶和整合酶。其作用是参与病毒复制、多种蛋白质的水解,促进病毒整合入宿主细胞基因。pol基因是逆转录病毒中最保守的基因。

(3) env基因:长约2589 bp,编码包膜前体蛋白,在病毒包膜成熟过程,前体蛋白gp160经过剪切而成外膜糖蛋白gp120和跨膜糖蛋白gp41。gp41与gp120以非共价键形式相互结合,gp120是病毒体与宿主细胞表面的CD4分子结合的部位;gp41具有介导病毒包膜与宿主细胞膜融合的作用。

3. 调控基因　tat、rev、nef、vif、vpr、vpu/vpx 6个基因为调控基因,编码调控蛋白和辅助蛋白。参与HIV表达的正调节和负调节,维持HIV在细胞中复制的平衡,控制HIV的潜伏或大量复制。

HIV-2基因组不含vpu基因,但有一功能不明vpx基因。核酸杂交法检查二者的核苷酸序列同源性约为40%～45%。

(二) HIV的核酸检测

HIV的检测主要是采用血清学方法,其中Western blot方法是目前最为敏感和特异的HIV检测方法,也是我国对HIV感染的确诊试验。HIV核酸检测作为一种补充,主要用于HIV阳性产妇婴儿的早期诊断和处于HIV抗体窗口期感染者的检测,可进行HIV RNA定量检测。

目前临床上对HIV RNA进行定量检测最常用的方法是荧光定量PCR法,扩增靶核酸一般为gag基因保守区或pol基因整合酶区。HIV RNA定量检测结果一般采用Copies/ml表示,正常值标准没有具体的数值,其准确的表达方式是:未检测到或低于检测下限,表示为"<参考值(单位)"。目前,国际上各指南对HIV完全病毒学抑制的定义是HIV RNA小于50 Copies/mL,对检测试剂要求的最低检测下限为50 Copies/mL;而国产手工试剂检测下限一般为1000 Copies/mL,进口自动化试剂检测的下限为20 Copies/mL。

(三) HIV RNA检测的临床意义

1. 辅助诊断　HIV RNA检测可用于HIV感染的辅助诊断,尤其是出现非典型的抗体反应或不确定反应时,HIV RNA的测定可提供非常有用的证据。当RNA测定出现较高拷贝数的阳性结果时(大于1000 Copies/mL)提示感染发生的可能性非常大。但是低于最低检测限的结果不能排除HIV感染。

2. 早期诊断　在HIV感染的窗口期无法使用抗体检测进行诊断。但在感染早期(1～14天),在抗原峰出现前后通常出现一个病毒载量的高峰,因此早期HIV RNA测定可用于急性感染、窗口期的辅助诊断,或用于血液复查。

3. 病程监控和疗效判定　在HIV感染中,血浆HIV RNA定量测定可以独立预测艾滋病临床过程和生存期、监测抗病毒治疗效果和病毒水平。目前,由于缺乏能统一不同定量方法检测值的标准品,不同定量方法结果之间还无法直接进行比较,建议同一患者治疗前后用同一方法进行HIV RNA定量检测。

4. 耐药性监测　病毒耐药基因型的检测有助于预测某些药物的治疗效果。在确认病毒变异位点后,与既往耐药或交叉耐药研究比较,间接地估计药物耐药情况,简单快速,费用低。

5. 婴幼儿HIV感染核酸检测　HIV感染产妇所生婴幼儿在出生后18个月内可应用HIV核

酸(DNA 或 RNA)检测进行早期 HIV 感染诊断。HIV DNA 检测不受母亲围生期抗反转录病毒治疗和人乳汁中抗反转录病毒药物及婴幼儿预防性抗反转录病毒治疗的干扰而影响早期诊断。另外,考虑母亲血液污染因素,不推荐使用脐带血进行 HIV 核酸检测。

五、巨细胞病毒

人类巨细胞病毒(human cytomegalovirus,HCMV),也叫细胞包涵体病毒,属于疱疹病毒科,由于感染的细胞肿大,并具有巨大的核内包涵体,亦称为巨细胞病毒。CMV(巨细胞病毒)可感染人和其他哺乳动物,但具有高度的宿主特异性,人是 HCMV 的唯一宿主。人大多感染过 HCMV,但多呈无临床症状的急性感染或潜伏感染,多数在幼儿期因感染而获得免疫。HCMV 的感染途径主要为接触、输血、宫内和产道等,感染较常见于胎儿、新生儿、孕妇等,孕妇感染可能导致新生儿先天畸形。当机体免疫缺陷或免疫系统处于抑制状态下,极易受 HCMV 感染,如器官移植后接受免疫抑制治疗、恶性肿瘤化疗后、艾滋病患者等。这些患者一旦感染,可能导致较高的死亡率。

(一)巨细胞病毒的基因组结构特征

HCMV 有典型的疱疹病毒结构,是双链线状 DNA 病毒。HCMV 基因组的结构与 HSV DNA 相似,具有一个长单一序列(U1)和短单一序列(Us)。U1 和 Us 的相连处及两端均有 DNA 重复序列。目前,已知 HCMV DNA 只有一个单向性的 IE 启动子复合体,它可能指导多个基因的表达,E 及 E 基因的转录与宿主细胞的 RNA 多聚酶Ⅱ有关,其表达受靠近启动子的序列调控,此调控可分为顺式或反式调控。

(二)巨细胞病毒的分子生物学检验

1. 巨细胞病毒的核酸检测方法 临床上检测巨细胞病毒的核酸主要采用荧光定量 PCR 法,具体见乙型肝炎病毒的核酸检测中关于荧光定量 PCR 法的描述。

2. 巨细胞病毒核酸检测的临床意义

(1)优生优育:孕妇在孕期中感染 HCMV,容易致胎儿畸形。对于 HCMV 特异抗检测阳性,和(或)特异 IgG 滴度升高 4 倍,或特异的低亲和力 IgG 抗体阳性,则有必要采取孕妇羊水进行 HCMV 的 PCR 检测,以明确是否有现症感染,从而为进一步采取相应的对策提供依据。

(2)器官移植、免疫缺陷患者、抗肿瘤治疗中 HCMV 感染的监测:器官移植后因为免疫抑制剂的使用,免疫缺陷患者和恶性肿瘤患者抗肿瘤治疗造成免疫系统的损伤,一旦感染在平时不会有太大问题的 HCMV,则可能出现严重的后果,导致治疗失败,甚至患者的死亡。采用 PCR 方法,对这些患者进行 HCMV 感染的监测,有助于及时采取临床相应治疗措施,避严重后果的发生。

(3)抗病毒治疗药物疗效的监测:对血液 HCMV 进行定量测定,有助于 HCMV 感染者进行抗病毒药物治疗后的疗效监测。

(4)早期诊断:采用高灵敏高特异的荧光 PCR 方法检测 HCMV,有助于 HCMV 感染的早期诊断。

(5)鉴别诊断:可用于与其他病原体所致疾病如病毒性肝炎等的鉴别诊断。

(6)病因学研究:可用于死胎、畸胎、流产、低体重儿、婴儿肝炎综合征的病因学研究。

(7)CMV 与肿瘤的关系研究:有研究报道 HCMV 与宫颈癌、睾丸癌、前列腺癌、Kaposi 肉瘤、成纤维细胞癌、Wilm 肿瘤及结肠癌等肿瘤的发生有关。PCR 方法是对特定肿瘤进行流行病学调查以及研究 HCMV 与肿瘤发生关系及机制的一个重要手段。

六、EB 病毒

EB 病毒(epstein-barr virus,EBV)属于 γ 疱疹病毒亚科淋巴滤泡病毒属,1964 年由 epstein 和 barr 将非洲儿童 burkitt 淋巴瘤细胞通过体外悬浮培养而首次成功建株,并在建株细胞涂片中用电镜观察到疱疹病毒颗粒。EB 病毒即是以二人名字的首字母命名的。EB 病毒在人群中具有广泛的感染性,病毒的传播途径主要为唾液,也可经输血传染。大多数的初次感染发生在幼儿时期,且多

NOTE

数感染后无明显症状,或引起轻症咽炎和上呼吸道感染,但终生携带病毒。原发感染如发生在青年期,则约有 50% 感染者会出现传染性单核细胞增多症。EB 病毒感染后,在口咽部和涎腺的上皮细胞内增殖,然后感染 B 淋巴细胞,B 淋巴细胞大量进入血液循环而致全身性感染,并可终生潜伏在人体淋巴组织中。当机体免疫功能低下时,这些潜伏在淋巴组织中的 EB 病毒再度活跃而形成复发感染。由 EBV 感染引起或与 EBV 感染有关的疾病主要有传染性单核细胞增多症、burkitt 淋巴瘤和鼻咽癌。

（一）EB 病毒的基因组结构特征

EB 病毒的基因组是双链 DNA,在细胞内可以线性整合和环状游离两种形式之一存在或同时存在。病毒基因组包括 4 个内部重复序列(IR1~4)和 5 个独特区(U1~5)。

（二）EB 病毒的分子生物学检验

1. EB 病毒的核酸检测方法 临床上检测 EB 病毒的核酸主要以荧光定量 PCR 法为主,具体见乙型肝炎病毒的核酸检测中关于荧光定量 PCR 法的描述。

2. EB 病毒核酸检测的临床意义

(1)早期诊断:对于 EB 病毒急性感染如传染性单核细胞增多症,采用高灵敏度、高特异性的荧光定量 PCR 方法进行检测,可以在病毒感染的早期明确病因。

(2)鼻咽癌治疗监测:鼻咽癌具有对放疗敏感、易复发和远处转移等特点。放疗是鼻咽癌的首选治疗方法,但治疗后完全缓解患者仍有 40%~50% 出现远处转移和局部复发而导致治疗失败。以前常用的临床监测鼻咽癌患者肿瘤转移、复发的手段主要是间接鼻咽纤维镜、胸部 CT、腹部 CT、全身骨 ECT 等影像学检查,这些方法敏感性和特异性不够,检查费用昂贵,难以及时发现,不能区分原发癌和转移癌。由于 EB 病毒抗体检测在体内的半衰期长,不能准确和及时反映体内 EB 病毒的清除情况,因此采用荧光定量 PCR 法直接测定血液中 EB 病毒 DNA,这样可以准确及时地反映 EB 病毒在体内的增长和清除情况,可作为鼻咽癌治疗后预后、转移和复发的监测指标。

七、流行性感冒病毒

流行性感冒病毒(influenza virus),简称流感病毒,包括人流感病毒和动物流感病毒,人流感病毒根据其核蛋白的抗原性分为甲(A)、乙(B)、丙(C)三型,均为流感的病原体。其中甲型流感病毒抗原性易发生变异,多次引起世界性大流行。乙型流感病毒对人类致病性较低;丙型流感病毒只引起人类不明显的或轻微的上呼吸道感染,很少造成流行。

（一）流感病毒的基因组结构特征

流感病毒(influenza virus)的遗传物质是单股负链 RAN,RNA 与核蛋白(NP)结合,缠绕成核糖核蛋白(RNP),以密度极高的形式存在。甲型和乙型流感病毒的 RNA 由 8 个节段组成,丙型流感病毒缺少第六个节段。所有 RNA 节段 5′端的 13 个核苷酸及 3′端的 12 个核苷酸高度保守,但各型病毒间该保守区的序列略有差异。每一个 RNA 节段的 3′端和 5′端相互结合,使病毒 RNA 环化形成锅柄样的结构。

病毒基因组 RNA 既是转录合成 mRNA 的模板,又是合成正链 RNA 的模板。病毒 RNA 的转录和复制均在宿主细胞核内进行。甲型和乙型流感病毒基因组 RNA 第 1、2、3 个节段编码 RNA 多聚酶,第 4 个节段编码血凝素(HA),第 5 个节段编码核蛋白,第 6 个节段编码神经氨酸酶(NA),第 7 个节段编码基质蛋白(M1)和包膜蛋白(M2),第 8 个节段编码一种能拼接 RNA 功能的非结构蛋白,这种蛋白的其他功能尚不得而知。丙型流感病毒基因组 RNA 第 4 节段可同时编码血凝素和神经氨酸酶。

（二）流感病毒的分子生物学检验

流感病毒的分子生物学检验内容主要包括病毒核酸检测、耐药性基因检测、病毒基因分型。可对患者的咽拭子、下呼吸道分泌物及血浆中甲型流感病毒 RNA 进行检测。

1. 流感病毒核酸检测 目前流感病毒的核酸诊断方法主要有 RT-PCR、real-time RT-PCR、基因芯片、RT-AMP 等。在 RT-PCR 技术基础上,采用荧光标记、套式 PCR、多重 PCR、PCR-RFLP 等可进一步提高检测的敏感性。荧光 RT-PCR 有取代常规 RT-PCR 的趋势。此外,核酸杂交技术、NASBA 技术在流感病毒的检测中也有较好应用。

2. 流感病毒的分型 两种不同的流感病毒同时感染宿主细胞,新生的子代病毒可获得来自两个亲代病毒的基因节段,成为基因重组病毒,形成新亚型。基因重组只发生于同型病毒之间,是产生甲型流感病毒抗原突变株、引起流感世界大流行的一个重要原因。同时,流感病毒基因组 RNA 在复制过程中因其 RNA 多聚酶缺乏校正功能,常常发生点突变,导致产生抗原性变异株的概率大大增加。根据甲型流感病毒表面抗原血凝素(HA)和神经氨酸酶(NA)结构及基因特性的不同可分为若干亚型,至今已经发现甲型流感的 HA 有 16 个亚型(H1~H16),NA 有 9 个亚型(N1~N9),它们之间的随意组合可形成多种亚型,各亚型之间无交叉免疫力。

分子生物学技术对于流感病毒分型发挥着越来越大的作用。亚型鉴定常用的方法有核酸杂交、RT-PCR、多重 RT-PCR、酶免 PCR、荧光 RT-PCR、NASBA 和基因芯片等。其中,RT-PCR 是其他各种方法的基础。在流感病毒的型别鉴别时,扩增的目的片段常常是高度保守的核蛋白和 M 蛋白基因编码区;如果用于 A 型流感病毒的亚型鉴定,设计的引物常常针对编码表面抗原基因 5′端和 3′端的保守序列。

3. 流感病毒的耐药性分析 目前,特异性抗流感病毒药物主要是包膜蛋白 M2 抑制剂和神经氨酸酶 NA 抑制剂。M2 基因或 NA 基因的突变是流感病毒耐药的主要原因。因此,以 M2 基因和 NA 基因为靶标,通过 RT-PCR 方法扩增耐药基因片段后进行核酸测序,利用生物信息软件分析即可确定与耐药性有关的氨基酸位点。

利用滚环扩增(rolling cycle amplification,RCA)技术可以检测单碱基突变。设计针对流感病毒耐药基因 M2 基因和 NA 基因突变位点的环化探针,环化探针与发生单碱基突变的基因特异性结合并被连接成闭合环状,进行滚环扩增后可特异性检测甲型流感病毒耐药基因单碱基突变位点。

基因芯片法也可作为耐药基因检测的有效手段。

（三）流感分子生物学检验的临床意义

1. 早期诊断 流感患者的临床特征、病情发展和预后等具有较大差异,危重合并严重并发症者可导致患者死亡。因此,快捷有效的诊断方法及早期预测患者病情发展的指标具有重要意义。采用荧光定量 RT-PCR 方法直接检测患者分泌物中流感病毒 RNA,简便快速,较培养法及其他免疫法测特异抗原和抗体更敏感。

2. 鉴别诊断 可用于与其他呼吸道病原体感染、流脑、军团病和支原体肺炎等的鉴别诊断,因其早期症状相似。荧光定量 PCR 法是早期鉴别诊断的最佳方法。

3. 疾病进程检测 通过分子生物学检验流感病毒的核酸,可以预测病情及发展进程。当病毒侵入血液并发病毒血症时,血浆中可检测到病毒 RNA。血浆中甲型流感病毒 RNA 阳性可作为病情进展为重症或危重症的标志。

4. 病毒亚型的检测 通过病毒核酸检测,可以检测出流感病毒的具体亚型,对于流感病毒的鉴定、流行病学及抗原变异的研究等都具有十分重要的作用。

八、肠道病毒

肠道病毒(enterovirus)是一类经消化道感染并引起肠道或其他组织器官病变的病毒,主要包括小 RNA 病毒科(picornaviridae)的脊髓灰质炎病毒(poliovirus)、柯萨奇病毒(coxsackievirus)、埃可病毒(ECHO virus)、新肠道病毒,以及其他病毒科的轮状病毒(rotavirus,RV)、肠道腺病毒(enteric adenovirus)、杯状病毒(calicivirus)、星状病毒(astrovirus)等。脊髓灰质炎病毒、柯萨奇病毒、埃可病毒、新型肠道病毒很少引起明显的消化道疾病,主要侵犯神经系统、肌肉、心肌、皮肤等靶器官,引起脊髓灰质炎、脑膜炎、心肌炎、手足口病等;轮状病毒、肠道腺病毒、杯状病毒及星状病毒主要引起以腹泻为典型症状的急性胃肠道感染,因此又称为急性胃肠炎病毒。

人类肠道病毒属于小 RNA 病毒科(Picornaviridae)肠道病毒属(enterovirus),有 70 多个血清型,主要包括:①脊髓灰质炎病毒Ⅰ、Ⅱ、Ⅲ型;②柯萨奇病毒 A、B 组,A 组包括 A22、A24 型(原 A23 型已归入埃可病毒 9 型),B 组包括 B1~B6 型;③人类肠道致细胞病变孤儿病毒(ECHOV),简称埃可病毒,包括 1~9、11~27、29~33 型(10 型归到呼肠病毒,28 型归到鼻病毒,34 型归到柯萨奇病毒 A24);④新型肠道病毒,是 1969 年后陆续分离到的,有 4 个血清型,即 68~71 型。

引起手足口病的 CA16 和 EV71 是临床上运用分子生物方法进行检测的最常见的肠道病毒。

(一) 肠道病毒 CA16

1. CA16 的基因组结构特征　肠道病毒属的共同特征有:①病毒体呈球形,直径 17~30 nm,无包膜,衣壳为 20 面体对称;②核心为单股正链 RNA。

2. CA16 的分子生物学检验方法　用核酸分子杂交或 RT-PCR、基因芯片等技术来检测标本中 CA16 病毒特异性的核酸序列。

3. CA16 的分子生物学检验的临床意义　CA16 是引起手足口病的常见病原体,可造成暴发流行。特点是出红疹,最早出现在口腔黏膜,最后出现在手和脚。运用分子生物学检验,可以快速、准确地检测出引起手足口病的病原体,利于早期诊断。

(二) 肠道病毒 EV71

1974 年,Schmidt 等学者首次从患神经系统疾病的患者中分离到 EV71 病毒。随后,许多国家相继报道了 EV71 在不同地区的流行情况。近年来,EV71 的感染在世界各地呈上升趋势,1998 年,我国台湾、深圳等地暴发了 EV71 大流行,2008 年,我国安徽阜阳等地区相继暴发了 EV71 大流行。低龄患儿和免疫功能低下的成人可出现脑膜炎、脑脊髓炎、神经源性肺水肿、心肌损害、循环障碍等重症,病情凶险,可致死亡或留有后遗症。目前尚无预防性疫苗和特异的抗病毒药物进行预防和针对性治疗。EV71 的流行多见于春、夏、秋季,多发生于 6 岁以下儿童,偶尔也见成人感染病例。EV71 主要通过粪-口途径或密切接触传播,污染的水源、昆虫均可成为传播媒介。

1. EV71 的基因组结构特征　EV71 病毒核心为单股正链 RNA,由 VP1、VP2、VP3、VP4 四种多肽构成的原聚体拼装成具有五聚体样结构的亚单位。

2. EV71 的分子生物学检验方法　用核酸分子杂交或 RT-PCR、基因芯片等技术来检测标本中 EV71 病毒特异性的核酸序列。

3. EV71 的分子生物学检测的临床意义　肠道病毒 EV71 是引起手足口病的主要病原体之一。运用分子生物学检验,可以快速准确地检测出引起手足口病的病原体,减少并发症及疾病进展对儿童可能造成的危害。

第二节　细菌感染性疾病的分子生物学检验

在感染性疾病中,除了病毒感染性疾病外,另一大类就是由细菌感染导致的细菌感染性疾病。细菌感染性疾病的分子生物学检验是指利用分子生物学方法对病原菌的特异性生物大分子(DNA、RNA 及特异性蛋白质分子)进行检测,为疾病的诊断、治疗提供信息。与传统方法相比,细菌感染的分子生物学检验在以下各方面显示巨大的优势:①适用于检测不能或不易培养、生长缓慢的病原菌;②通过扩增细菌基因组的保守序列(如 16SrRNA 基因等),可以实现对感染细菌的广谱快速检测;③可以对细菌进行基因分型,有利于病原菌的鉴定及分子流行病学调查;④检测病原菌耐药基因,为细菌感染性疾病的临床诊治、疗效评价提供科学依据等。

病原菌的分子生物学检验技术主要包括 PCR 及其衍生技术(包括 SDA、NASBA、TMA 及 bDNA 等)、定量 PCR、核酸分子杂交、DNA 测序及基因芯片技术等。近年来,脉冲场凝胶电泳(PFGE)、随机引物扩增多态性 DNA 分析、基质辅助激光解吸电离飞行时间质谱(MALDI-TOF-

MS)技术及变性高效液相色谱(DHPLC)等一系列新技术也已逐步应用于病原菌的分类鉴定及基因分型。

一、细菌感染的广谱分子生物学检验

近年来,微生物基因组学、蛋白质组学等基因研究的深入,以及有关核酸和蛋白质等生物大分子的高灵敏度检测技术的建立,为病原菌的检测提供了新的方法。通过细菌基因组保守序列或特异性蛋白质分子的检测,可以快速、准确地检测病原菌,对于临床细菌感染的及时诊断及有效治疗具有重要意义。下面主要介绍目前应用较为成熟、广泛的 16SrRNA 基因序列分析和基质辅助激光解吸电离飞行时间质谱(MALDI-TOF-MS)等技术在细菌感染的广谱分子生物学检验中的应用。

(一) 16SrRNA 基因序列分析鉴定细菌

1. 16SrRNA 基因结构特征 16SrRNA 基因编码原核生物核糖体小亚基 rRNA(16SrRNA),长度约 1500 bp,存在于所有细菌及衣原体、立克次体、支原体、螺旋体、放线菌等原核生物的染色体基因中,不存在于病毒、真菌等非原核生物体内。其序列包含 10 个可变区和 11 个保守区,保守区为所有细菌共有,细菌间无差别;可变区因细菌而异,变异程度与细菌的系统发育密切相关。

2. 16SrRNA 基因序列分析鉴定细菌原理 16SrRNA 基因被称为细菌的“分子化石”。目前,几乎所有病原菌的 16SrRNA 基因测序均已完成,常被选择为细菌分类鉴定的靶基因。16SrRNA 基因作为细菌分类鉴定的靶基因具有 3 个优点。①多拷贝:这使得针对该基因的分子生物学检验具有较高的灵敏度。②多信息:由可变区和保守区组成,可设计保守区的通用引物检测所有细菌,又能利用可变区序列检测特有细菌。③长度适中:长度约为 1500 bp,既能反映不同菌属之间的差异,又能利用测序技术较易得到其序列。基于 16SrRNA 基因设计通用引物,通过 PCR 扩增即可判断细菌的存在与否。通过对扩增产物序列分析,包括测序及对可变区进行分子杂交,可鉴定病原菌种类。目前本方法已应用于新生儿败血症、新生儿化脓性脑膜炎及慢性前列腺炎等细菌感染性疾病的检测。

3. 细菌 16SrRNA 基因序列分析鉴定细菌 在利用细菌 16SrRNA 基因进行分类鉴定时,由于某些细菌种间差异较小,即使表型不同的细菌也有着相同的 16SrRNA 基因序列(如大肠杆菌与宋内志贺菌、炭疽芽胞菌与蜡样芽胞杆菌等),这就限制了 16SrRNA 基因序列分析在临床上的广泛应用。近年来,细菌 16SrRNA 基因也被选为靶基因,16SrRNA 基因区位于 16SrRNA 基因与 23SrRNA 基因之间的区间序列,具有高度变异性及相对保守性。研究证实,16SrRNA 基因区间的进化率要高 16SrRNA 基因 10 倍。因此,16SrRNA 基因区间具有更适合区分不同细菌的特点,它不但可以用于菌种间的鉴别,还可以用来分辨 16SrRNA 基因不能鉴别的非常接近的菌种和种内菌株。

4. 存在的主要问题 在利用细菌 16SrRNA 基因进行鉴定时,由于使用的是通用引物,这就要求在实验过程中要严格控制细菌污染,保证各环节的无菌操作,从而提高诊断的准确性和可靠性。此外,标本前处理是鉴定临床标本中病原微生物 16SrRNA 基因的最主要技术难点,如果标本前处理未能去除干扰因素和提取到足量的核酸,将导致实验失败。国内外亦有对体液标本直接进行基因鉴定的报道,但大部分都仅限于脑脊髓液、玻璃体和关节液等干扰因素小的标本。

(二) 基质辅助激光解吸电离飞行时间质谱技术鉴定细菌

随着基质辅助激光解吸电离飞行时间质谱(MALDI-TOF-MS)技术的不断发展与成熟、数据处理和图谱识别分析软件的开发应用及大型微生物蛋白指纹质谱图数据库的建立与完善,MALDI-TOF-MS 被广泛应用于各种微生物,特别是细菌和真菌的鉴定。

1. MALDI-TOF-MS 技术鉴定细菌的原理

(1) 用于细菌鉴定的目标分析物:理论上,任何具有种属特异性的信息都可用于细菌鉴定。适用于 MALDI-TOF-MS 分析的标志物包括 DNA/RNA、蛋白质、脂类、多糖等。目标分析物的选择要综合考虑其特异性、含量丰度,以及在不同生长环境、周期下的变异程序及结构稳定性等。由于蛋白质在细菌体内含量高,种类及结构相对稳定,且大多数蛋白质分子量处于 MALDI-TOF-MS 分析的范围,因此目前多采用蛋白质作为标志物。受管家基因调控且丰度较高的特异性保守蛋白——核糖体蛋白,受外部环境压力影响较小,是基于 MALDI-TOF-MS 进行细菌鉴定的主要标志物。

(2) MALDI-TOF-MS 蛋白质质量指纹图谱:MALDI-TOF-MS 鉴定细菌主要依据以下指标。①MALDI质谱图中一个质谱峰代表一种蛋白质;②不同种类微生物的蛋白质质谱峰谱(质荷比及丰度)在可检测质量范围内存在差异;③某些质谱峰具有可识别的属、种特异性,甚至存在亚种或血清型差异;④在相同的培养条件及操作下,标志物具有良好的重复性。蛋白质质谱图存在种属特异性及可重视性是基于 MALDI-TOF-MS 的微生物鉴定的基础。一般而言,保守性核糖体蛋白谱差异在属水平较为明显,在种及以下水平这种差异越来越小。进行种内微生物鉴定时,可能导致错误结果。因此,鉴定微生物应充分利用特异性蛋白质(标志物)和非特异性蛋白质信息,实际运用时多依据分子量在 2000～20000 的全蛋白质质谱图,即蛋白质指纹图谱(protein/peptide mass fingerprinting,PMF)。将受检微生物 PMF 与数据库中已知微生物 PMF 进行比对,即可得到鉴定结果。

2. MALDI-TOF-MS 技术鉴定细菌的基本过程 进行质谱分析前,一般需对标本进行分离、培养,以富集分析物。根据样品来源及分析成分不同,可采用不同方法分离、富集目标分析物,同时尽可能去除干扰物。菌落样品也可以不经任何处理,直接挑取菌落,涂板用于质谱分析。

3. 存在的主要问题 虽然 MALDI-TOF-MS 在向生物鉴定领域显示了巨大优势,但该技术在许多方面仍有待发展。第一,进行质谱分析前对细菌进行分离培养仍是必不可少的步骤,目前的数据分析系统仍难以准确识别微生物混合物;第二,虽然质谱分析本身具有很高的灵敏度,但相对于临床患者样本中的带菌量、样本成分的复杂性,其灵敏度还不足以对临床样本进行直接检测。因此,质谱分析前仍需进行微生物分离、培养,以提高鉴定正确率及重现性;第三,由于种及种以下蛋白质标志物差异越来越小,基于 MALDI-TOF-MS 的微生物鉴定系统的鉴别能力存在一定的局限性,主要表现在微生物鉴定系统对进化过程中某些具有较近亲缘关系的微生物存在交叉或错误鉴定;对大多数菌株不能进行亚种、血清型鉴定;在微生物耐药性、细菌毒力及药物敏感性检测方面,还存在明显不足;第四,同一鉴定系统对不同种类微生物鉴定的正确率突变较大,需不断完善数据库,提高鉴定重现性。

二、结核分枝杆菌

结核分枝杆菌(M. tuberculosis,MTB)简称结核杆菌(tubercle bacilli,TB)。早在 1882 年,德国微生物学家罗伯特·科赫(Robert Koch)就已证明它是结核病的病原体,并因此获得 1905 年诺贝尔生理学或医学奖。结核分枝杆菌可侵犯全身各器官,但以肺部感染最多见。20 世纪中叶以来,各种抗结核药物相继问世,加之人们生活水平的提高和卫生设施的改善,特别是开展了群防群治、儿童普遍接种卡介苗之后,结核的发病率和死亡率曾一度大幅下降。20 世纪 80 年代后,由于艾滋病和结核分枝杆菌耐药菌株的出现、免疫抑制剂的应用、吸毒、贫困及人口流动等因素,结核病在沉寂了一段时间后又"死灰复燃",全球范围内结核病的疫情骤然恶化,这给结核病控制工作带来了新的挑战。据 WHO 统计,全世界约每 3 个人中就有 1 个人感染结核分枝杆菌,某些发展中国家的成人结核分枝杆菌携带率高达 80%,其中 5%～10% 的携带者可发展为活动性结核病,每年约有 800 万新病例发生,至少有 300 万人死于该病。中国每年死于结核病的人约 25 万,是其他各类传染病死亡人数总和的两倍多。因此,结核病又成为威胁人类健康的全球性卫生问题,并成为某些发展中国家和地区,特别是艾滋病高发区人群的首要死因。

(一)结核分枝杆菌的基因组结构特征

1998 年,英国 Sanger 中心和法国 Pasteur 研究所合作完成了对结核分枝杆菌 H37Rv 菌株全基因组测序工作。结核分枝杆菌基因组大小为 4.4 Mb,G/C 高达 65.6%,预测含 4411 个开放阅读

148

框（ORF），其中 3924 个 ORF 被认为编码蛋白质，50 个基因编码稳定的 RNA。所编码的蛋白质，40％为有功能的蛋白质产物，44％与基因组其他信息有关（这当中大多是"保守且功能假定的序列"，即它们在其他细菌中也存在但其功能未知），还有 16％完全未知且仅存在于结核分枝杆菌和其他分枝杆菌属中。

2002 年，Camus 等根据新的实验数据对结核分枝杆菌 H37Rv 菌株的基因组进行重新分析和序列比对，又发现 82 个能够编码多肽的新基因，确定了 2058 个蛋白质的功能，预测出 376 个蛋白质与已知蛋白质不具有同源性，是结核分枝杆菌所独有的。

（二）结核分枝杆菌的核酸检测

长期以来，结核病的实验室诊断主要依赖涂片染色镜检法和培养法。涂片染色镜检法具有简便、快速、成本低等优点，但其敏感性较低，受痰中细菌数量影响较大，且容易受到人为等外界因素的干扰。培养法是结核病病原学诊断的"金标准"，精确可靠，特异性高，但所需时间较长，一般为 4～8 周，还需要培养箱等设备，且耗费人力资源较多。近年来，随着分子生物学理论和技术的发展，结核分枝杆菌的耐药机制及耐药的分子基础大部分已被阐明，建立了快速检测结核分枝杆菌及耐药基因的方法，为结核分枝杆菌快速药物敏感性试验开辟了一条新的途径。常用的有荧光定量 PCR 技术、基因芯片技术、线性探针杂交法、Xpert 技术、DNA 环介导等温扩增技术等。

1. PCR 技术　PCR 技术具有快速、特异性强和敏感性极高等特点，可从标本中直接检出结核分枝杆菌 DNA，对不能或难分离培养的结核分枝杆菌尤为适用。但常规 PCR 的产物须经电泳检测，容易交叉污染产生假阳性。

2. 荧光定量 PCR（FQ—PCR）技术　FQ-PCR 技术具有敏感性、特异性高及简便、快速等优点，并且克服了常规 PCR 易污染的缺点，特别适用于难以培养与生长缓慢的结核分枝杆菌的检测。

3. RT-PCR 技术　由于普通的分子生物学检验方法是基于对结核分枝杆菌 DNA 的扩增，对结核分枝杆菌活菌或死菌的检测结果都会是阳性，无法鉴定死菌和活菌。细菌 mRNA 半衰期很短，因此结核分枝杆菌 mRNA 被认为是活菌检测的理想分子标志物。α 抗原 85B（Ag85B）是分枝杆菌 Ag85 抗原复合体的主要组成部分，是一种纤维结合蛋白，在结核分枝杆菌中呈高水平表达。Hellyer 等人以编码结核分枝杆菌 85B 蛋白的 mRNA 为靶序列，利用 RT-PCR 技术检测结核分枝杆菌 mRNA，用于结核分枝杆菌活菌检测。但因其对样本处理要求较高，目前仍难以在临床上推广应用。

4. 链替代扩增技术　链替代扩增（SDA）技术是一种基于酶促反应的 DNA 体外等温扩增技术，采用 SDA 技术检测结核分枝杆菌时，以 IS110 和 16SrRNA 基因为扩增靶点，方法特异性较好。

5. 线性探针杂交法　线性探针杂交法（line probe assay，LPA）利用生物素标记的引物，特异性扩增结核分枝杆菌的靶序列，将标记有生物素的扩增产物与固定在薄膜检测条上的特异性寡核苷酸探针反向杂交，加入标记有碱性磷酸酶的链霉亲和素，与杂交产物上的生物素结合，最后加入显色底物，检测结核分枝杆菌。

6. DNA 环介导等温扩增（LAMP）技术　LAMP 技术具有快速、简便、准确、特异性高的特点，而且还彻底解决了"气溶胶"的干扰，实现了扩增后不开盖判读检测结果，有效避免了交叉污染，同时还保护了试验人员和环境的安全。由于该方法利用了核酸扩增，因此极大地提高了灵敏度，通过荧光染色直接目测比色就可以得到清晰的反应结果，缩短了结核分枝杆菌的检测时间，不需要长时间的温度循环及 PCR 仪等昂贵的仪器，适合各级医疗、防疫机构，可作为肺结核病患者早期诊断和鉴别诊断的重要依据。应用 LAMP 技术检测结核分枝杆菌时，应同时进行培养并做菌型鉴定、药物敏感试验。

7. 基因芯片技术　基因芯片技术检测结核分枝杆菌主要是以结核分枝杆菌 16SrRNA 基因和耐药基因为检测对象。基因芯片由于具有高通量的优势，可以实现对结核分枝杆菌分类鉴定及耐药基因的快速检测，但检测成本较高及仪器设备昂贵限制了其临床应用。

8. Xpert 全自动结核分枝杆菌检测技术　该技术由美国加州一家公司开发，其生产的

NOTE

XpertMTB/RIF 检测试剂盒运用的是一种全自动核酸扩增与检测技术,该方法以半巢式荧光定量 PCR 技术为基础,能够直接从患者痰液中同时检测结核分枝杆菌以及利福平耐药基因 rpoB,整个检测过程自动化,时间不超过 2 h。2010 年,WHO 认可推荐了 XpertMTB/RIF 检测技术在结核病防治规划中的应用,并于 2011 年发布了相关指导性文件。XpertMTB/RIF 技术被认为是目前最先进的一种检测结核分枝杆菌及其耐药性的方法。

(三)结核分枝杆菌耐药的分子机制

结核分枝杆菌抵制药物活性的机制大致有三种类型:降低细胞膜的通透性,产生降解或灭活酶类,药物靶位的改变。首先,结核分枝杆菌被其特有的、高疏水性的细胞壁保护,大大降低了化合物的渗透性,构成了结核分枝杆菌对药物的第一道防线。其次,在结核分枝杆菌中发现了活跃的药物外排系统、使药物降解或失活的酶以及与这些功能相关的基因。遗传学的研究表明结核分枝杆菌产生耐药性的根本原因在于基因突变。目前对结核分枝杆菌耐药分子机制的研究主要集中在药物的作用靶位及其相关基因的突变上。

1. 利福平的耐药基因 利福平(rifampin,RFP)是作用于结核分枝杆菌 DNA 依赖的 RNA 聚合酶 β 亚单位(RNA polymerase B subunit,rpoB),从而抑制 mRNA 的转录。结核分枝杆菌对利福平耐药是结核病化疗失败的主要原因,利福平耐药性的检测是判断多重耐药结核病的标志。rpoB 基因是一单拷贝基因,序列高度保守,全长 3543 bp。当高度保守核心区域(RRDR)发生突变时,利福平不能与 RNA 聚合酶 β 亚单位结合,抑制转录,96%~98% 的利福平耐药菌株编码 RNA 聚合酶 β 亚单位的 rpoB 基因突变导致细菌对利福平耐药。主要的突变集中在编码 27 个氨基酸的 81 个碱基范围内。其中,以 531 位 Ser→Leu 和 Trp 转换,526 位 His→Tyr、Asp、Asn 和 Pro 的突变最为常见,且以上两个位点的突变是引起高水平耐药的主要原因。除上述两位点外,511、516、518、522 位点也有突变,相对 531 和 526 位较少,且是引起低水平耐药的原因。除突变引起耐药外,细胞壁渗透性的改变导致药物摄入量的减少也是导致耐药的原因之一。

2. 异烟肼的耐药基因 结核分枝杆菌对抗结核化疗药物异烟肼(isoniazid,INH)的耐药机制较为复杂,约 92% 的 INH 耐药菌与 katG、inhA 和 ahpC 三个基因突变有关。其中,katG 和 inhA 基因是主要的耐药基因。katG 的丢失或突变导致其编码的过氧化氢-过氧化物酶活性丧失或下降,而 inhA 基因突变减弱了异烟肼对分枝菌酸生物合成的抑制作用。此外,kasA 和 ahpC 基因也与异烟肼的耐药有一定的关系。

(1)katG 基因:katG 基因是过氧化氢-过氧化物酶的编码基因。该基因含 2223 个核苷酸,上游隔 44 个碱基与 furA 基因相连,下游离 cmbC 基因 2794 碱基。katG 基因编码的过氧化氢-过氧化物酶是一种热稳定酶,分子量为 80000。引起异烟肼耐药性的主要原因是 katG 基因的点突变、部分缺失、碱基对插入或 7%~24% 的完全缺失,其突变导致过氧化氢-过氧化物酶活性降低或丧失,阻止异烟肼转换成活性形式,从而导致耐药。katG 基因突变的位点为 315 位 Ser→Thr、Asn、Ile 或者 Arg,463 位 Arg→Leu,还可见 104Arg、108His、138Asn、148Leu、270His、275Thr、312Trp、38IAsp 密码子突变。

(2)inhA 基因:inhA 基因是一种与分枝菌酸生物合成有关的烯酰基还原酶的编码基因。异烟肼进入菌体后,在分枝杆菌过氧化氢-过氧化物酶的作用下氧化脱氢生成亲电子形式,这种形式能与分枝菌酸生化合成途径中的烯酰基还原酶——还原型烟酰胺二核苷酸复合体结合,干扰分枝菌酸合成而发挥抗菌作用。inhA 基因产物为分子量为 32000 的蛋白质。研究发现,inhA 基因的突变率较高的主要在 280 位 Ser→Ala、94 位 Ser→Ala、90 位 Ile→Pro。

(3)ahpC 基因:ahpC 基因即烯酰基还原酶编码基因。它控制解毒酶基因的表达,如过氧化氢-过氧化物酶的编码基因 katG 和烷基过氧化氢酶的编码基因 ahpC 的表达。目前发现 ahpC 基因突变可导致 ahpC 表达增强,突变一般发生在启动子区域,使得启动子的活性提高,进而导致 ahpC 的过量表达。它的过量表达可以补偿因 katG 基因突变而造成的过氧化氢-过氧化物酶活性的损失,为菌体提供额外的氧化保护。一般将 ahpC 基因突变作为 katG 基因损伤的标志。

NOTE

3. 乙胺丁醇的耐药基因 乙胺丁醇(ethambutol,EMB)是一种阿拉伯糖类似物,作用于分枝杆菌阿拉伯糖基转移酶,抑制阿拉伯糖基聚合人阿拉伯半乳聚糖,影响细胞壁分枝菌酸阿拉伯半乳聚糖——蛋白聚糖复合物形成,发挥抗分枝杆菌作用。结核分枝杆菌耐乙胺丁醇与阿拉伯糖基转移酶的编码基因 embABC 操纵子突变或 emb 蛋白表达增高有关,该操纵子由 embC、embA 和 embB 三个基因组成,其中 embB 基因(尤其是 306 位密码子)突变是耐乙胺丁醇产生的主要分子机制。47%～65%的耐 EMB 菌株与 embB 基因突变有关。结核分枝杆菌 embB 基因约 3246 bp,编码糖基转移酶 embB 基因突变使糖基转移酶结构改变,影响了乙胺丁醇和糖基转移酶的相互作用,从而导致耐乙胺丁醇的产生。结核分枝杆菌耐乙胺丁醇分离株 embB 基因突变主要发生在 306 位密码子,其为 Met→Val、Ile、Leu 置换。此外,还有 285 位 Phe→Leu、330 位 Phe→Val 和 630 位 Thr→Ile 置换。

4. 链霉素的耐药基因 链霉素(streptomycin,SM)是抗结核治疗中常用的氨基糖苷类抗生素,主要作用于结核分枝杆菌的核糖体,诱导遗传密码的错读,抑制 mRNA 翻译的开始,干扰翻译过程中的校对,从而抑制蛋白质合成。SM 耐药是由于其核糖体 S12 蛋白质编码基因 rpsL 或 16SrRNA 编码基因 rrs 突变所致,80%耐 SM 结核分枝杆菌临床分离株可见 rpsL 或 rrs 突变。rpsL 基因最常见的是 43 位密码子 Lys→Arg 的突变,88 位密码子也可发生同样的突变,少数可见 43 位 Lys→Thr 的转变。rrs 基因突变主要集中于 491 位 C→T、512 位 C→T、513 位 A→C 或 A→T、516 位 C→T、903 位 C→G 或 C→A 及 904 位 A→G 的突变。核糖体蛋白 S12 的正常作用可能是维持读码过程中的一些轻微的不准确性。rpsL 基因突变就会导致 S12 蛋白改变,所以需要严格要求核糖体只使用与每一密码子对应的氨酰 tRNA,更准确地表达 mRNA 的每一个密码子,从而抑制 SM 诱导的遗传密码子错误而产生耐药性。Morris 以及 Heym 等的研究表明,rpsL 基因突变是 SM 耐药的主要机理。

5. 吡嗪酰胺的耐药基因 吡嗪酰胺(pyrazinamide,PZA)结构类似烟酰胺,只对结核分枝杆菌有杀灭作用,对其他细菌无抗菌活性。其抗结核分枝杆菌作用的强弱与环境的 pH 值密切有关,pH 5～5.5 时抗菌活性最强。吡嗪酰胺通过被动扩散进入结核分枝杆菌细胞内,在结核分枝杆菌细胞内由吡嗪酰胺酶(PZase)将其转化为具有抗结核分枝杆菌活性形式的吡嗪酸,所以 PZase 活性对吡嗪酰胺表现抗结核分枝杆菌活性是必需的。pncA 基因的突变造成 PZase 活性降低或丧失是结核分枝杆菌产生对吡嗪酰胺耐药的主要原因。72%～97%的吡嗪酰胺耐药菌株编码吡嗪酰胺酶的 pncA 基因突变。pncA 基因突变的显著特点就是突变位点繁多且分散,至今报道的已经证实的基因突变形式至少有 175 种,突变位点分散在从基因上游调控序列到基因下游序列宽广的范围内。研究发现突变发生在 3～17、61～85 和 132～142 位氨基酸残基的 3 个区域时,PZase 活性降低或丧失而使结核分枝杆菌表现对吡嗪酰胺耐药。

6. 氟喹诺酮类的耐药基因 已用于临床抗分枝杆菌的氟喹诺酮类药物有氧氟沙星(Ofloxacin,OFL)、环丙沙星(Ciprofloxacin,CIP)、司帕沙星(Sparfloxacin,SPX)、莫西沙星(Moxifloxacin,MOX)、左氧氟沙星(Levofloxacin,LEV)、加替沙星(Gatifloxacin,GAT)。氟喹诺酮类药物的作用靶位是细菌的 DNA 旋转酶,阻抑 DNA 的复制,最终导致菌体死亡。结核分枝杆菌耐喹诺酮主要与 DNA 旋转酶的 A 亚单位和(或)B 亚单位基因突变有关。DNA 旋转酶由 gyrA 和 gyrB 两种基因编码的两个 A 亚单位和两个 B 亚单位组成。gyrA 基因长 2517 bp,gyrB 基因长 2060 bp。氟喹诺酮类耐药结核菌中,突变大多发生在 gyrA 基因保守区 67～106 位的密码子区。常见 94 位 Asp→Asn 或 His 或 Ala、90 位 Ala→Val、88 位 Gly—Cys、83 位 Ala→Val 的突变。gyrA 基因突变与药物浓度和结构有关,且导致中、高度耐药,gyrB 基因突变可能是改变胞内药物的积蓄而表现为低度耐药。

7. 结核分枝杆菌耐多药的分子机制 大多数的耐多药菌株是各种药物作用靶分子的编码基因,逐步突变累积所致,而且各种突变之间存在一定的关联,即染色体多个相互独立基因自发突变的逐步累加是结核分枝杆菌耐多药的分子基础。但目前还未发现由单一突变引起的耐多药菌株。

耐多药菌株的不断增多和传播,给结核病的治疗带来前所未有的挑战。

（四）结核分枝杆菌的耐药基因检测

近年来,结核分枝杆菌(MTB)耐药性问题日趋严重,对其耐药基因的检测在结核病的治疗中有着举足轻重的作用。寻找一种简便、快速、准确的耐药性检测方法成为许多结核科研工作者的重大课题,也是临床实践检验中急需解决的问题。结核分枝杆菌分子生物学检验研究主要集中在结核病的诊断、结核菌耐药性的测定、分枝杆菌菌型鉴定等方面。耐药基因检测的三步骤如下:①DNA样品的制备;②PCR扩增已知与耐药性有关的基因片段;③扩增产物的耐药基因分析。结核分枝杆菌耐药基因型鉴定方法不仅能用于细菌基因突变的检测,而且能够确定其突变的部位与性质,是检测基因突变的最可靠的方法。

上述检测结核分枝杆菌核酸的分子生物学检验技术都可以用于检测结核分枝杆菌的耐药基因。只需要将检测的靶序列选定为利福平、异烟肼、链霉素、乙胺丁醇、吡嗪酰胺和氟喹诺酮等药物的耐药基因,如 rpoB、inhA、katG、ahpC、rpsL、rrs、pncA 及 embB 等,检测其突变位点。常用的方法包括荧光定量 PCR 技术、Xpert 技术、基因芯片技术、线性探针杂交法以及 DNA 环介导等温扩增技术等。

三、淋病奈瑟菌

淋病奈瑟菌(neisseria gonorrhoeae,NG)简称淋球菌,是淋病的病原菌,属奈瑟菌属。NG 革兰染色阴性,是严格的人体寄生菌,寄居在尿道黏膜。淋病的发生主要是通过与淋病患者或 NG 携带者的性接触而引起,也可以经污染的用具的接触而间接感染。男性可引起尿道炎、慢性前列腺炎、精囊炎、副睾丸炎等,女性可引起阴道炎、宫颈炎、子宫内膜炎等,胎儿经过淋病性阴道炎的产道可得淋病性结膜炎、幼女阴道炎等。NG 的慢性感染常是不育症的原因,侵入血液可致关节炎、心内膜炎和脑膜炎等,甚至危及生命。

由于淋病的临床表现缺乏特征性,其确诊主要依靠实验室检查。目前,实验室诊断 NG 感染的方法有:①传统的涂片染色法:该法敏感性低,在女性患者中检出率仅 50% 左右,也不能确诊。②分离培养法:该法对标本和培养基营养要求高,出结果慢,且阳性检出率受影响因素多,难以满足临床要求。③免疫学方法:无论是荧光法还是酶染法,分泌物标本中的非特异性反应严重以及方法的稳定性和条件限制,使推广应用受限。而分子生物学方法敏感、特异,可直接从临床标本中检出含量很低的病原菌,适用于 NG 的快速检测。

（一）NG 基因组结构特征

NG FA1090 基因组为环状 DNA,长度为 2.15 Mb,其中 G≡C 含量为 52.68%,编码区占总长度的 78%。NG 同本属其他细菌的同源性较低,但与脑膜炎球菌具有 80% 的同源序列。目前已明确功能的 NG 基因较少,对与药物抗性相关的一类基因了解较多,该基因簇占整个基因组的 3%,主要是一类编码核糖体蛋白的基因,另外还包括一些编码外膜蛋白的基因。NG 中没有操纵子这种具有共同启动子的基因簇,每个基因有各自的启动序列,这和铜绿假单胞菌很相似。几乎所有 NG 都含有一至数个质粒,其中 2.6 Mda 质粒未鉴定出任何功能,属于隐蔽性质粒。24.5 Mda 质粒和大肠杆菌的 F 因子类似,能在不同菌株间介导自身及耐药质粒的转移。此外,已从少数菌株中分离出多种耐药性质粒。96% 的 NG 中都含有隐蔽性质粒,隐蔽性质粒序列长 4207 bp,含有 10 个编码区,包括 cppA、cppB、cppC 和 ORF1-7。其中,ccpB 基因除了存在于隐蔽性质粒中以外,在细菌染色体中也有一个拷贝存在。

（二）NG 的分子生物学检验方法

NG 的分子生物学检验方法主要包括 PCR 法、实时荧光定量 PCR 法、LCR 法等方法,主要检测 NG DNA。

1. 常规 PCR　PCR 检测的靶序列包括隐蔽性质粒 cppB 区、染色体基因、胞嘧啶 DNA 甲基转

NOTE

移酶基因、透明蛋白(opa)基因、菌毛 DNA、16SrRNA 基因和 porA 假基因。

(1) 胞嘧啶 DNA 甲基转移酶基因:为扩增靶序列,是早期应用于 PCR 的靶点之一,目前已有商业性检测 NG 试剂盒。随着该检测系统的广泛应用,发现以该基因为扩增靶目标的 PCR 敏感性较低,且存在与脑膜炎球菌、黄热病球菌等发生交叉反应而出现假阳性结果。由于 cppB 基因在某些 NG 菌株中拷贝数较低,可导致假阴性,目前认为 cppB 基因不宜作为 NG 基因扩增的靶位点。

(2) porA 假基因:存在于 NG 中。以 NG porA 假基因为靶基因,采用荧光定量 PCR 扩增该基因 132 bp 序列,能在一定程度上克服 cppB 基因的不足,具有较高的敏感性和特异性。OmpⅢ 和 opa 基因相对于其他靶基因位点发生重组的频率较低,opa 基因多为拷贝基因,有某些菌株可达 11 个该基因位点,以此作为靶基因设计引物可以有效提高 PCR 的敏感性。因此,采用多个靶基因进行 PCR 检测可提高敏感性。

(3) 16SrRNA:以 16SrRNA 基因为扩增靶序列。由于该序列具有进化上的保守性,比较稳定,且在细胞内含量较高,特异性和敏感性都较高。现已有商业化的检测试剂盒,是美国食品药品监督管理局(FDA)规定用于检测男女尿液标本的用物,常用于 NG 检测的确认试验。

2. 荧光定量 PCR 该技术是目前临床检测 NG 的主要分子生物学方法,荧光定量 PCR 检测 NG 所使用的荧光探针可分为 TaqMan 探针、MGB 探针、双杂交探针、分子信标和双链 DNA 交联荧光染料(SYBR Green Ⅰ)等,灵敏度高,特异性强。

3. LCR LCR 法检测 NG 的靶基因主要有 opa 基因和 pilin 基因等。灵敏度及特异性均较高,而且操作简便,适用于大规模的性病普查。

(三) NG 的分子生物学检验的临床意义

淋病是发展中国家发病率较高的传染病之一,也是目前国内发病率最高的性病。感染 NG 初期,人体常无临床症状,但若得不到及时诊疗,可能会导致严重的泌尿生殖道疾病,尤其是女性患者,常导致盆腔炎或继发不孕不育。因此,淋病的早期诊断对于其及时治疗、防止慢性感染有重要价值。细菌培养是诊断淋病的"金标准",适合大多数标本的检测,但烦琐费时,易受各个操作环节的影响。因此,临床上采用荧光定量 PCR 法检测 NG DNA,可以解决 NG 感染快速诊断的问题,可广泛应用于:①淋病的快速诊断,尤其适用于泌尿生殖道感染的早期诊断及无症状的携带者的检测。②对分离培养的菌株进行鉴定和进一步分析,提高临床标本检测的阳性率和准确性。③对 NG 菌株进行分子流行病学分析和流行病学调查等。④对疑为 NG 感染的鉴别诊断,为淋病的确诊提供实验室依据。

四、细菌耐药基因检测

近年来,随着抗生素的不合理使用及滥用,细菌对抗生素的耐药问题已成为全球抗感染治疗领域的严峻问题。大量耐药性细菌的出现导致治疗失败、感染复发,增加了昂贵抗生素及其他药物的使用等。而新抗生素的使用又使细菌对抗生素的耐药谱不断发生改变,常以多重耐药为主。应用分子生物学检验技术检测细菌的耐药基因具有快速、特异、灵敏的优点,有助于指导临床用药和进行耐药的监控。

(一) 细菌耐药性产生的机制

细菌对抗生素的耐药有两种情况,一种是天然耐药,即细菌种属所固有的耐药,它是细菌在长期进化过程中,为适应环境而获得的抵抗不利因素的能力。这种耐药由细菌染色体基因决定,代代相传,不会改变,对某一类或者两类相似的抗菌药物耐药。如:大多数革兰阴性杆菌耐万古霉素和甲氧西林,肠球菌耐头孢菌,以及厌氧菌耐氨基糖苷类药物等。另一种是获得性耐药,获得性耐药是由于细胞与抗生素接触后,由质粒、染色体及转座子介导,通过改变细菌自身结构或对药物的代谢途径,使其不被抗生素杀死,也是最主要的耐药形式。

细菌耐药性产生的分子机制十分复杂,主要包括:①产生灭活酶和纯化酶;②抗菌药物渗透障碍;③主动外排耐药机制;④药物作用靶位的改变;⑤细菌产蛋白保护药物作用靶位而耐药等。

NOTE

（二）细菌耐药基因的分子生物学检验方法

细菌耐药性的检测可以分为常规表型检测（即药敏试验）和耐药基因检测。常规药敏试验首先需要通过培养的方法从临床标本中分离到菌株，而许多生长较慢和不易培养的细菌，是无法通过常规药敏试验检测其药性的。利用分子生物学检验方法检测耐药基因，具有快速、特异、准确等常规方法所无法比拟的优点。临床上检测耐药基因的常用方法如下。

1. PCR 目前应用最多的检测耐药基因的分子生物学方法是基于 PCR 的一系列方法，检测的靶序列应当是耐药基因的编码区域。具体方法包括 PCR-SSCP、PCR-RFLP、荧光定量 PCR 等。其中以荧光定量 PCR 应用最为广泛，目前已有多种检测结核分枝杆菌耐药基因、金黄色葡萄球菌的 mecA 基因等的荧光定量 PCR 试剂盒应用于临床。

2. 核酸分子杂交 核酸探针所选序列应位于耐药基因的开放阅读框内。核酸杂交特异性好，不需特殊仪器，但方法较烦琐。如用核酸杂交技术可检测出耐万古霉素肠球菌的 vanA、vanB、vanC 与流感嗜血杆菌耐三甲氧嘧啶的 folH 等耐药基因。

3. 基因芯片 很多细菌耐药机制复杂，常有多重耐药，如结核分枝杆菌、大肠杆菌、肺炎克雷伯菌等，可采用基因芯片技术在同一载体上进行多个耐药基因检测。目前已有集检测氨基糖苷类、甲氧苄啶、磺胺类、四环类、β-内酰胺类及新的广谱 β-内酰胺类耐药基因等耐药基因于一体的基因芯片技术。该技术不仅可有效地鉴定病原菌，而且由于其明确了被鉴定病原菌的耐药性状，可为临床及时合理选用抗菌药提供参考。基因芯片的高通量特点将使之成为非常好的耐药性检测手段。目前主要存在样品处理和实验操作比较烦琐、价格昂贵等不足。

4. DNA 测序 DNA 测序对于基因突变引起的耐药特别适用，已广泛用于喹诺酮类药物和抗结核分枝杆菌药物的耐药基因的检测中。如结核分枝杆菌耐利福平基因 rpoB 的扩增和测序。DNA 测序是目前公认的检测耐药细菌基因型的"金标准"，但该方法需要昂贵的仪器，并且操作费时、费用高，目前尚未在临床广泛使用。

（三）细菌耐药基因的分子生物学检验的临床意义

（1）指导临床治疗用药。如在耐甲氧西林的金黄色葡萄球菌（MRSA）中检测出 mecA 基因，临床上应首选万古霉素进行治疗。若在 MRSA 中检测出高水平的 β-内酰胺酶而无 mecA 基因，则可指导临床用半合成青霉素代替万古霉素。

（2）精确控制医院或社区耐药株的流行。如检测出肠球菌 vanA 基因可有效预报多重耐药肠球菌的信息，而药物敏感试验不能区分该耐万古霉素肠球菌含有 vanA 或 vanB 耐药基因。对生长缓慢或难以培养的微生物，直接测定耐药基因可比培养方法提前发药敏报告，在感染早期即可为临床提供细菌耐药的相关信息并指导用药。如检测出结核分枝杆菌 ropB 基因特定位点的突变即可指导临床不要使用利福平；katG 和 inhA 基因特定位点发生突变，则显示对异烟肼耐药；而 embB 基因第 306 位密码子突变则将导致对乙胺丁醇产生耐药等。

第三节　其他感染性疾病的分子生物学检验

一、衣原体

衣原体是一类严格细胞内寄生的原核微生物，包括沙眼衣原体（chlamydia trachomatis）、肺炎衣原体（chlamydia pneumoniae）、鼠衣原体、豚鼠衣原体（caviae）和鹦鹉热衣原体（chlamydia psittaci）。引起人类感染的主要是沙眼衣原体和肺炎衣原体。沙眼衣原体不仅可致眼部疾病，也是导致世界范围内的性传播疾病（sexually transmitted disease，STD）最为普遍的因素，能够引发尿道炎、宫颈炎、盆腔炎、异位妊娠、输卵管性不孕等各种综合征，世界卫生组织报道每年由沙眼衣原体引起的性传播新增病例高达 9000 万。肺炎衣原体是一种流传广泛的呼吸系统感染的病原体，慢性感染增加了动脉粥样硬化、脑血管病及慢性肺部疾病发生的危险性。

（一）沙眼衣原体的分子生物学检验

人类是沙眼衣原体（chlamydia trachomatis，CT）的 2 个生物变种（沙眼生物变种和性病淋巴肉芽肿生物变种）的自然宿主，与人类疾病密切相关，其主要寄生于机体黏膜上皮细胞。目前，根据 CT 主要外膜蛋白（major outer membrane protein，MOMP）的抗原部分的差异，将 CT 分为 18 个血清型：在沙眼生物变种中，血清型 A、B、Ba、C 型可引起沙眼，并可致盲，而 D、E、F、G、H、I、J、K 型则可致包涵体眼结膜炎、新生儿肺炎及非淋菌性尿道炎等；在性病淋巴肉芽肿生物变种中，血清型 L1、L2、L3 型可以引起性病淋巴肉芽肿。

1. CT 的基因结构特征 CT 原体和网状体皆含有 DNA 和 RNA 两种核酸。CT 染色体为一闭合环状双链 DNA，约 1.4 Mb。血清型 D 基因组大小为 1.04 Mb，G≡C 含量占 41.3%，另有一个 7493 bp 的隐蔽性质粒，此质粒与其他生物间没有同源序列。整个基因组有 894 个编码蛋白的基因，存在强的 DNA 修复和重组系统。CT 主要外膜 MOMP，占外膜总蛋白的 60%，是目前研究最多的候选疫苗抗原。MOMP 基因 ompl 是编码 MOMP 蛋白的结构基因，包括 5 个稳定序列区和 4 个可变序列区。检测 ompl 可变区的差异，可对 CT 进行基因分型。

2. CT 的分子生物学检验

（1）PCR 技术：目前，可采用 PCR、荧光定量 PCR、巢式 PCR 和竞争性 PCR 等检测 CT DNA。检测 CT 的 PCR 扩增靶基因序列主要有外膜蛋白基因、隐蔽性质粒 DNA 和 16SrRNA 基因序列。另外，一种新的 DNA 体外扩增技术——连接酶链式反应（ligase chain reaction，LCR）技术，虽然扩增效率与 PCR 相当，但其使用耐热连接酶，只需用两个温度循环，变性和复性并连接，循环 30 次左右，方法简单、快速，适合于高危人群普查时大批量标本的检测。

（2）PCR-RFLP 技术：PCR 联合 RFLP 分析 ompl 基因限制性片段长度多态性，可用于 CT 分开。该法比 ompl 基因可变区测序分型省时、快速，且费用低廉。

（3）RAPD 技术：RAPD 技术应用任意引物随机扩增 CT 基因组 DNA，可用于区分不同衣原体种及区分沙眼生物变种和性病淋巴肉芽肿生物变种，但不适用于血清学分型。

（4）DNA 序列分析：可用于耐药基因分析。首先经 PCR 分别扩增四环素耐药质粒 tetM 基因、大环内酯类耐药相关的 23SrRNA 基因、核糖体蛋白基因 L4 和氟喹诺酮耐药基因 gyrA 等，然后通过产物测序检测基因是否发生突变。

3. CT 的分子生物学检验的临床意义 CT 的实验室检测方法主要有：①传统的分离培养或直接涂片镜检衣原体包涵体，敏感可靠，但易受标本取材、培养条件和操作者经验等影响；②血清学试验简便、快速，但该法特异性较低，易与金黄色葡萄球菌、链球菌、NG 等发生交叉反应；③分子生物学检验方法简便、快速、敏感和特异，尤其适用于 CT 的无症状携带者的筛查和早期诊断，还可应用于 CT 感染的流行病学调查、基因分型研究和耐药基因的检测。

（二）肺炎衣原体的分子生物学检验

肺炎衣原体（chlamydia pneumonia，Cpn）是一种重要的人畜共患的呼吸道病原体，目前已从人、马、猩猩、小鼠等宿主中分离到几十株 Cpn。人类 Cpn 的感染极为普遍，血清学证实 50%～90% 的成年人 Cpn 抗体阳性。该衣原体主要引起人的非典型性肺炎，还可导致支气管炎、咽炎、鼻窦炎等疾病，也是艾滋病、白血病等继发感染的重要病原菌之一。慢性感染与心血管疾病相关。

1. 肺炎衣原体的基因组结构特征 Cpn 只有一个血清型，全世界范围内分离的不同株肺炎衣原体 DNA 的同源性高达 94% 以上，其限制酶图谱基本一致。代表株为 TWAR，其基因组 DNA 为双链环状结构，约含 1.23 Mb，G≡C 含量为 40.6%，与 CT 和鹦鹉热衣原体的同源性小于 10%，限制酶图谱差别较大，不含质粒，蛋白质编码基因有 1052 个，结构 RNA 编码基因有 33 个。Cpn 基因组中存在 21 个主要外膜蛋白基因的新家族，比 CT 多 12 个。Cpn 的种特异性抗原为 98 kD 的 MOMP，该抗原与 CT 和鹦鹉热衣原体抗血清没有交叉反应。

2. 肺炎衣原体的分子生物学检验 可采用 PCR、荧光定量 PCR 技术、巢式 PCR 和竞争性 PCR 检测 Cpn DNA。一般选择 Cpn 种特异性抗原 MOMP 基因为靶序列设计引物。

NOTE

3. 肺炎衣原体的分子生物学检验的临床意义　Cpn 的实验室检测方法有病原体分离培养、血清学和分子生物学检查。Cpn 分离培养方法复杂、费时，而且敏感性不高，一般不用于临床诊断；血清学检测虽具有良好的特异性和灵敏度，但不适合早期诊断；而分子生物学方法具有简便、快速、敏感性高和特异性强等特点，适用于 Cpn 感染的早期诊断和无症状携带者的早期检查，以及流行病学调查及耐药性分析等。

二、支原体

目前所知，支原体（mycoplasma）是一类在无生命培养基中能独立生长繁殖的最小原核细胞微生物，缺乏细胞壁。支原体的大小一般在 $0.2 \sim 0.3\ \mu m$，内含一个环状双链 DNA，以二分裂方式进行繁殖，其分裂与 DNA 复制不同步，形态呈现多形。支原体在自然界分布广泛，人体支原体至少有 15 种，大多是正常菌群，肺炎支原体、解脲脲原体、人型支原体和生殖器支原体已明确有致病作用。后三者均可引起泌尿生殖道感染，但以解脲脲原体感染率最高。

（一）肺炎支原体的分子生物学检验

肺炎支原体（mycoplasma pneumoniae, MP）主要侵犯呼吸系统，是原发性非典型肺炎的病原体，其通过特殊的可变性末端结构黏附于宿主呼吸道上皮细胞，在老年人和青少年引起非典型性肺炎（又称为支原体性肺炎），占全部肺炎的 $15\% \sim 20\%$，占小儿非细菌性肺炎的 50% 左右。

1. 肺炎支原体的基因组结构特征　肺炎支原体基因组为单一双股环状 DNA 分子，全长 816394 bp，G≡C 含量为 40%，含 688 个 ORF，其中 42 个 RNA 编码基因、458 个编码功能蛋白基因，大约 8% 的基因组具有重复序列。肺炎支原体携带较多的编码黏附因子及跨膜蛋白的基因，从而有利于侵入宿主并逃逸宿主的免疫攻击，其主要黏附因子为一类对胰酶敏感的表面蛋白，称 P1 蛋白。肺炎支原体基因组具有偏嗜性，最常使用的编码是 AUU、AAA、UUU、GAA 和 UUA，最少使用的编码是 UGC、CGA、AGG 和 UGU。

2. 肺炎支原体的分子生物学检验

（1）PCR 技术：PCR 检测肺炎支原体的靶序列常选在 16SrRNA 基因组可变区、保守区和 P1 蛋白基因区。

（2）核酸杂交：目前应用较多的是斑点杂交，即将待测标本加样于硝酸纤维素薄膜上，与标记的肺炎支原体 DNA 寡核苷酸探针进行斑点杂交，进行定性或半定量分析。

（3）PCR-RFLP：采用 PCR-RFLP 方法可以对肺炎支原体进行分型；还可以采用 PCR 扩增耐药基因，产物经测序或用 RFLP 进行突变分析。

3. 肺炎支原体的分子生物学检验的临床意义　实验室检测肺炎支原体的传统方法主要是分离培养法和免疫学方法。肺炎支原体在临床标本中含量低，于体外培养生长缓慢且容易污染，阳性率很低；用免疫学方法检测时，因与其他支原体存在共同抗原，假阳性率较高；而 PCR 技术可检测到极微量的 DNA，快速、简便、特异性高，在支原体感染的早期诊断上具有极其重要的意义；另外，利用分子生物学方法还可以进行流行病学调查和耐药基因分析。

（二）解脲脲原体的分子生物学检验

解脲支原体（ureaplasma urealyticum, UU）又称为解脲脲原体，因生长需要尿素而得名，是引起非淋菌性尿道炎的主要病原体之一（仅次于 CT），它导致的泌尿、生殖道感染日益受到重视。目前，UU 有 14 个血清型，可被划分为两大生物群：生物群 1/A 群（包括 2、4、5、7、8、9、10、11、12 血清型）；生物群 2/B 群（包括 1、3、6、14）。UU 的分群有助于探讨生物群或血清型与疾病或耐药之间的联系。另外，UU 除脂多糖抗原和蛋白质抗原外，还有脲酶抗原，后者是 UU 种特异性抗原，可与其他支原体相区别。

1. UU 的基因组结构特征　UU 亦为环状染色体，基因组大小为 751719 bp，小于肺炎支原体基因组，G≡C 含量仅为 25.5%。基因组中含 613 个蛋白质编码基因，39 个 RNA 编码基因。遗传密码不完全遵循通用性，终止密码子 UGA 在此编码色氨酸。

2. UU 的基因组结构特征

（1）PCR 技术：PCR 扩增靶序列选择在 16SrRNA 基因区和脲酶基因区。

（2）PCR-RBD：将 UU 不同生物群的特异探针固定在硝酸纤维素膜上，再与 PCR 扩增好的 DNA 进行杂交显色。如果使用不同血清型的特异性探针，不仅可以区分 UU 生物群的类型，还可以进一步鉴定不同血清型 UU。

（3）DNA 序列分析：基于 UU14 个血清型的 23SrRNA 基因序列的差异，经 PCR 扩增后，对产物测序，可对 UU 进行基因分型。

（4）PCR-RFLP：采用 PCR 扩增耐药基因，产物经 RFLP 分析，判断耐药基因是否存在突变。

3. UU 的分子生物学检验的临床意义 虽然培养法是 UU 检测的"金标准"，但 UU 的培养较为困难，且用时较长，敏感性和特异性远低于分子生物学方法。PCR 检测具有操作简便、快速、敏感等优点，可为临床提供较为可靠的早期诊断依据。另外，分子生物学检验还可以对 UU 分群、分型，用于流行病学研究和耐药基因分析。

三、真菌

真菌（fungus）是一类真核细胞型微生物，广泛存在于自然界，种类繁多，其中绝大多数对人类无害，与人类疾病有关的约 400 种。就医学真菌而言，根据其入侵组织部位深浅的不同，临床上把病原性真菌分为浅部真菌和深部真菌，前者主要包括表面感染真菌、皮肤癣真菌和皮下组织感染真菌，多侵犯皮肤、毛发、指甲、皮下组织，对治疗有顽固性，但对机体的影响相对较小；后者主要有念珠菌、隐球菌、曲霉菌等，可侵犯深部组织和内脏，严重的可致死亡。近年来，高效广谱抗生素、激素、免疫抑制剂和抗肿瘤药物的广泛使用，致使机体免疫功能下降，条件致病菌感染机会不断上升，同时新的菌种不断涌现，真菌病的发病率有明显攀升趋势，因此快速而准确地诊断是否感染及感染菌种对指导临床治疗至关重要。针对不同真菌基因组特征的分子生物学检验方法应运而生。

（一）白念珠菌的分子生物学检验

白念珠菌（candida albicans），也叫白假丝酵母菌，为人体正常菌群之一，通常存在于人的口腔、上呼吸道、肠道和阴道黏膜上，当机体发生正常菌群失调或抵抗力降低时，可引起各种念珠菌病，以鹅口疮和酵母菌性阴道炎最常见。白念珠菌是一种重要的条件致病菌，其致病性是念珠菌中最强的，长期进化以后，特别是广谱抗菌药的选择，使白念珠菌出现了不同的型别。临床上白念珠菌引起的感染呈明显上升趋势，耐药现象也日益突出。

1. 白念珠菌的基因组结构特征 白念珠菌是二倍体真菌，其基因组长度约为 16 Mb（单倍体），有八对同源染色体；核型可变，电泳核型分析大小在 0.5～2.8 Mb 之间；基因组中有 6419 个开放阅读框架（open reading frame，ORF），其中 5918 个 ORF 编码蛋白质；遗传密码不完全遵循通用性，大约 2/3 的 ORF 中 CUG 密码子编码丝氨酸，而不是通用的亮氨酸；功能基因不均匀地分布在八对染色体上，目前已克隆鉴定的功能基因有几百种，包括致病相关基因和耐药基因。

白念珠菌基因组的一个重要特点是能够产生遗传多样性，包括染色体长度多态性和单核苷酸多态性，其中点突变频率大约是 1/273，远高于人类基因组和真核生物基因组。遗传多样性导致了表型变化或耐药。

2. 白念珠菌的分子生物学检验

（1）PCR 技术：用于早期诊断和基因分型鉴定。PCR 技术应用于念珠菌诊断研究，主要采用真菌核糖体 RNA 基因（rDNA）片段作为靶基因，因为核糖体 DNA 基因序列为多拷贝基因，且高度保守，故是 PCR 扩增常用的靶位。一般来说，8SrDNA、18SrDNA 和 28SrDNA 保守区序列分析适合于属间水平的鉴定；而 rDNA 保守序列的内转录间隔区（internal transcription spacer，ITS）ITS Ⅰ/ITSⅡ可变性很大，因其具有一定种间特异性和种内保守性而被作为种间鉴定的靶点。

①FQ-PCR：FQ-PCR 技术通常应用真菌通用引物扩增 ITS 区域，结合分析 ITS 序列的熔解曲线，对临床标本中念珠菌进行快速检测和鉴定。常用的引物序列为：上游引物 5′-

GCTAAGGTGTTAGGGGTAT-3′；下游引物 5′-GCTAAGGTGTTAGGGGTAT-3′。扩增产物长度为 257 bp。

②PCR-ASO：多重 PCR 技术与特异性寡核苷酸探针反向斑点杂交技术相联合的新型检测技术。先用通用引物检测范围内的真菌，再根据真菌保守区内的可变区序列设计种特异性寡核酸探针，将探针加尾后固定于膜上，然后将膜上的探针与标记的 PCR 产物杂交。因为反向杂交可将多种探针同时固定于同一张膜上，这样可以一次检测多种医学真菌。鉴定白念珠菌可用探针序列为 5′-TAGGTTTTACCAACTCGGTGTTGAT-3′。

（2）DNA 指纹分析技术：包括 RFLP、RAPD、AFLP、脉冲电泳核型分析（pulsed field gel electrophoresis，PFGE）和微卫星 DNA 多态性分析等，可用于比较不同菌株之间基因组多态性，进行基因分型鉴定和流行病学调查。

①RFLP：该技术首先用 PCR 扩增 8SrDNA 和 ITS 区，用限制酶 Hae Ⅱ 消化扩增产物，然后将酶切产物经琼脂糖凝胶电泳或聚丙烯酰胺凝胶电泳，进行片段长度多态性分析。酶切图谱具有菌种或菌株特异性，据此鉴定、分型。如采用上游引物 5′-TCCGTAGGTGAACGTGCGG-3′ 和下游引物 5′-TCCTCCGCTTATTGATATGC-3′ 扩增白念珠菌 DNA 的 ITS 区，扩增产物长度为 520 bp，经 HaeⅢ 酶切 PCR 产物，经琼脂糖凝胶电泳鉴定产生 90 bp 和 430 bp 的两个片段，而其他真菌无 HaeⅢ 酶切位点（HaeⅢ 识别序列及裂解位点为 5′…GG/CC…3′）。

②RAPD：RAPD 分析技术是利用随机合成的寡核苷酸片段作为引物，通过 PCR 扩增目的基因组 DNA，经凝胶电泳分析扩增产物 DNA 片段的多态性，与参照株比对，即可鉴定不同真菌。若两个菌体 DNA 扩增产物的电泳图谱相同，则证明是同型；若电泳图谱不同，则为不同类型。该法不需要专门设计特异性引物，随机设计长度为 10 个碱基的核苷酸序列即可（5′-GCGATCCCCA-3′），且可以检测出 RFLP 标记不能检测的重复顺序区。

③AFLP：AFLP 是 RFLP 与 PCR 相结合的产物，其首先对基因组 DNA 进行双酶切（如 Eco RⅠ/MseⅠ 或 BamHⅠ/PstⅠ），形成分子量大小不同的随机限制片段；使用特定的双链人工接头与酶切片段连接，作为 PCR 扩增反应的模板；再用含有选择性碱基的引物进行 PCR 扩增，根据扩增片段长度多态性的比较分析，用于基因分型与鉴定。AFLP 结合了 RFLP 和 RAPD 两种技术的优点。

④脉冲电泳核型分析：电泳核型分析是应用脉冲方法发展起来的一种新的实验技术，把完整的染色体包埋在低熔点的琼脂糖凝胶中，在脉冲电场下，依赖染色体的大小和立体结构而使完整的染色体通过在凝胶中迁移的速度不同，把基因组分离成染色体带，这就是所谓的电泳核型（electrophoretic karyotype）。该技术可用于真菌染色体数目及基因组的测定和染色体 DNA 长度多态性分析。

⑤微卫星 DNA 多态性分析：微卫星 DNA 多态性是由重复单元拷贝数的变异而引起的 DNA 分子多态，每个重复单元长度在 1～6 bp 之间。微卫星 DNA 广泛分布于真菌基因组中，基本单元重复次数在不同基因型中差别很大，呈现长度多态性。微卫星 DNA 多态性检测容易、重复性好，适用于自动化分析。

（3）DNA 序列分析：真菌小亚基 rRNA 的编码基因 rDNA 是常用于测序分析的靶基因，既可用于真菌通用引物的设计，也可用于真菌种间的鉴别。真菌的蛋白编码基因序列也是检测的靶位点之一，可用于分析由于基因突变引起的耐药性。

（4）基因芯片技术：基因芯片可被理解为一种反向杂交，能够同时分析数万个基因，进行高通量筛选和检测分析。随着对真菌基因组研究的不断深入，基因芯片探针的种类越来越丰富，不仅可以进行分类、鉴定，还可应用于筛选针对治疗药物产生耐药性的相关基因。

3. 白念珠菌的分子生物学检验的临床意义　传统的检测方法主要为血培养和组织活检，但血培养耗时长、阳性率较低，组织活检取材困难且常常缺乏典型改变，影响早期及正确诊断。目前应用于临床的血清检测方法主要是检测血液循环中的抗原，包括 β-D-1,3 葡聚糖（BDG）和半乳甘露聚糖(GM)等。血清学方法方便快速,然而不能精确到真菌的种。

应用分子生物学技术检测白念珠菌具有简便、快速、灵敏、特异的优点,适合于白念珠菌感染的早期诊断。基于真菌 DNA 序列差异建立的基因分型方法已被证明是菌株分型鉴定的有效方法。基因分型弥补了表型分型的不足,更为敏感、稳定、准确。基因芯片技术和 DNA 测序技术的应用,使许多耐药相关基因相继被发现,为指导临床用药提供了依据。

(二)新生隐球菌的分子生物学检验

新生隐球菌(cryptococcus neoformans)是隐球菌属的重要条件致病性深部真菌,属环境腐生菌,其经呼吸道、消化道等侵入人体,主要侵犯人中枢神经系统或肺脏,引起新生隐球菌性脑膜炎或肺炎。

根据新生隐球菌形态学和生化特征的差异,将新生隐球菌分成 3 个变种。据细胞外膜荚膜多糖的抗原性差异,分为 A、B、C、D 和 AD 型 5 个型,即新生变种(血清型 D)、格鲁比变种(血清型 A)、格特变种(血清型 B,C),AD 则为格鲁比变种和新生变种的杂合体。A、D 和 AD 血清型的新生隐球菌在世界范围广泛分布,主要感染免疫缺陷人群(尤其是艾滋病患者);新生隐球菌的格特变种则可引起健康个体感染,主要见于热带和亚热带地域。新生隐球菌易见于细胞免疫功能受损人群。近年来,该菌的感染率呈现明显上升趋势,患者预后凶险,病死率高,是人类面临的一种严重真菌病。

1. 新生隐球菌的基因组结构特征 新生隐球菌为单倍体,有 14 条染色体,基因组大小约为 20 Mb,编码基因约 6574 个。目前,全球范围内的新生隐球菌分为 8 种主要的基因型,即 VNⅠ、VNⅡ、VNⅢ、VNⅣ、VGⅠ、VGⅡ、VGⅢ 和 VGⅣ,基因型、变种与血清型的对应关系是 VNⅠ 和 VNⅡ(格鲁比变种,血清型 A);VNⅢ(AD 杂合体,血清型 AD);VNⅣ(新生变种,血清型 D);VGⅠ、VGⅡ、VGⅢ 和 VGⅣ(格特变种,血清型 B 和 C)。不同基因型菌株间存在较大的遗传变异,同一基因型菌株内遗传相似度很高。新生隐球菌主要基因型的地域分布和致病特点存在明显差异。

2. 新生隐球菌的分子生物学检验

(1) PCR 技术:PCR 技术是新生隐球菌分子生物学检验常用的方法,其中 FQ-PCR、巢式 PCR 应用较多,常扩增的目的片段是 rDNA 的复合体。常用的引物序列为:上游引物 5'-ATCACCTTCCCACTAACACAT-3';下游引物 5'-GAAGGGCATGCCTGTTTGAGAG-3'。扩增产物长度为 257 bp。

(2) 斑点杂交:应用标记后的特异性探针与待检标本中的 DNA 或 PCR 产物进行斑点杂交,检测新生隐球菌。探针序列:5'-TGGTCAAGCAAACGTTTAAGT-3'。

(3) PCR-RFLP:PCR 联合 RFLP 分析,可用于临床常规快速诊断,也适用于流行病学中群体调查分析。

3. 新生隐球菌的分子生物学检验的临床意义 常规墨汁染色可发现隐球菌,但极易误诊;真菌培养仍然是确诊的"金标准",但培养的阳性率低;血清学检测隐球菌荚膜多糖特异性抗原,已作为临床常规的诊断方法,具有较高的检测特异性和敏感性。

分子生物学方法不仅可以特异性地检测出新生隐球菌,还可以区别变种,对于了解新生隐球菌临床株在变种水平的分布及其基因特征具有重要意义。

第四节　医院感染的分子生物学检验

一、医院感染的概念及特征

医院感染(nosocomial infection)是指住院患者在医院内获得的感染,包括在住院期间发生的感染和在医院内获得而出院后发生的感染,但不包括入院前已开始或入院时已存在的感染。医院感染的对象包括住院患者、医院工作人员、门急诊就诊患者、探视人员和患者家属等,主要是住院患者和医院工作人员。

自从 1861 年 Semmelweis 首先提出医院获得性感染(hospital-acquired infection)以来,医院感染越来越受到医务人员的重视。医院感染有着较高的发病率和病死率,严重威胁着患者的健康和预后。我国每年大约有 500 万住院患者发生医院感染,直接经济损失达人民币 100 亿～500 亿元。各种微生物都可引起医院感染的发生,其中细菌最为常见,特别是多重耐药菌的感染日益增加,这已成为感染控制领域的一大难题和关注焦点。

医院感染的特征有以下三个方面。

(一)医院感染的人群分布

调查发现,医院感染与年龄有关,婴幼儿和老年人感染率高,主要与婴幼儿和老年人抵抗力低有关。多数调查发现医院感染与性别无关。患不同基础疾病的患者医院感染发病率不同,其中以恶性肿瘤患者发病率最高,其次为血液病患者。有无危险因素的患者医院感染发病率不同,有危险因素的患者医院感染发病率高。

(二)医院感染的地区分布

不同科室的医院感染率有很大差异,通常认为重症监护病房(ICU)发病率最高,其次为肿瘤血液病科、烧伤科等。不同级别、性质及床位数的医院感染发病率不同。级别越高,医院感染发病率越高;大医院高于小医院;教学医院高于非教学医院。主要是因为前者收治的患者病情重,有较多的危险因素和侵入性操作。地区之间的医院感染发病率不同。一般认为,贫穷国家高于发展中国家,发展中国家高于发达国家。

(三)医院感染的时间分布

医院感染发病率的季节变化不明显,也有报道冬季发病率较高,夏季发病率较低。

二、医院感染的分子生物学检验

要明确医院感染的流行病学情况和建立合理的感染控制措施,必须了解院内病原菌分布和亲缘关系。细菌分型方法大致分为表型和基因型两种。传统的分型方法大多基于细菌的表型特征,如细菌的血清型、抗菌药物敏感谱等,这些方法受多种因素的影响,使其重复性不好、分辨力不强。近年来,分子生物学技术在实验诊断中的广泛应用,使得细菌鉴定、耐药基因检测、分子流行病学调查更加准确、简洁和快速,在判定感染的暴发、确定感染病原菌、寻找感染源等方面起着重要的作用。

通常在下列前提条件下才采用基因型方法:怀疑与感染暴发相关的菌株可能是单一菌株或克隆菌株;有亲缘关系的菌株有相同的基因型,且与无关的菌株有不同的基因型。由于菌株可发生基因突变、质粒获得等遗传事件,所以在进行分析时应充分考虑这些情况,选择合适的分型方法以便得出正确的结果。医院感染中常用的基因型方法有以下几种。

(一)脉冲场凝胶电泳(pulsed-field gel electrophoresis,PFGE)

染色体 DNA 是细菌最主要的遗传物质,也是分析研究的首选对象。如用稀有位点的限制酶来消化它,就会产生一系列大小不同的片段。通过 PFGE 周期性改变电场方向,就可使这些大的 DNA 片段得以分离。一般情况下,暴发株间的 PFGE 图谱极其相似,比较容易辨认。如果当染色体发生点突变、DNA 插入或缺失等遗传事件时,就会改变其条带图谱。PFGE 具有重复性好、分辨力强的优点,被誉为基因分型技术的"金标准"。随着方法的不断优化,该技术已适用于许多常见病原体的流行病学调查和耐药克隆菌传播机制的研究,同时还作为评判其他分型方法的一个参考标准。

(二)PCR 分型方法

1. PCR 产物的限制性片段长度多态性(RFLP)分析　　PCR-RFLP 是基于细菌 DNA 上存在特

异性的基因区域,采用相应的引物进行扩增之后,加入限制酶酶切,并进行电泳分离。如不同菌株所形成的图谱完全相同,说明其来源于共同的克隆。优点在于有很高的分辨力和重复性,但寡核苷酸引物的种属特异性限制了该方法的使用范围。

2. 扩增限制性片段长度多态性(amplified fragment length polymorphism,AFLP)分析 AFLP技术的原理是对基因组 DNA 进行限制性酶切片段的选择性扩增,然后用双链人工接头与酶切片段相连接,并作为扩增反应的模板,通过接头序列的 PCR 引物进行选择性扩增,再电泳分离。不同的菌株之间由于基因组的序列差异,酶切时产生的片段长度不尽相同,通过扩增便能将片段差异显示出来,从而表现出带型的多样性。AFLP 图谱可以标准化,便于实验室间的相互比较;与 PFGE 相比,AFLP 分型 DNA 用量少,无需特定的内切酶,费时短。但是该方法所用仪器比较贵,且较为费时,限制了该方法的普及。

3. 重复序列 PCR(repetitive sequence-based PCR,Rep-PCR) Rep-PCR 是一种通过扩增细菌染色体中的重复 DNA 片段来获得菌株特异性图谱的方法。目前,最常用的两种重复片段是基因外重复回文序列(REP)和肠杆菌科基因间重复序列(ERIC)。扩增时可以使用其中一种的单一引物或一对引物,也可选用多组复合引物。REP 与 ERIC 对菌株的分辨能力相似,如同时使用 REP 和ERIC 引物进行扩增,可增强其分辨力。目前,法国生物梅里埃公司的 DiversiLab 系统是应用 Rep-PCR 原理结合微流体电泳技术进行细菌分型。它利用 DNA 片段与一种插入染色剂结合,并用激光激发分离的片段,产生一个随时间变化的荧光强度图,再将其翻译成样品的指纹图谱。该系统简便、快速、重复性好,并已商品化。

4. 随机扩增多态性 DNA(random-amplified polymorphic DNA,RAPD)分析 RAPD 技术是建立在 PCR 基础之上的一种可对整个未知序列基因组进行多态性分析的分子技术。其原理是人工随机合成的 DNA 引物,在低温退火条件下,与基因组 DNA 上的若干位点结合,当相邻的两个引物结合在 DNA 同一链上时,若方向相反,且距离在几千个碱基对之内时,就可得到扩增片段。由于在同种细菌的不同菌株之间与随机引物结合位点的数量和位置不尽相同,因此扩增后产物所产生的条带图谱也有着各自的特征,进而加以区别。该方法相对简便、快捷,无须了解待测基因组的碱基序列,不受 DNA 限制酶的限制。但不同的实验条件对结果有影响,因此必须对实验条件进行严格控制,确定最佳反应条件。

(三)核苷酸序列分析(nucleotide sequence-based analysis)法

细菌基因组测序的完成,加快了以测序为基础的分型方法的发展。这些方法主要针对单个或多个染色体位点进行碱基测定,具有很好的重复性和可比性,能提供高度统一的标准和解释,是一种很具潜力的方法。

1. 单一位点序列分型(single-locus sequence typing,SLST) SLST 是根据来源于相同种属的不同菌株间存在特殊区域(如毒力基因、致病基因、耐药基因等)的序列差异进行的序列分析方法。目前,SLST 方法主要用于研究金黄色葡萄球菌 A 蛋白基因(SPA)中多肽性的特殊区域。该方法简便、易于掌握,结果的解释也比其他基因型方法(如 PFGE)好。当限制性酶切或 PCR 方法不能有效地检测菌株间的遗传差异时,该方法可以作为其分型的辅助手段。

2. 位点测序分型(multilocus sequence typing,MLST) MLST 是在多位点酶切电泳基础上衍生出来的一种分型方法,主要通过对多个管家基因进行测序,比较不同样品的等位基因多样性。MLST 高度自动化,可进行不同实验室的数据比较,有利于全球范围内流行病学的比较与分析。但该技术要求预先知道待测微生物的基因组序列,以便推测出该物种的决定基因,并进行合理的引物设计,同时所需费用较高。目前,MLST 已成功地用于多种病原菌的流行病学调查研究。各实验室可通过自己所得的序列与已公布的 MLST 数据库进行比较分析,从而使流行病学调查和临床诊断变得更加快捷和准确,并能及时采取有效的控制措施。

任何分型方法都不能单独作为菌株相关性判断的绝对指标。从理论上讲,分析染色体 DNA 上核苷酸序列是最为精确的分型方法,但核苷酸序列分析方法还在起步阶段,需进一步的完善。在医

NOTE

院感染的调查中应结合流行病学资料,根据实际情况选择两种或多种方法鉴别菌株,提高细菌分型的分辨能力及结果的可靠性。总之,基因分型方法已成为医院感染监测、控制及治疗的强大工具,有着很好的应用前景。

本章小结

知识点1:乙肝病毒感染的实验室诊断主要依赖于血清特异性抗原抗体和 HBV DNA 的检测。PCR 是诊断 HBV 感染最敏感的方法,能更早地反映 HBV 的感染情况,缩短 HBV 感染后的窗口期。HBV DNA 定量检测的主要方法是荧光定量 PCR 法,该方法重现性好,灵敏度高,特异性高,能准确地反映 HBV DNA 的复制水平。目前临床采用荧光定量 PCR 技术检测 HBV DNA,可以实现核酸提取、PCR 扩增、结果分析等过程的全自动化,该技术在临床应用中占有绝对的优势。

知识点2:丙型肝炎的实验室检测技术主要有抗-HCV 检测、HCV RNA 核酸扩增检测、HCV核心抗原检测三种类型。丙型肝炎病毒抗原、抗体和 RNA 的联合检测是目前 HCV 感染诊断的主要指标。临床上应用最广泛的检测 HCV RNA 的方法是荧光定量 PCR 法。临床上检测 HCVRNA 要注意:患者采血后及时分离血清(血浆),避免 RNA 的降解。

知识点3:感染生殖道的 HPV 分为低危型和高危型。低危型能导致生殖道尖锐湿疣,高危型与宫颈癌的发生、发展密切相关。90%～95%的宫颈癌与 HPV 感染有关,特别是高危型 HPV,但只有同一型别的持续性感染才可能引起宫颈上皮细胞的癌变。因此,HPV 基因分型是宫颈癌筛查不可缺少的检测,及早发现高危型 HPV 感染的存在及检测是否为持续性感染,对宫颈癌筛查、监控、预后及 HPV 亚型危险性评估意义重大。

知识点4:结核病的实验室诊断的金标准是培养法,精确可靠,特异性高,但所需时间较长,一般为4～8周。结核分枝杆菌及耐药基因的快速检测,常用的有荧光定量 PCR 技术、基因芯片技术、线性探针杂交法、Xpert 技术、DNA 环介导等温扩增技术等。

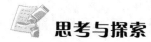 思考与探索

1. 简述 HBV DNA 定量检测的临床意义是什么。
2. 简述 HBV 基因分型检测的方法及其临床意义。
3. 简述结核分枝杆菌的分子生物学检验方法有哪些。
4. HPV 核酸检测的主要分子生物学检验方法有哪些? 简述各自的优缺点。

(方　莉)

第十一章 遗传性疾病的临床分子检验

案例与问题

　　1997年,广州一夫妇产下一女婴,该婴儿随后被查出患有重症地中海贫血。经过检查,该夫妇为地中海贫血基因携带者。按遗传规律,其下一代有75％的概率为地中海贫血儿,其中25％的概率是重症地中海贫血。重度地中海贫血的死亡率高达3％～12％。根治重症地中海贫血的最好方法是用HLA配型相符的健康婴儿脐带血进行造血干细胞移植。脐血库找不到和该患儿配型相合的脐带血。由于直系亲属间HLA配型易匹配,该夫妇尝试再孕育一个健康婴儿并应用该婴儿的脐带血挽救第一个孩子。这些年来,该夫妇先后3次怀孕,但都在孕期的羊水筛查中发现胎儿携带着地中海贫血基因,只得引产。2011年6月,该夫妇接受第三代试管婴儿技术的帮助。该技术对女方12个在体外受孕的胚胎进行了遗传学诊断,发现其中2个胚胎基因表型正常,而且HLA配型与患儿相符。医护人员将这2个基因表型正常且HLA配型的胚胎移植到母亲的子宫内,并获得了宫内单胎妊娠。2012年6月,该母亲诞下一名健康女婴,医务人员同时进行了脐带血采集。为患有重度β-地中海贫血的姐姐提供造血干细胞进行治疗。由此看见,基因诊断技术在遗传性疾病的确诊、新生儿疾病筛查、产前诊断及胚胎植入前诊断中发挥着巨大作用。遗传性疾病有哪些种类? 遗传性疾病的分子诊断采用何种策略? 常用于遗传性疾病诊断的分子生物学技术有哪些? 分子诊断技术在遗传性疾病的诊治中有何种意义?

　　要回答上述问题,首先要先从基因谈起。基因作为储存生命生长发育全部遗传信息的载体,通过复制、转录、表达的方式控制着生物的各种生命现象。在这种过程中,基因通常都能够保持其分子组成和结构特点的稳定,以便发挥其特定的生物学功能,最终表现为相对稳定的遗传特性。然而,由于受到一定内、外环境因素的影响和作用,遗传物质的组成及结构也可能发生变化,进而引起相应的遗传学效应,这种变化称为突变。基因突变和DAN的复制、损伤修复、癌变和衰老都有关系。基因突变是生物进化的重要因素之一,也是导致疾病发生的重要来源。

　　遗传性疾病(genetic disorder)是指以遗传因素为唯一或主要致病因素的一类疾病。该类疾病主要通过特定的遗传基础,按照一定的遗传方式传递给后代,随着后代的生长发育形成疾病。特定的遗传基础是此类疾病发生及发展所必需的。随着认识的深入,人们发现遗传因素不仅仅是一些疾病的发病因素,还常常与环境因素一起在疾病的发生、发展、转归等过程中发挥重要作用。根据遗传方式不同,医学遗传学将人类遗传性疾病分为5类:单基因遗传病、多基因遗传病、染色体遗传病、体细胞遗传病、线粒体遗传病。本章主要针对单基因遗传病、多基因遗传病和线粒体遗传病的临床分子诊断进行详细介绍。

　　遗传性疾病的诊断是一系列复杂的过程,需要涉及内科、外科、妇产科、儿科、神经科等多学科,除了像一般疾病一样要了解病史、症状和体征及进行必要的辅助性检查外,还必须应用遗传学的相

NOTE

163

关诊断手段。例如家系分析、细胞染色体检查、生化酶学分析等。1976 年,美籍华裔科学家简悦威成功应用 DNA 杂交技术进行了 α-地中海贫血的产前诊断,标志着人类遗传性疾病的诊断进入分子诊断的新时代。

遗传性疾病的分子诊断主要是通过分析患者的核酸或蛋白质等分子,寻找与该遗传病相关的基因型或表型标志,从而对疾病做出准确诊断。我国遗传性疾病的分子诊断基本与国外同步发展。20 世纪 80 年代初期,中国医学科学院等单位就曾报道完成了对 α-地中海贫血的产前基因诊断工作。此后,北京、上海和广州等地的一些单位陆续研究并开展了血友病、苯丙酮酸尿症、G-6-PD 缺乏症、杜氏肌营养不良等常见遗传性疾病的分子诊断工作。随着分子生物技术的飞速发展,可在单个碱基或氨基酸残基发生变异的情况下对遗传性疾病做出准确诊断,这不仅可为患者提供可靠诊断,也可为遗传性疾病高风险胎儿提供产前诊断,还可为表型正常的携带者提供遗传咨询。

第一节　单基因遗传病的临床分子检验

单基因遗传病(monogenic disease)也称为单基因病,是指由位于同源染色体上的一对等位基因控制而发生的遗传性疾病。由于其在上、下代间的传递过程符合孟德尔遗传规律,故也称孟德尔遗传病。依据致病遗传物质的来源不同,单基因病可分为细胞核来源的单基因病和线粒体来源的单基因病。根据致病的基因所在的染色体和等位基因显隐关系的不同,细胞核来源的单基因病的遗传方式可分为两大类 5 种:(1)常染色体遗传:可分为常染色体显性遗传和常染色体隐性遗传。(2)性染色体遗传:可分为 X 连锁显性遗传、X 连锁隐性遗传和 Y 连锁遗传。

截至 2017 年 1 月 20 日,在线人类孟德尔遗传数据库(OMIM)已收入单基因病 8000 多种,遗传及发病机制明确的单基因病近 5000 种。虽然,单个单基因病的发病率非常低,一般在万分之一以下。但如把几千种单基因病的发病率累加起来,单基因病的整体发病率将达到 2‰～3‰。我国是人口大国,每年有上千万人次诊断出患有单基因病。因此,提早发现单基因病并及时干预具有非常重要的意义。

一、单基因病的分子检验流程

（一）基因突变的类型

依据发生的基因突变是否可以稳定传代,突变分为静态突变和动态突变。

1. 静态突变　基因突变以相对稳定的频率发生,并能随世代的交替而稳定传递。静态突变又可根据发生的分子遗传机制不同,分为点突变和片段突变两种形式。

1)点突变　点突变是指 DNA 分子核苷酸链中单个核苷酸碱基或碱基对的改变。依据突变发生是否对读码框造成影响,可分为碱基替换和移码突变两种。

（1）碱基替换:DNA 分子核苷酸链中,原先的核苷酸碱基或碱基对被其他核苷酸碱基或碱基对替换。可分为五种情况。

①同义突变:由于密码子的简并性,碱基替换后新旧密码子所对应的氨基酸类型不变。

②无义突变:碱基替换后,编码某氨基酸的密码子变成终止密码子,不编码氨基酸。

③错义突变:碱基替换后,相应密码子的改变造成了编码的氨基酸类型的改变。

④终止密码子突变:突变发生在终止密码子,其变成了具有编码功能的密码子。

⑤调控序列突变:替换发生在 DNA 分子的调控区,可引起调控序列或内含子与外含子剪接位点的改变。

（2）移码突变:DNA 分子核苷酸链中碱基对的插入或缺失,导致之后核苷酸链部分或全部的密码子发生改变。

2)片段突变　DNA 核苷酸链中,某些核苷酸片段的缺失、插入或重排。

（1）缺失：一般是由于在 DNA 复制或修复的过程中，某片段未被正常复制或损伤丢失的片段未能得到修复。

（2）插入：多发生在 DNA 复制或修复过程中，某片段多复制一次或修复时错误连接了额外的 DNA 序列，改变了基因的阅读方式。

（3）重排：DNA 分子两处以上断裂使 DNA 片段游离，修复时游离 DNA 片段两端颠倒重接，或是不同的游离 DNA 片段改变了顺序，重新连接，形成了重排。

2. 动态突变 由 DNA 链中的核苷酸重复序列拷贝数发生扩增引起的突变。这种突变最初是在与人类神经系统疾病相关的基因中发现的。研究人员发现扩增的重复序列不是稳定地传递给下一代，而是倾向于增加几个重复拷贝，即拷贝数的数量可随着世代交替的传递而呈现逐代递增，故被称为动态突变。拷贝数重复得越多，病情越严重。例如，脆性 X 染色体综合征，其智力低下基因 5′非翻译区（CGG）的数量由正常人的 5～50 扩展到 200～1000。

（二）分子诊断的策略

遗传病的诊断，不但需要像对一般疾病一样了解病史、症状和体征并进行必要的辅助性检查，还必须应用遗传学相关的诊断手段，是一个复杂的过程。基因诊断是遗传疾病确诊的关键。分子生物学技术的快速发展为遗传性疾病的诊断提供了强有力的工具，特别是对一些隐性遗传病基因携带者的筛查以及后代遗传风险的评估，需要依靠分子生物学技术才能够得到良好的解决。分子生物学技术用于遗传性疾病诊断的检测策略可分为直接诊断和间接诊断两种。

1. 直接诊断策略 通过分子生物学技术直接检测出致病基因的各种突变，包括 DNA 的点突变、插入、缺失、重排等变异类型。进行直接诊断的前提是被检测的致病基因的结构和序列已经研究清楚。不同的突变类型，采用的检测技术是不同的。

一般来说，对于基因背景清楚的点突变，通常采用直接检测基因点突变的方法，例如等位基因特异性寡核苷酸杂交（ASO）、等位基因特异性 PCR（AS-PCR）、PCR-限制性片段长度多态性（PCR-RFLP）、基因芯片等技术。对于基因背景未知的点突变，常采用单链构象多态性 PCR（PCR-SSCP）、变性梯度凝胶电泳、基因测序等方法。对于微小的片段突变，可采用点突变的检测方法；对于较大的片段突变，常采用 Southern 杂交、多重 PCR、FISH、比较基因组杂交（CGH）等技术。对于动态突变，常用 Southern 杂交、PCR 等方法进行检测。由于直接诊断可以直接揭示遗传缺陷，相对比较可靠。

2. 间接诊断策略 目前发现的单基因病多达数千种，许多单基因病的致病基因尚未被准确定位，基因序列不清楚，无法进行直接诊断。另外，还有一些致病基因的结构和功能虽然已经明了了，但基因较为庞大，突变种类多且分布广泛，突变检测非常困难，此时需要采用间接诊断的策略。间接诊断的流程根据对该遗传病的了解的深浅，需要经历系谱分析、候选基因的定位与筛选、遗传风险评估等过程。

1）系谱分析（pedigree analysis） 对于未知基因、未知突变的遗传病首先需要开展家系调查和系谱分析。单基因病的遗传符合孟德尔遗传规律，系谱分析的方法常被用来对单基因病的相关性状进行分析。系谱分析的主要工作是对具有某种性状的家系成员进行观察，通过采用特定的符号和格式，绘制反映家系各成员间相互关系及相关性状发生情况的图谱，来分析该性状在家系后代中的分离或传递方式。系谱分析是研究分析遗传病最常用的方法之一。常用的系谱绘制符号见表 11-1。

表 11-1 常用的系谱绘制符号

符号	意义	符号	意义	符号	意义
□	男性	○	女性	◇	性别不定
③ ②	出生后代数	■ ●	患者	◧ ◖	常染色体性状杂合子

NOTE

符号	意义	符号	意义	符号	意义
⊙	性连锁隐性性状携带者	■（先证者）	先证者	⊘	已死亡个体
!	流产	[□]	收养儿	)○(	送养儿
□—○	结婚	□---○	婚外恋	□／○	离婚
□═○	近亲结婚	∧	单卵双生儿	∧	双卵双生儿
∧?	单、双卵未知双生儿	I 1□—○2 / II 1□ 2■ ○3	家系中成员序号先证者为第2代第2个	□—○	无后代

2）候选基因的定位与筛选、遗传风险评估　在确定了疾病的遗传方式后，需要对疾病的易感基因进行定位和筛选。基因定位的方法常采取基因组中广泛存在的各种 DNA 多态性位点作为遗传标记位点。常用的遗传标记方法有限制性片段长度多态性（RFLP）、可变数目串联重复序列（VNTR）、短串联重复序列（STR）和单核苷酸多态性（SNP）。

生殖细胞在减数分裂时发生交换，一对同源染色体上的基因距离较远，发生分离的机会较多，易出现不连锁；距离较近，发生分离的机会较少，易出现连锁。连锁分析是利用某个遗传标记是否与某个疾病基因存在连锁关系以及连锁的紧密程度，找出与疾病基因有关系的遗传标记并实现对疾病基因定位。这些遗传位点所在的基因将作为候选基因。通过判断候选基因与疾病性状间的关系，选择对该疾病性状有影响的基因作为该疾病的易感基因。一般来讲，某个疾病的易感基因，通常是已知其生物学功能和核酸序列的基因。它们参与了该疾病涉及性状的发展和变化，可能是结构基因、调节基因，或是在代谢途径中影响该疾病性状的表达。通过筛查该易感基因在人群中的携带情况，可对目标人群患病的风险进行预测。

多年来，我国学者在遗传病基因的定位及诊断方面取得了很多重要进展。1998 年，中南大学湘雅医学院夏家辉院士等报道了 1 个新的耳聋基因 GJB3；上海南方基因组研究中心徐世杰教授与同济大学陈义汉教授合作发现了导致房颤发生的 KCNQ1 基因突变；中山大学曾益新院士、中科院健康科学研究所的孔祥银研究员、协和医科大学张学教授、中国医学科学院的沈岩院士等也先后在《科学》《自然》以及《自然-遗传学》等杂志发表了由他们发现的致病基因或易感基因，为基因诊断的发展做出了贡献。

（三）单基因病分子诊断常用技术

1. 连锁分析类　连锁分析的前提是对目的基因进行遗传标记。目前，用于遗传标记的主要有限制性片段长度多态性（RFLP）、可变数目串联重复序列（VNTR）和单核苷酸多态性（SNP）。

1）限制性片段长度多态性（RFLP）　利用特定的限制酶识别并切割不同生物个体的基因组 DNA，得到大小不等的 DNA 片段，所产生的 DNA 数目和各个片段的长度反映了 DNA 分子上不同酶切位点的分布情况。不同个体的等位基因之间碱基的替换、重排、缺失等变化导致限制酶识别和酶切位点发生改变，从而造成基因型间限制性片段长度的差异。这种位点的变化实际上是单核苷酸多态性的一部分，该技术已经可以被单核苷酸多态性分析技术取代。

2）可变数目串联重复序列（VNTR）　具有高度遗传多态性和高度重复性的 DNA 片段，其重复单位数目的可变性,是其长度多态性形成的主要机制。VNTR 既存在于小卫星 DNA 中,也存在于微卫星 DNA 中。由于命名习惯和为了便于区分,通常将小卫星 DNA 中的可变数目串联重复序列称为 VNTR,而把微卫星 DNA 中的可变数目串联重复序列称为 STR。VNTR 及 STR 的检测多依赖 PCR 技术,如多重 PCR 技术。

3) 单核苷酸多态性(SNP) 指在基因组水平上由单个核苷酸的变异所引起的 DNA 序列多态性。包括转换、颠换、缺失和插入,形成的遗传标记,其数量很多,多态性丰富,是人类可遗传的变异中最常见的一种,占所有已知多态性的 90% 以上。在人类基因组中大概每 1000 个碱基就有一个 SNP,人类基因组上的 SNP 总量大概有 3×10^6 个。

从理论上讲,任何用于检测单个碱基突变或多态的技术都可用于 SNP 的识别和检出,如限制性片段长度多态性(RFLP)、等位基因特异性 PCR(AS-PCR)、等位基因特异性寡核苷酸探针杂交(ASO)、单链构象多态性(SSCP)等。这些技术必须通过凝胶电泳进行检测,难以大规模操作,也不适用于 SNP 的自动化批量检出。基于单核苷酸多态性的微阵列技术(SNP array)是利用含有大量 SNP 位点序列的高密度基因芯片进行高通量检测,一次可完成对 23 条染色体的筛查;操作简便,只需将样本 DNA 与芯片杂交,而不需要正常人基因组 DNA 做参考;检测分辨率高,最小可以检测几十 kb 的微小重复或缺失,可提供的信息更加精细、全面。

2. 分子杂交技术 互补的核苷酸序列依据碱基互补配对原则形成稳定的双链核酸分子的过程,称为核酸分子杂交。该技术包括 Southern blot、Northern blot、斑点印迹(dot blot)、反向斑点杂交(RDB)、荧光原位杂交(FISH)和基因芯片等。核酸分子杂交是基因诊断的最基本方法之一,可以检出基因缺失、插入、重排等片段突变形式,但对于点突变、微缺失、微插入很难检出。

1) 斑点印迹(dot blot) 将待测的 DNA 变性,点加在固相支持物上(如硝酸纤维素膜、尼龙膜),用标记的探针与其进行杂交,洗膜去除未接合探针,通过放射自显影来判断是否有杂交及其杂交强度。本技术主要用于基因缺失或拷贝数改变的检测。

2) 反向斑点杂交(reverse dot blot,RDB) 该技术是目前临床上比较常用的检测方法之一。将一系列特异性寡核苷酸探针固定在支持物上,这些探针可与疾病相关等位基因杂交。采用 PCR 特异性扩增目的基因(PCR 引物 5′端预先进行生物素标记),与支持物上的探针杂交、洗脱及显色,通过样本是否与探针杂交来判断其是否携带相应的基因突变。其优点在于可在一张杂交膜上同时检测样品中的多种基因突变,检测消耗的样品量少、经济方便、结果可靠,尤为适用于基因分型已知的基因序列的突变检测。

3) 荧光原位杂交(fluorescence in situ hybridization,FISH) 在原位杂交技术的基础上,FISH 技术通过使用荧光素取代同位素标记探针,通过检测荧光信号实现受检样品 DNA 的定性定位分析,探针标记更稳定,检测更加安全、灵敏,并且通过使用多色荧光探针,可进行多位点检测。FISH 技术已在临床广泛应用,已成为染色体微小缺失和微小重复诊断的重要方法。

4) 基因芯片 又称为阵列基因芯片,是数以百万计的寡核苷酸探针密集排列在小面积固相支持物上形成的微点阵。在一定条件下,固相支持物上的寡核苷酸探针可与样品中携带信号的互补核酸片段杂交,检测每个分子的杂交信号就可以获取该分子的数量及序列信息。再通过与正常人核酸的杂交信号进行比对,即可找到患者 DNA 序列上发生的突变基因。该技术具有高通量、高分辨率、微型化、自动化程度高等优势,可用于已知核酸定性定量检测、基因突变检测、DNA 测序、遗传图谱构建等。

3. 基因扩增及其产物分析技术 目前,临床上应用最为广泛的单基因病分子诊断技术是 PCR 技术以及其衍生技术。例如多重 PCR 技术、巢式 PCR 技术、PCR-RFLP、PCR-SSCP、变性高效液相色谱分析、高分辨率熔解曲线分析、多重连接依赖探针扩增(MLPA)等。现今几乎所有的基因突变检测技术都是基于 PCR 技术发展的。

1) 变性高效液相色谱分析(denaturing high performance liquid chromatography,DHPLC) 主要是通过特殊的 DNA 色谱柱进行核酸片段的分离和分析。在液相流路中,将经过 PCR 扩增得到的目的 DNA 样本注入缓冲液,其流过 DNA 色谱柱,与柱子上的 DNA 杂交;在适合的变性温度下,由于错配的双链 DNA 与完全匹配的双链 DNA 的解链特征不同,相同变性条件下错配的双链 DNA 更易变性解离,被色谱柱保留时间短于无错配双链而先被洗脱下来,从而在色谱图中表现为双峰或多峰的洗脱曲线。该方法具有高通量、自动化、灵敏度和特异性较高、检测 DNA 片段和长度变动范围广等优点。

2) 变性梯度凝胶电泳(DGGE)　DGGE 技术在一般的聚丙烯酰胺凝胶基础上加入了变性剂(尿素和甲酰胺)梯度,能够把长度相同但序列不同的 DNA 片段区分开来。每段 DNA 片段都有其特定的序列组成,其序列组成决定了其在 DGGE 中的解链区域和解链行为。一个几百个碱基对的DNA 片段在 DGGE 中一般有几个解链区域,每个解链区域对应有一段连续的碱基对的解链过程。当 DNA 片段迁移到特定位置,变性剂浓度达到其最低的解链区域浓度时,该区域这一段连续的碱基对发生解链。DNA 片段在聚丙烯酰胺凝胶中的迁移速率会急剧降低。当浓度再升高依次达到其他解链区域浓度时,这些区域也依次发生解链。同样长度但序列不同的 DNA 片段会在聚丙烯酰胺凝胶中不同位置处达到各自最低解链区域的解链浓度,因此它们会在聚丙烯酰胺凝胶中的不同位置处发生部分解链导致迁移速率大大下降,从而在聚丙烯酰胺凝胶中被区分开来。

3) 单链构象多态性(SSCP)　单链 DNA 片段呈复杂的空间折叠构象。这种立体结构主要是由其内部碱基配对等分子内相互作用力来维持的。当有一个碱基发生改变时,会或多或少地影响其空间构象,使构象发生改变。由于空间构象有差异的单链 DNA 分子在聚丙烯酰胺凝胶中受排阻大小不同,通过非变性聚丙烯酰胺凝胶电泳(PAGE),可以非常敏锐地将构象上有差异的分子分离开。

4) 高分辨率熔解曲线分析(HRM)　高分辨率熔解曲线分析是在荧光定量 PCR 的基础上,通过实时精密监测升温过程中双链 DNA 荧光染料与 PCR 扩增产物的结合情况来判断 DNA 的突变类型。结合在 DNA 分子中的荧光染料在 DNA 变性解离后会释放并发出荧光,不同核苷酸序列的双链 DNA 解链温度不同,其释放荧光的时间及强度也不相同。因此记录 PCR 反应过程的荧光强度与时间曲线上,不同序列的 DNA 分子在扩增时会形成不同的曲线,通过分析荧光峰的强度与时间曲线,就可以判断其是否存在 SNP。不同 SNP 位点、杂合子与纯合子都会形成不同的熔解曲线峰形。因此,HRM 分析能够有效区分不同 SNP 位点与不同基因型。

5) 多重连接依赖探针扩增(MLPA)　MLPA 探针包括两条探针,均为荧光标记。5′端寡核苷酸短探针包含 5′引物序列和 3′特异性杂交序列,一般长 50~60 bp;3′端为 M13 噬菌体衍生法制备的寡核苷酸长探针,包含 5′特异性杂交序列和 3′引物序列,一般长 60~480 bp;两条探针间隔 6~9 nt(nt,即核苷酸数,通常用于描述单链)。在 MLPA 反应中,两个寡核苷酸片段都与靶序列进行杂交,随后用连接酶连接两部分探针。连接过程高度特异,只有靶序列与探针特异性序列完全互补,连接酶才能将两段探针连接成一条完整核酸单链。即使只有一个碱基的差别,也会导致杂交不完全,使连接反应无法进行。连接反应完成后,用探针两端的通用引物扩增连接好的探针,范围在 130~480 bp。最后,通过毛细管电泳分离扩增产物,软件分析,得出结论。只有当连接反应完成,才能进行随后的 PCR 扩增并收集到相应探针的扩增峰。如果待测靶序列发生点突变或缺失、扩增突变,相应探针的扩增峰便会缺失、降低或增加,因此,根据扩增峰的改变就可判断靶序列是否有拷贝数的异常或点突变存在。通过控制 MLPA 长探针内特异性杂交序列的长短,可针对不同的待测基因设计不同长度的 PCR 扩增产物,以便进行区分,因此可同时检查数十种不同的靶基因(图 11-1)。

优点:主要用于片段突变的检测,具有灵敏度高、特异性高、精准度高、重复性强、操作简便、高通量检测。局限性:不用于单个细胞的检测;不用于检测短串联重复序列多态性;不能检测染色体平衡易位。

4. 基因测序技术　基因测序技术是生命科学的核心技术,在疾病基因检测与分子诊断中发挥重要作用,被称为是基因诊断的金标准。第一代测序技术可用于已知或未知突变的检测,常被用作

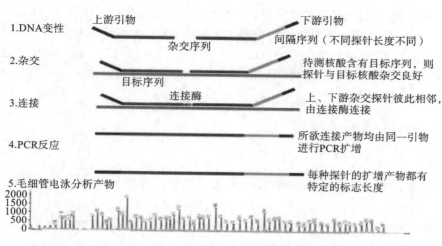

图 11-1　MLPA 的基本原理

标准的鉴定方法,用作最终确定突变确切位点和性质的手段。可检测的突变类型包括错义突变、无义突变、同义突变(含 SNP)、拼接突变、小缺失、小插入、大缺失、大插入、插入伴缺失、复杂重排、重复变异等,准确率近 100%。该法特别适用于单基因病的基因诊断和产前诊断。

传统的 Sanger 测序法、焦磷酸测序法由于通量低、成本高、耗时长等原因,无法在临床大规模开展。新一代测序能在很短的时间内完成对上百亿个碱基对的测序,一次可对几十万到几百万条 DNA 分子进行序列测定,满足极短时间内对基因组进行高分辨率检测的要求。

第二代测序结合微阵列技术衍生出目标序列捕获测序技术。这项技术首先利用微阵列技术合成大量寡核苷酸探针,这些寡核苷酸探针能够与基因组上的目标区域互补结合,从而富集到特定区段,然后用第二代测序对这些区段进行测序,不但降低了分析数据量,同时有效降低检测成本,利于临床开展。常用的方法有全外显子组捕获测序、靶向基因测序等。靶向测序技术所需样本数量少、通量高、耗费低,大大推进了人类单基因病的分子诊断。

第二代测序技术有高通量和相对低成本的特点,但对于单基因病基因诊断仍有其局限性。首先,第二代测序的结果必须经过 Sanger 测序法验证,通常第二代测序的结果不能直接用于诊断。其次,第二代测序不能解决一些特殊的单基因病基因突变的检测,包括基因的倒位突变,如血友病 A 基因有长片段倒位存在,通过高通量测序不能得到满意结果。第一代和第二代测序技术对多达数百次的重复序列的测序都是无能为力或难以完成的。最后,种族差异、数据库及基因突变功能验证等问题也制约了第二代测序的应用。

(四)临床应用

分子诊断技术并非从疾病的表型着手,而是以基因的结构异常或表达异常为切入点,在疾病发生前即可做出诊断,为疾病的预防及早期治疗赢得了时间。目前,分子诊断技术在临床工作中主要应用于以下几个方面。

1. 单基因病的临床确诊　基因诊断是遗传性疾病诊断的金标准,对于致病基因的结构和序列已经清楚的遗传病可极大地缩短诊断时间。

2. 症状前的遗传学诊断及单基因病的筛查　主要用于新生儿遗传代谢病筛查、孕前单基因病筛查以及遗传风险评估。新生儿遗传代谢病病筛查是在出生后预防某些遗传病发病的有效方法。目的是通过筛查及时发现潜在的患儿,在临床症状尚未表现或表现轻微时进行早期干预和治疗,防止机体组织器官发生不可逆的损伤。例如:苯丙酮尿症在早期通过采用低苯丙氨酸奶粉替代一般婴儿奶粉或母乳,可避免体内苯丙氨酸的堆积,防止大脑损害;先天性甲状腺功能减低的患儿,可早期通过合理补充甲状腺素片,防止呆小症的出现。孕前单基因病筛查以及遗传风险评估对于指导优生优育、提高出生人口素质有重要意义。

3. 产前诊断及胚胎植入前诊断　产前诊断是在出生前对胚胎或胎儿的发育状态、是否患有疾

NOTE

169

病等方面进行的诊断,目的是提早发现疾病,对可治性疾病选择适当时机进行宫内治疗;对于不可治疗性疾病可做到知情选择。胚胎植入前诊断也被称为"第三代试管婴儿技术",该技术主要依靠各种单细胞分子诊断技术,在胚胎移植前提取胚胎的遗传物质进行分析,诊断胚胎是否有遗传学异常,然后筛选健康胚胎进行移植。该技术的出现为控制遗传病患儿的出生、降低遗传病发病率、探讨出生缺陷发病机制等提供了重要途径。

二、地中海贫血的分子检验

(一) 概述

地中海贫血综合征(thalassemia syndromes)是一组遗传异质性贫血,是人类最常见的单基因病,其特征为成年型血红蛋白四聚体的一种及以上珠蛋白链亚单位合成缺陷。

依据缺陷累及珠蛋白亚单位的不同,地中海贫血主要分为α-地中海贫血和β-地中海贫血,其分别累及珠蛋白α链基因和珠蛋白β链基因。两种类型都有成人血红蛋白珠蛋白链生成不平衡的表现,即β-地中海贫血时α链过量和α-地中海贫血时β链过量。目前,人们已发现数百个α-珠蛋白基因位点的突变和β-珠蛋白基因位点的突变,分别导致了α或β链生成的减少或缺失。

据流行病学资料显示,地中海贫血基因的携带者约占全球人口数量的7%,该疾病广泛分布于非洲、地中海、中东、印度和巴基斯坦部分地区和整个东南亚。由于美洲有大量人口是由地中海地区、非洲和亚洲广泛迁移而来,因此地中海贫血在北美也比较常见。在我国,南方省份是地中海贫血基因携带者的主要分布地区,以四川、云南、贵州、广西、广东等省份为高发,α、β地中海基因携带率高达15.35%和6.64%,给当地的公共卫生服务带来巨大压力。

血红蛋白生成不足和珠蛋白亚单位聚集失去平衡是造成地中海贫血临床症状的主要原因。血红蛋白生成不足可引起红细胞的低色素和小细胞性改变,珠蛋白亚单位聚集失衡可导致溶血性贫血和无效红细胞生成。地中海贫血的临床表现轻重不一,从无症状的小细胞低色素贫血到严重致死性的贫血都可出现,如未治疗,可导致胎儿宫内死亡或儿童期早年夭折。

(二) 分子遗传基础

人类正常的血红蛋白是一种四聚体,包括两条α类珠蛋白链和两条β类珠蛋白链。β-珠蛋白基因群位于11号染色体,包含5个珠蛋白基因:两个成人基因δ和β,两个胎儿基因$γ^A$和$γ^G$,一个胚胎ε基因;从5′端至3′端依次排列为$εγ^Aγ^Gδβ$。α-珠蛋白基因群位于16号染色体,包含两个α-珠蛋白基因的区域($α_2$和$α_1$)和胚胎期ζ基因。珠蛋白基因的组织和发育特异性表达,主要是由上游调节元件控制,即α-珠蛋白簇的HS-40和β-珠蛋白簇的LCR。由胚胎向成年过渡期间,有几种不同的血红蛋白存在。各时期血红蛋白如表11-2所示。

表 11-2　各时期血红蛋白

血红蛋白	组成链	出现时间	主要部位
Gower-1	$ζ_2ε_2$	小于6周	卵黄囊
Gower-2	$α_2ε_2$	4～13周	卵黄囊
Portland	$ζ_2γ_2$	4～13周	卵黄囊
胎儿 F(HbF)	$α_2γ_2$	早期,在出生时53%～95%	肝脏
成人 A(HbA)	$α_2β_2$	9周,在出生时5%～45%	骨髓

单个α样和β样珠蛋白基因有很多共同的特征。每个基因有两个外显子,由两个内含子分开。珠蛋白基因同样有5′未编码片段和3′未编码片段,是内含子/外显子结合处的识别序列,以利于正常剪接;同时也具有3′未编译区多聚腺苷酸序列。5′启动子区是3个对于正常珠蛋白基因表达至关重要的元件,包括ATA,CCAAT,CACCC框。在5′和3′侧翼序列中,还发现增强子和沉默元件。α/β珠蛋白基因及其相关的启动子、增强子、内含子/外显子结合部等这些重要元件的任何突变或缺

失,都会使整个基因转录减少,均可引起不同的病症,涵盖从无临床意义的实验室改变到影响胎儿宫内生长发育的严重病变各类表型。

α-地中海贫血根据基因型不同分为两类:α^0-地中海贫血和 α^+-地中海贫血。α^0-地中海贫血指受累染色体的 α 珠蛋白链生成完全停止,一般是同一染色体上 α_2 和 α_1-珠蛋白基因、全簇连同主要调节序列(HS-40)或单独 HS-40 调节元件缺失。其他少见原因还有单个 α-基因内无意义突变合并其他 α 基因点位的缺失。α^0-地中海贫血纯合子基因型写作--/--(Hb Bart's 胎儿水肿综合征)、杂合子基因型写作--/αα。α^+-地中海贫血是指受累染色体上残留的 α-珠蛋白基因还有数量不一的珠蛋白链产生,合成速率降低,其一般是基因簇中单个 α 基因缺失引起,其次是 α_1 或 α_2 基因发生点突变。其纯合子基因型写作-α/-α、杂合子基因型写作-α/αα。HbH 病基因型为 α^0-地中海贫血基因和 α^+-地中海贫血基因的杂合子,写作--/-α。

α-地中海贫血可依据导致基因突变的原因不同分为缺失型和非缺失型,缺失型是主要类型。我国较常见的缺失型 α-地中海贫血基因型为--/αα(SEA)、$\alpha^{3.7}\alpha/\alpha\alpha$、$\alpha^{4.2}\alpha/\alpha\alpha$;常见的非缺失型 α-地中海贫血基因型为 Hb CS、Hb QS、Hb WS。

β-地中海贫血最常见的病因是点突变。已经发现有 200 种以上的突变与 β-地中海贫血表型相关。它以多种方式影响基因功能,主要形式有三种:转录突变、RNA 加工异常和 RNA 翻译异常。虽然突变数量很大,但 80% 以上的 β-地中海贫血性突变可能都是由其中 20 个基因引起。转录突变是由于调节元件的启动子突变(一般在 101 和 28 号位),或为 5′ 未编译区,特别是正规 CAP 位的突变。RNA 加工异常最为常见,发生在共同剪接部位下方靠近剪接点处、内含子隐蔽剪接点或外显子中隐蔽剪接点。RNA 翻译异常,包括起始密码子异常、无义密码、移码突变。β-地中海贫血少数情况是由主要结构基因缺失引起的,例如:杂合子缺失(β-LCR 调控元件全部或大部分缺失);大型结构性缺失,包括 α-δ-β 或 β-基因缺失、β-启动子重要元件缺失。

(三)常用分子诊断技术

1)高效液相色谱法(high-performance liquid chromatography,HPLC) 主要用于表型检测,是利用离子交换树脂作为固定相进行血红蛋白的分离。因不同血红蛋白的理化性质不同,其在相应分离柱中保留的时间也不同,形成蛋白峰的位置和面积也各不相同,基于此特点将各血红蛋白进行鉴定和分离。国际地中海贫血协会近年来广泛推荐 HPLC 作为血红蛋白分析的主流技术。

2)跨越断裂点 PCR(Gap-PCR) 此方法通过分别在需要检测的缺失区域外侧及缺失区域内各设置一对引物实施。缺失区域内的引物能在缺失型 α-地中海贫血携带者和正常人中扩增出片段,但在缺失型 α-地中海贫血纯合子中不能扩增。由于基因片段缺失,在缺失区域外侧的另一对引物使两侧的 DNA 距离变短,结合多重 PCR 技术,可一次扩增出特定的 DNA 片段,最终将纯合子患者及杂合子携带者检测出来。Gap-PCR 技术是目前最为常用的地中海贫血检测方法,但其有一定的局限性,主要用于检测缺失型 α-地中海贫血基因类型。

3)反向斑点杂交(reverse dot blot hybridization,RDB) 主要用于检测地中海贫血基因点突变,与传统等位基因特异性寡核苷酸探针点杂交的原理基本相同。反向斑点杂交法目前被广泛应用于地中海贫血的检测。相关研究表明,反向斑点杂交技术是当前国内对地中海贫血诊断效率最高的技术。采用反向斑点杂交技术联合 PCR 技术用于检测地中海贫血,可以明显提高检测的敏感性及特异性。缺点是反向斑点杂交技术只能检测常见的已知突变位点的 β-地中海贫血或非缺失型α-地中海贫血,不能检出罕见型及新发突变位点。

4)MLPA 在检测已知的或常见的缺失型地中海贫血方面,MLPA 被认为是 Gap-PCR 技术最有价值的补充或替代方法。MLPA 具有通量高、可重复性好、特异性高等特点,不论是检测 α-地中海贫血还是 β-地中海贫血均适用。

5)实时 PCR 的熔解曲线分析技术 相对于传统实时 PCR 熔解曲线技术,高分辨率熔解曲线通过采用更精细升温监控(0.02~0.1 ℃)和更灵敏的荧光染料(饱和荧光染料,例如 LC Green),可实现对单个碱基差异的分辨。

6) DNA 芯片技术　借鉴反向斑点杂交技术的原理,将大量预先制备的 DNA 探针有序地固化于计算机硅芯片表面或者在固相支持物上原位合成寡核苷酸,再将标记的样品与之杂交,通过分析检测杂交结果获得被检测样品的遗传序列。DNA 芯片技术是一种集成的大规模固相杂交技术,有快速、高效的特性,适用于大面积筛查。

7) DNA 序列测定　主要有 Sanger 测序技术及高通量测序技术。Sanger 测序技术又称"第一代测序技术"。高通量测序技术即"第二代测序技术"。通过应用 PCR 扩增产物在 DNA 自动测序仪上进行序列分析,具有快速、操作简便、自动化程度高、反应灵敏、可重复性好等优点,常用于分析基因的已知或未知突变,是目前用于基因突变检测最直接、最准确的方法。研究显示,高通量测序技术不仅可以精确地测定已知常见的基因突变类型,同时还可检测出罕见型及新发型基因突变。

地中海贫血对人类健康影响巨大,目前尚无有效的治疗方式。现有的治疗方式普遍采用定期输血及去铁治疗,部分施行骨髓配型、移植手术。因此,控制地中海贫血的关键在于预防。地中海贫血基因检测的金标准仍是基因测序(Sanger 测序技术),但随着检测技术的不断进步,各种地中海贫血基因诊断技术被提出或改进,无创产前诊断技术开始被引入胎儿地中海贫血基因的检测。鉴于不同的检测技术自身具备各自的优点及不足,在进行地中海贫血基因诊断的时候,我们应根据需要综合考虑从而选择最适宜的诊断技术。

三、假肥大型肌营养不良的分子检验

(一) 概述

进行性肌营养不良(progressive muscular dystrophy,PMD)是一组遗传性肌肉变性疾病,其主要的临床症状为缓慢进行性加重的对称性肌肉无力和萎缩,不伴有感觉障碍。目前尚无有效的根治方法。根据起病年龄、遗传方式、萎缩肌肉的分布情况以及病程进展速度和预后,进行性肌营养不良可分为 9 种类型。假肥大型肌营养不良症是最常见的类型。

假肥大型肌营养不良症是由于骨骼肌肌膜上抗肌萎缩蛋白(dystrophin)完全或部分缺失引起的一种 X 连锁隐性遗传病。根据抗肌萎缩蛋白疏水肽段是否存在、蛋白质空间结构变化以及功能丧失程度的不同,该病症又可分为 Duchenne 型肌营养不良症(DMD)和 Becker 型肌营养不良症(BMD)两类。Duchenne 型肌营养不良症发病率约为 1/3500 活产男婴。女性为致病基因携带者,所生男婴 50% 发病,无明显地理或种族差异。Becker 型肌营养不良症发病率约为 1/20000。假肥大型肌营养不良症的临床表现主要为进行性加重的肌肉萎缩,DMD 患者多于 20 岁之前死于呼吸衰竭、心力衰竭或呼吸道感染,BMD 患者症状体征较 DMD 轻。

(二) 分子遗传基础

DMD 及 BMD 的基因位于染色体 Xp21,长约 2400 kb,是迄今为止发现的人类最大基因,99%以上序列为内含子,有 79 个外显子,cDNA 长 14 kb,编码 3685 个氨基酸,组成 427 kD 的细胞骨架蛋白——抗肌萎缩蛋白。该蛋白质主要位于骨骼肌和心肌细胞膜的质膜面,具有作为细胞支架、抗牵拉、防止肌细胞膜在收缩活动时撕裂的功能。其与肌纤维膜上的多种糖蛋白结合为抗肌萎缩蛋白相关蛋白复合体(dystrophin-associated protein complex,DAPC)。

Dystrophin 基因突变形式有多种,缺失约占 65%,重复约占 5%,剩余 30% 为微小缺失、微小重复及点突变。抗肌萎缩蛋白基因的 5′端和中央区是发生缺失和重复的多发区,分别包括外显子 2~20(编码 12~874 位氨基酸)和外显子 45~53(编码 2146~2624 位氨基酸)。患者基因缺失的断裂点主要在该中央区的内含子内,例如我国北方患者 44~52 号内含子断裂发生率最高。缺失断裂点发生在内含子区域时,断裂点范围内的外显子随之缺失,但疾病严重程度与缺失片段的长短无关,可能取决于基因缺失对阅读框的影响程度。若基因缺失破坏阅读框或造成阅读框移码,致使抗肌萎缩蛋白表达严重障碍,则产生典型的 DMD;若基因缺失时邻近的外显子保持读码框架不变,有部分抗肌萎缩蛋白表达,则临床症状较轻,表现为 BMD。

（三）常用分子诊断技术

DMD 和 BMD 的发病机制类似，都有 dystrophin 基因的缺失、重复和点突变，在 DNA 水平的基因检查中，两者无本质差别。缺失的诊断方法有 MLPA、多重 PCR、Southern blot 等。其中 MLPA 现在应用最为广泛。微小突变检测方法有 PCR-SSCP、高分辨率熔解曲线分析、基因芯片、第二代测序等。

四、血友病的分子检验

（一）概述

血友病是因遗传性凝血因子生成障碍引起的出血性疾病，包括血友病 A 和血友病 B，属 X 连锁隐性遗传疾病，其中以血友病 A 较为常见。阳性家族史、幼年发病、自发或轻度外伤出血不止、血肿形成及关节出血是血友病的主要特征。血友病发生于世界各个民族，无地域差异。人群的发病率为(5～10)/10 万。我国血友病 A 患者约占 85%，血友病 B 约占 12%。

（二）血友病 A 的分子遗传基础

血友病 A 是由于凝血因子Ⅷ基因缺陷，引起外周血凝血因子Ⅷ的水平下降或功能异常引起。凝血因子Ⅷ基因位于 X 染色体长臂(Xq-28)，长度为 186 kb，包含 26 个外显子和 25 个内含子，其中外显子长度约为 9 kb。Ⅷ因子基因的大小和复杂性使其很难用常规基因测序的方法检测出血友病的特定突变位点。尽管如此，目前已发现超过 2000 种位于凝血因子Ⅷ基因的突变，登记在血友病 A 的国际网站。在众多突变中，有两个较为常见的热点，分别是 22 号内含子倒位和 1 号内含子倒位，各占重型血友病的 40%～50% 和 1%～5%。较少见的严重分子缺陷还有大基因缺失(5%～10%)及无义突变(10%～15%)。轻、中度血友病 A 常为点突变和缺失所致。

Ⅷ因子基因中的内含子 22 含有两个巢式基因，分别为Ⅷ因子相关的 A 基因(F8A)和Ⅷ因子相关的 B 基因(F8B)，这两个巢式基因的转录方向是相反的，其中 F8A 的转录方向与Ⅷ因子相反，F8B 的转录方向与Ⅷ因子相同。F8A 在Ⅷ因子基因上游区域还存在 2 个同源拷贝序列，分别是 A2 和 A3，有时会出现 3 个。这样一种结构基础使得Ⅷ因子基因内含子 22 易发生倒位，F8A 与其中一拷贝发生了染色体内的同源重组，使得Ⅷ因子基因断裂，导致 1～22 号外显子移至长臂远端，而 23～26 号外显子分离后仍处于原位，Ⅷ因子基因阅读框架改变，基因完全失活，形成重型血友病 A。

Ⅷ因子基因内含子 1 倒位受到的关注也越来越多。2002 年，Bagnall RD 首次报道，约 5% 的重型血友病是由Ⅷ因子基因内含子 1 倒位造成。其发生机制与内含子 22 倒位机制相似。内含子 1 含有一段长度为 1041 kb 的序列，称为 intlb-1，在Ⅷ因子基因中还存在与其方向相反的同源序列——intlb-2，该序列位于Ⅷ因子基因上游约 140 kb 处，两个序列间可发生同源重组，导致Ⅷ因子基因内含子 1 断裂，引起倒位。这也是Ⅷ因子基因内含子 1 倒位导致重型血友病 A 的分子基础。

Ⅷ因子基因结构庞大，血友病 A 的基因突变种类也很多，Ⅷ因子基因突变存在高度异质性。目前，血友病 A 的突变类型除倒位之外，还包括点突变(错义突变、无义突变、剪接位点突变)、缺失突变、基因片段重复。这些突变几乎不存在群体和种族差异性，每个不同的家系几乎都有自己独特的突变类型，使得血友病 A 的基因诊断难度很大。

（三）血友病 A 的常用分子诊断技术

国内普遍进行的Ⅷ因子基因检测主要流程为：首先进行 22 号内含子和 1 号内含子倒位检测，这可诊断将近 50% 的重型血友病 A。接着对患者进行Ⅷ因子全基因(全部外显子及外显子侧翼序列)测序。

1) 22 号内含子及 1 号内含子倒位的检测

（1）Southern blot：该方法检测 22 号内含子倒位，能够准确地查出是否有基因倒位，并能区分远端倒位与近端倒位等不同的类型，但此方法步骤烦琐，周期长，使用放射性同位素，污染环境。

（2）长距离 PCR 技术：普通 PCR 使用的 DNA 聚合酶一般只能扩增 1～2 kb 的片段。长距离 PCR 技术使用特定的 DNA 聚合酶，可扩增较长的 DNA 片段，达 10 kb 以上。该 DNA 聚合酶具备高保真、高速复制的特性。长距离 PCR 反应时，会在 10～15 个循环后，使每个循环的延伸时间比上一循环的延伸时间增加 10 s，目的是补偿 DNA 聚合酶活性的损失。该方法较 Southern blot 杂交法简便、快捷、高效、直观、灵敏、准确、可重复性好，目前在我国普遍推广。但 PCR 产物较大（分别为 11000 bp 和 1200 bp），电泳费时，且条带难以区分。

（3）倒位 PCR 技术：常用于检测内含子 22 倒位，扩增难度小于长距离 PCR。通过选用合适的限制酶酶切Ⅷ因子基因片段，酶切片段包含Ⅷ因子基因内含子 22 中同源序列 F8A 和 F8B 基因。酶切产物再用合适的连接酶接成环状，在环状 DNA 连接点两端设计引物进行 PCR 扩增。相比长距离 PCR，其扩增的片段更小，仅仅有 487 bp 和 559 bp，准确性跟长距离 PCR 技术无明显区别；同时，限制酶的应用使得此法更精确。但该方法耗时长，在患者迫切需要知道结果时并不适用。

（4）双管多重 PCR 方法：多用于检测 1 号内含子倒位。该方法通过设计两对引物，分别是 9F、9cR、2F、2R，PCR 扩增产物通过琼脂糖凝胶电泳检验。这两个反应体系分别用到引物 9F、9cR、2F 和 9F、2F、2R，两个反应互相印证，增加了实验的准确性。在反应体系 1 中出现 1323 bp 条带，在反应体系 2 中出现 1776 bp 条带，为内含子 1 倒位阳性；在体系 1 中出现 1908 bp 条带，在体系 2 中出现 1191 bp 条带，为内含子 1 倒位阴性。该方法操作较为简便，结果稳定，通过双管检测又可以提高检测的准确性。

2）22 号内含子及 1 号内含子倒位阴性的检测

（1）基因测序：对于 22 号内含子及 1 号内含子倒位阴性的患者，进行全Ⅷ因子基因外显子及外显子侧翼序列基因测序。Ⅷ因子基因庞大，突变广泛分布在各个外显子上，异质性较高，其中 14 号外显子上存在的 Ploy A 区是突变热点。

（2）MLPA：可用于检测大片段复制和缺失。MLPA 技术可以一次性分析全部的Ⅷ因子基因。有文献推荐，在对患者进行Ⅷ因子基因外显子及其侧翼序列普通 PCR 测序前，进行 MLPA 检测。

血友病 A 是一种遗传性出血性疾病，目前尚无根治的方法。重型患者临床表现较重，治疗费用巨大。及时开展血友病 A 患者基因诊断，能够准确检测出血友病 A 患者家系中的基因突变携带者，降低血友病 A 患儿的出生率，为提高人口素质、优生优育做出贡献。

（四）血友病 B 的分子遗传基础及常用分子诊断技术

血友病 B 是由于凝血因子Ⅸ基因缺陷导致外周血凝血因子Ⅸ的缺乏或功能障碍而引起的。严重程度与因子Ⅸ功能活性大致相关。凝血因子Ⅸ基因位于 Xq27.1，长度约为 33 kb，共有 8 个外显子，比因子Ⅷ基因小很多。目前已知Ⅸ因子已有超过 1000 种不同的突变和缺失，其中点突变约占 80％，而大片段的缺失和基因重排较为少见，因子Ⅸ超过 30％的基因突变发生在 CpG 二核苷酸区，这些突变常常涉及重要的精氨酸残基，导致分子的功能障碍。由于血友病 B 的变异以点突变为主，故其分子诊断技术主要依赖基因扩增及其产物分析技术（如 PCR-SSCP、变性梯度凝胶电泳、变性高效液相色谱分析法）和基因测序，其中以基因测序价值最高。

五、脊髓小脑性共济失调的分子检验

（一）概述

脊髓小脑性共济失调（spinocerebellar ataxia，SCA）是遗传性共济失调的主要类型，患病率约为（8～12）/10 万，多于青少年期和中年期发病，大多数呈常染色体显性遗传，极少数为常染色体隐性遗传或 X 连锁遗传。病理改变以小脑、脊髓和脑干变性为主，其机制与多聚谷氨酰胺选择性损害小脑、脊髓和脑干的神经细胞和神经胶质细胞有关。其基因型约有 40 种，以 SCA3 最常见，约占 50％。临床表现除脊髓小脑性共济失调外，可伴有眼球运动障碍、慢眼运动、视神经萎缩、视网膜色素变性、锥体束征、肌萎缩、周围神经病和痴呆等。SCA 的发病与种族有关，SCA1 和 SCA2 在意大利、英国多见，中国、德国和葡萄牙以 SCA3 最常见。

（二）分子遗传基础

SCA 绝大多数是由相应基因的外显子 CAG 拷贝数异常扩增产生多聚谷氨酰胺所致。每一 SCA 亚型的基因位于不同的染色体，有不同的基因结构和突变部位。例如：SCA1 基因位于染色体 6q22～23，基因组跨度 450 kb，cDNA 长 11 kb，含有 9 个外显子，编码 816 个氨基酸残基组成 ataxia-1 蛋白，CAG 突变位于第 8 号外显子，其扩增的拷贝数为 40～83，正常人为 6～38。SCA3 基因位于染色体 14q24.3～32.2，含有 4 个外显子，扩增后的拷贝数介于 61～89 之间，正常人为 14～41；SCA3 是我国最常见的 SCA 亚型。SCA 有共同的突变机制，即外显子中 CAG 拷贝数异常扩增，产生多聚谷氨酰胺链，获得新的毒性功能，造成 SCA 各亚型的临床表现雷同。但 SCA 各亚型的临床表现仍有差异，如有的伴有眼肌麻痹，有的伴有视网膜色素变性，病理损害的部位和程度也不同，提示除了多聚谷氨酰胺毒性作用外，可能还有其他因素参与发病。SCA 各亚型的基因突变情况如表 11-3 所示。

表 11-3　SCA 各亚型的基因突变情况

名称	基因定位	三核苷酸重复	临 床 特 征
SCA1	6q22	CAG（N<39，P≥40）	眼肌麻痹，上视不能
SCA2	12q24.12	CAG（N=14～32，P≥35）	腱反射减弱，眼慢扫视运动
SCA3	14q32.1	CAG（N<42，P≥61）	肌萎缩，肌阵挛，舌肌纤颤，突眼
SCA4	16q22.1	—	震动觉，关节位置觉消失，痛觉减退，跟腱反射消失
SCA5	11q13.2	—	纯脊髓小脑性共济失调，症状较轻，进展缓慢
SCA6	19p13.2	CAG（N<18，P=19～33）	大腿肌肉痉挛，下视眼球震颤、复视和位置性眩晕
SCA7	3p14.1	CAG（N<36，P≥37）	视力减退，视网膜色素变性，心脏损害
SCA8	13q21	CTG（N=16～37，P>80）	婴儿期起病，发音困难，行走不能，癫痫发作
SCA10	22q13	ATTCT（N=10～29，P>400）	纯脊髓小脑性共济失调和癫痫发作
SCA11	15q14	—	纯脊髓小脑性共济失调，腱反射亢进，病程缓和
SCA12	5q3133	CAG（N=7～32，P>51）	早期有手臂震颤，晚期有痴呆
SCA13	19q13.3	—	儿童期发病，精神发育迟缓
SCA14	19q13.4	—	早期出现肌阵挛
SCA15	3p26.1	—	纯脊髓小脑性共济失调，伴向性震颤和凝视麻痹，进展十分缓慢
SCA16	3p26	—	有明显的头部震颤和共济失调
SCA17	6q27	CAG or CAA（N=25～44，P>45）	共济失调，运动迟缓，精神症状，认知功能障碍，舞蹈样动作和癫痫发作
SCA18	7q2232	—	共济失调，感觉障碍，肌无力和肌萎缩
SCA19	1p21～q21	—	共济失调，震颤，认知功能障碍，肌阵挛，腱反射减弱
SCA20	11q12	—	共济失调，构音障碍，上颚震颤，运动迟缓，齿状核钙沉着
SCA21	7p21.3	—	儿童期有轻度脊髓小脑性共济失调，青少年期有轻度的锥体外系症状和认知功能障碍
SCA22	1p21～q23	—	共济失调，延髓麻痹，慢眼运动，腱反射消失

名称	基因定位	三核苷酸重复	临床特征
SCA23	20p13	—	单纯性肢体共济失调,周围神经病和构音障碍
SCA25	2p21~p13	—	共济失调,感觉神经病,腱反射减弱,视力减退,面部抽搐,尿急和消化道症状
SCA26	19p13	—	单纯小脑症状
SCA27	13q33	—	双手震颤,紧张和活动后加重
SCA28	18p11	—	眼慢扫视运动和眼外肌麻痹
SCA29	3p26.1	—	婴儿期运动发育迟缓和轻度认知功能障碍
SCA30	4q34.3~35.1	—	共济失调,蹒跚步态,构音障碍,病情进展缓慢
SCA31	16q21	—	纯脊髓小脑性共济失调,肌张力减低,水平眼震
SCA32	7q32~33	—	共济失调,精神障碍,精子缺乏
SCA34	6q14	—	儿童期红细胞增多症和皮肤角化症,40多岁出现脊髓小脑性共济失调症状
SCA35	20p13	—	脊髓小脑性共济失调,上肢不自主运动和斜颈
SCA36	20p13	GGCCTG(N=3~14,P=650~2500)	步态共济失调,眼球运动异常,舌肌纤颤,伴有上运动神经元症状
SCA37	1p32	—	早期眼球垂直运动异常,随后眼球水平运动异常
SCA38	6p12	—	成年期缓慢逐渐加重的步态共济失调,伴有眼球震颤
SCA40	14q32.11	—	共济失调,伴有宽基底步态,辨距不良,意向性震颤,轮替运动障碍,腱反射亢进

(三) 分子诊断策略及其技术

SCA 是一组病变复杂的综合征,具有很强的遗传异质性,临床累及面广,各型之间临床表型存在较大的重叠,临床分型非常困难,因此最终诊断 SCA 必须依靠基因检测。SCA 检测主要采用的技术为 PCR 扩增靶基因、电泳检测分析 PCR 产物、阳性 PCR 产物直接测序。但因其分型众多,临床应用基因诊断前要注意以下几点。

(1) 临床诊断是关键,否则无法进行基因诊断。

(2) 需要确定遗传方式。根据有无家族史,确定其是家族性发病或散发性发病。如为家族性,需根据遗传方式判断是常染色体显性遗传还是隐性遗传。

(3) 根据疾病的临床特点推断最可能的 SCA 亚型,以便确定基因检测的先后顺序,节约资源和时间。虽然各亚型间的临床表现经常有重叠,但是根据临床实践及文献报道,各亚型间的临床表现仍然存在一定的区别,甚至有些亚型的临床特征非常突出。例如:SCA3 的临床表现有突眼、凝视障碍、面肌颤搐、肌痉挛、腱反射亢进、周围神经病等;SCA4 的临床表现为多发性周围神经病;SCA5 临床表现为单纯性小脑综合征;SCA7 常合并有黄斑萎缩、视网膜色素变性;SCA12 的临床表现有早期上肢远端震颤、逐渐发展成头部震颤、共济失调步态、腱反射亢进、运动减少、眼球运动异常,疾病后期出现痴呆等。

(4) 完成基因诊断。临床诊断只是确定 SCA 的大致范围,根据临床症状、体征无法确定其具体亚型,只有通过基因诊断才能最终明确。这对于遗传咨询、产前诊断及植入前诊断都具有非常重要的指导意义。

第二节　多基因遗传病的关联分析

一、多基因遗传病的遗传特点

单基因遗传病主要受一对等位基因控制,遗传符合孟德尔遗传规律,这类性状称为质量性状。单基因遗传病的群体患病率很低,环境因素对该疾病性状的表现程度影响很小。自然界还有一类疾病是由多对等位基因共同决定的,例如哮喘、身高、血压等。遗传因素由每一对基因的累加形成一个综合作用,决定了个体是否易于患病。这些疾病称为多基因遗传病,相关性状又称为数量性状,其遗传方式为多基因遗传,不符合孟德尔遗传规律。而且环境因素对疾病性状的表现有较大影响。多基因遗传病的群体患病率较高,一般在 0.1%～1.0% 之间,少数疾病可更高。

（一）遗传特点

（1）多基因遗传病的再发风险与该病的群体发病率和遗传率的高低有密切关系。当一种多基因遗传病群体发病率为 0.1%～1.0%,遗传率为 70%～80% 时,患者一级亲属的发病率等于群体发病率的平方根。例如,在我国人群中,唇裂的发病率为 0.17%,遗传率为 76%,患者一级亲属的发病率即为 0.17% 的平方根,约为 4%。上述计算方法不适用于群体发病率和遗传率过高或过低的情况。此时可借助群体发病率、遗传率和患者一级亲属发病率关系图查出。

（2）多基因遗传病具有家族聚集倾向,与患者的亲缘关系越近,发病风险越高。随着亲属级别降低,发病风险也降低,尤其是群体发病率越低的疾病下降越明显。例如先天性畸形足的群体发病率为 0.1%,一级亲属发病率为 3%,二级亲属发病率降为 0.2%。

（3）多基因遗传病受多对等位基因作用的影响,多对基因的作用有累加效应。含致病基因越多,患者的病情越严重,家族成员发病风险越高,发病的人数也越多。患者亲属再发风险与亲属中受累人数有关,一个家庭中患病人数越多,亲属再发风险越高。例如,一对表型正常的夫妇生出一个唇裂患儿后再次生育唇裂患儿的风险为 4%;如果已生育两个唇裂患儿,再次生育唇裂患儿的风险可增高到 10% 左右。只有一侧唇裂,其同胞再发风险为 2.46%;一侧唇裂并发腭裂,其同胞再发风险为 4.21%;如为两侧唇裂并发腭裂,同胞再发风险为 5.74%。

（4）对于某些发病率在性别间有差异的多基因遗传病,在某性别中的发病率越低,发病阈值较高,该性别患者所携带的易患基因较多,故其子女的发病风险较高。例如,先天性幽门狭窄的患者,男性患病率为 0.5%,女性患病率为 0.1%,男性患病率为女性的 5 倍。男性先证者后代儿子患病率为 5.5%,女儿患病率为 2.4%;女性先证者后代中儿子患病率高达 19.4%,女儿患病率高达 7.3%。这说明女性先证者比男性先证者携带有更多的易感基因。

（5）多基因遗传病的发病率有种族和民族的差异,因为不同民族和种族有不同的基因。如先天性髋脱臼,日本人发病率是美国人的 10 倍。

（6）多基因遗传病受环境因素和遗传因素双重影响。遗传率高说明受遗传基因影响大而受环境因素影响小;遗传率低说明受遗传基因影响小而受环境因素影响大。

（二）常见多基因遗传病

目前,人类常见的多基因遗传病大约有 100 种,包括一些常见的病,如糖尿病、高血压、冠状动脉粥样硬化、哮喘、癫痫、精神分裂症,某些先天畸形如唇裂、脊柱裂、无脑儿等。15%～20% 的人患某种多基因遗传病。常见多基因遗传病的遗传率见表 11-4。

表 11-4　常见多基因遗传病及其遗传率(%)

疾病	群体发病率	患者一级亲属发病率	遗传率
腭裂	0.04	2	76

NOTE

续表

疾病	群体发病率	患者一级亲属发病率	遗传率
唇裂＋腭裂	0.17	4	76
先天性髋关节脱位	0.1～0.2	4	70
先天性幽门狭窄	0.3	男性先证者为2,女性先证者为10	75
精神分裂症	0.1～0.5	4～8	80
脊柱裂	0.3	4	60
无脑儿	0.5	4	60
强直性脊柱炎	0.2	男性先证者为7,女性先证者为2	70
先天性心脏病	0.5	2.8	35
哮喘	1～2	12	80
糖尿病(青少年型)	0.2	2～5	75
原发性高血压	4～8	15～30	62
冠心病	2.5	7	65

二、关联分析

寻找人类遗传性疾病致病基因的方法大致可以分为连锁分析和关联分析两类。从分析单基因遗传病发展起来的连锁分析,是利用基因组上的微卫星作为遗传标记,在患病家系中观察是否存在某些遗传标记的传递模式显著偏离预期。连锁分析的成功依赖于几个重要条件,例如,遗传因素完全决定疾病的发生,致病基因具有高外显率等。

（一）关联分析(associated studies)

选择合适的病例组和对照组,要求病例组内个体间无亲缘关系,对照组内个体表现型正常,进而分析某个遗传标记位点在两组间是否会出现不同的频率。该方法通常根据某些间接线索,比如基因的功能、基因组上的位置或由连锁分析得到的依据等,选定一个或几个候选基因,通过直接测序或基于 PCR 的方法等,在病例和对照中比较候选基因的差异,然后来确定这些候选基因与患病状态间是否存在因果关系或连锁不平衡。连锁不平衡是指在某一群体中,不同座位上某两个基因同时遗传的频率明显高于预期的随机频率的现象。关联研究和连锁不平衡的应用很广泛,最典型的是强直性脊柱炎与 HLA-B27 存在显著相关。病例组与 HLA-B27 的关联高达 90 %,而与一般群体只有 9 % 的关联。关联分析中相对连锁分析被认为更适宜于研究复杂疾病背后的致病基因或位点。

（二）全基因组关联分析(genome-wide association study,GWAS)

1990 年,人类基因组计划启动。该计划历时 13 年完成了人类基因组测序的工作。2001 年,国际人类基因组序列团队和 Celera 公司报道了人类基因组序列的草图。人类基因组计划的完成是人类基因组学研究的一个重要里程碑。随后,绘制人类全基因组常见变异(SNPs)图谱的国际 HapMap 计划顺利开展并于 2005 年 10 月完成。此计划建立了人类基因组 DNA 遗传变异数据库,为常见复杂疾病的 GWAS 奠定了基础。同时,各种高通量分子生物学技术和基因分型技术的快速发展、强大的统计分析算法的不断涌现使得成为可能。

在人类全基因组范围内找出存在的序列变异,即 SNP,借助于 SNP 分子遗传标记,进行总体关联分析。其基本过程为:在全基因组范围内选择 SNP 位点,比较病例组与对照组间每个 SNP 位点及其频率差异,分析每个位点与目标性状间的关联性大小,选出最相关的 SNP 位点进行验证,并根

NOTE

据验证结果最终确认其与目标性状之间的相关性。与传统的关联研究相比，GWAS 的效率更高，可重复性更强，且适用于不同种族。

GWAS 常用的技术手段包括全基因组 SNP 分型芯片和全基因组重测序。全基因组 SNP 分型芯片技术的基本原理是将打断的基因组片段与固定于芯片上的针对 SNP 位点设计的探针互补结合，通过延伸反应发出信号，从而决定位点的基因型。该技术实现了在较短时间内完成数十万乃至上百万个 SNPs 的基因分型。由于对基因组的覆盖密度很高且杂交信号易于量化，全基因组 SNP 分型芯片除关联分析外，也常常用于基因组中遗传性或获得性的大片段拷贝数变异分析等。存在的问题是全基因组 SNP 分型芯片依据的是已知 SNP 位点进行设计，不能发现未知 SNP 位点。全基因组重测序技术是对已知基因组序列的物种进行不同个体的基因组测序，并在此基础上对个体或群体进行差异性分析。全基因组重测序的个体，通过序列比对，可以找到大量的单核苷酸多态性位点、插入缺失位点、结构变异位点和拷贝数变异位点。这些位点常为新发现位点。

GWAS 需要面临大量的数据分析工作。有效分析这些数据，尽可能挖掘数据背后的规律，是 GWAS 需要解决的重要问题。在深入分析这些数据前，首先需要筛选出与疾病性状相关密切的 SNP 位点，通过适当的统计学方法将基因上全部或者部分 SNP 与遗传性状进行关联分析，寻找到一定数量的候选基因，此过程即基因水平的关联分析方法。基因水平的关联分析需要考虑单个 SNP 的遗传关联、基因上 SNP 的数目以及 SNP 之间的连锁不平衡结构等多种因素。当前常见的基因水平上的关联分析方法包括最显著 SNP 法、组合法、回归分析方法等。

1) 最显著 SNP 法（best SNP method） 把基因中 P 值最小的 SNP 作为该基因的代表，该 P 值作为该基因关联分析的结果。最显著 SNP 法具有最朴素的思想，计算最简单，应用也最广泛。粗略地看，最显著 SNP 法假定最显著的 SNP 与疾病之间的关联程度在该基因上是最强的，而其他 SNP 要么与该 SNP 存在关联，要么与疾病之间的关联可以忽略不计，因此只需要把关联程度最强的 SNP 作为该基因的代表即可。

2) 组合法（combination method） 组合法假设基因上所有 SNP 都不相关即不存在 LD 关系，所有的 P 值都是相互独立且均匀分布的，可以通过组合的方法把所有 SNP 的遗传关联结果联合起来形成整个基因的遗传关联结果。常见的组合方法有 Fisher 组合法和截断乘积法。

3) 回归分析方法（regression analysis） 回归分析方法是将基因上的多个 SNP 看作自变量 X_i，表型（连续性指标或者患病状态）看作 Y，通过线性或者 Logistic 回归建立 Y 与 X_i 之间的回归方程，利用决定系数 R^2、方程检验的 P 值或似然值等统计量作为基因水平上的遗传关联结果。

生物信息学分析和生物统计学方法是分析、验证 GWAS 数据的重要手段。生物网络分析是生物信息学处理 GWAS 数据的核心手段，通过网络分析既能从基因相互作用角度考虑各个基因对疾病的共同作用，又能从网络模块和生物通路角度帮助揭示疾病的分子机制。

GWAS 是在全基因组范围内进行整体研究，能够一次性对疾病进行轮廓性概览，适用于复杂疾病的研究。在全基因组层面上开展多中心、大样本、反复验证的基因与疾病的关联研究，可以全面揭示疾病发生、发展与治疗相关的遗传基因。进行的前提是基因组测序工作的完成，基于序列变异单体型图谱构建和高通量基因分型技术的迅猛发展优势。该技术具有高通量的特点，一次可以监测成百上千个，不只局限于候选基因。基因可以是未知的，研究不再需要在研究之前构建任何假设，这为全面系统研究复杂疾病的遗传因素揭开了新的一页，为我们了解人类复杂疾病的发病机制提供了更多的线索。目前，科学家已经在阿尔茨海默病、乳腺癌、糖尿病、冠心病、肺癌、前列腺癌、肥胖、胃癌等一系列复杂疾病中进行并找到疾病相关的易感基因。由于性状与基因组之间的关系受很多种因素的作用，目前还面临着一些问题，如获得的结果似是而非、不能完全解释某些病因等。但作为一种趋势，随着表观遗传图谱、蛋白质表达谱以及生理学等学科综合推进，作为一种综合性的分析方法，必将迎来一个更广阔的发展空间。

（王 鹏）

NOTE

第三节　线粒体疾病的临床分子生物学检验

线粒体（mitochondrion）是由两层膜包被的细胞器，它存在于大多数真核生物细胞中，是细胞内氧化磷酸化（oxidative phosphorylation，OXPHOS）和形成 ATP 的主要场所，被称为"细胞的能量工厂"。除了红细胞以外，线粒体存在于人体所有细胞当中，参与人体许多重要的生理活动，如三羧酸循环、脂肪酸 β 氧化、氨基酸的分解、血红素合成和部分尿素合成过程。线粒体的数量与细胞的种类和代谢活动有关，代谢旺盛时线粒体的数量多，反之亦然，并且能量需求越高的部位对线粒体 DNA 的突变越敏感，如心脏、骨骼肌、大脑等，较低的突变负荷便能够引起临床症状。由于线粒体有自身的 DNA 和遗传体系，因此一旦线粒体 DNA 及参与线粒体 DNA 表达的相关核 DNA 发生异常，就可能导致线粒体呼吸链氧化磷酸化功能障碍，进而引发线粒体疾病。

一、线粒体基因组

线粒体是一种半自主细胞器，具有自身遗传物质，即线粒体 DNA（mitochondrial DNA，mtDNA），具有自我复制、转录和编码的功能。线粒体既受到 mtDNA 调控，也受核 DNA 的调控。细胞中 mtDNA 来源于卵子，被称为第 25 号染色体或 M 染色体。遗传方式表现为非孟德尔遗传方式，又称为核外遗传。线粒体的平均寿命约为 10 天，以二分裂方式进行增值。每个细胞含有几百到上万个线粒体，每个线粒体含有 2～10 个 mtDNA。

（一）基因组概况

哺乳动物的线粒体 DNA 是由 16569 个碱基对组成的闭合环状双链 DNA 分子，根据其转录产物在 CsCl 中密度的不同分为重链（H 链）和轻链（L 链），外环的重链富含鸟嘌呤，内环的轻链富含胞嘧啶。mtDNA 分为编码区与非编码区。编码区各基因组之间排列紧密，部分区域有重叠，不含启动子与内含子，无终止密码子，仅仅以 U 或者 UA 作为结尾。每个线粒体 DNA 分子含有 37 个基因，其中的 24 个基因是线粒体 DNA 翻译所必需的（即参与线粒体蛋白质的合成），包括 2 个 rRNA 基因和 22 个 tRNA 基因。余下的 13 个结构基因则编码呼吸链复合物的 13 个亚单位（即复合物Ⅰ、Ⅲ、Ⅳ、Ⅴ）。琥珀酸脱氢酶（呼吸链复合物Ⅱ）仅仅由核 DNA 编码的亚基组成，而其他 4 个呼吸链复合物既含有核 DNA 编码的多肽，又含有线粒体 DNA 编码的多肽。

1. 结构基因　mtDNA 参与氧化磷酸化的基因，分别编码辅酶 Q-细胞色素 C 还原酶的一个亚基细胞色素 b（Cytb）、细胞色素 C 氧化酶的三个亚基（COXⅠ、COXⅡ、COXⅢ）、NADH 脱氢酶的七个亚基（ND1、ND2、ND3、ND4、ND4L、ND5、ND6）和 ATP 合酶的 2 个亚基（ATPase6、ATPase8）。

2. tRNA 基因　mtDNA 编码的 22 个 tRNA 基因可转录 20 种 tRNA，以此维持线粒体内蛋白质的翻译。这 20 种 tRNA 基因中，除了 tRNA^{Leu}和 tRNA^{Ser}有 2 个基因外，其余 18 种 tRNA 均只有一个基因。此外，tRNA^{Glu}、tRNA^{Asn}、tRNA^{Cys}、tRNA^{Tyr}、tRNA$^{Ser(UCN)}$、tRNA^{Gln}和 tRNA^{Pro}等由 H 链编码，其余均由 L 链编码。

3. rRNA 基因　mtDNA 编码 2 种 rRNA，即 12S rRNA 和 16S rRNA，编码 rRNA 的基因位于 H 链的 tRNA^{Phe}和 tRNA$^{Leu(UUR)}$基因之间，以 tRNA^{Val}基因为间隔。rRNA 基因的二级结构很保守，有多个大小不一的茎环结构，12S rRNA 基因比 16S rRNA 基因更为保守。常见的碱基变异发生在茎环结构环上的 C-T 转换。

4. 非编码区　mtDNA 包括两段非编码区，一段为控制区（control region），又称为 D-Loop 区（displacement loop region），另一段为 L 链复制起始区。D-Loop 区的作用是参与调控 mtDNA 的表达，对 mtDNA 的复制和转录有重要的意义。D-Loop 区是突变的高发区，碱基替换率比其他区域高出 6～8 倍，主要有三个高突变区：高变区Ⅰ（HVRⅠ）16024～16383 np、高变区Ⅱ（HVRⅡ）

57～372 np 和高变区Ⅲ（HVR Ⅲ）43～576 np。

人类线粒体基因组（图 11-2）中的各基因排列紧密,除了一小段参与 mtDNA 转录、复制的序列以外,无内含子序列。所以,mtDNA 的任何部位发生突变,都可能会影响到线粒体的功能。

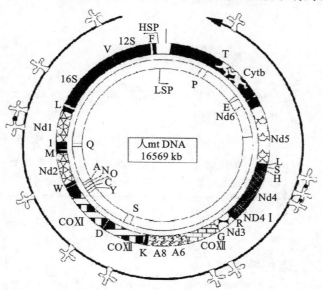

图 11-2 人类线粒体基因组

（二）线粒体 DNA 与核 DNA 的关系

虽然线粒体 DNA 与核 DNA（nuclear DNA,nDNA）之间存在着空间上的隔阂,但是它们之间有着密切的关系。mtDNA 与 nDNA 之间的调节是通过"交叉对话（cross-talk）"机制得以实现的。转录因子（transcription factor）是连接两者之间的分子基础。近年的研究发现,核呼吸因子可以同时作用于 nDNA 和 mtDNA,通过调节呼吸链亚基的合成来影响细胞的呼吸。

mtDNA 基因的表达受到 nDNA 的制约,核基因组编码 1500 多个线粒体蛋白,绝大部分蛋白质亚基和其他维持线粒体结构和功能的蛋白质都依赖于 nDNA 编码,在细胞质中合成后,经特定转运方式进入线粒体。线粒体基因组只编码 13 条多肽链,但是对细胞的有氧呼吸、物质代谢、能量代谢都具有重要的作用,并且线粒体功能变化也会对 nDNA 的复制与转录有调控作用。正是因为 mtDNA 与 nDNA 之间的相互协调,才使线粒体蛋白质的生物合成得以发生,最终线粒体呼吸链的正常功能得以精确调节。

人类线粒体基因与核基因的比较如表 11-5 所示。

表 11-5 人类线粒体基因与核基因的比较

特性	线粒体基因组	核基因组
大小	16569 bp	约 3.3×10^9 bp
每个细胞所含 DNA 分子数	几千拷贝（多倍体）	配子中 23 个（单倍体）,体细胞中 46 个（二倍体）
编码基因个数	37	20000～30000
基因密度	450 bp/个	约 40000 bp/个
基因内区	没有	在多数基因中出现
编码基因占基因组的比重	约 93%	约 3%
遗传密码	AUA 编码 Met;TGA 编码 Try;AGA 和 AGG 为终止密码子	通用密码子

续表

特性	线粒体基因组	核基因组
相关蛋白	无组蛋白；与几种蛋白质（如 TFAM）形成类核	组蛋白与非组蛋白
遗传学模式	严格按照母系遗传	常染色体和 X 染色体遵循孟德尔遗传法则；Y 染色体为父系遗传
复制	链结合或 D 环机制（复制仅使用 DNA 聚合酶 γ）	链结合机制（复制使用 DNA 聚合酶 α 和 δ）
转录	所有基因以多顺反子方式进行	大多数基因独立转录
重组	有证据表明，重组发生在细胞水平，但尚没有证据表明重组要发生在人体水平	在减数分裂前期，发生同源基因重组

二、线粒体疾病

（一）线粒体疾病的遗传特点

1. 母系遗传　线粒体基因组遵循严格的母系遗传规律（图 11-3）。所谓母系遗传（matrilinear inheritance），是指母亲将 mtDNA 传递给她的子女，但只有女性能将其 mtDNA 传递给下一代。在精卵结合时，精子中只有很少的线粒体，且位于精子中段，受精时几乎不进入受精卵，卵子能通过泛素水解酶降解精子线粒体，若遗留未被降解的精子线粒体，胚胎在胚泡期即死亡。因此，受精卵中的 mtDNA 几乎全部来自卵子，来源于精子的 mtDNA 对表型无明显作用。

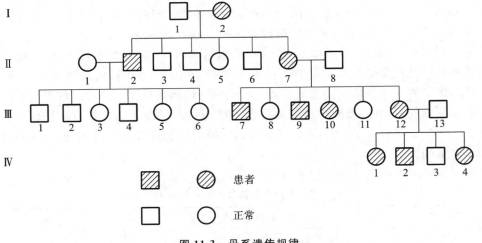

图 11-3　母系遗传规律

2. 同质性、异质性、阈值效应

（1）同质性与异质性：nDNA 的突变发生在等位基因上，产生的突变体为纯合子（两个等位基因均发生突变，突变率为 100%）和杂合子（只有一个等位基因发生突变，突变率为 50%）。mtDNA 的突变可以发生在成千上万个 mtDNA 分子当中，产生突变含量介于 0~100% 的 mtDNA 突变体。我们将细胞内所有只含有同一种 mtDNA 类型的情况，即全部为突变型 mtDNA 或野生型 mtDNA，称为 mtDNA 同质性。理论上，细胞质存在一种类型的 mtDNA，并且所有 mtDNA 的序列是相同的。但在某些个体中，出现了两种及两种以上不同的 mtDNA 类型，成为 mtDNA 的异质性。

（2）阈值效应：异质性细胞中，线粒体疾病的表现型取决于 mtDNA 突变体所占 mtDNA 总数的比例。通常将可引发疾病的 mtDNA 异质性突变的比例称为阈值（threshold）。当线粒体突变超过一定阈值以后，线粒体无法维持原有的功能。阈值反映了发生异质性变异及其造成机体损伤的程度，与疾病的发病以及病情的严重程度相关。当突变的 mtDNA 数量超过阈值，就产生了表型，这就是阈值效应。母亲可为携带者，而子女是否患病，患病轻重程度取决于获得母亲 mtDNA 突变体的数量。是否出现表型以及严重程度取决于两个方面的因素：一是突变型 mtDNA 与野生型 mtDNA 所占的比例；二是线粒体对供能的依赖程度，从高到低为中枢神经、骨骼肌、心脏、肾和肝脏。由于不同器官线粒体的数量存在差别，所以不同器官的阈值也有所差异。即使细胞内突变的 mtDNA 未达到阈值或在某种程度上受到细胞核影响而未发病，但女性携带者 mtDNA 突变体仍可以向下代传递。

（二）线粒体疾病的发病机制

早在 1962 年，Lufe 等在一位年轻的瑞典女性身上发现线粒体疾病，不仅伴有异常增高的基础代谢，还存在线粒体结构异常和氧化磷酸化异常。然而直到 1988 年，Wallace 等才报道了首例线粒体 DNA 突变引起的人类疾病，证实了 mtDNA 是可以引起人类疾病的。

线粒体基因组只编码 13 种蛋白质，不足细胞核酸总量的 1%，但 90% 的细胞生命活动所需的能量物质 ATP 是由线粒体呼吸链经氧化磷酸化产生的。线粒体的功能受到核 DNA 与线粒体 DNA 的双重调控，如果参与编码线粒体蛋白质的基因发生突变，蛋白质的功能就有可能受到影响甚至丧失，导致线粒体功能障碍。目前绝大多数已知的线粒体疾病均来源于线粒体基因编码蛋白质的缺失或缺陷，mtDNA 发生突变是导致线粒体疾病的主要原因。线粒体呼吸链产生的氧自由基积累会导致 mtDNA 的损伤和突变。机体 95% 以上的氧自由基来自线粒体，正常情况下氧自由基被线粒体中的超氧化物歧化酶清除，当机体衰老或出现退行性病变时，超氧化物歧化酶活性降低，导致线粒体中氧自由基积累。一个细胞中存在多个线粒体，每个线粒体的突变位点都有可能不同，因此线粒体中的 DNA 存在异质性。当突变的线粒体超过阈值时，表明野生型 mtDNA 的数量难以维持呼吸链的功能，进而引发线粒体疾病。细胞代谢水平越旺盛，细胞内线粒体含量越多。

（三）常见的线粒体疾病

1. 阿尔茨海默病　阿尔茨海默病（Alzheimer's disease，AD），俗称老年痴呆，是一种神经退行性疾病，高发人群为 65 岁以上的老年人。研究发现，线粒体 DNA 功能异常是导致该病的主要原因，通过聚合酶链反应（PCR）与印迹杂交（Southern blot）检测发现，散发型 AD 患者脑组织 mtDNA 存在断裂、碱基缺失、错义突变等情况，而且在电镜下观察发现线粒体数目增加。溶酶体功能减弱，也导致线粒体自噬功能降低，活性氧增多以及多种酶活性降低，造成氧化过激以及代谢损伤。β-淀粉样蛋白损害葡萄糖等营养物质的传送，使突触末端线粒体功能失常，导致患者认知能力下降。此外，mtDNA 的缺失还导致神经细胞中钙离子稳态被破坏，线粒体摄取多余钙离子，最终诱导线粒体凋亡。由此可见，阿尔茨海默病与线粒体的功能息息相关。

2. 糖尿病　线粒体基因突变导致的糖尿病在成人糖尿病患者以及儿童糖尿病患者中都很常见。91% 青少年糖尿病患者线粒体突变位于线粒体氧化呼吸链 I 和 IV 基因。线粒体全基因组测序表明患者共有 33 个变异位点，但只有 A3243G 突变是进化上高度保守的位点，是与糖尿病家系发病唯一有关的 mtDNA 突变。该突变点位于 16S rRNA 与 tRNA 交界处，改变了 $tRNA^{Leu(UUR)}$ 双氢尿苷环，引起线粒体末端转录损害，从而使线粒体蛋白质合成异常和功能缺陷，影响呼吸链的组分与功能而致胰岛 B 细胞葡萄糖氧化磷酸化障碍，ATP 产生不足，导致胰岛素分泌障碍，引发糖尿病。研究表明，线粒体突变糖尿病临床表现介于 1 型与 2 型糖尿病之间，但多类似于不典型 2 型糖尿病，其临床特点是发病年龄小、不胖、母系遗传、耳聋发生率和使用胰岛素比率高等，口服降糖药效果不佳，最终需用胰岛素治疗，发病年龄平均 32.75 岁。

3. Leber 氏遗传性视神经病变　Leber 氏遗传性视神经病变（Leber's hereditary optic neuropathy，LHON）是第一个被鉴定出与 mtDNA 点突变有关的母系遗传疾病。1871 年，德国眼科医生 Leber 首先报道了该病的临床特征。到目前为止，已经报道的与该病有关的 mtDNA 突变位点有 60 多个，这些突变包括原发性与继发性；而 90%～95% 的患者只携带该病 3 个 mtDNA 原发突变（图 11-4），即 ND1 G3460A、ND4 G11778A 和 ND6 T14484C 这三个位点。继发性突变主要

NOTE

183

有 tRNA^{Met}4435G、tRNA^{Thr}A15951G 等。继发性突变往往与原发性突变有着协同作用,共同影响了 LHOW 的发病。青少年早期发病多由视神经炎引起视神经萎缩。首发症状为急性的视力模糊,随后失明,通常两眼受累,主要病理特征是神经元的退化,多与 LHON 相关。世界各地已发现 60 多个 mtDNA 突变与 LHON 发病密切相关,且绝大多数 LHON 患者只携带该病 3 个 mtDNA 原发突变中的 1 个。

4. 遗传性耳聋　线粒体基因突变主要导致遗传性耳聋,研究发现,无论在耳蜗外毛细胞还是支持细胞等组织中都含有丰富的线粒体,线粒体的结构与功能对维持听觉具有重要的作用。位于 mtDNA 12S rRNA 上的 A1555G、C1494T 突变是人们最早发现的与遗传性耳聋有关的线粒体突变位点,12S rRNA 上的 A827G 通过影响线粒体 12S 核糖体 RNA 的空间结构来影响患者听力。tRNA^{Ser(UCN)} T7511C 等突变与非综合征型耳聋有关,tRNA^{Leu(UUR)} A3243G 突变可导致综合型耳聋。目前,有关线粒体 tRNA^{Ser(UCN)} 突变与耳聋发病机制的研究是当前线粒体 tRNA 众多突变中研究最多也是最明确的。有研究发现 tRNA^{Ser(UCN)} 上的 G7444A 突变属于继发性突变,此突变的存在可加强线粒体基因 A1555G 突变引起的线粒体功能损伤。此外,mtDNA 的突变也是导致遗传性听力下降或者丧失的重要原因。

5. MELAS 综合征　线粒体脑肌病伴高乳酸血症和卒中样发作(mi-tochondrial encephalomyopathy with lactic acidosis and stroke-like episodes,MELAS)综合征是一种以脑卒中样发作为主要特征的线粒体脑肌病,多为母系遗传,也有散发病例。该综合征多由 tRNA^{Leu}、tRNA^{Phe}、tRNA^{Val}、tRNA^{Lys}、COXⅢ、ND1、ND5、rRNA 等基因的点突变或是细胞色素 b 基因的小范围缺失而引发,突变多表现为异质性。其中 80% 的 MELAS 综合征患者为 tRNA^{Leu(UUR)} 基因的 A3243G 点突变(图 11-5),其次是 T3271C 突变。tRNA^{Leu(UUR)} 基因编码运载亮氨酸的 tRNA。A3243G 为线粒体基因组中第 3243 位核苷酸由 A 突变为 G,也就是 tRNA^{Leu(UUR)} 基因上第 14 位核苷酸由 A 突变为 G。该突变将会影响 tRNA^{Leu} 的立体构象从而干扰 tRNA^{Leu} 的氨酰化、加工、转录后修饰以及蛋白质的合成。在临床工作中,遇到疑似 MELAS 综合征的患者,常根据其临床表现、家族史,结合体格检查、影像学检查、电生理学和肌肉活检等辅助检查进行诊断。

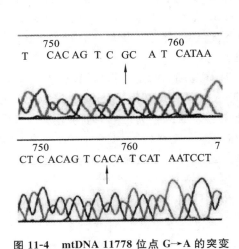

图 11-4　mtDNA 11778 位点 G→A 的突变

图 11-5　A3243G 突变体结构

6. 癫痫　癫痫是最常见的神经系统疾病之一。在线粒体疾病患者中,癫痫的发病率和患病率都极高。据文献报道,成人线粒体疾病患者癫痫发生率约为 23.1%,其中 A3243G 突变的线粒体疾病患者中,癫痫的发生率为 34.9%,而 A8344G 突变的患者癫痫发生率更是高达 92.3%。线粒体疾病典型症状之一是血液中堆积乳酸导致酸中毒。MELAS 综合征是癫痫中的一种,与 MELAS 综

NOTE

合征相关的 mtDNA 点突变超过了 20 种。此外,已经发现肌阵挛性癫痫伴肌肉破碎红纤维综合征(MERRF)的发病个体为 mtDNA 异质性,发病程度与 mtDNA 突变量相关联。

三、线粒体疾病的基因诊断

(一)线粒体疾病的检验标志物

由于 mtDNA 的变异与线粒体疾病存在密切的联系,因此,可以将 mtDNA 的变异类型及程度作为检验线粒体疾病的标志物。

1. mtDNA 碱基位点 mtDNA 的碱基突变是最常见的线粒体 DNA 突变,2/3 的点突变发生于编码 tRNA、rRNA 的基因,1/3 的点突变发生于编码 mRNA 的基因。目前已报道的 mtDNA 点突变超过 330 种,其中,结构基因突变 177 种,tRNA 基因突变 137 种,rRNA 基因突变 12 种,D-Loop 区突变 2 种。mtDNA 与 nDNA 一样,基因的点突变包括移码突变以及碱基置换突变,碱基置换又会导致同义突变、错义突变和无义突变。碱基置换中的错义突变往往导致氨基酸的改变,从而改变合成的蛋白质的结构以及功能。

2. mtDNA 缺失或插入片段 大片段的缺失往往涉及多个基因,可以导致线粒体氧化磷酸化(OXPHOS)功能下降,产生 ATP 减少,从而影响组织器官的生理功能。根据病理分类,主要有两类缺失——单个缺失与多重缺失。单个缺失的分子数量占总 mtDNA 的 20%~80%,常见于慢性进行性眼外肌麻痹(CPEO)、Kearns Sayre 综合征(KSS)及 Pearson's 综合征。多重缺失常见于组织正常的衰老过程,如骨骼肌、心肌及脑。一些非致命性呼吸衰竭、肝功能衰竭、肾功能衰竭以及乳酸酸中毒患者的组织细胞中常见线粒体 DNA 丢失,造成线粒体形态学改变、细胞生长抑制。mtDNA 的插入突变比较少见。

3. mtDNA 拷贝数 真核生物中每个细胞有几百至几千个甚至上万个线粒体,细胞内线粒体的数量反映了细胞对能量的需求程度,每个线粒体内有 2~10 个 mtDNA 拷贝。所谓 mtDNA 拷贝数(copy number)就是指线粒体内 mtDNA 拷贝的绝对数量。mtDNA 拷贝数与线粒体表达系统的效率相关,拷贝数增加可认为是总线粒体呼吸功能的代偿。mtDNA 拷贝数减少时可导致细胞缺乏能量而功能下降,并由此引发疾病。近年来的研究表明,在胃癌、食管鳞状细胞癌等许多肿瘤细胞的线粒体内 mtDNA 拷贝数减少,提示 mtDNA 拷贝数有望成为一种新的肿瘤分子标志物。人类线粒体疾病分类及主要 mtDNA 突变类型见表 11-6。

表 11-6 人类线粒体疾病分类及主要 mtDNA 突变类型

mtDNA 突变类型	主要基因突变	疾病名称
mtDNA 重排		慢性进行性眼外肌麻痹(CPEO)
(缺失和重复)	—	Keams-Sayre 综合征(KSS)
		糖尿病(DM)伴耳聋
mtDNA 点突变	G11778A,T14484C,G3460A	Leber 氏遗传性视神经病变(LHON)
编码蛋白质基因	G14459A,T14569A	Leber 氏遗传性视神经病变/肌张力障碍
	T8993G/C	神经性肌无力,共济失调,视网膜色素变性
	T8993G/C	Leigh 氏综合征
tRNA 基因	A3243G,T3271C,A3252G	线粒体脑肌病伴高乳酸血症和卒中样发作(MELAS)
	A8344G,T8356C	肌阵挛性癫痫伴肌肉破碎红纤维综合征(MERRF)
	A3243G,T4274C	慢性进行性眼外肌麻痹(CPEO)
	T14709C,A12320G	肌病
	A3243G,A4269G	心肌病
	A3243G,C12258A	糖尿病伴耳聋
	G1606A,T10010C	脑肌病
	G1664T	Leigh 氏综合征

NOTE

mtDNA 突变类型	主要基因突变	疾病名称
rRNA 基因	A7445G	非综合征感觉性神经性耳聋
	A1555G	氨基糖苷类诱导的非综合征性耳聋

（二）线粒体疾病的检验方法

与线粒体疾病有关的 mtDNA 变异包括点突变、插入或缺失片段、mtDNA 的拷贝数的变化等，以及 nDNA 的突变。所以在检测线粒体疾病的时候，我们以检测 mtDNA 突变为主。对疑似线粒体疾病的患者，首先检查其外周血；对于癫痫患者，检测其 mtDNA 复制酶（DNA 聚合酶 γ）编码基因 PLOG 的突变位点。存在其他症状的筛查患者，常见有 mtDNA 点突变或缺失。在均未检测到突变点的情况下，需要进一步分析肌肉组织内线粒体各复合物的活性，若存在缺陷则需考虑可能存在复合物缺陷的相关 mtDNA 突变或缺失。若仍未检测到突变，则进一步筛查 nDNA 中与线粒体功能相关的候选基因突变位点。若在候选基因中仍无已知突变，可利用高通量全基因组测序手段发现可能存在的新基因突变。由于线粒体突变常见的为点突变，所以分子生物学检验中常用检测点突变的方法，如：PCR-RFLP、PCR-ASO 和 PCR-DHPLC。

1. PCR-DHPLC 聚合酶链反应-变性高效液相色谱（polymerase chain reaction-denaturing high performance liquid chromatography，PCR-DHPLC），这一技术最先由美国斯坦福大学 Oefner 于 1995 年建立，它通过一个独特的 DNA 色谱柱——DNA Sep 柱，进行核酸片段的分离和分析。PCR-DHPLC 的原理是：①在不变性的温度情况下，检测并分离分子量不同的 DNA 双链或分析有一定长度的核苷酸片段，类似 RFLP 分析。②在充分变性的温度情况下，可以区分单链 DNA 与 RNA 分子，适用于寡核苷酸探针合成纯度分析和质量控制。③在部分变性的温度条件下，将 PCR 产物加热到 95 ℃，突变型 DNA 与野生型 DNA 发生变性分离；在温度下降时，PCR 复性产物形成杂合子与纯合子的混合物。由于纯合子与杂合子之间存在热稳定性的差异及构象差异，所以当在某个序列特异的熔解温度和梯度洗脱缓冲液中被色谱柱分离时，包含错配位点的杂合双链更易于解链为单链 DNA，与 DNASep 柱结合力降低，比无错配的纯合双链更易被乙腈洗脱出来，形成复杂的色谱图。

最终突变型 DNA 与野生型 DNA 之间的差异表现为洗脱峰的差异。单峰的色谱图证明是野生型 DNA。2 个、3 个或 4 个峰的色谱图，先出的 2 个峰代表突变 DNA 与正常 DNA 的杂合双链，后出的 1 个或 2 个峰代表纯合双链，提示存在突变位点。在非变性温度（40～50 ℃）条件下对不同长度的双链 DNA 进行分离；部分变性温度（51～75 ℃）条件下进行单核苷酸多态性检测；完全变性温度（70～80 ℃）条件下对寡核苷酸进行质量控制和纯化，因而工作温度（柱温）是决定 DHPLC 灵敏性的最关键因素。PCR-DHPLC 突变检测技术是高通量筛选 DNA 序列变异的最新技术，但是该技术所需设备价格昂贵，只能在一些大型的实验室中使用，限制了此方法的应用。同时，该技术只能检测杂合突变，这是其主要不足之处。

2. PCR-RFLP 它的基本原理是用 PCR 来扩增目的 DNA。特定的限制酶具有识别并剪切特定的 DNA 序列位点的能力，将扩增产物用特异性内切酶消化切割成不同长度的 DNA 片段条带，通过琼脂糖凝胶电泳可反映 DNA 特定区域的结构改变。另外，CAPs 标记需使用内切酶，这增加了研究成本，限制了该技术的广泛应用。

3. DNA 芯片技术 DNA 芯片技术是基于核酸互补杂交原理研制的 DNA 微阵列，即在固相载体上制备成千上万的呈网络状密集排列的基因探针，待分析的样品通过与芯片中已知碱基序列的 DNA 片段互补杂交，从而确定样品中的核酸序列和性质，对基因表达量和特性进行分析。当溶液中带有荧光标记的核酸序列与基因芯片上对应位置的核酸探针完全互补匹配时，通过确定荧光强度最强的探针位置，获得一组序列完全互补的探针序列。DNA 芯片技术是二十世纪九十年代初期发展起来的由分子生物学、微电子学、物理学、化学和计算机学等多学科交叉融合而成的技术。

4. DNA 测序技术 二十世纪七十年代中期，Sanger 等提出了"DNA 双脱氧链末端终止测序"，又称 Sanger 测序。同时，GIBERT 等提出"DNA 化学降解测序"。后续又出现了基因芯片测序技术、PCR 直接测序技术、cDNA 微阵列技术，以及国际最新的 DNA 测序技术——Solexa 技术。

在上述介绍的方法当中，PCR-RFLP 检测成本低廉，设备简单，技术要求不高，适合作为初筛的方法。PCR-DHPLC 灵敏度较高，是高通量筛选 DNA 序列变异的最新技术，但是该技术所需设备价格昂贵，只能在一些大型实验室中使用，限制了此方法的应用；同时，该技术只能检测杂合突变，并且要专用的 DHPLC 分析仪，这是其主要不足之处。DNA 测序技术是检测 DNA 基因突变的金标准。若突变位点未知，可以通过 DNA 芯片技术、全基因组测序技术查找到突变位点，虽然这些技术通量高、准确度高，但是成本高昂，不利于推广。用长片段 PCR 技术检测线粒体疾病患者中存在的 mtDNA 大片段缺失是较好的初筛方法，虽然该方法简单易行，但是确认的手段亦需要借助 DNA 测序技术。在少部分线粒体疾病患者中可能存在 mtDNA 拷贝数的明显下降，这种情况可通过荧光定量 PCR 完成绝对定量。

四、线粒体疾病分子生物学检验的临床应用

1. mtDNA 与遗传性耳聋 线粒体 12S rRNA 基因的 A1555G 和 C1494T 突变是导致氨基糖苷类抗生素耳毒性聋的主要分子致病基础。tRNA$^{Ser(UCN)}$ T7511C 等突变则与非综合征型耳聋有关；而 tRNA$^{Leu(UUR)}$ A3243G 等突变可导致综合征型耳聋（图 11-6）。对耳聋相关 mtDNA 突变的检测常采用 PCR-RFLP 技术，用特定的限制酶水解目标基因的 PCR 扩增产物。目前常用 Alw26 I 、Apa I 和 Xba I 等来检测 mtDNA A1555G、A3243G 和 A7445G 等突变。然后分析酶解产物的电泳图谱特征，根据与正常对照的比对结果来判断待检样品是否存在某个基因突变，其弱点是操作烦琐和检出率低，因为并非所有的基因突变都能恰好被某个内切酶所识别。

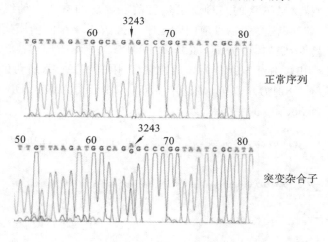

图 11-6　遗传性耳聋的 PCR-RFLP 检测

2. mtDNA 与 Leber 氏遗传性视神经病变 Leber 氏遗传性视神经病变（LHON）是第一个被鉴定出来的与 mtDNA 突变有关的母系遗传疾病。主要累及的部位有视网膜、巩膜筛板前部视乳头黄斑束纤维，最终导致视神经变性。LHON 发病的分子基础是 mtDNA 突变。突变主要有原发性和继发性两种，其中 ND1 G3460A、ND4 G11778A 和 ND6 T14484C 这三个突变位点是最主要的原发突变，继发突变往往与原发突变协同作用而影响 LHON 的发病。目前，国内的实验室较多采用合适的限制酶如 BsaH I 、Mae III 及 Mva I 等来检测 mtDNA ND1 G3460A、ND4 G11778A 和 ND6 T14484C 等突变。这三种限制酶特异地识别所扩增的亚单位片段上特定的碱基序列（图 11-7）。若没有发生突变，则限制酶可以识别基因中原有序列，故限制酶可以将 PCR 产物消化成两个片段。若发生了突变，则原有的限制酶所识别的碱基序列不存在，PCR 产物就无法被上述限制酶所消化。

NOTE

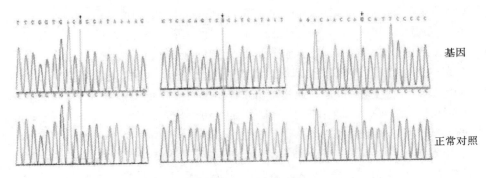

图 11-7　A3243G 突变测序图

3. mtDNA 与 MELAS 综合征　MELAS 综合征病情复杂多变,由于其临床表现的非特异性,误诊率较高,已受到多学科临床医生的广泛关注。主要累及 tRNA$^{Leu(UUR)}$、tRNA^{Phe}、tRNA^{Val}、tRNA^{Trp}、tRNA^{Lys}、tRNA$^{Leu(CUN)}$、16rRNA、ND1、ND5 和 ND6 等基因。由于 80% 的患者为 tRNA$^{Leu(UUR)}$ 基因的 A3243G 点突变,因此常以 A3243G 点突变作为研究对象,揭示 MELAS 综合征的发病机制。实验室采用 PCR-DHPLC 技术,提取外周血或肌肉组织 DNA 作为模板,用 PCR 进行测定。引物序列:正向(F):5′-TTCACAAAGCGCCTTCCCCC-3′。反向(R):5′-GCGATGGTGAGAGAGCTAAGGTC-3′。扩增线粒体靶 DNA 片段(3153～3551 bp)。PCR 产物经琼脂糖凝胶电泳鉴定,经变性复性后进行 DHPLC 分析。一般情况下,色谱峰双峰为杂合子,单峰为纯合子。

4. mtDNA 与糖尿病　线粒体基因突变糖尿病是糖尿病的一种特殊类型,是因线粒体基因突变所引起的非胰岛素依赖性糖尿病,属于 B 细胞遗传缺陷疾病。1999 年,WHO 把糖尿病分为 4 种类型,将线粒体糖尿病列为特殊糖尿病的一种。虽然目前已发现约有几十种线粒体基因突变与糖尿病有关,但 tRNA$^{Leu(UUR)}$ A3243G 突变是目前国际上唯一公认的线粒体糖尿病致病突变。许多分子检验技术同样可以用于检测线粒体糖尿病,如 PCR-DHPLC、PCR-RFLP、DNA 测序、基因芯片等。采用 PCR-RFLP 技术检测时,由于该突变为异质性突变,限制酶 Apal(酶切位点 GGGCC↓C)酶切时会出现三条带(图 11-8),分别为 553 bp、423 bp、130 bp;由于野生型 mtDNA 无 Apa I 酶切位点,所以电泳条带上只能看到 553 bp 的一条片段。

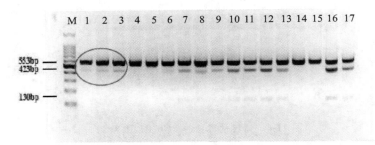

图 11-8　含 mtDNA 3243 PCR 产物的限制酶(Apa I)酶切结果图

本章小结

知识点 1:遗传性疾病是指以遗传因素为唯一或主要致病因素的一类疾病。医学遗传学将人类遗传性疾病分为 5 类:单基因遗传病、多基因遗传病、染色体遗传病、体细胞遗传病、线粒体遗传病。

知识点 2:单基因遗传病也称为单基因病,是指由位于同源染色体上的一对等位基因控制而发生的遗传性疾病。单基因病的遗传方式可分为两大类、5 种:①常染色体遗传:可分为常染色体显性遗传和常染色体隐性遗传。②性染色体遗传:可分为 X 连锁显性遗传、X 连锁隐性遗传和 Y 连锁遗传。

NOTE

知识点 3：基因突变可分为静态突变和动态突变。静态突变包括点突变和片段突变两种形式。动态突变是由 DNA 链中的核苷酸重复序列拷贝数发生扩增引起的突变。

知识点 4：遗传性疾病诊断的检测策略可分为直接诊断和间接诊断两种。单基因遗传病分子诊断常用技术分为连锁分析技术、分子杂交技术、基因扩增及其产物分析技术和基因测序技术四大类。

知识点 5：地中海贫血主要分为 α-地中海贫血和 β-地中海贫血，其分别累及珠蛋白 α 链基因和珠蛋白 β 链基因。假肥大型肌营养不良是由于骨骼肌肌膜上抗肌萎缩蛋白完全或部分缺失引起的一种 X 连锁隐性遗传病。血友病 A 是由于凝血因子 Ⅷ 基因缺陷，引起外周血凝血因子 Ⅷ 的水平下降或功能异常引起。血友病 B 是由于凝血因子 Ⅸ 基因缺陷导致外周血凝血因子 Ⅸ 的缺乏或功能障碍而引起的。脊髓小脑性共济失调由相应基因的外显子 CAG 拷贝数异常扩增产生多聚谷氨酰胺所致。每一种 SCA 亚型的基因位于不同的染色体，有不同的基因结构和突变部位。

知识点 6：多基因遗传病是由多对等位基因共同决定的，遗传因素由每一对基因的累加形成一个综合作用，决定了个体是否易于患病。

知识点 7：关联分析是通过选择合适的病例组和对照组，要求病例组内个体间无亲缘关系，对照组内个体表现型正常，分析某个遗传标记位点在两组间是否会出现不同的频率。

知识点 8：全基因组关联分析是在全基因组范围内选择 SNP 位点，比较病例组与对照组间每个 SNP 位点及其频率差异，分析每个位点与目标性状间的关联性大小，选出最相关的 SNP 位点进行验证，并根据验证结果最终确认其与目标性状之间的相关性。

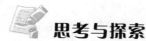 **思考与探索**

1. 分子诊断技术在遗传性疾病的诊断中有什么价值和意义？
2. 不同的遗传性疾病如何选择适宜的分子诊断技术？

（王　鹏　谢伟贤）

第十二章 肿瘤的临床分子生物学诊断

 学习目标 ....

掌握 癌基因和抑癌基因的基本概念;肿瘤相关基因的基因突变和异常表达的形式及其检测方法;临床分子生物学诊断在肿瘤个体化医疗中的应用。

熟悉 肿瘤药物相关基因的概念;肿瘤相关基因多态性的形式及其检测方法;常见肿瘤相关基因检测的临床意义。

了解 液体活检的概念和检测技术;肿瘤相关基因的表观遗传变异、端粒酶与肿瘤的关系及其检测方法。

案例与问题

患者,女性,70 岁,3 年前无明显诱因出现低热,伴盗汗、乏力,无咳嗽、咳痰、咯血,CT 引导下肺活检术结果显示为肺浸润性腺癌,以乳头状腺癌为主(T4N3M0,Ⅲb 期),组织表皮生长因子受体(epidermal growth factor receptor,EGFR)基因突变检测结果为 21 号外显子 L858R 突变。因患者为多发淋巴结转移,无外科手术指征,行^{125}I 粒子注入 90 粒姑息治疗,口服靶向药物厄洛替尼 150 mg qd(一线治疗),随后患者定期复查,疗效稳定。1 年前,出现临床耐药症状,血液检测 EGFR 基因结果为 20 号外显子 T790M 突变,随后 CT 发现骨转移瘤。停用厄洛替尼,化疗 6 周期联合重组血管内皮抑制剂靶向治疗。过程中未发现脑转移,患者发展为肺癌 T4N3M13 Ⅳ 期。由于血液检测 T790M 结果为阳性,服用靶向药物奥希替尼治疗,随后患者定期复查,疗效稳定。EGFR 基因是肿瘤的驱动基因,为何其突变能带给患者较好的靶向治疗效果呢? 关于肿瘤的耐药现象又是怎么一回事呢?

肿瘤(tumor)是由于细胞内相关基因突变、遗传及表观遗传变异等因素积累而导致的一类复杂性疾病;是机体在遗传因素与环境因素共同作用下,某一个局部组织细胞在基因水平上失去对其生长的正常调控,导致其细胞异常分化和增生而形成的新生物。随着各种高通量的核酸和蛋白质检测技术、基因及基因组学、蛋白质组学、药物基因组学、表观遗传学研究的发展,人类对肿瘤的认识不断加深,分子诊断技术和相关理论在肿瘤发生的病因及其机制研究,以及肿瘤的临床分子生物学诊断和治疗等方面正发挥着越来越重要的作用。

第一节 肿瘤相关基因

与一般的感染性疾病不同,肿瘤的发生发展是一个多因素、多阶段、多基因变异累积而导致正常细胞恶变的复杂性病变过程。在肿瘤发生发展的过程中,除物理性、化学性和生物性等外源性因素外,常常涉及多种内在因素的转变,包括多个肿瘤基因和肿瘤抑制基因的突变、细胞基因组不稳定性、表观遗传学变异、细胞信号传导和细胞周期调控变异、细胞增殖和凋亡调节紊乱,以及肿瘤血管生成、肿瘤转移和免疫逃逸等。从分子水平对肿瘤发生的病因及其机制的研究,特别是肿瘤相关基因的研究,对肿瘤的临床分子诊断具有重要意义。

一、癌基因与抑癌基因

在正常细胞中,调控生长的基因和调控抑制生长的基因之间的协调表达是调节、控制细胞生长的重要分子机制之一。这两类基因产物相互制约,维持正负调节信号的相对稳定。当这两类基因产物异常时,均可能导致肿瘤的发生。

(一)癌基因

癌基因(oncogene,onc)或肿瘤基因,是指人类或其他动物细胞及致癌病毒固有的、具有潜在的转化细胞能力的一类基因,它们一旦活化,将能促使人或动物的正常细胞发生癌变。癌基因可分成病毒癌基因和细胞癌基因两大类,细胞癌基因在正常细胞中以非激活的形式存在,又称原癌基因(proto-oncogene,proto-onc)。

1. 原癌基因产物 原癌基因编码产物(如蛋白质)是正常细胞中的重要调控物质,它们参与细胞生长、增殖、分化、凋亡等环节的调控。依据其编码产物的功能,可分为以下几类:①生长因子:如血小板生长因子。②生长因子受体及蛋白激酶:如酪氨酸蛋白激酶。③信号转导蛋白:如 GTP 结合蛋白。④核内调节蛋白质:如转录激活蛋白。⑤细胞周期调节蛋白:如周期素、周期素依赖激酶。⑥抑制凋亡蛋白:如存活蛋白。

2. 原癌基因激活 原癌基因可通过点突变、基因易位和重排、基因扩增、插入激活和甲基化程度降低等方式激活,使原癌基因编码的蛋白质在数量和功能上发生异常,导致正常细胞具有恶性转化能力,转变为癌细胞。

(二)抑癌基因

抑癌基因或肿瘤抑制基因又称抗癌基因(anti-oncogene),是一类抑制细胞过度生长、增殖从而遏制肿瘤形成的基因,其功能的丧失可促进细胞的肿瘤性转化。

1. 抑癌基因产物 抑癌基因编码表达产物有许多重要功能,如抑制细胞周期、诱导细胞的终末分化和细胞凋亡等,其产物主要包括:①转录调节因子,如 Rb、p53;②负调控转录因子,如 WT;③周期蛋白依赖性激酶抑制因子(CKI),如 p15,p16,p21;④信号通路的抑制因子,如 ras GTP 酶活化蛋白(NF-1),磷脂酶(PTEN);⑤DNA 修复因子,如 BRCA1、BRCA2;⑥与发育和干细胞增殖相关的信号途径组分,如 APC、Axin 等。

2. 抑癌基因失活 同原癌基因的活化相似,抑癌基因可通过基因突变、缺失、重排、表达异常等方式失活,导致细胞恶性转化而发生肿瘤。与肿瘤相关的抑癌基因参见表 12-1。

表 12-1 与肿瘤相关的抑癌基因

功能分类	抑癌基因	相关肿瘤
转录调节因子	Rb	成骨肉瘤、胃癌、小细胞肺癌、乳癌、结肠癌
	p53	星状细胞瘤、胶质母细胞瘤、结肠癌、乳癌、成骨肉瘤、小细胞肺癌、胃癌、鳞状细胞肺癌
	p33	神经母细胞瘤
	DPC4	胰腺癌、结直肠癌、肺癌、乳腺癌、卵巢癌、胆管癌
	MEN1	垂体腺瘤
负调控转录因子	WT	横纹肌肉瘤、肺癌、膀胱癌、乳癌、肝母细胞瘤
GTP 酶激活因子	NF-1	神经纤维瘤、嗜铬细胞瘤、雪旺氏细胞瘤
	NF-2	神经纤维瘤
CDK 抑制因子	p21	前列腺癌
	p15	成胶质细胞瘤
	p16	黑色素瘤

NOTE

功能分类	抑癌基因	相关肿瘤
DNA 修复因子	(MTS1)	多种肿瘤
	WAF/CIP1	乳腺癌、卵巢癌
	BRCA1	乳腺癌、胰腺癌
	BRCA2	大肠癌
	APE1	食管癌
黏附分子	XRCC1	结直肠癌
钙黏附蛋白	DCC	乳腺癌、膀胱癌
WNT 信号转导组分	E-cadherin	结肠腺瘤性息肉,结直肠癌
磷脂酰肌醇 3-激酶	APC	白血病、淋巴瘤
调节细胞分裂	ATM	黑色素瘤
凋亡调节及细胞周期控制	CDKN2A	消化道肿瘤、肾癌、肺癌
细胞周期及信号传导调控	FHIT	成胶质细胞瘤
	PTEN	

二、肿瘤转移相关基因

在细胞基因组中,具有促进肿瘤细胞浸润或转移潜能的一类基因称为肿瘤转移基因(tumor metastasis genes,TMG),或称为肿瘤转移促进基因(tumor metastasis-enhancing gene,TMEG),如 CD44v、S100A4 和 TIAM1 基因产物可促进肿瘤的扩散。能抑制肿瘤细胞的转移而对原发肿瘤生长无影响的一类基因称为肿瘤转移抑制基因(tumor metastasis suppressor gene,TMSG)。如 nm23、WDNM 基因产物可抑制肿瘤转移。目前已经明确,肿瘤转移相关基因及其编码蛋白可能通过不同途径(如信号途径),发挥其促进或抑制肿瘤转移的作用。此外,部分癌基因也与肿瘤转移相关,如编码生长因子的 sis 基因,编码酪氨酸酶的 src、fes、fms 基因,编码丝氨酸/苏氨酸激酶的 mos、ras 基因。常见的肿瘤转移相关基因参见表 12-2。

表 12-2　常见的肿瘤转移相关基因

基因	蛋白质功能、同源性
nm23	NDP 激酶,信号转导因子
WDNM-2	NAD(P)H 甲萘醌还原酶
CD44 v	膜糖蛋白,信号转导
KAI-1	CD82,膜糖蛋白
Kiss-1	信号转导结合区
pLm59	酸性核糖体蛋白
pGm21	延长因子-1
mts-1	与 S100 蛋白家族部分同源
mtal	信号转导结合区
stromelysin	金属蛋白酶
pMeta-1	细胞黏附因子
Osteopontin	细胞黏附因子
Tiam-1	GDP/GTP 转换蛋白信号转导
S100A4	钙离子结合调节蛋白
TIAMl	RhoGEFs 家族成员

三、肿瘤血管生成相关基因

肿瘤血管生成是指肿瘤细胞诱发的毛细血管新生,以及肿瘤中微循环网形成的过程,为实体瘤的后续生长及转移提供物质基础。肿瘤血管生成是肿瘤生长、转移的关键步骤,是一系列内源性促血管生成因子和抑制因子作用失衡的结果。

1. 促血管生成因子 主要是一些经典的肽类生长因子,其中最重要的是血管内皮生长因子(vascular endothelial cell growth factor,VEGF)家族,它在人体生理和病理条件下的血管生成中发挥关键作用。其他促血管生成因子还包括碱性成纤维细胞生长因子(bFGF)、血小板衍生生长因子(PDGF)、胰岛素样生长因子-1(IGF-1)、转化生长因子(TGF)、肿瘤坏死因子 α(TNF-α)等。此外,癌基因(如 ras、raf、HER-2/erbB-2、src 等)的活化或抑癌基因(如 VHL、p53、p16、INK4α 等)的失活,亦可促进新血管生成。

2. 血管生成抑制因子 肿瘤还能分泌多种血管生成抑制因子,如血管抑素、内皮抑素、组织金属蛋白酶抑制剂(TIMP)、血小板因子-4(PF-4)、IL-12、血小板反应蛋白-1(TSP-1)等;其中,以内皮抑素抗血管生成活性更强。

四、肿瘤治疗药物相关基因

药物治疗在肿瘤治疗中占有非常重要的地位,但临床实践的结果存在明显差异。造成个体用药效果差异的原因很多,包括年龄、性别、饮食、胃肠吸收、生活方式、患者对药物的顺应性,以及患者生物药靶特性等;其中,调节药物转运、代谢、细胞靶点、信号途径,以及细胞反应途径(如凋亡)相关基因的多态性起到了决定性的作用。

1. 药物转运蛋白基因 药物转运蛋白基因多态性与肿瘤细胞的多药耐药性相关。许多跨膜转运蛋白参与药物在细胞膜或细胞核膜内外的转运,当它们的表达增加时,可导致药物外排增加,使肿瘤细胞内药物浓度下降,产生耐药性。此类膜糖蛋白主要有 P-糖蛋白(P-glycoprotein,P-gP)、多药耐药相关蛋白(MRP)、肺耐药相关蛋白(LRP)、乳腺癌耐药蛋白(BCRP)、还原型叶酸载体和核苷酸载体等。P-gP 由多药抗药性基因 1(MDR1)编码,过度表达 MDR1 的肿瘤细胞往往对细胞毒化疗药物,如多柔比星和紫杉醇、激素等多种药物产生耐药。

2. 药物代谢酶基因 药物代谢酶遗传多态性是药物发挥疗效时引发个体差异的重要因素。主要的药物代谢酶包括细胞色素 P450 酶系(cytochrome P450,CYP450)、二氢嘧啶脱氢酶(DYPD)、醛脱氢酶(ALDH)、硫嘌呤甲基转移酶(TPMT)、谷胱甘肽-S-转移酶(GST)、UDP-葡萄糖醛酸转移酶 1A1(UGT1A1)、O_6-烷基鸟嘌呤 DNA 烷基转移酶(AGT)、N-乙酰转移酶 2(NAT2)和儿茶酚胺氧位甲基转移酶(COMT)等。

根据 CYP450 基因编码蛋白质的相似程度,可分为不同家族,其中参与生物转化的主要是 CYP1、CYP2 和 CYP3 家族。参与药物代谢的 CYP 亚型主要有 CYP2D6、CYP2C9、CYP2C19、CYP3A5、CYP2B6 和 CYP2E1 等。他莫昔芬用于乳腺癌的治疗,体内 90% 的他莫昔芬由 CYP3A4 代谢为无活性的产物,而另外 10% 可由 CYP2D6 代谢为活性产物 4-OH-他莫昔芬和去甲基他莫昔芬,而后两者与雌激素受体的亲和力较他莫昔芬强 100 倍。因此,CYP3A4 活性降低,可能导致药物在体内蓄积而引起中毒反应;CYP2D6 活性降低,则可能导致活性代谢产物的血药浓度降低而减弱疗效。

3. 药物靶点基因 该类基因的产物常常是抗肿瘤化疗药物发挥其药理作用的特异靶蛋白,其基因多态性与肿瘤细胞的耐药性、药物不良反应等相关。抗肿瘤化疗药物主要是干预细胞信号转导完成以后的生物学事件,例如核苷酸和 DNA 合成、DNA 复制、DNA 转录等。此类基因产物主要有胸苷酸合成酶(TS)、亚甲基四氢叶酸还原酶(MTHFR)、NA 拓扑异构酶 Ⅱ(topoisomerase,TOPO Ⅱ)和 DNA 的修复基因等。X 线修复交叉互补基因(X-ray repair cross complementing 1,XRCC1)是碱基切除修复途径的重要组分,对维持基因的稳定性起关键作用。XRCC1 Arg194Trp(C>T)和 Arg399Gln(G>A)基因多态性均位于蛋白质的重要结构域内,因而可能会影响 XRCC1

蛋白质的正常功能。Arg399Gln(G＞A)与5-氟尿嘧啶和铂类药物的耐药性相关。

4. 信号转导基因 肿瘤信号转导途径主要包括蛋白酪氨酸激酶信号途径、细胞凋亡信号途径和自噬信号途径。这些途径是人们了解肿瘤发生机制的分子基础,也是抗肿瘤药物(如肿瘤靶向药物)重要的药物作用靶点。信号转导途径中的重要信号分子包括受体酪氨酸激酶类的 HER 家族、PDGFR 家族、FGFR 家族和血管内皮生长因子受体,非受体酪氨酸激酶类的 SRC 家族、ABL 家族、JAK 家族,细胞凋亡信号途径中的 bcl-2 家族,以及自噬信号途径中的 mTOR 等,其基因的突变、表达失控,不仅在肿瘤的发生、进展、转移等过程起关键作用,还可能是导致肿瘤细胞对药物耐受的原因之一。bcl-2 是最重要的抑制细胞凋亡的基因,位于染色体 18q21。在多数肿瘤患者中可发生染色体 t(14;18)易位,使 bcl-2 基因位于染色体 14q32,接近免疫球蛋白重链的转录增强子,导致 bcl-2 的高度表达。bcl-2 基因的过度表达可以促进细胞的生存,故又称为长寿细胞。它能抑制射线、化疗药物诱导的细胞凋亡,因此,bcl-2 基因的高水平表达与多种化疗药物诱导的细胞凋亡抑制显著相关。

前文病例中提到表皮生长因子受体(epidermal growth factor receptor,EGFR)基因突变与靶向药物的关系及后期出现的耐药,下面将进一步解释。EGFR 主要位于细胞质膜上,属受体酪氨酸激酶家族,受到 EGF 等配体激活后通过二聚化引发胞内域形成酪氨酸激酶活性,并进一步激活下游的细胞信号转导通路,完成跨膜信号转导过程。EGFR 信号通路主要通过 3 条通路将信号从胞质传导到细胞核,包括 Ras/Raf/Mek/ERK/MAPK 通路、PI3K/Akt(PKB)通路、JAK/STAT 通路,见图 12-1。而 EGFR 靶向药物的作用机制为针对 EGFR 激酶区小分子激酶活性抑制剂,如厄洛替尼,作为 ATP 的类似物竞争结合于 EGFR 的 TK 区,抑制 EGFR 激酶活性,切断 EGFR 的信号通路,从而影响细胞的凋亡、增殖、分化、迁移和细胞周期循环,有效抑制肿瘤的形成和恶化。T790M 突变是最常见的耐药机制,原发性和继发性耐药中均存在 T790M 突变。原发性耐药中,含有益突变的肿瘤细胞被杀死后,含 T790M 突变的肿瘤细胞就突显出来;继发性耐药中,在 790 位置上发生蛋氨酸取代苏氨酸的现象,使 EGFR 与三磷酸腺苷(adenosine triphosphate,ATP)的亲和性增加,导致药物竞争性结合 ATP 的阻碍增加,从而产生一代和二代靶向药耐药现象。最新的针对此型突变的三代靶向药奥希替尼已面世,其通过 C797 氨基酸共价键,可靶向 T790M 突变,从而抑制调节不同细胞过程的几种下游途径,让晚期肺癌患者有更长的生存期。

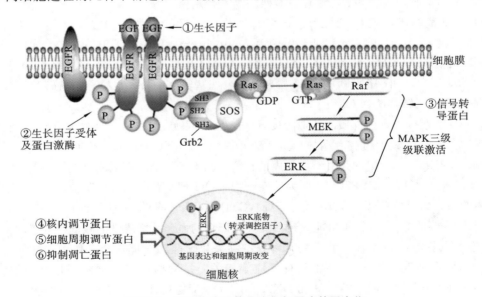

图 12-1 EGFR 信号转导途径与原癌基因产物

5. 其他基因机制 蛋白激酶 c(PKC)、顺式调控元件多态性及细胞膜的变化(如通透性、离子通道、磷酸化水平变化)等影响药物的转运和外排。细胞激素受体量和亲和力的改变以及细胞生活环境变化也与肿瘤细胞耐药有关,尤其是细胞生活环境的变化越来越引起人们的重视。

扫二维码
看彩图

NOTE

第二节　肿瘤的临床分子生物学检验

肿瘤的临床分子生物学检验是以 DNA、RNA 或蛋白质分子为诊断材料,采用分子杂交、PCR、DNA 测序、基因芯片、免疫组织化学和分子显像等技术和方法,对肿瘤细胞的异常基因和(或)异常表达做出特异性诊断的过程。其目的是通过对肿瘤核酸标志物(tumor marker,TM)的检验,及时获得肿瘤患者体内染色体和基因结构、基因表达水平、基因组稳定性、表观遗传状态、端粒酶活性等改变情况,为肿瘤的诊断、分期与分型,生物学行为预测,以及患者个体化治疗方案制定提供依据。

一、肿瘤相关基因异常表达及其检测

癌基因的激活和抑癌基因的失活是肿瘤发生过程中的关键因素。肿瘤相关基因的激活或失活有多种表现形式,其中,基因产物异常表达为重要的形式之一。

(一)肿瘤相关基因异常表达的形式

1. 基因表达量增加　原癌基因的激活常与肿瘤的发生发展有关。癌基因一般为单拷贝基因,有其编码的蛋白质,肿瘤细胞内的一些癌基因在 DNA 复制过程中形成多个拷贝。癌基因扩增的染色体结构可出现双微体(DMS)、均染区(HSR)和姐妹染色单体非均等交换(USCE)等变化,这种基因扩增常导致基因产物过表达,表现为 mRNA 和蛋白质量的增加。例如:多发性结肠息肉常伴有 myc 基因的激活,胶质母细胞瘤常伴有 erb 基因的激活,而粒细胞增生时常伴 abl 和 ras 基因的激活。抑癌基因在正常情况下维持细胞的正常周期,不同的基因在正常情况下其表达产物不尽一致。部分抑癌基因,如 p53 和 p73 基因的异常表达也和肿瘤的发生密切相关。

2. 基因表达量减少或缺失　研究发现,有些基因在正常组织和细胞中正常表达,但是在癌细胞或组织中表达量很少,甚至缺失。如缝隙连接蛋白 43 基因在肝癌、胶质瘤、膀胱癌、胰腺癌等肿瘤中表达减少或缺失。其他基因(如 Tes、GNMT 等)表达的减少或缺失也常见于一些肿瘤细胞和肿瘤组织中。

(二)肿瘤相关基因异常表达的检测

1. 蛋白质表达产物的检测　无论是癌基因或抑癌基因,其蛋白质表达产物可以应用相应的抗体,采用免疫学方法测定。例如:应用免疫组织化学方法在保持组织结构的条件下,原位检测肿瘤组织中蛋白质产物;应用蛋白质芯片、酶联免疫吸附法(ELISA)、化学发光法(CLIA)和免疫印迹(Western blot)方法检测肿瘤组织细胞或血清中的蛋白质产物;应用流式细胞仪测试法或影像细胞测试法检测肿瘤细胞中的蛋白质产物。

2. 基因扩增或转录产物的检测　肿瘤基因除可产生异量的表达蛋白质外,还可表现为基因拷贝数的增加和转录产物 mRNA 的增加,这两种变化都可通过细胞和分子诊断的方法进行检测。经典的方法为核酸分子杂交,包括原位杂交(ISH)和荧光原位杂交(FISH)、Southern blot(DNA 杂交)、Northern blot(RNA 杂交)、原位 PCR 和反转录原位聚合酶链反应(RT-PCR)、基因芯片等方法。

应用 Northern 杂交测定基因扩增或过表达为常用方法之一,主要用于检测 mRNA 靶分子大小和丰度,了解被测靶基因在细胞内有无过表达。对某一靶 mRNA 进行绝对定量有困难,但对一定量的总 RNA 进行靶 mRNA 杂交,即可对靶 mRNA 进行相对定量。为提高其精确性,常需设定参照物对照(如 β-Actin 或球蛋白基因探针)。几种常见肿瘤基因的扩增效率见表 12-3。

表 12-3　几种常见肿瘤癌基因的扩增效率

基因	肿瘤类型	扩增效率(%)
C-erbB-2	乳腺癌	16～33

NOTE

基因	肿瘤类型	扩增效率(%)
C-myc	胃癌、食道癌	5~13
	卵巢癌	20~33
	胆囊癌	45~58
	肝癌	25~45
	乳腺癌	25~30
	结直肠癌	3~6
	胆囊癌	40~60
	肺鳞癌	15~25
	肝癌	25~42
N-myc	肺腺癌	2~11
K-ras	乳腺癌	3~10
	胰腺癌	45
	卵巢癌	4~8
	胆囊癌	30~61
Int2	乳腺癌	4~23
N-ras	肝癌	24
Mdm2	肝癌	15~26
C-fos	肝癌	39
K-sam	胃癌	21
Met	胃癌	19

二、肿瘤相关基因突变及其检测

基因突变(gene mutation)是指由于 DNA 分子中发生碱基对的增添、缺失或替换,而引起的基因结构的改变。癌基因和抑癌基因突变是肿瘤发生中出现频率较高的分子事件,突变的结果可使癌基因激活或抑癌基因失活,导致细胞表型发生变化和肿瘤的发生。

(一)基因突变的形式

1. 点突变 点突变(point mutation)指基因内部某一个特定位置上,一个碱基对被另一个不同的碱基对取代所引起的可以遗传的结构改变,它通常可引起一定的遗传表型变化。人类大部分的肿瘤几乎都存在相关基因的点突变,如:肺癌、膀胱癌、结直肠癌、胃癌、乳腺癌、胆囊癌、胰腺癌等肿瘤中存在 K-ras 2 号外显子的 12、13 号密码子和 3 号外显子的 61 号密码子的点突变,卵巢癌中存在 K-ras 12 号密码子高频率的点突变等。ras 基因是肿瘤细胞中突变频率较高的一种癌基因。人类肿瘤中 ras 基因点突变频率见表 12-4。

表 12-4　人类肿瘤中 ras 基因点突变频率

ras 基因类型	肿瘤类型	突变频率(%)
K-ras	肺腺癌	30
	结肠癌	50
	胰腺癌	90
	胆管腺癌	90
H-ras	宫颈癌	25

续表

ras 基因类型	肿瘤类型	突变频率（%）
N-ras	甲状腺癌	60
	黑色素瘤	20
	精原细胞癌	40
	急性髓系白血病	30

结肠癌、家族性腺瘤性息肉病、胃癌的 APC、DCC、MCC 基因也有点突变。抑癌基因（如 p53、p16、p15 等）在多种肿瘤中也存在点突变，且突变点范围很广，例如 p53 基因的点突变从第 4 至第 10 外显子均可出现。人类肿瘤 p53 基因突变热点和频率见表 12-5。

表 12-5　人类肿瘤 p53 基因突变热点和频率

肿瘤类型	突变频率（%）	突变热点（密码子）
肺癌	56	157 248 273
结肠癌	50	175 245 248 273
卵巢癌	44	273
胰腺癌	44	273
皮肤癌	44	248 278
头颈部鳞癌	37	248
膀胱癌	34	280
肝细胞癌	45	249
胶质癌	25	175 248
乳腺癌	22	175 248 273
子宫内膜癌	22	248
甲状腺癌	13	248 273
白血病	12	175 248
宫颈癌	7	273

2. 基因缺失突变　基因也可以因为一段较长片段的 DNA 的缺失（gene losses）而发生突变。缺失的范围差别较大，可以是 1～2 个碱基，也可以是一个片段甚或一个外显子的缺失。缺失的范围如果包括两个基因，又称为多位点突变。

基因缺失与肿瘤的临床病理及生物学行为密切相关，如乳腺癌的基因缺失与病理分期、侵袭转移存在一定关系。基因缺失中较为频发的分子事件是存在于抑癌基因中的等位基因杂合型或纯合型丢失。基因片段的缺失可使该基因激活、转录异常，使基因正常的生物学功能丧失。常见的缺失位点如乳腺癌的 3p、7q、11p、13q、16q、17p 等，结肠癌的 5q、17p、18q 等。小细胞肺癌 FHIT 基因 5 号外显子缺失，乳腺癌 FHIT 基因 5 号或 6 号外显子缺失。

3. 基因易位或重排突变　肿瘤细胞中某一基因从染色体的正常位置转移到其他染色体的某个位置上称为易位或重排（gene translocation or rearrangement）。易位与重排易使癌基因被激活，或使抑癌基因失活，从而导致细胞恶变。例如：所有的 Burkitt 淋巴瘤都存在 8q24 的易位，而 C-myc 基因位于 8q24，而编码 Igκ、IgH 和 Igλ 的基因则分别位于 2、14、22 号染色体，8q24 与这些染色体发生易位后，C-myc 基因则有可能发排而活化。

除了染色体的基因易位外，基因重排也发现存在于多种肿瘤，如：胃癌 Hst 基因重排，肝细胞癌的 4 号染色体基因重排，淋巴造血系统肿瘤的 C-myc 基因的重排等。几种常见肿瘤的染色体易位见表 12-6。

NOTE

表 12-6　几种常见肿瘤的染色体易位

常见肿瘤	染色体易位	涉及的癌基因
小无裂细胞淋巴癌	t(8;14)(q24;q32)	C-myc
滤泡性淋巴瘤	t(14;8)(q32;q21)	bcl-2
急性早幼粒白血病	t(15;17)(q22;q12～21)	C-fes
急性非淋巴细胞白血病	t(9;22)(q34;q11)	C-abl
Burkitt 淋巴瘤	t(8;2)(q24;q11)	C-myc
	t(8;14)(q24;q32)	C-myc
	t(8;22)(q24;q11)	C-myc
Ewing 肉瘤	t(11;22)(q24;q12)	C-sis
卵巢囊腺癌	t(6;14)(q21;q24)	C-myb

4. 插入突变　某些原癌基因可因获得外源性启动子而突变并激活。当逆转录病毒的长末端重复序列(含强启动子和增强子)插入原癌基因附近或内部时,启动下游基因的转录,导致细胞癌变。某些不含病毒癌基因(v-onc)的弱转化逆转录病毒,其前病毒 DNA 插入宿主 DNA 中,引起插入突变,如逆转录病毒感染鼠类成纤维细胞后,病毒两端各有一个相同的冗长末端重复序列(LTR),它们不编码蛋白质,而含有启动子、增强子等调控成分,病毒基因组的 LTR 整合到细胞癌基因(c-mos)邻近处,使 c-mos 处于 LTR 的强启动子和增强子作用之下而被激活,导致成纤维细胞转化为肉瘤细胞;再如鸟类白血病病毒(ALV)不含 v-onc,但插入 c-myc 基因(禽成髓细胞病毒MC-29 的 V-myc 的细胞同源序列)的上游,导致基因过度表达。

（二）基因突变的检测方法

染色体分析和基因缺失、移位或重排等突变可采用分子杂交如荧光原位杂交(FISH)、染色体原位杂交、比较基因组杂交(CGH)等技术检测。基因点突变可采用 PCR、DNA 测序、基因芯片等方法检测。

目前,几乎所有的基因突变检测的细胞和分子诊断技术都建立于 PCR 基础之上,并由 PCR 衍生出许多新方法,突变检测常见方法包括限制性片段长度多态性(RFLP)、单链构象多态性检测(SSCP)、杂合双链分析法(HA)、突变体富集 PCR 法、变性梯度凝胶电泳法(DGGE)、化学切割错配法(CCM)、等位基因特异性寡核苷酸分析法(ASO)、连接酶链反应(LCR)、探针扩增阻滞突变系统聚合酶链反应(ARMS-PCR)、等位基因特异性扩增法(ASA)、RNA 酶 A 切割法(RNase A cleavage)等。

三、肿瘤相关基因多态性及其检测

多态性亦称遗传多态性(genetic polymorphism)或基因多态性,是指在一个生物群体中,同时和经常存在两种或多种不连续的变异型或基因型或等位基因。

（一）基因多态性分类

人类基因多态性既来源于基因组中重复序列拷贝数的不同,也来源于单拷贝序列的变异,以及双等位基因的转换或替换。基因多态性通常分 3 类。

1. 限制性片段长度多态性（RFLP）　由于 DNA 序列限制酶识别位点上的碱基发生变异,或因 DNA 片段的插入、缺失和重复,而导致基因组 DNA 经限制酶水解后发生片段长度改变的多态性现象。RFLP 分析是肿瘤分子检验的重要方法之一。正常细胞 DNA 中存在两个等位基因,当肿瘤组织 DNA 中仅存在一个等位基因时,这种改变称为杂合型缺失(loss of heterozygosity,LOH)。在人类大多数肿瘤中,可检测到相关基因(特别是抑癌基因)的 LOH。

细胞内基因组含有大量的碱基重复序列,重复次数在人群中高度变异,这种可变数目串联重复序列（VNTR）决定了 DNA 长度的多态性；其中，1～4 bp 的串联重复称为微卫星 DNA，又称简单重复序列（SRS）。SRS 最常见的为双核苷酸重复，即 $(AC)_n$ 和 $(TG)_n$。当 $n \geqslant 14$ 时，2 bp 重复序列在人群中呈高度多态性。

2. 微卫星不稳定性（microsatellite instability，MSI） 简单重复序列的增加或丢失。特别是在 DNA 错配修复系统（DNA mismatch repair system，DNAMMR）缺损的肿瘤基因组中，常显示大量的 MSI。结肠癌、胃癌、胰腺癌、肺癌、膀胱癌、乳腺癌、前列腺癌及其他肿瘤等也发现存在微卫星不稳定现象，是肿瘤细胞的另一重要分子标志物。

3. 单核苷酸多态性 单核苷酸多态性（SNP）是指群体中正常个体基因组 DNA 内，散在的单个碱基的不同引起的多态性现象，包括单个碱基的缺失和插入，但更多见单个碱基的置换。SNP 为第三代分子遗传标记，在人类 DNA 多态性中约占 90%。SNP 分析可用于易感基因检测、复杂疾病的基因定位、疾病关联分析、疾病的遗传学机制研究、指导药物设计等领域。肿瘤相关的 SNP 检测已应用于乳腺、前列腺癌等的细胞和分子检验中。

（二）基因多态性的检测方法

肿瘤基因多态性分析主要是对肿瘤细胞的杂合型缺失、微卫星不稳定性，以及 SNP 等分析，检测方法同基因突变的检测方法相似，除 Southern 杂交方法、DNA 测序、基因芯片法外，通常与 PCR 技术联系在一起，由此也衍生出不同的方法。具体检测方法参见相关章节。

四、肿瘤相关基因表观遗传变异及其检测

肿瘤相关基因的表观遗传异常改变常易导致肿瘤的发生、发展，这种现象贯穿于细胞癌变的各个环节，表观遗传异常检测不仅有助于揭示细胞癌变的机制，而且能够为肿瘤的预防和治疗提供干预靶点。

（一）肿瘤相关基因的表观遗传变异及种类

1. DNA 甲基化 DNA 甲基化水平和模式的改变是肿瘤发生的一个重要因素。这些变化包括 CpG 岛局部的高甲基化和基因组 DNA 低甲基化状态。正常细胞中，位于抑癌基因启动子区域的 CpG 岛处于低水平或未甲基化状态，使抑癌基因处于正常的开放状态，不断表达并抑制肿瘤的发生。而在肿瘤细胞中，该区域的 CpG 岛被高度甲基化，染色质构象发生改变，抑癌基因的表达被关闭，从而导致细胞进入细胞周期，凋亡丧失，DNA 修复缺陷等，最终导致肿瘤发生。同样，在正常细胞中处于高度甲基化的一些基因，如果其甲基化水平降低，这些基因的表达将被激活，细胞过度增长，最终导致肿瘤发生。

肿瘤细胞中 DNA 的甲基化常导致基因表观的沉默，这些基因包括 DNA 修复基因（如 MGMT、hMLH1、hMLH2、BRCA1）、细胞周期调控相关基因（如 cyclinD1、cyclinD2、Rb、$p16^{INKa}$、$p15^{INK4b}$、$p14^{ARF}$、p27、p53、p73 等）、信号转导相关基因（如 RASSF1、LKB1/STK11、APC）、凋亡相关基因（如 DAPK 和 CASP8）、血管形成相关基因（如 THBS1、VHL），以及细胞黏附、侵袭和转移相关基因（如 E-cadherin、β-catenin、TIMP3、CDHI）等。

肿瘤细胞对许多化疗药物的敏感性和耐药性也与 CpG 岛甲基化有关。例如：雌激素受体甲基化失活导致的乳腺癌对他莫昔芬不敏感，DNA 修复蛋白 O_6-甲基鸟嘌呤 DNA 甲基转移酶（MGMT）去甲基化活化导致的脑肿瘤对亚硝基脲类烷化剂不敏感，而多重耐药（MDR）基因去甲基化活化对许多化疗药物都不敏感。

2. 组蛋白修饰 组蛋白修饰是肿瘤相关基因表观遗传修饰的另一种方式。组蛋白的 N-末端可通过多种形式进行翻译后的修饰，其中组蛋白乙酰化与肿瘤发生有着最为密切的联系。在肿瘤的发生发展中，组蛋白去乙酰基酶（HDACs）的过度表达及其被转录因子的募集，可导致特定基因的不正常抑制，与血液系统、前列腺、乳腺、胃肠道等多种恶性肿瘤相关联。在哺乳动物中，组蛋白去乙酰化酶（HDACs1）的过表达可以通过对 p53 基因所在的核心组蛋白的去乙酰化，直接下调肿

NOTE

瘤抑制基因 p53 的表达。

3. 非编码 RNA 调控 具有调控作用的非编码 RNA(Non-coding RNAs,ncRNA)在表观遗传学修饰中扮演了重要的角色,能在基因组及染色体水平对基因表达进行调控,决定细胞分化的命运。ncRNA 按其大小分为短链 ncRNA(包括 siRNA、miRNA、piRNA)和长链 ncRNA(lncRNA)。miRNA 能介导 DNA 甲基化和组蛋白修饰,从而导致转录基因沉默;miRNA 突变或异位表达可能起到抑癌基因或癌基因的功能。正常组织和肿瘤组织(肝癌、肠癌、肺癌、卵巢癌等)中 miRNA 具有不同的表达模式,这些特点使之成为肿瘤诊断新的标志物和药物治疗靶标。

(二) DNA 甲基化检测方法

待测标本经过亚硫酸氢盐处理,DNA 中未甲基化的胞嘧啶(C)转变为尿嘧啶(U),由此在 DNA 模板中产生特异的序列变化。目前大部分的检测方法都是对待测标本进行亚硫酸氢盐处理后开展的,根据 DNA 甲基化研究水平,大致可以分为两类:特异位点的甲基化检测和基因组的甲基化分析。

1. 特异位点的甲基化检测

(1) 甲基化特异性 PCR(MS-PCR):此方法经济实用,无需特殊仪器,是目前应用最为广泛的方法。经亚硫酸氢盐处理后进行 MS-PCR,通常设计两对引物,一对为甲基化引物,另一对为非甲基化引物。若甲基化引物能扩增出片段,则说明存在甲基化;若非甲基化引物能扩增出片段,则不存在甲基化。

(2) 亚硫酸氢盐处理+Sanger 测序:此方法被认为是 DNA 甲基化分析的金标准。经亚硫酸氢盐处理后,用 PCR 扩增目的片段,并对 PCR 产物进行测序,将序列与标准序列进行比较,判断是否发生甲基化。

(3) 联合亚硫酸氢盐的限制酶法(COBRA):经亚硫酸氢盐处理后,用 PCR 扩增目的片段,将扩增产物纯化后用限制酶(BstUI)消化。若序列中的 C 发生甲基化,则 PCR 扩增后保留为 CGCG,BstU I 能够识别并切割;若 C 未发生甲基化,则 PCR 后转变为 TGTG,BstU I 识别位点丢失,不能进行切割。酶切产物再经电泳分离、探针杂交、扫描定量后得出原样本中甲基化的比例。

(4) 荧光定量 PCR 法:此方法利用 TaqMan® 探针和 PCR 引物来区分甲基化和未甲基化的 DNA。用亚硫酸氢盐处理 DNA 片段,并设计一个能与待测位点互补的探针,随后进行荧光定量 PCR。若序列中的 C 发生甲基化,则 PCR 产物与探针结合产生荧光信号;若未发生甲基化,则 PCR 产物与探针不能结合。

(5) 高分辨率熔解曲线分析:经亚硫酸氢盐处理后,甲基化与未甲基化 DNA 会存在序列差异,这种差异可通过熔解曲线分析来发现,因为甲基化 DNA 含有更多的 GC,相对更难熔解。根据熔解温度及峰型的变化,可区分完全甲基化、完全非甲基化或杂合甲基化。

2. 基因组的甲基化分析

(1) 焦磷酸测序:通过准确定量单个连续的甲基化频率,检测并定量甲基化水平上的细微改变。DNA 经亚硫酸氢盐处理,在序列延伸过程中,根据 C 和 T 的掺入量来定量确定单个位点的 C-T 比例,因此不同位点的甲基化变异就能被准确检测。由于焦磷酸测序提供了真实的序列数据,甲基化状态也就以序列形式呈现。

(2) 基于芯片的甲基化分析:将 DNA 分成两份,一份用来做甲基化 DNA 免疫共沉淀(MeDIP),另一份作为对照。两个样品都标记荧光(样品用 Cy5 标记,对照用 Cy3 标记),然后与芯片杂交。芯片上每个探针的 Cy5/Cy3 强度比例显示出该区域的甲基化程度。

(3) 飞行质谱:经过亚硫酸氢盐处理,DNA 模板中产生甲基化特异的序列变化。利用 5′末端带有 T7-启动子的引物进行 PCR 扩增,产物经 SAP(虾碱性磷酸酶)处理后用于碱基特异性的酶切反应。酶切后 DNA 片段的大小和分子量取决于亚硫酸氢盐处理后的碱基变化。飞行质谱能测出每个片段的分子量,配套软件能自动报告每个相应片段的甲基化程度。

（4）高通量测序:将传统的甲基化工具(如 DNA 的亚硫酸氢盐转化)与目标基因组捕获技术和高通量测序相结合,而第三代测序技术的出现,更是让甲基化的直接测定成为可能,如单分子实时(SMRT)测序技术。具体检测方法参见相关章节。

（三）miRNA 检测方法

miRNA 检测方法主要有:

1. 基于分子杂交的 Northern Blot 检测 miRNA 表达最常用和最早的手段之一,方法敏感度低、耗时长、RNA 的用量较大,且不能进行高通量的检测。

2. 基于 PCR 技术的荧光定量 PCR 由于成熟 miRNA 长度较短,传统的方法难以有效地设计特异引物和探针。目前最新方法是利用一种茎环(stem-loop)状引物进行 miRNA 的反转录,然后再进行荧光定量 PCR。

3. 基于杂交原理的微点阵(microarray)分析 可以方便地检测 miRNA 的时空表达的差异,来分析了解 miRNA 的表达调控机制以及由 miRNA 调控的基因表达,是一种更快、更广泛、更有前途的研究 miRNA 表达的方法。

五、端粒酶及其检测

（一）端粒酶与肿瘤的关系

染色体端粒(telomere)是位于细胞染色体末端的一种由 $2\sim20$ kb 串联的短片段重复序列 $(TTAGGG)_n$ 及一些结合蛋白组成的特殊结构。端粒在染色体定位、复制、保护和控制细胞生长寿命等方面具有重要作用,并与细胞凋亡、细胞转化和永生化密切相关。端粒酶是一种核酸蛋白复合物逆转录酶,主要由 RNA 组分(TERC)和催化亚单位(人端粒酶逆转录酶,hTERT)组成。其活性是以自身的 RNA 为模板,向端粒 DNA 序列的 3′ 端添加 $(TTAGGG)_n$ 序列;功能是保持细胞染色体端粒的长度,帮助细胞达到永生化。在正常组织中,包括睾丸、卵巢、胚胎、造血细胞、肾、前列腺、肝等部分细胞中有表达,但活性都很低。人体细胞端粒酶的活性依赖于 hTERT 基因表达。生殖干细胞之外的人体细胞关闭了 hTERT 基因,而不具有端粒酶活性。癌细胞在某些机制的作用下重新打开 hTERT 基因,获得永生化,此时表现有端粒酶的活性。人类肿瘤中,85% 左右的肿瘤细胞存在端粒酶活性的表达。端粒酶与人类恶性肿瘤之间的紧密联系使它成为肿瘤分子标记物之一,端粒酶的检测对肿瘤的早期发现、发展和预后等有重大意义。

（二）端粒酶的检测

1. 端粒酶活性检测 基本方法包括:原始的端粒重复序列延伸法,将端粒重复序列延伸方法同 PCR 技术结合而建立的端粒重复片段扩增法(TRAP),以及此基础上的 TRAP 改良方法,如端粒酶重复序列扩增-闪烁亲近法(TRAP-SPA)、荧光素标记的端粒酶重复序列扩增法、TRAP-ELISA 法等,此外,原位杂交保护法(HPA)、转录介导的扩增-杂交保护法(TMA-PHA)、荧光定量 PCR 法也可用于端粒酶活性的检测。

2. 人端粒酶逆转录酶(hTERT)mRNA 检测 基因表达的中间产物 mRNA 比酶活性稳定,样品可以在固定液中保存,样品处理过程可以使用变性剂,突破了酶活性检测对样品新鲜程度及样品处理过程严格要求的限制,因此,基于 hTERT mRNA 的端粒酶基因检测,比端粒酶活性检测更具优势。传统检测方法为逆转录 PCR(RT-PCR),但操作步骤繁多,RNA 易降解,而免冲洗模板扩增法(WFTR-PCR)整合了一步裂解、探针杂交、酶切/PCR 体系,比传统 RT-PCR 检测 RNA 操作简便快捷。

六、液体活检技术

循环肿瘤细胞、循环肿瘤 DNA 和外泌体的检测称为液体活检(liquid biopsy),这三个可以检

NOTE

测和量化肿瘤突变的技术在肿瘤的临床诊断和治疗中的作用越来越受到重视。肿瘤转移是恶性肿瘤细胞从其原发灶迁移到机体其他部位的过程，是一个涉及多步骤、多因素的复杂过程。肿瘤细胞的脱落、侵袭并进入血液循环是实现肿瘤转移的最初阶段，并为最终形成肿瘤转移病灶提供了可能。同时脱离肿瘤组织入血的循环肿瘤细胞会释放 DNA 进入血液循环系统，具有微创、可重复性等优势的循环肿瘤 DNA 在肿瘤的诊断、治疗及预后检测等方面开始发挥重要作用。另外，肿瘤细胞会释放比正常细胞更多的外泌体，其中所包含的一系列蛋白质和核酸组分能够参与细胞间的信息交流，从而调节肿瘤微环境，促进肿瘤发生、血管生成、转移侵袭等，为癌症的诊断提供了丰富的肿瘤生物标志物分子源。

(一) 循环肿瘤细胞及检测技术

自肿瘤原发灶或转移灶脱落进入外周血液循环的肿瘤细胞称为循环肿瘤细胞（circulating tumor cells，CTCs）。CTCs 检测是一种新型的非侵入性诊断工具，已成为肿瘤负荷的实时活检指标，具有比传统方法（如临床表现、影像学表现及血清标志物）更可靠的特点，在肿瘤患者早期转移诊断、肿瘤患者术后复发与转移的监测、抗肿瘤药物敏感性与患者预后的评估，以及个体化的治疗策略选择等方面具有重要应用价值。实体肿瘤中的循环肿瘤标志物及其诊断价值参见表 12-7。

表 12-7 实体肿瘤中的循环肿瘤标志物及其诊断价值

实体肿瘤	mRNA 标记	检测率(%)		
		肿瘤各期	良性肿瘤	健康对照
乳腺癌	CK19	38	0	n. d
	Hmam	8	n. d	0
宫颈癌	SCC	40	13	0
结肠癌	CEA	41	56	0
	EGFR	73	n. d	11
子宫内膜癌	CK20	35	n. d	0
胃癌	CK19+CK20	10	n. d	7
肝癌	AFP	52	13	0
肾癌	MN/CA9	49	n. d	2
	VHL	12	n. d	0
肺癌	CEA	50	0	0
	CK19	36	2	0
口腔癌	CK20	92	0	0
卵巢癌	CK19	84	71	60
前列腺癌	PSA	54	8	n. d
睾丸癌	AFP	33	n. d	0
甲状腺癌	CK20	26	0	0

注：n. d 表示未检出。

由于 CTCs 在肿瘤患者外周血中数量稀少，一般在 $10^6 \sim 10^7$ 个白细胞中才会发现 1 个 CTC；且不同组织学类型和分子表型的肿瘤分别表达不同的标志物，缺乏具有显著特异性的标志物，因此，CTCs 检测包括细胞学和核酸检测技术，分为富集和检测两个步骤进行。

1. CTCs 富集技术 富集细胞是提高 CTCs 检测敏感性的必要步骤。

(1) 以细胞形态学为基础的富集：主要利用细胞体积和密度的不同将 CTCs 与血液中其他细胞分离，其方法有上皮肿瘤细胞体积分离法（ISET）和核孔分析技术。

（2）以免疫学为基础的富集：主要采用免疫磁珠法分离细胞。它是基于细胞表面抗原分子能与连接有磁珠的特异性单克隆抗体相结合，在外加磁场的作用下，抗体与磁珠相连的细胞被吸引而滞留在磁场中，而其他细胞因为不带磁性，不能在磁场中停留，从而使细胞得以分离。阴性分选可以通过抗-CD45（白细胞共同抗原）抗体或抗-CD61（血小板膜糖蛋白）抗体标记移除血液中的巨核细胞及血小板，其方法有磁性活化细胞分选系统（MACS）等。

2. CTCs 检测技术　富集后的 CTCs 应用细胞学方法和（或）核酸检测技术检测。

（1）基于细胞学的检测方法：主要采用细胞计数的方法。它是基于细胞表面表达的特异分子标志物分离和计数 CTCs。相对于核酸分析的方法，它的优势在于目的细胞未被破坏，能进一步分析其细胞形态学和分子学特性；缺陷是缺乏肿瘤特异性抗体，特异性较差。目前比较常用的细胞角蛋白（cytokeratin，CK）抗体能与巨噬细胞、浆细胞以及有核造血细胞前体特异或非特异地结合。可通过使用 CD45 的对比染色降低 CTCs 的非特异性富集。多种标志物联合使用能有效提高检测的敏感性和特异性。其方法有流式细胞术（FCM）、光导纤维阵列扫描技术（FAST）、激光扫描细胞计数器（LSC）、自动细胞显像系统（ACIS）等。

（2）以核酸为基础的检测方法：主要通过肿瘤细胞具有的特异遗传学改变或表观遗传学特征检测加以确认。DNA 水平的改变，如原癌基因和抑癌基因突变、微卫星不稳定性、原癌病毒序列及叶酸受体表达，均可作为检测指标。其方法有逆转录聚合酶链反应（RT-PCR）、定量 RT-PCR（qRT-PCR）等。

（3）组合检测技术：它是将富集和检测相结合的一体化 CTCs 检测。CellSearch 是目前美国食品药品监督管理局（FDA）批准的检测 CTCs 的方法。它是一种半自动技术，通过载有抗上皮细胞黏附分子（EpCAM）抗体的铁磁流体富集 CTCs；随后 CTCs 用抗细胞角蛋白（CK）和 4,6-二脒基-2-苯基吲哚（DAPI）荧光染色，其余血细胞用 CD45 对比染色，CK＋/DAPI＋/CD45-细胞使用自动荧光显微镜进行计数。这种系统的半自动特性能快速分析样本并具有很好的复现性。

（二）循环肿瘤 DNA 及检测技术

循环肿瘤 DNA（circulating tumor DNA，ctDNA）是一种无细胞状态的胞外 DNA，存在于血液、滑膜液和脑脊液等体液中。它是一种具备广泛应用前景、高敏感性、高特异性的肿瘤标志物，且适用于多种肿瘤。与蛋白类标记物相比，ctDNA 检测很少出现假阳性，因为 ctDNA 来自肿瘤细胞基因组突变。另外，ctDNA 半衰期短，能准确反映肿瘤当前情况。肿瘤患者外周血 ctDNA 特点：①ctDNA 血浆中浓度可以很低（10～1200 ng/mL）；②ctDNA 片段很短（小于 180 bp），可能多由凋亡产生；③肿瘤释放的 ctDNA 在总循环游离 DNA（circulating cell-free DNA，cf DNA）中的比例可以很低（3％～93％）。

虽然组织标本病理活检是临床研究的金标准，但其具有侵入性、不方便、费用高等缺点。与组织活检相比，ctDNA 检查具有微创、方便、经济等优点。此外，ctDNA 可提供更全面的信息，实时跟踪肿瘤进展。相比组织活检只能获得癌症的静态信息而言，液体活检能更及时有效地捕捉治疗过程中肿瘤的变化情况，可多次采样，实现对治疗反应的实时监测。

ctDNA 和 CTCs 有相关性，而且与 CTC 相比，ctDNA 和肿瘤负荷的关系更亲密。当同时检测到 ctDNA 和 CTCs 时，ctDNA 的数量往往是 CTCs 的 50 倍以上。能够检出 CTCs 就一定会检出 ctDNA，但是检出 ctDNA 却未必能找到 CTCs。因此，ctDNA 在数量和灵敏度上比 CTCs 更适合成为癌症的生物学指标。ctDNA 和 CTCs 的各项比较见表 12-8。

表 12-8　ctDNA 和 CTCs 比较

项目	CTCs	ctDNA
检材种类	外周血完整的肿瘤细胞	来自外周血的片段化 DNA
来源	来源于肿瘤原发灶/转移灶	肿瘤细胞凋亡/坏死释放的 DNA 片段
保存时间	活细胞，不宜长期保存	提取纯化后的核酸可保存

NOTE

续表

项目	CTCs	ctDNA
分析方法	用于细胞学形态、结构分析和细胞 DNA、RNA、蛋白质等各类标志物的分析;细胞个数有一定的临床意义	用于 DNA 突变检测、甲基化等 DNA 修饰相关分析,ctDNA 浓度有一定的临床意义
临床用途	用于部分癌种的预后评估、分期依据、疗效评价、基因突变检测、靶向治疗伴随诊断、细胞培养与药物筛选等	用于部分癌种的基因突变检测、靶向治疗伴随诊断、预后评估、疗效评价等

　　血浆 ctDNA 在血液中浓度非常低,防止游离 DNA 的降解是首要考虑的因素。抽血后延迟血浆分离会导致血细胞裂解,释放出基因组 DNA(gDNA)至血浆中,会稀释肿瘤来源的 ctDNA,因此在标本的采集、运输及储存过程中,应防止血液中白细胞的裂解,避免因野生型 DNA 背景的增加导致 ctDNA 中的肿瘤基因突变而无法检测。在检测方法上,ARMS-PCR、数字 PCR 技术(digital polymerase chain reaction,dPCR)、智能扩增检测(smart amplification process,SMAP)、变性高效液相色谱技术(DHPLC)等方法已经运用广泛。目前成熟且最常用的方法是 ARMS-PCR,其应用门槛低,可及性好;dPCR 是一种核酸分子绝对定量技术,具有较高的灵敏度和特异性;下一代测序技术(NGS)能从复杂的 DNA 混合物中识别出罕见的突变,拓展了基因突变检测的深度和广度;BEAMing 技术(数字 PCR-流式技术)结合了数字 PCR 以及流式技术,对晚期肿瘤有较高的敏感性。ctDNA 检测的多种方法学比较见表 12-9。

表 12-9　ctDNA 检测的多种方法学比较

技术	优　点	缺　点	临床应用
ARMS	简便快速,特异性好,技术普及度高,法规支持	只能检测已知突变,敏感度目前只有 70%	已知突变检测
dPCR	敏感度高,绝对定量	只能检测已知突变,技术普及度尚低,敏感度或有瓶颈	仪器待法规支持,试剂盒待开发
NGS	可检测未知突变,检测基因数量不受限,可检出基因融合及拷贝数变异	技术复杂,不易普及,不易标准化,建库过程原始信息丢失严重,限制了敏感度潜力发挥	部分试剂有法规支持,检测流程待标准化
BEAMing	结合数字 PCR 与流式技术,实现单分子 DNA 绝对定量,敏感度高	只能检测已知突变,技术普及度尚低	仪器待法规支持,试剂盒待开发

(三) 外泌体及检测技术

　　细胞分泌的胞外囊泡大致分为 3 种:微泡、外泌体和凋亡小体。外泌体是直径为 40～130 nm 的纳米级囊泡结构,结构见图 12-2。其中包含有大量的蛋白质、核酸和脂质等,在细胞间物质信息传递过程中发挥重要的作用。双链 DNA 的遗传信息在一定程度上与肿瘤 DNA 相似,因此外泌体基因检测可能成为一种用来检测突变和监测肿瘤发生发展的新方法。外泌体中含有大量 miRNA,也是目前研究最多的外泌体内含物,在不同类型的恶性肿瘤中,miRNA 的表达量与种类各有不同。外泌体中高表达四跨膜蛋白 CD9、CD63 和 CD81,以及热休克蛋白(heat shock protein,Hsp)70、Hsp90 和转运必需内吞体分选复合物和一些参与细胞代谢的酶等。在肿瘤发展过程中,肿瘤细胞比正常细胞释放更多的外泌体,其所包含的一系列蛋白质和核酸组分在调节肿瘤微环境、促进肿瘤的转移侵袭过程中起到了关键的作用。

　　肿瘤产生的外泌体在引起肿瘤转移、营造适合肿瘤转移的条件以及帮助肿瘤逃避免疫系统监视等方面都发挥着重要的作用。

　　1. 上皮细胞-间充质转化引起肿瘤转移　　上皮细胞-间充质转化(EMT)是指上皮细胞在特定

生理或病理情况下,向具有间质表型的细胞发生转变。肿瘤产生的外泌体可用于传播导致 EMT 的信息,接受了这些外泌体的细胞表现出与 EMT 过程相关的生化和形态转变。同时,外泌体还能够通过削弱阻挡肿瘤转移屏障的方法来帮助肿瘤转移的发生。此外,在接受了肿瘤所产生外泌体的上皮细胞中,与细胞间紧密连接相关的蛋白质表达量减少,从而导致血管的通透性增加,使肿瘤细胞更容易进入血管并随着循环系统转移。

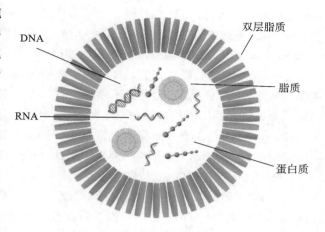

图 12-2　外泌体的结构

2. 肿瘤转移的器官倾向性　肿瘤转移的器官倾向性指的是某些原发肿瘤特别容易在特定的器官中产生新的病灶。虽然 EMT 会帮助肿瘤细胞扩散,但是游动的肿瘤细胞仍然需要停靠到一个合适的组织环境,只有这样才可增生成为新的肿瘤。肿瘤通过外泌体可以改造受体组织的微环境,使其更适于肿瘤细胞的生长。不同外泌体对不同器官的亲和力各异,使得肿瘤扩散出现的地点表现出一定的规律。肿瘤产生的外泌体可能更倾向于与肿瘤转移位点附近的细胞融合。当与靶向组织结合后,外泌体还可以激活一系列有利于肿瘤存活的过程,包括细胞外基质的改造和血管的生成。

3. 调节免疫系统　转移的癌细胞要想成功增殖成为新的病灶,需要逃过人体固有和治疗诱发的免疫监视,肿瘤释放的外泌体可能在免疫调节方面有重要作用。肿瘤释放的外泌体可以通过削弱免疫效应细胞的反应和激发免疫抑制细胞的扩增,来营造一个免疫抑制的环境;可以替代肿瘤细胞接受免疫系统的攻击,从而帮助肿瘤细胞逃过免疫系统的识别;可以引发炎症,利用基质浸润细胞的反应营造出利于肿瘤生长的微环境。

由于外泌体的体积与结构方面的因素,其分离纯化还存在很大的困难,目前比较常用的方法如下。

1. 超速离心法　外泌体提取最常用的方法。此种方法得到的外泌体量多,但是纯度不足,电镜鉴定时发现外泌体聚集成块,由于微泡和外泌体没有非常统一的鉴定标准,也有认为此种方法得到的不是外泌体而是微泡。

2. 过滤离心法　操作简单、省时,不影响外泌体的生物活性,但同样存在纯度不足的问题。

3. 密度梯度离心法　用此种方法分离到的外泌体纯度高,但是前期准备工作繁杂,耗时,量少。

4. 免疫磁珠法　目前比较高效的制备外泌体的方法,可以保证外泌体形态的完整,特异性高,操作简单,不需要昂贵的仪器设备,但是非中性 pH 和非生理性盐浓度会影响外泌体生物活性,不便进行下一步的实验。

5. PS 亲和法　将磷脂酰丝氨酸(PS)与磁珠结合,利用亲和原理捕获外泌体囊泡外的 PS。该方法与免疫磁珠法相似,获得的外泌体形态完整,纯度最高。由于不使用变性剂,不影响外泌体的生物活性,外泌体可用于细胞共培养和体内注射。

6. 色谱法　分离到的外泌体在电镜下大小均一,但是需要特殊的设备,应用不广泛。

利用分离得到的外泌体,首先作为靶标,可以建立系统的肿瘤早期诊断方法;根据以外泌体为媒介的肿瘤转移,可设计疗法的靶点来防止肿瘤转移;通过改变外泌体所携带的"货物"来抑制和调节外泌体的功能;可靶向外泌体与细胞融合的过程来阻断外泌体的接收。

七、常见肿瘤相关基因检验的临床意义

(一) ras 基因

ras 基因家族包括 H-ras,K-ras 及 N-ras 三类成员。各种 ras 基因编码产物的分子量均为 21

NOTE

kD,故称为 p21 蛋白。p21 蛋白位于细胞膜内侧,是膜结合的 GTP/GDP 结合蛋白,具有 GTP 酶活性。ras 蛋白是细胞膜酪氨酸激酶相关受体(如 EGFR)信号转导的"开关"分子,主要调控细胞内 RAS-RAF-MAPK 信号通路,参与细胞的增殖、分化、凋亡、运动等的调控。

(1)ras 基因的激活是人类恶性肿瘤形成的关键因素之一。ras 点突变和蛋白质的过表达出现在许多恶性肿瘤中,其器官、组织包括胰腺(90%)、结肠(50%)、肺(30%)、甲状腺(50%)、膀胱(6%)、卵巢(15%)、乳腺、皮肤、肝脏、肾脏,还出现在某些类型的白血病患者体内。

(2)ras 基因是人类实体瘤中最常被识别的癌基因,它存在于 30% 的人类肿瘤中,其中,K-ras 的点突变率约为 85%,N-ras 的点突变率约为 15%,H-ras 的点突变率<1%。常见的突变点位是 12、13 和 61 位密码子,以 12 位密码子突变最常见。

(3)ras 基因突变与肿瘤类型之间具有相关性。胰腺癌、结肠癌、肺癌以 K-ras 突变为主;在急性淋巴细胞白血病(ALL)、急性与慢性粒细胞白血病(AML 与 CML)等血液系统肿瘤和结肠癌中以 N-ras 的突变为主;泌尿系统肿瘤则以 H-ras 突变为主。

(4)研究也显示,K-ras 基因突变可以预测抵抗 EGFR 单克隆抗体(西妥昔单抗和帕尼单抗)的治疗。在晚期或转移性结直肠癌(Ⅳ期)中,40% 的野生型 K-ras 可从 EGFR 的单克隆抗体治疗中获益,改善晚期结直肠癌的无病生存期(DFS)和总生存期(OS),而突变型则抵抗 EGFR 单克隆抗体的治疗。

(二) HER-2 基因

原癌基因人类表皮生长因子受体 2(HER-2)又称为 erbB-2 基因,其编码产物为分子量 185 kD 的细胞膜糖蛋白,具有酪氨酸激酶活性,能促使细胞生长和分化。该基因的活化主要表现在基因的扩增及产物的高表达。HER-2 可促进蛋白水解酶的分泌,增强细胞的运动能力,从而促进肿瘤的侵袭和转移。

(1)HER-2 基因及表达异常可出现在许多恶性肿瘤中,如乳腺癌、胃癌、胆管癌、卵巢癌、食管癌、涎腺肿瘤、肺癌、膀胱癌、前列腺癌、结直肠癌等。

(2)在人类乳腺肿瘤中,HER-2 基因变异方式主要是扩增和 RNA 及蛋白质的过度表达。16%~20% 的乳腺肿瘤患者基因扩增阳性,乳腺癌组织中蛋白质表达率可增高至 30%~45%。蛋白质的过度表达能够加速乳腺癌细胞 DNA 合成和分裂,促进癌细胞增殖分化,加速癌细胞的转移,从而影响患者预后。

(3)HER-2 基因扩增不仅影响肿瘤生长与扩散的能力,也会影响肿瘤对治疗的反应。研究结果显示,乳腺癌患者中,HER-2 表达较强的细胞比表达较弱的细胞更易受到化疗药物的影响,肿瘤生长受抑的程度更为明显。

(4)曲妥单抗(Herceptin)是一种人单克隆抗体,其能与 HER-2 蛋白结合,阻断其活性,从而阻止细胞的过度增生。Herceptin 与化疗药物联合使用,可治疗 HER-2 基因扩增所致的恶性肿瘤。

(三) bcl-2 基因

bcl-2 基因称为 B 细胞淋巴瘤白血病基因-2。bcl-2 家族分为两大类:一类为抗凋亡,主要有 bcl-2、bcl-x1、bcl-W、Mcl-1、CED9 等;另一类是促细胞死亡,主要包括 Bax、Bak、Bcl-XS、Bad、Bik、Bid 等。bcl-2 蛋白是一个调控细胞凋亡的复杂信号系统的组成部分。Bcl-2 过度表达可阻止损伤细胞的凋亡,导致突变细胞系的持续分裂,最终导致恶性肿瘤发生。此外,Bcl-2 的过度表达也可导致某些恶性肿瘤的转移。

(1)Bcl-2 原癌基因可通过易位激活为癌基因。bcl-2 蛋白含量在许多不同的恶性肿瘤中升高。约 20% 的非小细胞肺癌可发现 bcl-2 蛋白的表达,bcl-2 过度表达与非小细胞肺癌预后和无病生存间隔相关;80%~90% 的滤泡淋巴瘤患者和 30% 的弥漫性大细胞瘤患者 bcl-2 过表达;弥漫性大 B 细胞淋巴瘤如果检测到 bcl-2 的表达就表明预后不良。

(2)凋亡途径是肿瘤治疗的重要靶点之一。若细胞凋亡的控制受到破坏,诱导肿瘤细胞凋亡的抗肿瘤药物的疗效将受到影响。应用药物下调 Bcl-2 蛋白水平,可增强其他抗肿瘤药物的效果。

治疗晚期黑色素瘤的药物 Genasense 为一种反义核苷酸,能降低 Bcl-2 的产生,可作为肿瘤治疗的辅助性药物。

此外,全反式维甲酸、紫杉醇、长春新碱、多西紫杉醇等药物能间接地减少 Bcl-2 蛋白的量,可与其他化学治疗药物联合使用。

(3)恶性骨髓瘤患者 bcl-2 表达与化疗反应密切相关。凋亡相关蛋白 B 细胞淋巴瘤高表达的患者对强的松、左旋苯丙氨酸氮芥、长春新碱和阿霉素的反应性较差。Bax 是人体最主要的凋亡基因,在耐药的白血病细胞中 Bax 的表达明显减少,慢性淋巴细胞白血病患者 bcl-2/Bax 的比值与化疗敏感性成反比。Bax 低表达的乳腺癌细胞 MCF7 转入 Bax 基因后,显著地增加了肿瘤细胞对表阿霉素诱导凋亡的敏感性。

(四) myc 基因

myc 基因是编码转录因子的癌基因,myc 基因家族包括 C-myc、N-myc、L-myc、P-myc、R-myc 及 B-myc 等成员。myc 族基因产物主要是能与 DNA 直接结合的核内蛋白,多数是复制转录因子。当机体发生肿瘤时,myc 基因家族可以发生染色体基因易位、基因扩增及表达过度。对 myc 基因进行监测分析,在恶性肿瘤基因诊断中具有临床应用价值。

myc 基因的突变已在许多不同的恶性肿瘤中被发现。20%神经母细胞瘤有 N-myc 扩增;几乎 100% Burkitt 淋巴瘤及部分急性 T 细胞白血病可见 C-myc 基因易位;6%～57%乳腺癌、10%～20%结直肠癌有 C-myc 基因扩增;30%的小细胞肺癌中有 L-myc 基因的过度表达。C-myc 的过度表达与宫颈癌的预后不良相关联,而 C-myc 的基因扩增与鳞状细胞癌的进展相关联。

(五) Src 基因

Src 是最先发现的癌基因。Src 蛋白是一种酪氨酸激酶,激酶是一种可将磷酸基转移到靶分子上的酶,这个过程称为磷酸化,是非常重要的,因为去除或增添磷酸基可使生物分子发生改变,从而调节细胞的活动。磷酸基的增添或去除就像开关的"开"或"关",调控着靶分子的活性。Src 蛋白可改变几种靶分子,导致信号向细胞核的传递,有助于细胞活动的调节。

目前已发现至少 9 种 Src 基因。由于这些基因所产生的 mRNA 有不同的处理加工过程,所以有至少 14 种不同的蛋白质产生。C-Src 可在大多数细胞中被发现,含量低;但是,在某些类型的恶性肿瘤中被过度表达,比如人类神经母细胞瘤、小细胞肺癌、结肠癌、乳腺癌、横纹肌肉瘤。

(六) p53 基因

p53 基因是迄今为止与肿瘤相关性最强的基因之一。编码分子量为 53 kD 的核磷酸蛋白。p53 蛋白作为转录因子,控制靶基因(如 p21 基因)的转录,参与细胞分裂与生存过程,在维持细胞正常调控方面起着关键性作用。p53 位于庞大蛋白质网络的中心,监视着细胞和细胞 DNA 的健康情况。当监测到细胞损伤时,p53 帮助决定修复损伤细胞或诱导损伤细胞凋亡。

(1)p53 是突变频率最高、最复杂的肿瘤抑制基因。50%～70%的人类肿瘤与 p53 突变有关。p53 基因突变、缺失后,失去抑癌活性,使一些癌基因转录失控,导致肿瘤的发生。多见于脑胶质瘤、乳腺癌、小细胞肺癌、结肠癌、肝癌、脑细胞癌、食管癌、神经纤维肉瘤、骨肉瘤、横纹肌肉瘤、卵巢癌等。在遗传性肿瘤高发家族中,常高发肉瘤、乳腺癌、大肠癌和白血病。

(2)p53 基因结构缺失和重排,见于 25%的慢性粒细胞白血病(CML)急性原始细胞危象和恶变期,极少数发生于慢性期及其他恶性血液病。由此推测 p53 基因结构与表达的多种异常可能与 CML 病情的演变有关。消化系统肿瘤中,50%的肝癌有 p53 点突变,37%胃癌有 p53 基因突变,35%～44%食管癌有 p53 突变。乳腺癌患者中有 40%的患者 p53 突变,9%的患者血清有 p53 蛋白。50%的卵巢癌患者有 p53 基因的突变。75%以上的结直肠癌患者可出现染色体 17P 等位基因的缺乏;61%膀胱癌患者显示 p53 基因突变阳性;33%～76%骨肉瘤患者组织中 p53 蛋白阳性;约有 24%甲状腺癌患者 p53 基因突变。

(七) Rb 基因

视网膜母细胞瘤(retinoblastoma,Rb)基因为可编码一种改变转录因子活性的蛋白质。Rb 蛋

NOTE

白通过与转录因子的相互作用，间接调控某些基因表达。除此以外，Rb蛋白还参与细胞分裂过程的调控。

Rb基因突变可在多种恶性肿瘤（肺癌、乳腺癌、膀胱癌等）中发生，视网膜母细胞瘤是研究最多的肿瘤之一。与其他肿瘤抑制基因一样，该肿瘤的基因表型不太明显，除非基因的两个复制本都受到损伤。该病常见于幼儿，有散发型和家族型两种不同类型。机体（包括眼睛）的许多细胞内可能会出现Rb基因的继发性突变。散发型是患病个体一生中所出现的基因改变所导致的疾病，可影响任何人。家族型患者从父母一方通过遗传而获得缺陷基因复制本；患者细胞中的基因复制本一个正常，一个出现缺陷。家族型患者可能合并有其他不同形式的肿瘤，尤其是骨肉瘤。

（八）APC基因

结肠腺瘤样息肉病（adenomatous polyposis coli，APC）基因的突变与遗传性和散发性结肠癌的发生有着非常密切的关系。APC蛋白与其他肿瘤抑制基因一样，控制细胞分裂过程中起关键作用的基因表达。

具有正常功能的APC蛋白可以某种方式抑制细胞分裂，功能性APC蛋白的缺乏则可导致细胞分裂的加快。APC蛋白可与转录因子β连环蛋白形成复合物，导致β连环蛋白降解。如果APC蛋白缺乏，过多的β连环蛋白会在细胞核内的积聚，并与细胞核内的另一种蛋白结合，形成一种复合物；该复合物与DNA结合，启动几种靶基因的转录。其靶基因包括C-myc癌基因。C-myc是几种基因的转录因子，它控制着细胞的生长和分裂。因此，APC基因突变可导致一系列的连锁反应，最终导致细胞分裂的加速。

大多数结肠癌被认为是一种进展缓慢的疾病，病程可长达数年。5号染色体上的APC基因的失活被认为是导致细胞增生加快，从而导致结肠息肉的原因。在许多病例中，APC基因的突变被认为是最初的改变之一，产生具有高度增殖性的细胞。由这些细胞形成的息肉，可最终发展成为恶性肿瘤。

（九）BRCA基因

BRCA蛋白具有修复DNA损伤、参与基因表达的调节等多种功能。BRCA-1基因与p53的激活有关，其靶基因是p21；BRCA蛋白也与转录因子和其他转录成分有着相互的作用，以控制其他基因的活性。

BRCA基因结构中包含高比例的重复DNA，可导致基因组的不稳定和重排。当BRCA基因失活时，DNA修复和基因调节受到影响；DNA损伤加重使细胞中一些关键基因产生突变，导致恶性肿瘤细胞的形成。

BRCA-1和BRCA-2基因的突变与部分乳腺癌和卵巢癌有关。5%～10%乳腺癌病例被认为与BRCA-1和BRCA-2的基因突变有关。在一生中，BRCA基因突变的携带者乳腺癌患病可能性为80%；BRCA-1基因突变的携带者卵巢癌患病可能性为40%～60%，而BRCA-2基因突变携带者则为10%～20%。这些突变的存在也增加了患前列腺癌、胰腺癌、结肠癌，以及其他恶性肿瘤的可能性。

雌激素水平的波动与某些器官组织（如乳腺、卵巢）恶性肿瘤的发生相关。雌激素水平升高，特别是在青春期和妊娠期，可导致乳腺上皮细胞的增生，这对细胞DNA修复能力提出了更高的要求。如果细胞增殖（细胞分裂）时伴有DNA修复效率下降，则可导致恶性肿瘤形成。

（十）XRCC1基因

X线修复交叉互补基因（X-ray repair cross complementing 1，XRCC1）是一种重要的DNA修复基因，它的表达异常与多种恶性肿瘤的发生相关。

通过对人类XRCC1基因DNA序列的分析，已经发现了60多个SNP位点，其中约30个位于外显子或启动子区。目前研究最为广泛的3个SNP位点分别为C26304T、G27466A和G28152A，均位于XRCC1的编码区，分别发生在6、9和10号外显子，分别导致其相应蛋白质的氨基酸残基发生改变,具体为 Arg194Trp、Arg280His 和 Arg399Gln。194 和 280 位密码子位于 N 端的功能域和 BRCT-Ⅰ域之间,均位于已知的 3 个功能域(N 端、BRCT-Ⅰ、BRCT-Ⅱ)之外;399 位密码子位于 BRCT-Ⅰ域上,提示 399 位点氨基酸改变对 XRCC1 功能的影响可能更大。

XRCC1 基因多态性与肿瘤易感性相关,这些肿瘤包括头颈部鳞状细胞癌、肺癌、乳腺癌、食管癌、胃癌、肝癌、结直肠癌、胰腺癌、膀胱癌、前列腺癌、血液系统肿瘤和皮肤癌等。

第三节 临床分子生物学检验在肿瘤个体化精准医疗中的应用

个体化医疗(personalized medicine)就是通过对个体携带的信息进行检测,制订针对某些疾病的预防和治疗策略,指导临床开具适合每一个个体治疗的"基因处方",使患者获得最佳治疗效果,并尽可能避免药物不良反应。随着人类对肿瘤的认识不断加深,分子诊断技术为肿瘤的诊断和治疗提供了新的手段,可为肿瘤的风险评估、早期诊断、肿瘤分型、生物学行为、药物选择、肿瘤负荷检测、治疗方案选择、预后评估等方面提供重要信息。

一、肿瘤的风险评估和早期诊断

早预防、早诊断、早治疗是防治肿瘤和降低死亡率的最有效方法。分子诊断技术能及时发现肿瘤高风险者,通过采取积极、有效的干预措施,降低肿瘤发生概率。

1. 肿瘤遗传易感性评估 部分肿瘤有明显的家族聚集现象,肿瘤遗传相关易感基因检测可为肿瘤疾病预防提供依据。目前已明确的肿瘤遗传性易感基因有 Rb1(视网膜母细胞瘤)、WT1(肾母细胞瘤)、p53(Li-Fraumeni 综合征)、APC(家族性腺瘤性息肉病)、HNPCC(遗传性非息肉病性结肠癌)、NF1(神经纤维瘤病)、VHL(Von Hippel-Lindau 综合征)、PTEN(Bannayan-Riley-Ruvalcaba 综合征)、BRCA(家庭性乳腺癌、卵巢癌)、Ret 基因(Ⅱ型多发性内分泌肿瘤)和 GST 基因(判断个体暴露于致癌物时的致癌危险性)等。

BRCA1/BRCA2 基因是对 DNA 损伤进行修复的基因,BRCA1 和(或)BRCA2 突变会导致乳房和卵巢肿瘤。研究资料显示,对有家族性乳腺癌/卵巢癌的高危人群进行 BRCA1 和 BRCA2 基因突变检测,对有突变者的乳房和(或)卵巢-输卵管进行预防性切除,并用切除的组织进行病理检查,能发现一些乳腺癌或卵巢癌患者,随访证实其能有效降低乳腺癌/卵巢癌发生率。

2. 生物致瘤因素评估 部分肿瘤与病原微生物相关,并往往伴有某种类型的慢性炎症。去除致病因素、阻断细胞癌变也是预防肿瘤发生的关键问题。目前已明确的与肿瘤有关的病原微生物有 HTLV1 病毒(成人 T 细胞性白血病、淋巴瘤)、人乳头瘤病毒(子宫颈癌)、乙型肝炎病毒和丙型肝炎病毒(肝癌)、EB 病毒(鼻咽癌、淋巴细胞瘤)、幽门螺杆菌(胃癌)等。

3. 肿瘤的早期诊断 肿瘤的发生发展过程复杂,临床表现多样,涉及多个基因的变化,并与多种因素相关联,临床分子检验有助于肿瘤的早期诊断。在结直肠癌早期和腺瘤中期,K-ras 基因先于 p53 突变,检测粪便中 K-ras 基因,可协助结直肠癌的早期诊断,且较结肠镜检具有更高的特异性和敏感性。由于为非侵袭性,可应用于高危人群的大规模调查和追踪。

胆囊癌患者 p16 基因的点突变占 61.8%,甲基化占 14.8%,染色体 9p21~22 缺失占 72.7%;有 p16 改变的胆囊癌患者,其平均生存期为 0.07~23.5 个月,无 p16 改变的患者为 6.7~36.3 个月。由此可见,p16 基因及其表达蛋白的检测对提高胆囊癌早期诊断率,以及估计胆囊癌患者的生存时间有十分重要的意义。

4. 肿瘤转移的早期诊断 CTCs 聚集后形成的循环肿瘤微栓(CTM)具有高度的转移潜能,且血液中 CTM 存在是发生远处转移的前兆。若依靠传统的检测手段和诊断标准,可能无法对肿瘤早期转移患者确诊。外周血 CTCs 检测在转移性肿瘤早期诊断中具有一定的应用价值。

常见肿瘤与肿瘤相关基因的关系参见表 12-10。

NOTE

表 12-10　常见肿瘤与肿瘤相关基因的关系

肿　瘤	肿瘤相关基因
结直肠癌	p53、PTEN、APC、K-ras、HFE、PIK3CA、BRAF、HMSH2、HMLH1、HER-2、Septin9、Src
乳腺癌	p53、PTEN、APC、BRCA1、BRCA2、BRAF、K-ras、NOEY、PIK3CA、AKTI、mtDNA、RB1、H-ras、HER-2、Src、Rb、XRCC1
非小细胞肺癌	p53、PTEN、EGFR、K-ras、PIK3CA、BRAF、β-catenin、MEN1、FHIT、ALK、ROS-1、HER-2
肝癌	p53、PTEN、N-ras、PIK3CA、BRAF、K-ras、β-catenin、Bcl-10、mtDNA、THRA、XRCC1
胰腺癌	p53、EGFR、K-ras、APC、BRAF、β-catenin、mtDNA、madh4、PIK3CA、stk11、N-ras
胃癌	p53、APC、PIK3CA、CDH1、FHIT、MRE11、HER-2、XRCC1
肾癌	VHL、PBRM1、SETD2、PTEN、H-ras、mtDNA、THRA、THRB、EGFR、FHIT
前列腺癌	K-ras、BRAF、PTEN、Plexin、HER-2、XRCC1
子宫癌	p53、RB、K-ras、β-catenin、FHIT、HLA-A
卵巢癌	p53、BRCA1、BRCA2、K-ras、N-ras、PIK3CA、BRAF、AKT1、CKIT、HER-2
甲状腺癌	PTEN、K-ras、N-ras、H-ras、BRAF、THRA、THRB
黑色素癌	PTEN、K-ras、N-ras、H-ras、BRAF、THRA、p53
白血病	p53、IDH1、IDH2、Notch1、bcl-2、K-ras、N-ras、JAK2、myc、XRCC1

二、肿瘤的鉴别诊断和分子分型

1. 肿瘤的鉴别诊断　采用分子诊断技术检测可靠的分子诊断标志物,可对一些临床上良、恶性增生性疾病进行鉴别诊断。例如:N-myc 和 C-myc 的扩增和表达检测,对鉴别神经母细胞瘤和神经上皮瘤具有应用价值。

2. 肿瘤的分子分型　传统的肿瘤分型大多依赖于显微镜下肿瘤细胞的形态观察,形态观察不能提供肿瘤分子信息,分型比较粗略,对肿瘤治疗提供的信息也比较有限,而利用分子诊断技术对肿瘤进行分型,不仅可以判断肿瘤的预后,还可以依据肿瘤的分子标志物有效选择靶向治疗药物,避免无谓的治疗,提高疗效。

应用分子诊断技术可将乳腺癌分为 5 个亚型,该分子分型能对乳腺癌的生物学行为、预后、用药提供参考。①基底细胞样型(basal-like type):基因表达谱类似于乳腺组织基底细胞/肌上皮细胞,ER(一)、PR(一)、HER-2(一),具有高侵袭性。内分泌治疗无效,对化疗敏感,标准治疗为单用化疗,抗 HER-1 单抗新型紫杉醇 ABI-007 和 dasatinib 为有效靶向治疗。病理完全缓解率高,但预后最差。②乳腺腔内 A 型(luminal-like type A):ER(＋)或 PR(＋)、Her-2(-),内分泌治疗效果佳且预后较好。③乳腺腔内 B 型(lumina1-1ike type B):ER(＋)或 PR(＋)、Her-2(＋),用 TAM 效果不如 Als。④Her-2 过表达型(Her-2 positive type):ER(-)、PR(-)、Her-2(＋),内分泌治疗基本无效,化疗效果好,适合靶向药物治疗。⑤正常乳腺样型(normal breast-1ike type):基因表达谱类似于乳腺正常组织腺上皮细胞,对化疗最不敏感,但预后较好。

三、疗效和预后评估及其监测

1. 疗效评估及其监测　肿瘤细胞存在表观遗传学(如 DNA 甲基化、乙酰化状态)异常所致的基因表达水平异常,应用分子诊断技术对肿瘤表观遗传学进行检验,可评估监测药物治疗后肿瘤表观遗传学的变化,提高肿瘤治疗效果。DNA 甲基转移酶抑制物肼苯哒嗪能使抑癌基因 ER、RAR及 p16 去甲基化,重新激活这些基因的表达,对宫颈癌治疗有效。

白血病细胞常存在标志性的融合基因或基因重排,能有效进行白血病分型诊断、微小残留病(MRD)监测及疗效评价。例如:M2b 型白血病存在 AML1/ETO 融合基因;M3 型白血病存在 PML/RARa 融合基因;慢粒白血病存在 bcr/abl 融合基因;急性淋巴细胞白血病存在 IgH、TCRγ、

TCRδ 基因重排。

2. 预后评估及其监测 肿瘤预后常常与肿瘤基因突变、扩增及过度表达密切相关,从分子水平上判断肿瘤的生物学行为和预后具有较高的准确性。p53 基因突变与乳腺癌、肝癌、结肠癌等多种肿瘤预后有关;肿瘤转移抑制基因(nm23)的状态与肿瘤转移相关。

分子诊断能有效监测肿瘤治疗后残余肿瘤细胞负荷,应用 CTCs 检测技术可动态监测肿瘤细胞及其基因变化,指导个体化肿瘤靶向治疗。如接受 EGFR-TKIs 治疗的非小细胞肺癌患者的 CTCs 携带的基因信息与肿瘤组织具有高度一致性,同样存在 EGFR 突变。CTCs 能替代原发组织标本指导靶向治疗,可实时监测服用 EGFR-TKIs 治疗的患者,避免因耐药基因的出现影响治疗。

四、肿瘤药物个性化治疗的应用

(一)肿瘤化疗药物个性化治疗

临床医生经常遇到这样一些肿瘤患者:基本情况相似、病理类型及分期相同,但在接受相同剂量的化疗药物治疗后,治疗反应与毒副作用却存在显著差异,这一现象应用传统医学难以做出解释,而应用分子诊断技术对患者肿瘤相关药物基因多态性进行检测,根据检测提供的药物基因组信息则能从分子水平解释化疗药物的敏感性,以及药物对个体的毒性反应等差异现象,并能利用药物基因组信息选择最合适的药物剂量和最佳的药物组合进行治疗,提高患者治疗的有效性,有效降低乃至避免毒副作用的发生,降低治疗费用。

催化 6-巯基嘌呤(6-MP)硫代甲基化反应的硫代嘌呤转甲基酶(TPMT)由于 TPMT 基因多态性,酶活性在不同人群中存在显著差异。携带 TPMT 多态性且具有遗传性 TPMT 功能缺陷的患者,若服用 6-MP 会有严重的血液中毒危险;但若对三个特定的 TPMT 等位基因 TPMT＊2(238G＞C,A80P,5 号外显子)、TPMT＊3A(460G＞A,719A＞G,T514A 和 C240Y,7 和 10 号外显子)、TPMT＊3C(719A＞G,C240Y,10 号外显子)进行测定,对具有此三个特定 TPMT 等位基因的患者避免或减少使用 6-MP,能有效预防 6-MP 中毒事件发生。美国食品药品监督管理局已将 TPMT 基因型测试列为接受 6-MP 治疗之前的常规性检测,以减少 6-MP 中毒的发生。

乳腺癌化疗时,检测阿霉素蒽环类药物(TOPⅡ抑制剂)毒效性基因表达,可对部分有效减毒的患者分层筛选;结直肠腺癌化疗时,检查 TS mRNA、ERCC1 mRNA 与 BRCA1 mRNA 定量表达,可观察铂类、紫杉类毒效性。

临床分子诊断项目在肿瘤化疗药物个体化治疗中的应用参见表 12-11。

表 12-11 临床分子诊断项目在肿瘤化疗药物个体化治疗中的应用

检测项目及内容		相关肿瘤	预测内容	检测结果	疗效
ERCC1/β-actin	mRNA	肺癌、胃癌、肠癌、卵巢癌、宫颈癌、乳腺癌、胰腺癌、胆囊癌	铂类疗效	低表达	↗
BRCA1/β-actin	mRNA		铂类疗效	低表达	↗
			紫杉醇类和长春碱类药物疗效	高表达	↗
RRM1/β-actin	mRNA	肺癌、胰腺癌、胆管癌	吉西他滨疗效	低表达	↗
TS/β-actin	mRNA	胃癌、肠癌、肺癌、乳腺癌	氟尿嘧啶类药物疗效	低表达	↗
		肺癌	培美曲塞疗效	低表达	↗
TOP-ⅡA/CEP17	FISH/mRNA	乳腺癌	蒽环类药物疗效	扩增	↗
			蒽环类药物毒性	扩增、缺失	毒性↘
UGT1A1	启动子区多态性	肠癌、肺癌、胃癌、乳腺癌等	伊立替康毒性	7/7 纯合子	毒性↗
				6/7,6/6	毒性↘

注:↗表示增加,↘表示降低。

（二）肿瘤靶向药物个性化治疗

靶向药物（targeted medicine）也称靶向治疗药物，是一类只针对某一些特殊组织、细胞起作用的药物。它通过与癌症发生、肿瘤生长所必需的特定分子靶点的作用来阻止癌细胞的生长。

靶向药物的分类如下。

1. 小分子药物　通常是信号传导抑制剂，它能够特异性地阻断肿瘤生长、增殖过程中所必需的信号传导通路，从而达到治疗的目的。例如：用于治疗慢性粒细胞白血病和肠胃间质瘤的格列卫（Gleevec），用于治疗慢性粒细胞白血病对格列卫耐药的施达赛（Sprycel），以 EGFR 为靶点的用于治疗非小细胞肺癌的易瑞沙（Iressa）和特罗凯（Tarceva）等。

2. 单克隆抗体　这类药物通过抗原抗体的特异性结合来识别肿瘤细胞。例如用于治疗 HER-2 基因阳性（过量表达）的乳腺癌的赫赛汀（Herceptin）、以 EGFR 为靶点的结肠癌和非小细胞肺癌治疗药物爱必妥（Erbitux）等。

在临床用药判断上，靶向药物与常规化疗药物不同：患者使用常规化疗药物时，医生一般根据患者的身体状况、症状等条件选择用药，药物的有效性是通过一段时间的治疗观察进行判定。由于靶向药物须与肿瘤细胞特征性位点结合而发挥药效，而肿瘤细胞具有多样性，并非所有肿瘤细胞都具有相同的特征性位点。对于某些特定的靶向药物，在使用前需检测患者体内的相关基因，判断其肿瘤细胞上是否存在符合条件的位点，以预测药物的疗效。

K-ras 基因突变检测可用于指导 EGFR 单抗爱必妥靶向治疗结直肠癌、胃癌、头颈部癌及肺癌；EGFR 基因突变检测可用于指导 EGFR 小分子抑制剂易瑞沙和特罗凯靶向治疗非小细胞肺癌；Bcr-Abl 融合基因和 C-kit、PDGFR 基因突变检测可用于指导小分子类酪氨酸激酶抑制剂格列卫靶向治疗慢性髓样白血病、胃肠道间质瘤。

临床分子诊断项目在肿瘤靶向药物个体化治疗中的应用参见表 12-12。

表 12-12　临床分子诊断项目在肿瘤靶向药物个体化治疗中的应用

检测项目及内容		相关肿瘤	预测内容	检测结果	疗效
EGFR 突变	18,19,21 号外显子,$(CA)_n$	非小细胞肺癌、食道癌、头颈肿瘤等	吉非替尼（易瑞沙）、厄洛替尼（特罗凯）疗效	突变	↗
				不突变	↘
				$n \leqslant 16$	短期↗
	20 号外显子（T790M）		吉非替尼（易瑞沙）、厄洛替尼（特罗凯）疗效	突变	↘
			奥希替尼（泰瑞莎）疗效	突变	↗
K-ras 突变	12,13,61 位密码子	肠癌、肺癌、胃癌、甲状腺癌	西妥昔单抗（爱必妥）、帕尼单抗	突变	↘
BRAF 突变	V600E		（维克替比）疗效、甲状腺癌辅助诊断	突变	↘
Her-2/CEP17	FISH	乳腺癌、胃癌	乳头状癌诊断	扩增	↗
			曲妥珠单抗（赫赛汀）疗效	扩增	↗
C-kit 突变	9,11,17 号外显子	胃肠间质瘤、肉瘤	伊马替尼（格列卫）疗效	突变	↗
PDGFR 突变	14,18 号外显子			突变	大部分降低
JAK-2 突变	12,14 号外显子	真性红细胞增多症、原发性骨髓纤维化、原发性血小板增多症	辅助临床诊断	突变	↗
			化疗和 α-干扰素疗效	突变	↗

续表

检测项目及内容		相关肿瘤	预测内容	检测结果	疗效
ABL 突变	酪氨酸激酶区点突变	髓细胞白血病	伊马替尼(格列卫)疗效	突变	↘
VEGF/β-actin VEGFR/β-actin	mRNA	肠癌、肺癌、胃癌、乳腺癌、肾癌	贝伐单抗(阿瓦斯汀)、索拉非尼、恩度疗效	高表达	↗

注:↗表示增加,↘表示降低。

(三)肿瘤放射治疗指导

放射治疗是肿瘤治疗的常规手段之一,放射治疗经常伴随有严重的副作用。鉴于肿瘤对放射治疗的敏感性存在显著差异,应用分子诊断技术对放射治疗敏感和抵抗的相关基因进行检测。通过选择适宜于肿瘤患者的放射治疗,可提高放射治疗效果,避免不必要的副作用。

Melanocortin-1 受体(MC1-R)基因变异与放射治疗的严重副作用紧密相关,应用分子诊断技术对肿瘤患者的 MC1-R 基因多态性进行检验,对有放射治疗严重副作用的个体,避免使用放射治疗或降低放射治疗剂量,降低放射治疗副作用。

(四)肿瘤免疫治疗指导

正常情况下,免疫系统可以识别并清除肿瘤微环境中的肿瘤细胞,但为了生存和生长,肿瘤细胞能够采用不同策略,使人体的免疫系统受到抑制,不能正常地杀伤肿瘤细胞,从而在抗肿瘤免疫应答的各阶段得以幸存。肿瘤细胞的上述特征被称为免疫逃逸,可出现在肿瘤-免疫循环的各个环节中。肿瘤-免疫循环分为:肿瘤抗原释放;肿瘤抗原呈递;启动和激活效应性 T 细胞;T 细胞向肿瘤组织迁移;肿瘤组织 T 细胞浸润;T 细胞识别肿瘤细胞;清除肿瘤细胞。以上任何环节出现异常均可导致抗肿瘤-免疫循环失效,出现免疫逃逸。不同肿瘤可以通过不同环节的异常抑制免疫系统对肿瘤细胞的有效识别和杀伤从而产生免疫耐受,甚至促进肿瘤的发生、发展。

肿瘤免疫治疗是通过恢复免疫系统的抗肿瘤免疫应答能力从而实现利用免疫系统来治疗癌症的一种方法,包括单克隆抗体类免疫检查点抑制剂、治疗性抗体、癌症疫苗、细胞治疗和小分子抑制剂等。肿瘤免疫治疗目前已在多种肿瘤如黑色素瘤、非小细胞肺癌、肾癌和前列腺癌等实体瘤的治疗中展现出了强大的抗肿瘤活性,多个肿瘤免疫治疗药物已经获得美国食品药品监督管理局批准应用于临床。肿瘤免疫治疗由于其卓越的疗效和创新性,2013 年被《科学》杂志评为年度最重要的科学突破,而美国德州大学 MD 安德森癌症中心 James P. Allison 教授和日本京都大学本庶佑(Tasuku Honjo)教授因“发现通过抑制负免疫调节来治疗癌症”更是获得了 2018 年诺贝尔生理学或医学奖。

免疫治疗中常见或潜在的生物标记物主要与以下机制相关。①肿瘤抗原:能够提示高频突变和新抗原的生物标记物,例如肿瘤突变负荷(TMB)、高度微卫星不稳定(MSI-H)等。②炎性肿瘤微环境:能够提示炎性表型的生物标记物,例如程序性死亡分子配体-1(PD-L1)、炎性特征等。③肿瘤免疫抑制:即除程序性死亡受体 1(PD-1)/CTLA-4 以外能够明确肿瘤免疫逃逸的生物标记物,例如 Tregs、MDSCs、IDO、LAG-3 等。④宿主环境:能够提示宿主环境特征的生物标志物。

1. PD-L1 一种细胞表面蛋白,通过与活化的 T、B 细胞表面的 PD-1 相互作用,使 T 细胞失活,不再攻击肿瘤细胞。临床试验发现 PD-L1 的高肿瘤表达与肿瘤侵袭性增加相关,并且死亡风险增加 4.5 倍;在肺非鳞癌患者中,PD-L1 高表达的患者使用 PD-1/PD-L1 抑制剂的疗效更优。

2. 肿瘤突变负荷 肿瘤突变负荷(tumor mutation burden,TMB)指的是一份肿瘤标本中,所评估基因的外显子编码区每兆碱基中发生置换和插入/缺失突变的总数。高 TMB 肿瘤细胞可能具有更多的新抗原,从而导致肿瘤微环境和外周的抗肿瘤 T 细胞相应增多,因而推测高 TMB 患者对肿瘤免疫治疗产生反应的可能性更高。

3. 错配修复 错配修复(mismatch repair,MMR)指的是由纠正 DNA 复制期间所产生 DNA

NOTE

错配的酶组成,预防分裂细胞中的突变成为永久性突变,与4个关键基因MLH1、MSH2、MLH6和PMS2相关。在错配修复的过程中,可能会出现某一个MMR蛋白缺失,从而导致未能成功检测错误的情况,这种情况称为错配修复功能缺失。MMR的异常可能会引发一系列癌变表型,临床研究发现,MMR基因的突变可预测患者PD-1抑制剂的应答情况。

4. 微卫星不稳定性(MSI) 微卫星是在人的基因组中发现的一种串联重复DNA序列,如ATATATAT、CTCTCTCT、GGGG或AAAA。微卫星不稳定是基因组高频突变所致的分子表型,是由错配修复系统受损后无法修复微卫星区域的突变产生的。高度微卫星不稳定(MSI-H)是指肿瘤的5个微卫星标记物中至少有2个标记物不稳定;仅1个标记物不稳定为低度微卫星不稳定(MSI-L);没有不稳定标记物则为微卫星稳定(MSS)。临床试验发现,MSI-H的患者对免疫治疗的应答更优。

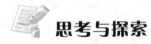 **本章小结**

知识点1:肿瘤的发生是一个多因素、多阶段、多基因变异累积的复杂性病变过程。肿瘤发生的分子生物学基础是基因及其表达的异常。肿瘤相关基因包括癌基因与抑癌基因、肿瘤转移相关基因、肿瘤血管生成相关基因和肿瘤药物相关基因等。

知识点2:肿瘤的临床分子检验是以DNA、RNA或蛋白质分子为诊断材料,采用分子生物学技术和方法,对肿瘤细胞的异常基因和(或)异常表达做出特异性诊断的过程。其目的是通过对肿瘤核酸标志物的检验,及时获得肿瘤患者体内染色体和基因结构、基因表达水平、基因多态性、基因组稳定性、表观遗传状态、端粒酶和液体活检等情况,为肿瘤的诊断和制订个体化精准治疗方案等提供依据。

知识点3:常用的肿瘤分子诊断技术包括分子杂交、PCR、DNA测序、基因芯片、免疫组织化学和分子显像等。常见肿瘤相关基因包括ras基因、HER-2基因、bcl-2基因、myc基因、Src基因、p53基因、Rb基因、APC基因、BRCA基因和XRCC1基因等。

知识点4:随着人类对肿瘤的认识不断加深,分子诊断技术为肿瘤的诊断和治疗提供了新的手段,可为肿瘤的风险评估、早期诊断、肿瘤的鉴别诊断和分子分型、个体化药物治疗方案选择、疗效和预后评估及其监测等方面提供重要信息。

思考与探索

1. 什么是癌基因和原癌基因?举例说明原癌基因编码产物的功能。
2. 什么是抑癌基因?举例说明抑癌基因编码产物的功能。
3. 简述肿瘤药物相关基因对肿瘤药物治疗的作用和机制。
4. 什么是肿瘤的临床分子诊断?常用的技术有哪些?
5. 简述肿瘤相关基因的异常表达形式及其检测方法。
6. 简述肿瘤相关基因的突变形式及其检测方法。
7. 简述肿瘤相关基因的多态性形式及其检测方法。
8. 什么是液体活检?简述液体活检的相关检测技术。
9. 简述ras基因的功能及其与肿瘤的关系。
10. 简述HER-2基因的功能及其在肿瘤治疗中的作用。
11. 什么是个体化医疗?简述分子诊断在肿瘤个体化精准医疗中的作用。
12. 举例说明分子诊断项目在肿瘤个体化靶向治疗中的应用。

(徐韫健)

第十三章　分子检验技术的其他临床应用

学习目标

掌握　临床移植配型的基本原理及其分子生物学检验技术，产前筛查与产前诊断技术的定义和内容。

掌握　代谢性疾病的基本概念、相关分子生物学检验技术，产前筛查与产前诊断技术的临床应用。

熟悉　移植基因分型芯片相关内容，常见遗传代谢性疾病检测的基因类型和名称。

了解　代谢性疾病检测的不同分子检验方法的性能及特征。

第一节　分子检验技术在移植配型中的应用

案例与问题

　　有两位在某医院进行肾脏移植手术的患者。一位是李某，男，23岁；另一位是张某，女，50岁。手术前均为经透析治疗且身体状况良好的尿毒症患者。李某的移植肾来自其母亲，张某的移植肾来自其他供者，移植术前两人都抽血进行了一系列组织配型项目检验，其中一项HLA基因分型检测结果显示，李某与其母亲HLA配型四点相合，两点错配，血型一致；张某与供者HLA配型不符，血型一致；但由于肾源缺乏，且张某家属对移植手术意愿强烈，张某和李某一样都进行了移植手术。张某术后2周出现移植区胀痛、少尿，血液中尿素升高、补体水平下降、血小板减少，经医生给予适当的免疫抑制剂治疗后缓解；李某术后植入肾功能良好，没有出现上述类似张某的情况。一年后，张某因多次发生上述移植排斥反应导致肾功能完全丧失而死亡，李某植入肾功能正常，身体状况良好。那么，影响器官移植排斥反应及受者存活率的主要因素包括哪些？目前实验室移植配型新技术有哪些？

一、移植配型的基本原理

　　移植配型（又称为HLA配型/组织配型）是指在器官移植中检验供者、受者之间移植抗原是否相匹配的一系列措施。目前主要检测ABO抗原系统和HLA抗原系统。

　　供者与受者之间存在等位基因差异而形成的多态性产物，其可作为组织相容抗原诱导机体产生免疫应答以清除"外来"的移植器官，引起移植排斥反应。因此，移植术前必须进行一系列检测，以尽可能选择与受者组织相容性一致的供者。

　　引起移植排斥反应的抗原主要有人类主要组织相容性抗原（major histocompatibility complex，MHC）、次要组织相容性抗原、血型抗原和组织特异性抗原。目前主要检测ABO抗原系统和HLA抗原系统。

　　人类白细胞分化抗原（human leukocyte antigen，HLA）是最重要的人类主要组织相容性抗原，供者与受者之间的HLA差别是发生急性移植排斥反应的主要原因。因此，通过科学运用移植配

NOTE

215

型技术提高供者与受者之间 HLA 位点匹配率是提高受者长期存活率的重要因素。

目前国际上通用的器官移植配型标准是 HLA-A、HLA-B 和 DR 六抗原无错配标准（zero HLA-A,B,DR antigen mismatch,0 Ag MM）。最佳的 HLA 配型为 HLA-A、HLA-B 和 DR 六抗原分型全相合。

二、移植配型技术

1. HLA 基因分型 HLA 作为机体的主要组织相容性复合物，是器官移植后免疫反应中最强的抗原，也是引发同种异基因排斥反应的主要抗原。2006 年，中国卫生部将 HLA 配型列入器官移植管理法规；2011 年，美国联邦立法将 HLA 配型列入器官移植技术标准。其目的就是测定供体与受体 HLA 相容性程度，力求使排斥反应减小到最低程度。HLA 分型技术包括血清学分型、细胞学分型和基因分型。1990 年，世界卫生组织（WHO）统一了 HLA 基因分型的命名以及与血清学分型的对应关系，并公布其核苷酸序列，使 HLA 进入了分子水平研究阶段，进展尤为显著。HLA 基因分型已成为目前临床的主要方法。

（1）聚合酶链反应-序列特异性引物分析：聚合酶链反应（polymerase chain reaction,PCR）是一项对特异性 DNA 片段进行非细胞依赖性的体外扩增技术。与 DNA 在体内的复制相同，在反应体系中需要提供引物、模板、DNA 聚合酶、4 种核苷酸以及必需的金属离子等。扩增时，首先是模板 DNA 通过热变性解链，继而复性使引物特异地结合到互补模板上，在 DNA 聚合酶作用下，使反应体系中游离的单核苷酸沿着引物的 3′端，以碱基配对原则延伸，形成两条与模板 DNA 互补的半保留复制链。重复上述变性、退火、引物延伸的过程即可获得更多的半保留复制链。理论上，经 n 次循环后，其产物可达 $2n$ 倍，而实际为 $(1+x)n$，其中 x 为扩增效率。每循环一次需 2～3 min，扩增约 1.5 h 就能将所需基因扩大百万倍。扩增产物在凝胶电泳后，经溴化乙锭染色，在紫外线照射下观察含特定碱基对数的 DNA 片段条带。

该法的敏感性高、特异性强且操作简便，几小时即可使 pg 水平待测物扩增至 μg 水平。HLA 分型时，应用设计的一套 HLA 等位基因的序列特异性引物（sequence specific primer,SSP），对待测 DNA 进行 PCR 扩增，从而获得 HLA 型别特异性的扩增产物。这种应用 SSP 对 HLA 进行 PCR 分型的方法，即称 SSP 分型法。HLA 基因扩增的特异性包括：座位特异性（locus-specific），如 HLA-A、HLA-B、HLA-DRB1 等；组特异性（group-specific），如 DRB1-01、DRB1-02 等；等位基因特异性（allele-specific），如 DRB1 * 0401、DRB1 * 0402 等。PCR 扩增产物的特异性取决于引物的序列和扩增条件，应在设计试验时避免假基因共扩增的可能。PCR-SSP 检测原理如图 13-1 所示。

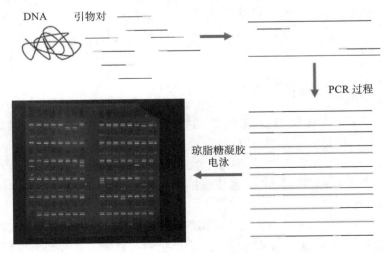

图 13-1 PCR-SSP 检测原理示意图

（2）限制性片段长度多态性：限制性片段长度多态性（restriction fragment length polymorphism, RFLP）分析，是最早建立的研究 HLA 多态性的 DNA 分型技术。不同个体间的 HLA 抗原特异性差异,是由各自氨基酸序列不同所决定的,不同的氨基酸排序又取决于相应基因的碱基序列。这种碱基序列的差别则造成限制酶识别位置及酶切位点数目的不同,由此产生数量和长度不同的 DNA 酶解片段,经琼脂糖凝胶电泳或用特异性探针与整个基因组 DNA 的酶解片段进行杂交,即可分析限制性片段长度多态性,借以确定 HLA 的型别。这种 HLA 分型法称为 DNA-RFLP。若对 DNA 片段进行体外扩增,然后再用限制酶进行酶切分析,可使限制性长度分析的敏感度大大增加,这种引入 DNA 体外扩增技术的限制性片段长度多态性分析则称为 PCR-RFLP 分型法。

PCR-RFLP 分型法所应用的 PCR 引物为 HLA 组特异性的,此法特别适应于小量标本的研究和异基因骨髓移植供者的选择。由于有些 PCR 扩增产物不能被内切酶作用,较难选择能够区分所有的等位基因的内切酶。

(3) 聚合酶链反应-序列特异性寡核苷酸探针分析:聚合酶链反应-序列特异性寡核苷酸(PCR-sequence specific oligonucleotide,PCR-SSO):以 PCR 为基础,将凝胶上的扩增产物转移至硝酸纤维膜或尼龙膜,用放射性核素或酶、地高辛等非放射性物质标记的寡核苷酸探针与之杂交,从而对扩增的 DNA 做出判断和分析。在进行 HLA 定性过程中,用以标记的寡核苷酸,系人工合成的已知 HLA 序列的特异性寡核苷酸,标记后的寡核苷酸称之为特异性寡核苷酸探针(sequence-specific oligonucleotide probe,SSOP),故此法也称 PCR-SSOP 分型法。其操作过程包括待测基因扩增、扩增的 DNA 变性后移至固相支持物、基因杂交和杂交部位显示。

对于 HLA-Ⅱ类基因分型,PCR-SSOP 是应用最广泛且最简便、快速和精确的方法,能够鉴定所有已知序列的 HLA-DR、HLA-DQ、HLA-DP 等位基因。待测细胞 HLA 基因片段经 PCR 扩增后与 SSOP 杂交,若待测 DNA 与探针上 SSOP 互补(A-T,G-C),则两者结合。根据探针标记物的不同,选用放射自显影、酶促显色或发光技术分析待测 DNA 序列,据此确定 HLA 的基因型别。最常用的两种 PCR-SSOP 方法,是根据固相支持物所载成分的不同命名的。①斑点或印迹法:用扩增的 DNA 印迹或点至固相支持物,再与溶液中的探针行杂交试验。②反向斑点或印迹法:将用作探针的 DNA 印迹或点至固相支持物上,然后与溶液中 PCR 扩增后的 DNA 杂交(扩增的待测 DNA 先做标记)。前者有利于大量标本的 DNA 分型,后者则适用于少量标本的测定。

PCR 技术可将 HLA 复合体上指定的基因片段特异性地扩增百万倍,SSOP 又可以探测出等位基因间 1~2 个核苷酸的差异,因此,PCR-SSOP 技术具有灵敏度高、特异性强、需样品量少等优点。然而,SSOP 只是根据已发现的等位基因序列设计的,对新的 HLA 等位基因,虽可通过新的杂交格局来判断,但当某一样品仅在某个位点检测到一个等位基因时,不能确定其为纯合子或是杂合子,因而不能精确地统计 HLA 等位基因或单倍体频率。PCR-SSOP 检测原理见图 13-2。

(4) 聚合酶链反应-单链构象特异性分析(PCR-single strand conformation polymorphism,PCR-SSCP):以待测基因 PCR 扩增为基础,对扩增的 DNA 单链(ssDNA)进行多态性分析的 HLA 分型方法。其原理是:DNA 单链在无变性剂的聚丙烯酰胺凝胶电泳时,因其序列的差异形成不同的空间构象,则电泳迁移率也不一样,从而可以分辨出单一碱基的差异和检测出 DNA 多态性或点突变,有助于新的 HLA 等位基因或突变体的发现。

此法应用于 HLA-DQA1、HLA-DQB1 的多态性分析以及 HLA-DPA1 等位基因、HLA-DPB1 亚型的分辨,在 HLA-DR4 亚型等位基因分型中亦具重要作用。目前,聚合酶链反应-单链构象特异性作为聚合酶链反应-序列特异性寡核苷酸的补充,在区分纯合子和杂合子基因方面有其独到之处,有助于排除序列特异性寡核苷酸杂交的误差。此外,与聚合酶链反应-序列特异性寡核苷酸方法相比,具有简单、快速和精确等优点。临床上,已初步应用 PCR-SSCP 于异基因骨髓移植的配型检测。

(5) 聚合酶链反应-直接测序法分析:聚合酶链反应-直接测序法(polymerase chain reaction-sequence-based typing,PCR-SBT),是通过对扩增后的 HLA 基因片段进行核酸序列测定,从而判断 HLA 型别的方法。该法基本过程包括:待测细胞的 DNA 分离,应用座位、组或等位基因特异性引物进行的 PCR 扩增,扩增产物的纯化和测序反应,反应产物经纯化后用自动测序仪进行 DNA 序

NOTE

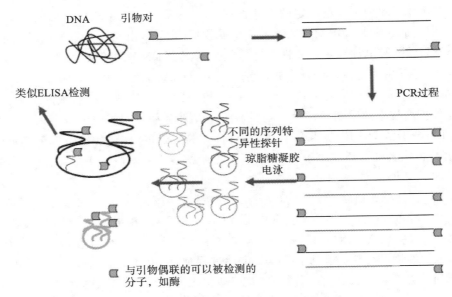

图13-2 PCR-SSOP 检测原理示意图

列测定,测出的基因序列与 HLA 基因库的 DNA 已知序列比较,判断待测的 HLA 型别。PCR-SBT 是直接测序分析基础上的基因分型方法,是目前世界卫生组织推荐的 HLA 分型方法的"金标准"。该方法使用广泛,可以直接获得 DNA 序列,鉴定所有存在的多态性,是最直接和最直观的方法。

为了提高 HLA 分型的精度,德国图宾根大学生物信息中心 Oliver Kohlbacher 教授发表在《Bioinformatics》杂志上的"OptiType:precision HLA typing from next-generation sequencing data"一文中所提到的 OptiType 这一新方法,可以基于高通量测序数据进行 HLA 分型。OptiType 分型依据主要来自转录组测序、外显子组测序和全基因组测序(whole genome sequencing,WGS)技术的新一代测序数据。OptiType 方法由 3 个关键步骤组成。首先从 IMGT/HLA 数据库下载所有的 HLA 编码 DNA 序列、基因组核苷酸序列和功能注释,进行序列匹配。然后使用 RazerS 软件进行序列匹配,匹配结果最后输出成 sam 格式文件。通过测序结果和参考序列进行匹配,生成一个二进制的矩阵。基于这个矩阵制订一个整数线性规划方法,利用 python 进行科学计算,为每个位点同时选择 2 个等位基因,短序列匹配的最大化能被特定的基因型解释。OptiType 是一种基于高通量测序数据快速而准确的 HLA 分型方法,为常见的 HLA 基因分型提供了一种新的技术支持。然而,预测仅限于对已有参考序列的比较,只能预测已知的等位基因。

(6)流式细胞术:近年来,流式细胞术(flow cytometry,FCM)已成为临床实验室的重要检验工具之一,在临床血液学、肿瘤学和免疫学等领域发挥了重要的作用,同时,其在移植配型方面发挥了独特的优势。

该方法利用 DNA 作为实验原料,使用 SSOP 特异性探针包被微球体。该探针可与单链 DNA 特异性结合,经过荧光素等方法标记后,通过流式细胞仪即可测得 HLA 基因型。One Lambda 公司通过采用这种原理推出了可利用 DNA 检测 HLA 特异性的试剂盒。实验原理同反向 PCR-SSOP,其优点有:自动化检测系统有效地减少了人为误差,增加了结果准确性;同一个反应管中可混合 100 个不同的 SSOP 探针,大大提高了工作效率,并且节省了试剂耗费量;检测结果客观、快速;该方法可适合脐血库和骨髓库的配型要求。基于流式细胞分析的配型技术见图 13-3。

(7)虚拟 DNA 分析:1998 年,奥地利学者 Helmberg 引入一种新型的 HLA 分型方法-虚拟 DNA 分析(virtual DNA analysis,VDA),德国 DNA 交换中心采用该方法对 DNA 进行 HLA 分型。虚拟 DNA 技术可以将各实验室 PCR-SSP、PCR-SSOP 和 SBT 的分型结果综合并按最新公布的 HLA 等位基因序列进行分析,分型的基础是 PCR-SSP、PCR-SSOP 和 SBT 识别的 DNA 序列构成的虚拟 DNA 库,最终分型的结果包括在此 DNA 库中。通过软件有效地结合并综合分析原始数

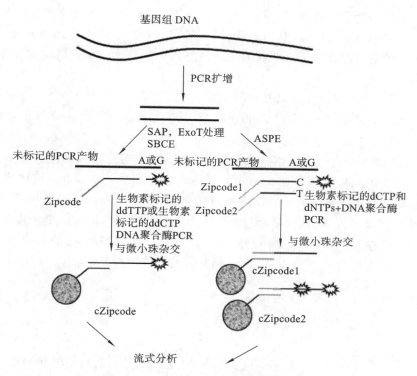

图 13-3 基于流式细胞分析的配型技术

据,避免了大量的人力、财力和物力的浪费,保存形式以原始资料代替了 HLA 的基因型,因此不会遗失任何原始信息,需要时可根据最新的等位基因库重新分析并验证原有结果,从而实现更高的准确度,因此虚拟 DNA 技术特别适用于骨髓库,并且虚拟 DNA 技术对采用的试剂盒无特殊要求,经过综合分析后可达到更高的分辨率。

(8)差异显示 PCR:1992 年,Liang 和 Pardee 首次提出差异显示 PCR(differential display PCR,DD-PCR)技术,并且利用这一技术克隆了多个基因。差异显示 PCR 技术是将 mRNA 反转录技术与 PCR 技术二者相互结合发展起来的一种 RNA 指纹图谱技术,具有简便、灵敏、RNA 用量少、效率高、可同时检测两种或两种以上经不同处理或处于不同发育阶段的样品,该方法自问世以来已被广泛用于差异表达基因的克隆鉴定研究中。其基本原理是:利用一系列的 oligo(dT)引物,逆转录真核生物细胞中全部表达的 mRNA,通过 PCR 扩增的方法,转换成 cDNA 双链,再利用变性聚丙烯酰胺凝胶电泳,将有差异的片段分开,筛选出目的基因。DD-PCR 的优点是快速、方便,可以检测表达量极低的 mRNA,但其技术条件要求较高,所扩增的 mRNA 的质量不能有差异,即 mRNA 不应降解。

除上述方法外,已建立的 HLA 基因分型技术还有 PCR 指纹图谱法、异二聚体法、嵌合体测定等。这些技术可单独或联合用于各类 HLA 抗原分型,例如 SSOP 和 SSP,或 SBT 与 SSP 等,而且敏感性、精密度均大大高于血清学分型和细胞分型法。由于 HLA 分子生物学分型技术的广泛应用,一些新的 HLA 型别或亚型不断被发现,促进了免疫遗传学的发展。应该注意的是,虽然传统分型技术中的细胞学分型法正逐步被淘汰,但是"古老"的血清学技术作为 HLA 分型的基础,仍有其应用价值,不可摒弃。

2. HLA-DRB1 基因座外显子 2 和 3 测序 实验室目前也可采取新的 SeCore® DRB1 外显子 2 和 3 试剂盒进行 DRB1 测序分析,其结果提供完整的双向外显子覆盖,可以提高检测的准确性,并且减少误差风险。改进的测序数据可以减少二次验证,有助于降低人工成本,并减少最终发报告结果时间。SeCore® 试剂盒包括工作流程所需的酶和染料化学试剂,大大减少在质量控制步骤上花费的时间。

3. 移植基因分型芯片 Axiom® 移植基因分型芯片(Axiom® Transplant Genotyping Array)是

由国际移植网络的遗传学和转化研究中心(iGeneTRAiN)设计,这个网络的建立是为了推动实体器官移植领域(具体包括心脏、肾脏、肝脏和肺移植)的研究。它利用遗传信息来提高移植成功率,并为患者制订特异性的建议疗法。iGeneTRAiN 的最终目标是将这一信息转化成临床实践,并尽量减少移植排斥和并发症。

Axiom® 移植基因分型芯片基于最新的全基因组关联分析(GWAS)芯片以及针对移植研究的定制内容。GWAS 框架是基于 UK Biobank Axiom® Array 和 Axiom® Biobank Genotyping Array,以促进合作并实现荟萃分析(meta-analyses)。芯片上带有 782000 个单核苷酸多态性(SNP)、拷贝数变异(CNV),以及插入/缺失(Indel)标记,用来鉴定对移植至关重要位点的遗传变异。芯片提供主要群体全基因组范围的 imputation grid,包括欧洲、亚洲和非洲血统的群体。

在芯片上添加感兴趣的标记,首先是检查它们是否存在于 Axiom® Genomic Database 中,这个数据库包含了经过实验验证的标记,可通过 Axiom® Genotyping Solution 带来成功的基因分型结果。经过验证的标记被选中,直接添加到芯片上。对于那些之前未验证过的标记,检查经过验证的标记组合中是否有好的标签存在,如果存在,选择最好的标签添加到芯片上。

(徐建华)

第二节　分子检验技术在法医鉴定中的应用

一、法医物证学相关的概念

法医学包括法医物证学、法医毒理学、法医病理学、法医临床学、法医毒物分析学、法医精神病学和刑事科学技术等。其中,法医物证学是以法医物证为研究对象,以提供科学证据为目的,研究应用生命科学技术解决案件中与人体有关的生物检材鉴定的一门学科。法医物证学主要包括个体识别、亲子鉴定、性别鉴定、种族和种属鉴定,本节主要介绍个体识别和亲子鉴定两方面的内容。

对案件的真实情况有证明作用的物品和痕迹,称为物证。由物证专业人员针对血痕、精斑、毛发、牙齿、骨骼、组织脏器等生物学检材进行的检验,称为法医物证学检验。其目的是:①确定该生物学检材的种类、种属,主要确定其是人类性来源或动物性来源;②通过遗传学标记系统的分型对人源性或动物来源的生物学检材进行检验。对其个体来源做出肯定或否定的判断,即个体识别;或对生物学个体之间是否存在亲缘或血缘关系做出判断,即亲子鉴定。

个体识别是通过对生物学检材的遗传标记检验,判断前后两次或多次出现的生物学检材是否属于同一个体的认识过程。DNA 包含着一个人所有的遗传信息,与生俱有,并终生保持不变。这种遗传信息蕴含在人体的毛发、骨骼、血液、唾液、精液等所有人体组织或器官中。人类的基因组在个体上显示出极大的多样性,对每个个体的 DNA 进行鉴定,可以达到对个体的直接确认。个体识别一般用于交通事故调查和刑事案件的侦破,以明确无名尸、碎尸和斑痕的身源。除此以外,个体识别的对象也可能是活体。对活体的个体识别一般用于冒名顶替者、男扮女装者、女扮男装者、因年幼失散或精神异常者。

亲子鉴定(identification in disputed paternity),也称为亲权鉴定(parentage diagnosis),原是指用医学及人类学等学科的理论和技术来判断有争议的父母与子女间(特别是父子间)是否存在亲生血缘关系,但随着 DNA 分型技术的应用与普及,目前这类鉴定的被检测对象已不再局限于父母与子女两代的个体,对同胞间、隔代,甚至隔数代的个体间是否存在亲缘关系已有可能做相应的鉴定。另外,通过对胎儿,甚至胚胎的某些遗传标记检测,也可进行父子关系的鉴定,因此亲权鉴定所涵盖的范围应该更大些。但目前国内仍习惯把亲权鉴定通称为亲子鉴定,因为大量的案例都是要求判断有争议的父子间是否存在亲生血缘关系。

其基本原理是人类的遗传标记遵循孟德尔遗传定律,简单地说,就是每个人的 DNA 遗传物质都是一半来自母亲(卵子),一半来自父亲(精子);因此孩子的一对等位基因也是一个来自母亲,一个来自父亲。如果多对等位基因检测结果全部符合这一规律,则表明具有生物学意义上的亲子关系;若不符合这一规律,则排除亲子关系(变异情况除外)。

根据性质可以将申请亲子鉴定的情况分为以下几大类:一是刑事案件中的亲子鉴定,如杀人案件、强奸案件以及拐卖人口案件等,就需要对当事人进行鉴定以确定其是否存在亲生关系;二是涉及民事纠纷即司法诉讼的鉴定,如父母对自己子女血缘关系上存在疑虑、在医院抱错婴儿、亲人失散、非婚生及计划外生育、移民等,需要确认当事人的亲缘关系;三是意外事故及灾害,如地震、空难、矿难、车船失事等,需要识别遇难者的身源,或验证父母与子女的血缘关系。

二、法医物证学检验的发展历程

法医学有着悠久的历史,早在春秋时期就已萌发了法医学。唐代已有兼做验尸的"医学博士",宋代也有从事验尸的"仵作"。13 世纪中叶(1247 年),中国的法医学家宋慈(1186—1249 年)所撰写的《洗冤集录》,被公认为是世界上最早的法医学经典专著,比欧洲的法医专著早 350 多年,该书很快被传入各国,对世界法医学的发展做出了重大贡献。

在中国,法医学发展早期就萌发了法医物证学,秦汉以来就有用血液判断亲权的传说。历史上最早的亲子关系验证案例出现在我国。三国时代谢承的《会稽先贤传》中就有滴骨验亲的记载,以弟血滴兄骨并有应验。其后,又有以子血滴父骨、父血滴子骨等案例记载。至宋代,著名法医学家宋慈将滴骨验亲法收入《洗冤集录》中。"检滴骨亲法"谓如"父母骸骨在他处,子女欲相认,令以身上刺出血,滴骨上,亲生者,则入骨,非则否",对亲兄弟则以"滴血法"验亲。解决活人之间的亲权的记载大约开始于明代,出现了一种接近于血型检验的"合血法"。这些方法虽不科学,但其大胆设想在世界亲子鉴定史上有着重要的意义。因而现代法医学家认为,"滴血法"是现代血清学亲权鉴定的先声。

近代以血型检验为基础进行亲子鉴定始于德国。亲代和子代的血型检验结果与遗传规律相矛盾,便可排除亲子关系;测定的血型系统越多,排除亲子关系的概率越高。1985 年,英国遗传学家 Jeefreys 建立了以第一代遗传标记 RFLP 为基础的 DNA 指纹技术,使父权鉴定由否定走向肯定。随后,第二代遗传标记 STR 和第三代遗传标记 SNP 也相继应用于亲子鉴定中。

我国在 20 世纪 80 年代初,由上海市中心血站引入的 HLA 分型技术开始应用于亲子鉴定,其后被最高人民法院认可,正式开展了亲子鉴定。此后,我国许多单位陆续开展了亲子鉴定的业务,到 20 世纪 90 年代,检验项目由单纯的血型分型逐步转为结合 DNA 多态性的分型甚至全部为 DNA 多态性分型。

亲子鉴定的开展,尤其是检测手段的提高,为刑事侦查、刑事诉讼、民事诉讼等诸多司法活动提供了有力的证据,为我国法制建设的进一步完善做出了积极的贡献。然而也应该看到,亲子鉴定虽然能正确地揭示被检人之间是否存在亲生血缘关系,但滥用亲子鉴定有时会影响家庭的安定,特别可能会造成对被检孩子的伤害;这尤其容易发生在一些为社会服务的相关鉴定中。鉴定人应对此负面影响有所认识,在受理时应向委托人及被检人说明亲子鉴定可能产生的后果,以尽量消除可能产生的负面影响。

三、个体识别和亲子鉴定技术

个体识别和亲子鉴定一般通过法医血清学检验和法医分子生物学检验两种方法对遗传学标记系统的分型进行判断。经典的遗传学多以血型作为研究对象,从表型推测基因型,例如检测红细胞血型(ABO、MN、Rh 等)、红细胞酶型(PGMI、GLO、DNaseI 等)、血清蛋白型(HP、Ge、Pi 等)和白细胞抗原(HLA)等,这些遗传学标志为蛋白质(包括糖蛋白)或多肽,容易失活而导致检材得不到理想的检验结果。此外,这些遗传标志均为基因编码的产物,多态信息含量(PIC)有限,不能反映

NOTE

DNA 编码区的多态性,且这些遗传标志存在生理性、病理性变异(如 A 型、O 型血的人受大肠杆菌感染后,B 抗原可能呈阳性)。因此,其应用价值有限。

法医分子生物学检验则指将 DNA 分析技术应用于法医物证学检验。DNA 检测技术灵敏度高、个体识别能力强,可弥补血清学方法之不足,已逐步取代部分法医血清学技术。作为最前沿的刑事生物技术,DNA 分析为法医物证检验提供了科学、可靠和快捷的手段,使物证鉴定从过去只能做个体排除过渡到了可以做同一认定的水平,DNA 检验能直接认定罪犯,为凶杀案、强奸杀人案、碎尸案、强奸致孕案等重大疑难案件的侦破提供准确可靠的依据。目前,全世界 120 多个国家和地区均已将 DNA 技术用于个体识别和亲子鉴定中。

自 20 世纪 80 年代至今,先后将 DNA 第一代遗传标记(即限制性片段长度多态性(restriction fragment length polymorphism,RFLP))、第二代遗传标记(即小卫星、微卫星多态性)、第三代遗传标记(即单核苷酸多态性(single nucleotide polymorphism,SNP))应用于个体识别和亲子鉴定中。随着 DNA 技术的发展和应用,DNA 标志系统的检测将成为鉴定的重要手段和途径。

1. DNA 指纹技术 人类基因组 DNA 序列中存在众多的多态性遗传标记,除非同卵双生,几乎没有任何两个人的 DNA 分析图谱会完全相同,正如每个人的指纹一样,因而被称为 DNA 指纹(DNA fingerprint),它是指某个体基因 DNA 序列的个人标志性特征,是个体识别的有力依据。

DNA 指纹技术于 1985 年由英国莱斯特大学遗传学家 Jeffreys 首先用于亲缘鉴定,他成功地鉴定了一起移民的亲权关系,肯定了其血缘关系,给法医学带来了一场技术革命,标志着 DNA 鉴定技术的诞生。

DNA 指纹技术的基本原理:利用可变串联重复(variable number of tandem repeat,VNTR)序列中无切点的限制酶,酶切基因组 DNA 后,形成许多长短不等的 DNA 片段。电泳分离不同大小的 DNA 片段,用 VNTR 核心序列作为标记探针进行 Southern 印迹杂交。不同个体出现一系列不同的杂交带型,从而做出个体识别或指证确认罪犯。Jeffreys 等研究了 20 名无血缘关系的白人 DNA 指纹,如果用一种核心序列作探针,两个个体出现完全相同带型的可能性是 3×10^{-11};如果用两种核心序列作探针,则两个个体出现完全相同带型的可能性低于 5×10^{-19}。

由探针杂交产生的 DNA 指纹的特点:①传统的 RFLP 分析中,一个探针只能检测一个特异性的位点,而一个 DNA 指纹能同时检测十几个甚至几十个位点的变异,因此其反映的基因组信息量更为丰富;②DNA 指纹图谱由多个高变位点上的等位基因形成,因此具有更高的特异性,只有同卵双生的个体才会具有完全相同的 DNA 指纹;③其遗传严格遵循孟德尔遗传规律,遗传性简单稳定,子代 DNA 指纹图谱中,几乎每一条带都能在亲代图谱中找到,其新生代的产生概率仅为 0.001%～0.004%;④指纹图谱具有体细胞稳定性,即同一个体中的不同组织、血液、肌肉、毛发、精液等所产生的 DNA 指纹是完全一致的。

DNA 指纹将法医物证鉴定引入到分子水平,使法医学第一次能够认定同一性,将鉴定能力由种类认定推进到个体认定程度,克服了血型标记检测的局限性,在案件调查中发挥了重要作用。DNA 指纹要求待检 DNA 分子完整,然而许多案件现场获得的生物检材难以满足 DNA 指纹的检验要求,而且检验方法复杂,实验周期长,需要标本量大,检测灵敏度低,因此限制了其在实践中的应用。

2. STR 分析技术 短串联重复序列(short tandem repeat,STR),也称微卫星 DNA(microsatellite DNA),是由 2～6 bp 组成核心序列的高度串联重复序列,重复次数从几次到几十次不等。短串联重复序列不仅在遗传上符合孟德尔遗传定律,而且在基因组中分布广泛,具有高杂合度和高度多态性,易于检测,是法医学中应用最广泛的遗传标记,已经普遍应用于亲子鉴定和个体识别。

但 STR 基因座同时也有较高的突变率,因此用于亲子鉴定检测分析时应谨慎对待 STR 基因座的突变。STR 基因座的突变有明显的性别差异。因为,相比女性而言,男性精母细胞在形成精子的过程中,要经过多次的细胞分裂和 DNA 复制,使发生错配的概率增加,发生突变的概率增加。由于父系来源的突变比例较高,因此,遇到父子的单亲亲子鉴定的 STR 基因座突变时,尤其是遇到大于 1 个的基因座突变时,为了保证结果的可靠性,一般需要加做 STR 基因座位点或者 Y 染色体位点分析。

DNA 鉴定实验的操作步骤如下:①DNA 提取。用 Chelex 法提取和纯化检材的 DNA。②DNA定量。用紫外分光光度计法或定量 PCR 仪定量鉴定 DNA 的浓度和纯度。③PCR 扩增。选用获得认证的商品化试剂盒或获得认证的直接扩增试剂盒。扩增反应体系及循环参数,以各试剂盒的说明书为准;设置阳性对照和阴性对照。④PCR 扩增产物的检测与结果判读。使用遗传分析仪,对 PCR 产物进行毛细管电泳分析,使用等位基因分型参照物(Ladder)来对样本分型。⑤分析数据,出具报告。依据 DNA 分型结果,计算亲权指数,对是否存在血缘关系做出判断,得出鉴定意见。

利用 DNA 进行亲子鉴定,只要对十几至几十个 DNA 位点做检测。如果全部一样,就可以确定亲子关系;如果有 3 个以上的位点不同,则可排除亲子关系,有一两个位点不同,则应考虑基因突变的可能。除常染色体基因座外,建议在需要时增加 Y-STR 或 X-STR 的检验。DNA 亲子鉴定,否定亲子关系的准确率几近 100%,肯定亲子关系的准确率可达到 99.99%。

3. SNP 技术　SNP 是指基因组 DNA 上特定的核苷酸位置上存在两种不同碱基,是由单个核苷酸变异而导致的序列多态性,其中较低频率者在群体中的频率不小于 1%。SNP 在人类基因组中分布广泛,是最常见的基因突变。虽然其变异程度不如 STR,但是约每 1000 bp 即有一个碱基突变,所以就整体而言,在人类基因组中 SNP 多态位点频率较 STR 要高得多。美国 NCBI 数据库中已经收集了超过 500 万个经过确认的 SNP 记录,能提供更全面的基因信息。理论上某一特定核苷酸位置可有 4 种碱基变异形式,但实际上 SNP 通常只表现为双等位基因,即二态的遗传变异,包括单碱基的转换、颠换、插入、缺失等形式,其中大多数为转换,即嘌呤碱基之间的互换或嘧啶碱基之间的互换等。

SNP 作为新一代法医学遗传标记,具有诸多优点。虽然 SNP 多态信息含量不如多等位基因的 STR,但分布的高密度弥补了信息量的不足;同时 SNP 被认为是一种能稳定遗传的早期突变,突变频率较低,较 STR 等多态性遗传标记具有更高的遗传稳定性。在开发检测技术上,过去一般是建立在凝胶电泳基础上对多个个体进行分析,通量较小,而 SNP 基于自身的双等位标记这一特点,在检测样品时不像检测 RFLP、STR 标记那样测量片段的长度,而是通过测序直接进行序列比对来发现差异,结果只有阳性和阴性两种,易于分型和确定基因频率。因此,SNP 在技术上有着较大的比较优势,可以摆脱电泳分型的瓶颈,加上近年来各种新兴的技术层出不穷,提高了自动化检测水平,也提高了检出率,因而促进其快速发展;而且 SNP 序列较短,尤其适用于高度腐败、降解、陈旧的法医生物检材。

4. 线粒体 DNA 分析　人类细胞内存在两套基因组,一套是细胞核内的基因组,即核 DNA;另一套是位于细胞质线粒体内的基因组,即线粒体 DNA(mtDNA)。mtDNA 呈双链共价闭环结构,较核 DNA(nDNA)小得多,环长度仅 5 μm,长度为 16569 bp,已发现的其所编码的蛋白质也极少。

mtDNA 的主要特点有:①母系遗传。孟德尔定律主要是揭示了细胞核内 DNA 的遗传规律,尔后发现的细胞核外 DNA 的遗传,可看作是孟德尔定律的补充。由于精子的线粒体都在精子的尾部而受精时只有精子的头部进入卵子,因而线粒体是以母系遗传方式遗传的。在没有突变的情况下,母系直系亲属间 mtDNA 序列完全一致,适用于单亲的亲子鉴定及同一认定。②拷贝数多。人体有(35~100)万亿个细胞,每个细胞平均含有 10~1000 个线粒体。多数线粒体内有多个拷贝的 mtDNA。因此对 mtDNA 的检测比对 nDNA 的检测具有更高的检出率,适合陈旧、降解检材,尤其是毛干、骨髓、牙齿的检验。结合了 PCR 技术的 mtDNA 分析大大提高了反应的灵敏性,可以检测极微量的检材,如以单根毛发即可达到检测的目的。③单体型。mtDNA 基因型单一,避免了细胞核基因组两条姐妹染色体为杂合子时的相互干扰。④多态性丰富。mtDNA 的 D 环区在物种之间相对保守,在同一物种之间又存在很大差异,此特点构成了鉴别研究的基础。D 环区较强的多态性,可以为识别个人差异提供一个很好的分子遗传标记,进而为科学选材和准确评估个体信息开辟新的途径。⑤异质性。mtDNA 异质性是指一个线粒体、同一细胞或同一个体内存在着 2 个或 2 个以上的 mtDNA 亚群。它包括点异质性和长度异质性。法医 DNA 委员会提出异质性的出现并不会使 mtDNA 的分析失效,相反,当两检材都出现了同样的异质性,则更加强了同一性的证据作用。⑥进化速度快,突变率高。mtDNA 的进化速度是 nDNA 的 510 倍,因此其不同母系个体的个体识别率高。

线粒体 DNA 序列分析自 20 世纪 90 年代中期开始兴起,其出现主要为解决毛干等无核生物组织或者极微量检材的 DNA 鉴定难题。随着荧光测序技术和 DNA 测序仪的问世,线粒体 DNA 测序分析技术得到广泛的推广和应用,使法医 DNA 鉴定的应用范围不断扩大,其可以对来自人体的全部生物样品进行检验,尤其适用于毛干和指甲等特殊生物检材的 DNA 分析。

5. 全基因组扩增技术　全基因组扩增(whole genome amplification,WGA)技术是对全部基因组序列进行非选择性扩增的技术,其目的在于没有序列倾向性的前提下大幅度增加 DNA 总量。应用该技术可对微量生物检材甚至是单个细胞的整个基因组 DNA 扩增,为后续的多基因、多位点分析及基因组的全面研究提供足量的 DNA 模板,在解决痕量检材分型方面效果突出。

全基因组扩增技术主要分为两种类型:一种是基于热循环 PCR 的扩增技术,如简并寡核苷酸引物 PCR(DOP-PCR)、连接反应介导的 PCR(LM-PCR)、扩增前引物延伸反应(PEP)等;另一种是基于等温反应,不以 PCR 为基础的扩增技术,如多重置换扩增(MDA)、基于引物酶的全基因组扩增(pWGA)和多次退火环状循环扩增(MALBAC)技术。下面仅介绍 DOP-PCR、MDA、MALBAC这三种代表性的扩增技术。

(1) DOP-PCR:使用简并配对引物,即类脱氧肌苷引物。它可以结合到 DNA 任何部位。引物的 3′端为 6 bp 退化寡核苷酸,5′端为正常的碱基。3′端和 DNA 链随机结合,最初几个循环退火温度要低(30 ℃左右),然后延伸直到 5′端引物配对处。特点是扩增均一性差和片段长度不定(图13-4)。

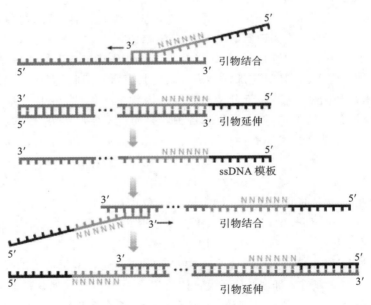

图 13-4　DOP-PCR 扩增

(2) MDA:使用多种引物六聚体和 φ29DNA 聚合酶。引物六聚体是由 6 个随机核苷酸组成的;而 φ29DNA 聚合酶是一种高保真聚合酶,具有 3′到 5′外切酶校读能力,并且具有特殊的多重置换和连续合成特性。特点是扩增长度为 50~100 bp,指数扩增,存在扩增偏倚性(图 13-5)。

(3) MALBAC 技术:利用 φ29 聚合酶的前链移开功能,以原始基因组为模板进行复制,其扩增产物具有完整的末端,因此可以发生环化,不被复制,保证了线性扩增以降低扩增偏倚性,同时有较高的扩增效率。

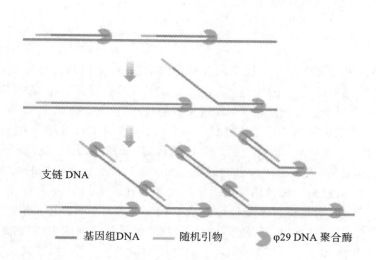

基因组DNA ━━━ 随机引物 ❯ φ29 DNA 聚合酶

支链 DNA

图 13-5　MDA 扩增

扫二维码
看彩图

全基因组扩增技术只是一种提高模板 DNA 的技术方法,对于目前以 STR 分型检测为主的法庭科学个体识别鉴定未显现足够的应用价值。当样本的绝对量相当少时,可以考虑使用 PEP 方法来扩大样本量,以满足重复检验的要求,但可能面临大片段 DNA 扩增失败的风险。PCR 类全扩增方法对样品质量要求相对较低且扩增效率高,但全扩增产物片段较短,指数反应易导致所有片段的非均衡扩增;而 MDA 法扩增产物较为均衡且更加利于全基因组测序,前提是获得高质量的基因组模板。但无论 PCR 类方法或是恒温全扩增方法,目前都存在一定的非特异性扩增现象。总体而言,现有 WGA 方法各有特点(表 13-1),需根据实际情况选择合适的 WGA 方法,或将 WGA 技术与其他法医 DNA 检验技术相结合,才能最大可能发挥其在法医工作中的作用。

表 13-1　主要的 WGA 方法比较

方法	类型	产物长度	优　点	缺　点	应　用
PEP	基于 PCR	<2 kb	操作简单,对模板质量要求低	使用随机引物易产生扩增偏差及片段丢失	CGH、LOH 分析、STR 分型等
DOP-PCR	基于 PCR	<2 kb	产物产量较高,操作较为简单	实验条件需要较多优化,起始模板数量少时易产生扩增偏差	FISH、探针制备、SNP 分型、SSCP 分析等
LM-PCR	基于 PCR	<2 kb	灵敏度高,使用通用引物扩增均衡,对模板质量要求低,产物产量高	操作步骤相对烦琐,模板复杂时易丢失片段	CGH、建立文库、SNP、STR 分型、基因检测等
MDA	恒温扩增法	<100 kb	产物片段长,忠实度高,不需要特殊仪器,扩增均衡	对模板质量要求高,可能产生非特异性扩增	NGS、RFLP、单细胞测序、SNP、STR 分型等
pWGA	恒温扩增法	<40 kb	不需要使用任何引物以及对模板进行预变性处理	使用的蛋白质(酶)以及试剂较多,效果有待验证	制备探针、DNA 污染检测、CGH 等
MALBAC	结合恒温扩增与 PCR 法	<2 kb	灵敏度高,扩增均衡度高,产物产量高	模板拷贝数极低时易产生扩增偏差,可能出现非特异性扩增	单细胞测序、CGH、SNV、CNV 分析等

NOTE

四、应用评价

随着现代科技的发展,DNA 分析技术也日趋走向成熟,在法医物证鉴定领域发挥的作用也越来越显著。在当代法医物证鉴定中,上述 DNA 分析技术均具有各自独特的用途,但在仪器、试剂等因素的限制下,目前应用最广泛的还是 DNA STR 分型技术。

一般情况下,个体识别和亲子鉴定主要依靠 STR 基因座计算相应概率推断结论,但在某些特殊情况下,如同卵双生子的区分、妊娠期胎儿父权的认定、微量组织来源的鉴定等方面,STR 以及 SNP 不能提供有效信息时,表观遗传学可能提供更为丰富的信息。对于短时间大量输血、骨髓或造血干细胞移植的个体,其造血机能被供体的干细胞完全替代或者形成嵌入型,血液的 DNA 基因分型表现为供体的基因型或者是供体和受体的混合基因型。另外,癌变也可导致同一个体的正常组织与癌变组织的图谱不同,在 STR 系统已发现使等位基因重复序列减少的现象,即等位基因变少。因此,实际检验工作中应注意以下情况:①对于短时间大量输血的伤者,在采集血样的同时还应采集其唾液同时送检。②对于做过骨髓或造血干细胞移植的个体应采集指甲、毛发等样本送检。③慎用癌变组织进行 DNA 分型。④表述检验结果时,要注明所检验的是何种组织或细胞。⑤有一个基因座不同时要仔细分析原因,勿轻易下排除结论。

法医物证检验是一项专业性极强的工作,实验室鉴定人员绝非一般的临床检验人员,应具有较坚实的医学遗传学理论基础,有较高的分析能力和操作能力,除此之外,还应该具有相应的职业道德、法律知识。亲子鉴定常面对错综复杂的案情,各式各样的检材。犯罪现场留下的生物检材千差万别,有时仅是“痕迹”,有时是高度腐败或降解,或是多种来源的混合标本。最大程度获得检材中的有效 DNA,是保证基因分型准确的前提条件。减少污染,去除核酸扩增抑制因素,并且实现核酸提取自动化,方法标准化,不断提高实验室质量,这是实验室发展的方向。现代科技发展迅速,相信在不久的将来,会出现更为准确、经济、快捷的鉴定技术,为法医物证鉴定做出更大贡献。

（李　猛）

第三节　分子检验技术在产前筛查与产前诊断中的应用

 案例与问题

　　有人说:自古君王多薄幸。但国王安·博尔杜一生却只痴情于一个女人,爱她并终其一生。

　　安·博尔杜是欧洲一个国家王室的长子,21 岁时他临危受命,登基成为第五任国王。自登基以来,安·博尔杜将全部精力都投入到国事之中,姐弟早已成家,30 多岁的他却依然单身,看到这种情况,国内的吃瓜群众们开始按捺不住了,纷纷开始担忧国王的感情问题。就在各种八卦新闻满天飞时,安·博尔杜突然宣布和一名叫作法比·奥拉的 23 岁姑娘订婚,震惊全国。结婚不久,法比·奥拉怀孕了,这个喜讯让全国人民都兴奋不已,期待着小公主/小王子的到来,然而几个星期后腹中的孩子却停止了生长。此后的两年时间里,法比·奥拉又两次怀孕,但都以流产告终。他们来到医院,想找到原因,在经过仔细检查后,产科医生告诉两人,法比·奥拉是一位平衡易位(一种罕见的遗传疾病)患者,本人只携带,不发病,但会导致后代发病,法比·奥拉约有 10% 的概率能够生下孩子,但如果想要完全健康的孩子,她只有 5% 的概率。接下来几年,法比·奥拉又两次怀孕,却又两次流产。作为国王,安·博尔杜没有子嗣,就意味着后继无人,这是一个非常严重的事情。国内出现了让国王安·博尔杜废除法比·奥拉皇后的声音。但国王并没有听任何人的意见,他还是坚持陪伴在法比·奥拉身边,他知道这几年的流产给法比·奥拉身心带来了巨大的创伤,她需要他。10 多年过去了,安·博尔杜和法比·奥拉已经步入中年,就当人们不抱希望的时候,法比·奥拉又怀孕了,而且已经 7 个月了。人们对法比·奥拉的这次怀孕将信将疑,有人说是假孕,有人说是借健康人的卵子,就当大家争论不休时,孩子提前 4 周出生了,皇室的发言人这时站了出来,跟全国人民解释道:"孩子是个小公主,现在呼吸有点窘迫,但生命体征平稳,皇后不是借别人的卵子,而是使用了最新的生殖技术——第三代试管婴儿技术(PGD),这种方法能够在体外挑选出正常的胚胎,再植入到皇后体内……"消息一出,举国欢庆,子民们既为国王安·博尔杜后继有人而高兴,更为他们的爱情故事有了幸福的结晶而欢喜。在此之后,安·博尔杜更加宠溺他的妻子,牵着她的手,从青丝到白发,从心动到古稀。故事讲完了,那什么是 PGD 技术?除了 PGD,还有哪些跟临床检验密切相关的分子检验技术?请看本章将要介绍的知识内容。

每年的 9 月 12 日是中国预防出生缺陷日,我国每年新增出生缺陷数约 90 万例,属于出生缺陷发生率较高的国家之一,出生缺陷不仅严重降低了人群健康水平和人口素质,还因治疗、残疾或死亡问题给患儿家庭带来沉重的精神和经济负担。随着"二孩"政策的全面实施,高龄孕产妇比例逐年上升,未来我国出生缺陷的形势将十分严峻,预防出生缺陷势在必行。世界卫生组织(world health organization,WHO)为预防出生缺陷提出了"三级预防"的策略:一级预防是孕前预防,旨在备孕阶段进行综合干预,具体措施包括健康教育、婚前医学检查、遗传咨询、增补叶酸、孕早期保健(包括合理营养、预防感染、谨慎用药、戒烟、戒酒、避免接触放射线和有毒有害物质等);二级预防是孕中期检查,旨在减少严重缺陷儿的出生,主要是在孕期通过早发现、早诊断和早采取措施;三级预防是出生后预防,指针对新生儿疾病的早期筛查、早期诊断,并给予及时有效的治疗,避免或减轻疾病的严重程度,以提高患儿的生活质量。其中,二级预防的主要措施是产前筛查和产前诊断,这也是整个"三级预防"策略中最为关键的环节,本节将主要集中在产前筛查与产前诊断,介绍其定义及临床应用。

一、产前筛查与产前诊断的定义及内容

(一)产前筛查与产前诊断的定义

产前筛查(prenatal screening)与产前诊断(prenatal diagnosis)的含义并不一样,但它们之间有着密不可分的关系,一般来说,产前诊断是指对胎儿进行先天性缺陷和遗传性疾病的诊断,是在产前筛查阳性基础之上的进一步确诊。相对于产前诊断,产前筛查定义则较广泛,包括狭义的产前筛查和广义的产前筛查。狭义的产前筛查仅涉及对胎儿疾病的筛查,包括孕早期或孕中期通过生化免疫血清学筛查、分子生物学筛查等检测方法从孕妇群体中发现可能怀有先天性缺陷和遗传性疾病胎儿的高危孕妇。广义的产前筛查除上述检查之外,还包括对孕妇身体状态的筛查,如腹围、宫高、血压、甲状腺功能和妊娠期糖尿病的筛查。此外,产前诊断定义更为明确,是通过绒毛膜活检、羊膜腔穿刺、脐带血穿刺等侵入性方法获取胎儿组织进行的分子或细胞学检查,是出生缺陷"二级预防"的最后一道关卡。还需要指出的是,影像学检测技术在产前筛查和产前诊断中也是必不可少的一个项目,孕早期的 NT 值、孕中期的"大排畸"筛查都是很关键的检测内容,对于一些严重的胎儿结构异常,超声或磁共振的检查结果可以直接作为产前诊断的依据。对于产前筛查与产前诊断的异同,表 13-2 从检测对象、方式、准确度等方面进行了对比。

表 13-2　产前筛查与产前诊断概念的异同

项目	产前筛查	产前诊断
检测对象	胎儿和母体	胎儿或胚胎
检测方式	非侵入性	侵入性(影像学方法属于非侵入性)

NOTE

续表

项目	产前筛查		产前诊断
检测准确度	风险评估报告,不等同于确诊		诊断性报告,近似金标准
检测项目	孕妇自身状态的筛查	TORCH 筛查 妊娠期贫血筛查 妊娠期高血压疾病筛查 妊娠期糖尿病筛查 妊娠期甲状腺疾病筛查	染色体核型分析 荧光定量聚合酶链反应(FQ-PCR) 荧光原位杂交技术(FISH) 染色体拷贝数变异(CNV) 植入前遗传学诊断(PGD) 影像学诊断
	胎儿疾病的筛查	血清学产前筛查 孕妇外周血胎儿游离 DNA 产前筛查 (NIPT,NIPT-Plus) 无创单基因病检测 单细胞无创产前基因检测 (cb-NIPT) 影像学筛查(NT 值、大排畸)	

(二)产前筛查与产前诊断的内容

1. 产前筛查的内容 如前所述,产前筛查包括对孕妇自身状态的筛查和对胎儿潜在疾病的筛查,本部分重点介绍对孕妇自身状态的筛查,包括 TORCH 筛查、妊娠期糖尿病筛查、妊娠期高血压疾病筛查、妊娠期贫血筛查和妊娠期甲状腺疾病筛查。对胎儿疾病的筛查(如血清学产前筛查、NIPT 检查等)将在下一部分详细介绍。

1) TORCH 筛查 TORCH 筛查是一组针对常见致畸病原体感染的筛查,包括:T(toxoplasma)弓形虫;O(others)其他病原微生物,如梅毒螺旋体、带状疱疹病毒、细小病毒 B19、柯萨奇病毒等;R(rubella virus)风疹病毒;C(cytomegalo virus)巨细胞病毒;H(herpes virus)单纯疱疹 Ⅰ/Ⅱ 型。这些病原体对孕妇本人影响不大,但其导致的宫内感染不仅能引起早产、流产、死胎等,还与新生儿多种发育异常有关。弓形虫感染具有脑组织嗜性,先天性感染可以引起严重的神经系统和眼部后遗症;风疹病毒感染可导致先天性风疹综合征,主要表现为先天性心脏病、耳聋、智力障碍和眼部缺陷;单纯疱疹病毒感染的表现包括皮损、脉络膜视网膜炎、小头畸形和脑水肿,感染严重患儿出生后可能很快因呼吸窘迫、休克、DIC 或脑炎死亡;巨细胞病毒则是胎儿宫内感染最主要的致畸病原体,可引起多种器官受累或畸形,胎儿活动性感染可造成新生儿黄疸、肝脾肿大、血小板减少性紫癜和出生低体重,可有小头畸形、先天性心脏病、胆道闭锁等缺陷。临床工作中 TORCH 筛查会同时检测这几种病原体的 IgM 及 IgG 抗体,以帮助我们迅速判断孕妇感染病原体的状态。表 13-3 介绍 TORCH 筛查结果临床意义的解读。

2) 妊娠期贫血筛查 贫血是妊娠期常见的合并症,贫血对孕妇及胎儿均有危害性。世界卫生组织(WHO)推荐:妊娠期血红蛋白(Hb)浓度<110 g/L 及红细胞压积<0.33 时,可诊断为妊娠合并贫血。妊娠期贫血可诱发孕妇多种并发症,如妊娠期高血压、贫血性心脏病、胎膜早破、产褥期感染、产后抑郁等;对胎儿也会造成多种影响,如胎儿生长受限、缺氧、羊水过少、死胎、早产、新生儿窒息、新生儿缺血缺氧性脑病、神经管缺陷、智力低下以及机体免疫力下降等。在我国常见的妊娠期贫血类型有:①缺铁性贫血。WHO 资料显示缺铁性贫血在所有妊娠期贫血中最为常见,占 95%。妊娠期缺铁性贫血主要是由于胎儿生长发育对铁的需要以及孕妇对铁摄取不足或吸收不良所致。实验室检查包括血常规检查、血清铁蛋白、血清铁和总铁结合力、血清转铁蛋白受体、网织红细胞计数等。②地中海贫血。地中海贫血是一种遗传性溶血性疾病,该病是由于编码珠蛋白的基因遗传

缺陷所致,这种缺陷基因会导致珠蛋白肽链合成减少或不能合成,造成血红蛋白分子结构异常,使血红蛋白合成不足而发生贫血。该病在我国南方地区高发,因此在广东、广西等地中海贫血筛查是婚前检查的必查项目。实验室检查包括血常规检查和基因诊断。③巨幼红细胞性贫血。巨幼红细胞性贫血是由叶酸或维生素B_{12}缺乏引起的贫血,该病95%是由叶酸缺乏所致。实验室检查包括血常规检查、叶酸和维生素B_{12}检测。妊娠期贫血筛查最简便易行的办法就是血常规检测,其筛查流程如图13-6。

表 13-3 TORCH 筛查结果临床意义的解读

项 目	检测结果	结 果 解 读
TORCH IgG /IgM 检测	IgG—/IgM—	未感染,可怀孕; 孕前建议注射疫苗;孕期应动态监测 IgG/IgM
	IgG+/IgM—	既往感染,可怀孕; 孕早期 IgG+增高 4 倍以上,注意复发感染,应行产前诊断
	IgG+/IgM+	弓形虫感染可能是急性期; IgM 可能是假阳性或长期持有; 需加做 IgG 亲和力检测,IgG 低亲和力代表高度传染性,需立即 PCR 确诊并产前诊断,IgG 高亲和力一般为既往感染,但仍需产前诊断; 复查 IgG+增高 4 倍以上,注意复发感染
	IgG—/IgM+	IgM 可能是假阳性或长期持有; 2 周后复查,若 IgG 转阳性,则证明是急性感染,未妊娠者推迟怀孕,妊娠者需行产前诊断

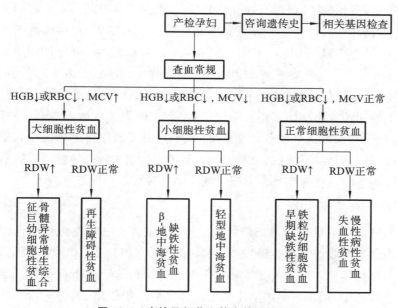

图 13-6 产检孕妇贫血筛查简明流程图

3)妊娠期高血压疾病筛查 妊娠期高血压疾病包括妊娠期高血压、子痫前期、子痫、妊娠合并慢性高血压及慢性高血压并发子痫前期。该病严重影响母婴健康,是孕产妇和围产儿发病和死亡

NOTE

的主要原因之一。妊娠期高血压疾病依靠血压和实验室指标来分类：妊娠期高血压≥140/90 mmHg，但蛋白尿（一），一般产后 12 周内能恢复正常；轻度子痫前期高血压≥140/90 mmHg，随机蛋白尿（＋）；重度子痫前期高血压≥160/110 mmHg，连续两次蛋白尿（＋＋＋），24 h 尿量＜500 mL，血小板降低＜$100×10^9$/L，凝血功能异常；子痫期，无尿或少尿，抽搐、昏迷。

4）妊娠期糖尿病筛查　妊娠期间的糖尿病包括两种情况。一种是妊娠前已有糖尿病的患者妊娠，称为糖尿病合并妊娠；另一种是妊娠后首次发生的糖尿病，又称为妊娠期糖尿病（GDM），糖尿病孕妇 90％以上为 GDM。妊娠合并糖尿病对母胎的影响及影响程度取决于糖尿病病情及血糖控制水平。病情较重或血糖控制不良者对母胎的影响极大，可以导致羊水过多、酮症酸中毒、巨大胎儿、胎儿生长受限、胎儿畸形甚至死亡，还可以导致新生儿呼吸窘迫综合征和新生儿低血糖发生率增高。大多数 GDM 孕妇在产后能恢复正常，但少数患者将来会发展成糖尿病。针对孕 24～28 周孕妇，实验室检查包括口服葡萄糖耐量试验（OGTT）和空腹血糖测定。

5）妊娠期甲状腺疾病筛查

甲状腺疾病是妊娠期常见合并症，可导致母体出现妊娠期高血压疾病、流产、早产、胎盘早剥、低蛋白血症、产后出血及产后甲状腺功能异常等并发症，增加孕产妇死亡率，同时可影响胎儿神经系统的发育，造成后代不可逆的神经发育缺陷及智力水平低下，并可致胎儿生长受限、胎儿畸形、死胎、死产，使围产儿死亡率明显增高。最好在孕前进行实验室筛查来评判母体的甲状腺功能，实验室检查包括 TSH、FT4、TPOAb。

2. 产前诊断的内容　产前诊断的目的明确，仅围绕胎儿或胚胎进行检测，根据对母体或胎儿是否造成创伤性将产前诊断分为无创产前诊断和有创产前诊断。无创产前诊断包括 B 超、磁共振（MRI）等影像学检查，有创产前诊断指通过绒毛活检、羊膜腔穿刺、脐血穿刺等取材方式获取胎儿的组织细胞以进行实验室检测，实验室检测的内容包括染色体核型分析、荧光原位杂交技术（FISH）、染色体拷贝数变异（CNV）等。此外，有创产前诊断技术还包括胚胎植入前的遗传学诊断（PGD）。（这些内容详见本节内容第三点有创产前筛查与诊断技术）

二、无创产前筛查技术

无创产前筛查技术因其不需要侵入性取材的特点，受到广大准妈妈的欢迎，除了上述所说的对孕妇自身状态的筛查外，还有很大一部分是对胎儿潜在疾病的筛查，包括血清学产前筛查、孕妇外周血胎儿游离 DNA 产前筛查（NIPT 和 NIPT-Plus）、无创单基因病筛查、单细胞无创产前基因检测（cb-NIPT）。孕妇血清学产前筛查是 20 世纪 90 年代建立起的一种方法，通过甲胎蛋白（AFP）、β-绒毛膜促性腺激素（β-HCG）、游离雌三醇（uE3）、抑制素 A（inhibin-A）等指标来预测孕妇怀有异常胎儿的风险。虽然这种方法准确率不高（70％～80％），但因其对胎儿神经管缺陷有一定的预判价值，现在不少医院仍然保留这个项目。随着 2005 年高通量测序技术的诞生，新推出的 NIPT 技术凭借着高准确度、低假阴性及优越的可扩展性得到了医疗机构的迅速推广，现已成为产前筛查的必查项目。本部分内容将着重介绍基于高通量测序的各种无创产前筛查技术。

（一）血清学产前筛查

血清学产前筛查是指抽取少量孕妇静脉血，通过测定血清中的生化免疫指标，结合孕妇的年龄、孕周、体重等因素来初步评估胎儿罹患 21 三体综合征（T21）、18 三体综合征（T18）和神经管缺陷的风险。常见的血清学产前筛查标志物有 AFP、β-HCG、uE3、inhibin-A 等，这些物质在孕期才会大量出现在母体血液中，且正常孕妇个体变化差异较小。怀有 21 三体综合征、18 三体综合征、神经管缺陷胎儿的孕妇血清中，这些标志物变化明显异常。结合孕妇的年龄、孕周、体重、病史等重要信息，经过计算机软件的评估，最终可得出孕妇怀有患儿的概率。血清学产前筛查至 20 世纪 90 年代在全球推广以来，使 21 三体综合征、18 三体综合征以及神经管缺陷的胎儿出生率大幅降低，为预防出生缺陷做出了巨大贡献。但由于这种方法是通过检测母体的生化免疫指标来间接地估算胎儿患病风险,因此这种方法准确率仅在70%～80%。也就是说筛查结果是阳性时也有可能出生一个健康的胎儿,而阴性的报告不能完全排除一个三体综合征或神经管缺陷的胎儿。这种情况直到高通量测序技术的出现才得到改善。

(二)孕妇外周血胎儿游离DNA产前筛查(NIPT)

NIPT是non-invasive prenatal testing的简称,即无创产前检测。该项技术的诞生有两个关键的时间节点。一是1997年香港中文大学卢煜明教授在母体血浆中发现的胎儿游离DNA片段(cell-free fetal DNA fragments,cff-DNA),为通过孕妇外周血对胎儿进行非侵入性产前检测打开了一扇门;二是2005年Jonathan Rothberg博士发明的高通量测序技术(next generation sequencing,NGS),为从母体外周血游离DNA中检测出胎儿DNA片段的微小变异提供了技术支持。最近,一项百万人的NIPT研究结果显示,NIPT的T21、T18、T13阳性预测值(PPV)分别是94.47%、86.30%和55.79%,灵敏度均为99.5%以上,特异性在99.9%以上。NIPT优秀的检测性能,使其已成为目前产前筛查的首选项目。下面,将从检测原理、适用范围、检测流程和优缺点来介绍NIPT筛查技术。

1. NIPT检测原理 母体血浆中的胎儿游离DNA在怀孕4周后便可检出,8周后含量上升并稳定存在,且孕周越大,cff-DNA的含量越高,cff-DNA以核小体形式存在,DNA稳定性好。但母体血浆中的游离DNA是个混合物,大部分是母源性的游离DNA,胎儿游离DNA含量仅占母体外周血浆总游离DNA的3%～12%,常规检测手段很难区分和检测出来。高通量测序技术具有大规模平行测序DNA的特点,使其可以检测到母体血浆游离DNA中微小含量的变化,通过将高通量测序读出的每条片段(reads)与参考基因组匹配,就能识别出每条序列的染色体来源。分析样本中特定染色体的数量,并与数据库中的参考染色体数量进行对比,则可评估胎儿患有常见的染色体非整倍体疾病的风险程度。举例来说,正常母体200 μL血浆中共有10份游离DNA拷贝,2份来源于正常胎儿,8份来源于母亲。对于怀有唐氏综合征胎儿的孕妇来说,由于胎儿21号染色体是三体,则母体外周血中来源于胎儿的游离DNA比例会增高,可能会有3份来源于患病胎儿,8份来源于母亲(图13-7),因此,我们可以通过孕妇外周血中这个微小游离DNA的变化,去分析胎儿是否患有某条染色体非整倍体的变异。

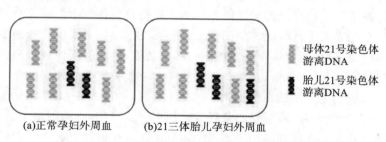

(a)正常孕妇外周血   (b)21三体胎儿孕妇外周血

母体21号染色体游离DNA
胎儿21号染色体游离DNA

图13-7 高通量测序技术检测21三体示意图

2. NIPT适用范围 虽然NIPT检测目前已作为产前筛查的必查项目,但它有着严格的适用范围,并不是任何孕周和任何孕妇都可以做NIPT的,依据2016年国家卫计委颁布的《孕妇外周血胎儿游离DNA产前筛查与诊断技术规范》(国卫办妇幼发【2016】45号)文件规定,NIPT最佳检测孕周为12＋0～22＋6周,目标疾病为3种常见胎儿染色体非整倍体异常,即21三体综合征、18三体综合征、13三体综合征。NIPT发现的其他染色体非整倍体异常(如X三体、X单体、克氏综合征等)不在报告的范围,但可作为附加报告通知孕妇做知情选择。文件还对慎用人群和不适用人群做了详细规定,参见表13-4。

表 13-4 产前筛查与诊断技术规范中对慎用人群和不适用人群的规定

	NIPT 注意事项
慎用人群（该类孕妇进行 NIPT 检测时，准确性有一定程度下降，其检出效果尚不明确）	（1）早、中孕期产前筛查高风险。部分高龄产妇有直接进行产前诊断的指征。 （2）预产期年龄≥35 岁。部分高龄产妇有直接进行产前诊断的指征。 （3）重度肥胖（体重指数＞40）。重度肥胖的孕妇外周血容量较多，游离 DNA 的胎儿部分可能会被母体稀释。 （4）通过体外受精-胚胎移植方式受孕。 （5）有染色体异常胎儿分娩史，但排除夫妇染色体异常的情形。 （6）双胎及多胎妊娠。 （7）医生认为可能影响结果准确性的其他情形。
不适用人群（该类孕妇进行 NIPT 检测时，可能严重影响结果准确性）	（1）孕周＜12＋0 周。虽然胎儿游离 DNA 最早孕 4 周就可以检出，但由于孕妇个体差异，国内指南建议＞12 周再行 NIPT 检查。 （2）有染色体异常胎儿分娩史或夫妇一方有明确染色体异常。这种情况应直接进行产前诊断。 （3）1 年内接受过异体输血、移植手术、免疫治疗等。此类情况可引入外源性 DNA，从而影响 NIPT 结果。 （4）胎儿超声检查提示有结构异常，需进行产前诊断。 （5）有基因遗传病家族史或提示胎儿罹患基因病高风险。 （6）孕期合并恶性肿瘤。肿瘤可导致孕妇染色体紊乱，影响 NIPT 的检测结果，此类孕妇可直接进行羊水穿刺或取脐带血来确认。 （7）医生认为有明显影响结果准确性的其他情形。

3. NIPT 检测流程 NIPT 检测由于其重要性和特殊性，其整个流程比检验科常规检测项目要完善和细致，从检验前到检验后可分为以下几步：①检验前知情同意。虽然 NIPT 的灵敏度和特异性均在 99％以上，但仍不能完全排除假阳性和假阴性的发生，因此产检医生需要根据孕妇的基本情况判断孕妇是否适用 NIPT 技术来筛查胎儿染色体非整倍体，并对 NIPT 的检测能力、意义、局限性、风险、禁忌证等跟孕妇进行详细的知情同意告知。对符合条件的孕妇或符合慎用人群情形但在充分知情同意下仍自愿要求进行检测的孕妇进行检查，医生、孕妇本人或其家属签署知情同意书并填写检验申请单和商业保险（商业保险是 NIPT 的必备条款，以防假阳性或假阴性胎儿出生后的治疗费用）。②标本采集和运输。目前，获取 NIPT 的样本一般采集孕妇外周血 5 mL 即可，但有些地方也采集 10 mL。采血管是专用的血浆游离 DNA 保存管，一般是进口的 Streck 管和 Ardent 管，常温下可以放置 3～7 天。另外，采血管的条码号跟样本一一对应，检验的整个流程是匿名的，实验室工作人员无法通过姓名去查找到某个样本，因此样本条码号非常关键，必须与知情同意书、检验申请单、孕妇保险单、NIPT 的报告单保持一致。③实验室检验。NIPT 的实验室检测跟常规的高通量测序实验一样，分为 DNA 提取、文库构建、文库质控、Pooling、上机测序以及生物学信息分析，详细步骤参见第六章核酸测序技术。④报告发放。一般在采血后 10～15 个工作日内发出报告结果，检测报告必须经过有资质的产前诊断机构的医生审核并形成临床报告后才能发放。对于需要重抽血或重建库的情况应加急在 5～10 个工作日完成报告，临床 NIPT 检测流程参见图 13-8。⑤后期随访及标本保存。NIPT 的结果无论是低风险还是高风险，都应该进行专业的遗传咨询及后续相应的实验室和影像学检查，对于高风险孕妇的随访率还应达到 100％。剩余标本（−80 ℃超低温冰箱存放）、检验申请单、知情同意书、数据信息等相关检测资料的保存期应不少于 3 年。

4. NIPT 优缺点 NIPT 的最大优势就是"无创"，由于其不伤及胎儿、不造成流产，仅需抽 5～10 mL 孕妇外周血就可以得到灵敏度和特异性在 99％以上的结果，受到了广大产科医生和孕妇的

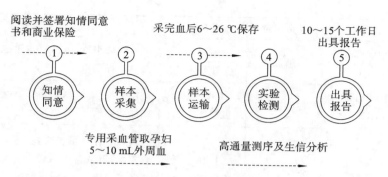

图 13-8 临床 NIPT 检测流程图

欢迎。此外,NIPT 还具有筛查窗口期长、检测周转时间(TAT)较短、筛查易于质量控制和检测病种可扩展性(还可筛查 X 三体、X 单体、克氏综合征等)的优点。但是,NIPT 不是万能的,NIPT 也有缺点,其缺点主要体现在以下几个方面。①有一定的假阳性和极少的假阴性。由于孕妇外周血浆 cff-DNA 来源于胎盘的滋养层,而非胎儿本身,如果仅是胎盘中存在两个或更多核型不同的细胞系(胎盘局限性嵌合体)情况,可能会出现假阳性 NIPT 结果;如果是胎儿中存在两个或更多核型不同的细胞系,而胎盘是正常细胞系,可能会出现假阴性 NIPT 结果。②由于测序技术上的短板,NIPT 尚不能检出染色体平衡易位、倒位、环状等异常情况,对多基因疾病、线粒体疾病也无法检测。③收费较高,且物价不统一。NIPT 的检测流程和成本都大致一样,但每个省 NIPT 的收费都不一样,从 1000 元到 2000 元不等,给不少的家庭带来了经济压力。

(三) NIPT plus

NIPTplus 是 NIPT 的升级版,通过增加测序深度、改进测序流程和优化分析算法,成功实现了从染色体非整倍体检测到染色体微缺失/微重复综合征检测的质的飞跃。在原有 NIPT 临床检测流程基础之上,不增加采血量、不延长报告周期,一次检测除发现包括 T21、T18、T13、性染色体非整倍体之外,还可以发现多种临床意义明确、临床表现严重的微缺失/微重复综合征。此外,随着测序深度的加深,NIPT plus 检测准确性大幅提升,也进一步降低了 NIPT 结果的假阴性/假阳性。目前,NIPT plus 技术还没有一个统一的学术名称,虽然检测原理和疾种覆盖范围基本一致,但各个公司都以不同的商标名命名 NIPT plus,例如华大基因的 NIFTY® 全因 1.0、贝瑞和康的贝比安Plus 以及安诺优达的无创优⁺。可以预见,NIPT plus 是未来 NIPT 技术发展的必然趋势。得益于NIPT plus 的临床应用,更多的家庭将会避免"出生缺陷"患儿的出生,也使得孕妇外周血胎儿游离DNA 高通量测序技术成为我国产前筛查工作中的中坚力量。表 13-5 列举了 NIPT plus 检测技术覆盖的主要病种。

表 13-5 NIPT plus 检测技术覆盖的主要病种

类别	名称	异常区域	发病率	临床特征
常染色体非整倍体变异	唐氏综合征（T21）	21 号染色体	1/750	特殊面容,多发畸形,生长发育迟缓,智力障碍,寿命减少
	爱德华氏综合征（T18）	18 号染色体	1/8000~1/3500	先天性心脏病,外表及多器官严重畸形,发育迟缓;40%存活至 1 个月,5%存活至 1 岁,1%存活至 10 岁
	帕陶氏综合征（T13）	13 号染色体	1/25000	95%以上会死于子宫内。半数以上的患者会有全前脑畸形,常合并先天性心脏病,活产寿命4~6个月

NOTE

续表

类别	名称	异常区域	发病率	临床特征
性染色体非整倍体变异	特纳综合征（45,X）	性染色体	1/2500女性新生儿	身材矮小,生殖器官与第二性征发育不全,智力发育程度不一
	克氏综合征（47,XXY）	性染色体	1/1000～1/500男性新生儿	体型较高,双侧睾丸较小,两侧乳房肥大,不育或性功能低下,智力发育正常或略低
	超雄综合征（47,XYY）	性染色体	1/1000男性新生儿	通常躯体外形异常特征不显著。大多数性发育正常,可孕育下一代。可能存在学习障碍、语言发育迟缓,以及延迟的运动能力、肌张力低下、手震或其他不自主运动等
	超雌综合征（47,XXX）	性染色体	1/1000女性新生儿	一般外表正常,躯体外形异常特征不显著。大多数性发育正常,可孕育下一代。可能存在学习障碍、语言发育迟缓,以及延迟的运动能力、肌张力低下等
染色体微缺失/微重复综合征	22q11.2 deletion综合征（含Digeorge综合征）	22q	1/4000	心脏病,血小板异常,面部特征异常,低血钙,进食困难,肾功能异常,语言发育迟缓,学习能力低下,免疫系统障碍,注意力缺陷,多动障碍
	1p36 deletion综合征	1p	1/10000～1/5000	特殊面容,视听障碍,心脏结构异常,癫痫,肌张力低下,多发畸形。生长迟缓,语言发展严重迟缓,情绪不易控制。寿命多数正常
	2q33.1 deletion综合征	2q	罕见	特殊面容,癫痫,关节韧带松弛,生长迟缓,语言发展严重迟缓,喂食困难,行为过度活跃,躁动
	Cri-Du-Chat综合征	5p	1/50000～1/20000	婴幼儿时期的哭声似小猫叫,特殊面容,肌张力低。生长迟缓,行为过度活跃,侵略性,暴怒,重复动作,少数可活至成年
	Langer-Giedion综合征	8q	罕见	毛发稀疏,皮肤松弛,多发性骨疣,小头,智力低下,寿命可至成年
	Angelman综合征	15q	1/20000～1/12000	面孔似"快乐木偶",智力低下,肌张力低,过度笑容,癫痫,寿命减少
	Prader-Willi综合征	15q	1/30000～1/10000	智力低下,肌张力低,性腺发育低下,肥胖,手足小,身材矮小,寿命减少

（四）无创单基因病检测

单基因病(monogenic disease)主要指由一对等位基因突变导致的疾病,分别由显性基因和隐性基因突变所致。目前已发现有 6600 多种单基因病,其遗传方式及再发风险符合孟德尔规律,常见的单基因病有遗传性耳聋、苯丙酮尿症、甲型和乙型血友病、α-地中海贫血和 β-地中海贫血等。NIPT 技术虽然能检测 T21、T18、T13、性染色体非整倍体和部分微缺失/微重复综合征,但是对于单基因病的检测一直是个难点,这主要是由于孕妇血浆中存在大量母源 DNA 信息的背景干扰,不利于识别胎儿 DNA 片段上的单碱基或微小片段插入/缺失。目前,绝大多数单基因病的无创检测都需要依赖于先证者的样本来构建胎儿的单倍体型,从而判断胎儿是否罹患某种单基因病,如卢煜明教授发明的相对单倍型剂量分析技术和华大公司发明的家系辅助单倍体分析技术。由于这两种方法需要借助先证者或其父母的基因型数据构建单体型,因此成本较高,检测周期较长,限制了其

NOTE

在临床的转化。2018年，华大基因发明了无创地中海贫血筛查技术和无创软骨发育不全检测技术，这两种技术都实现了无需先证者单体型即可实现对地中海贫血和软骨发育不全的产前筛查，这为禁忌穿刺的孕妇提供了新的选择方案，同时也为单基因病的早期筛查提供了可能。未来，对于无创单基因病的研究有望向不依赖于先证者的方式进一步发展，同时，无创单基因病检测的疾病种类也会逐步向其他严重致死致畸的疾病扩展。

（五）单细胞无创产前基因检测（cb-NIPT）

cb-NIPT 全称是 cell-based NIPT，这是一种基于胎儿游离细胞的无创产前检测，这种方法的优势是通过无创的途径最大程度地得到羊水穿刺的结果，是一种高于产前筛查，近似于产前诊断的方法。cb-NIPT 的检测原理是基于孕妇外周血中含有极少量的胎儿细胞（平均每毫升仅含有 0.5 个完整的胎儿细胞），在孕 10～16 周期间，取母体外周血 10 mL，通过特殊的抗体捕获，富集外周血中的循环胎儿细胞，再通过玻璃针头，吸取视野中的单个细胞，经验证后进行后续的分子生物学实验。这种方法可以尽可能全面地检测已知的所有遗传病，对某些有先兆流产倾向或羊水过少等不适宜有创产前诊断的孕妇，cb-NIPT 是一种最佳的选择。虽然这种方法尚在科研阶段，还没有正式进入临床，但这种方法代表着未来孕检发展的新方向。

三、有创产前筛查与诊断技术

有创产前诊断技术是出生缺陷"二级预防"的最后一个环节，由于需要侵入性取胎儿或胚胎的DNA，只有当产前筛查为高危型或家族有先天性遗传疾病时才使用。通常，对于临床取材的绒毛、羊水、脐血等标本，检验科会采取染色体核型分析、荧光定量聚合酶链反应、荧光原位杂交（FISH）、染色体拷贝数变异（CNV）等产前诊断技术。需要指出的是，检验科参与的产前诊断项目仅仅是整个产前诊断环节中的一分支，对于一些高风险的疑难妊娠，以产科、新生儿科为首的临床科室会组织小儿外科、心胸外科、泌尿外科、影像科、口腔科、检验科等科室为该病例举行一次多学科会诊（MDT），尽可能周密地考虑病情的发展和需要采取的对策（图 13-9）。

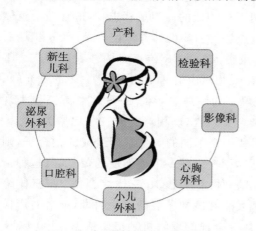

图 13-9 完整的产前诊断环节

（一）染色体核型分析

染色体核型分析技术是目前最常用、最经典的细胞遗传学检测手段，是 20 世纪 60～70 年代发展起来的一种技术，该技术的核心原理是以分裂中期染色体为研究对象，根据染色体的长度、着丝点位置、长短臂比例、随体的有无等特征，并借助显带技术对染色体进行分析、比较、排序和编号，最终通过染色体数目和结构的异常来进行临床诊断。染色体核型分析技术实验步骤包括细胞培养、制片和显带操作，其中显带部分目前主要采用 G 显带技术。在临床工作中，染色体核型分析技术主要识别两种类型的染色体异常：①染色体数目异常。染色体数目异常可分为非整倍体和多倍体。非整倍体时染色体的数目不是单倍体的整倍数，其某条染色体数目存在变异，如 21 三体的核型是 47 条染色体。此外，如果某条染色体是 3 条，称为三体综合征（trisomic syndrome），如 13 三体、18 三体和 21 三体；如果某条染色体只有 1 条，则称为单体综合征（monosomic syndrome），如 X 单体。多倍体时染色体数目是单倍体的整数倍，如 69 条染色体的三倍体（triploid）。临床上多倍体患者极为少见，可见于肿瘤细胞和流产胎儿。染色体数目异常几乎全是减数分裂时期染色体不分离或分裂后期迟延导致的结果。在第一次或第二次减数分裂时期，由于两条同源染色体未能分开，而造成子代细胞染色体数目增加或减少。②染色体结构异常。染色体局部片段发生异常称为染色体结构异常，常见的异常包括缺失、易位、重复、倒位、等臂染色体

NOTE

和环状染色体等。生殖细胞的染色体断裂是染色体结构重排或结构异常的重要前提,断裂后所致染色体的结构畸变具体原因和机制尚不清楚,辐射、药物、病毒感染和环境等因素均可诱发染色体断裂发生。对绒毛、羊水和脐带血等进行染色体核型分析可帮助诊断胎儿染色体数目和较大片段的染色体结构异常,这种方法是目前染色体疾病产前诊断的金标准。图 13-10 显示了一位女性 46 条染色体 G 显带的核型分析结果。

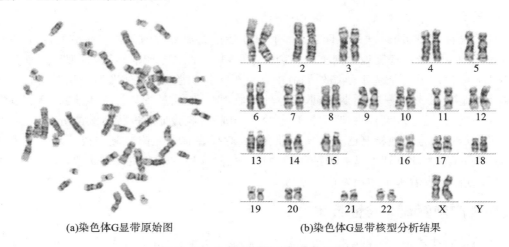

(a)染色体G显带原始图　　　　　　　　(b)染色体G显带核型分析结果

图 13-10　染色体核型分析结果示意图

(二) 荧光定量聚合酶链反应(FQ-PCR)

荧光定量聚合酶链反应(FQ-PCR)采用短串联重复序列(short tandem repeat,STR)作为遗传标记,通过荧光标记探针,经 PCR 循环后荧光量成指数增长,从而达到定量目的。该方法操作简便、成本低、检测速度快(2～3 天),目前国内外临床检测中多将其用于 13 三体、18 三体和 21 三体等常见的非整倍体染色体异常的快速产前诊断中。FQ-PCR 应用于染色体异常检测始于 20 世纪 90 年代初,短串联重复序列(STR)是由 3～6 bp 的重复单位构成的微卫星标志物,适合做染色体片段定量分析。该技术主要针对染色体上特异的 STR 位点进行引物设计并标记荧光,PCR 扩增后通过对产物的荧光检测以获得染色体数量的检测情况。正常人的 STR 位点有两种表现形式。①如该 STR 位点是由两个不同等位基因组成的杂合子,则出现相对应的两个比率为 1∶1 的荧光峰;②如该 STR 位点是纯合子,则会出现一个高强度的荧光峰。而三体患者的 STR 位点有三种表现形式。①如该 STR 位点是由三种不同等位基因组成的杂合子,则出现相对应的三个比率为 1∶1∶1 的荧光峰;②如该 STR 位点是由两个相同的等位基因和一个不同的等位基因组成的杂合子,则出现二个比率为 2∶1 的荧光峰;③如该 STR 位点是纯合子,则会出现一个高强度的荧光峰(这种情况很少见)。以 STR 为标记物的 FQ-PCR 不仅能确诊 13 三体综合征、18 三体综合征、21 三体综合征,还能判断额外染色体的双亲起源以及染色体不分离发生在减数分裂的哪个时期,通过对唐氏综合征患者及父母双方 STR 扩增产物的比对,可以为三体综合征的发病机制提供依据。FQ-PCR 方法操作简便,耗时少,自动化,仅需少量细胞,甚至可在单细胞水平同时诊断性别和基因缺陷,能检测异常细胞超过 15% 的嵌合现象,可对母血污染的标本做出正确诊断,适用于大规模产前诊断。

(三) 荧光原位杂交(FISH)

荧光原位杂交技术是 20 世纪 80 年代在放射性原位杂交基础上发展起来的一种非放射性分子细胞遗传技术。它以荧光素标记已知序列的核苷酸片段,并以此作为探针,通过核酸杂交,直接在组织切片(冷冻切片和石蜡切片)、细胞涂片、羊水制备的标本上与目的 DNA 片段进行杂交,通过检测荧光来定性和定位目的染色体数量。FISH 技术与传统细胞遗传学技术相比,最大的优点在于它无需细胞培养,可以直接检测未培养羊水细胞间期核,可对最常见的非整倍体染色体异常做出快速产前诊断。FISH 技术进行产前诊断具有检测周期短、灵敏度高、特异性强、操作简便等特点,对于

NOTE

临床工作具有非常重要的实际意义。目前常用的 FISH 探针有染色体特定位点探针、染色体涂染探针、着丝粒重复序列探针和端粒探针,不同探针具有各自不同的特点。FISH 技术也有一定的局限性,主要包括只能检测已知突变引起的疾病,无法检测单亲二倍体/杂合性缺失以及定制探针价格昂贵。图 13-11 显示的是一个正常染色体 FISH 结果,其中,图 13-11(b)显示的是一个 21 三体的FISH 结果。

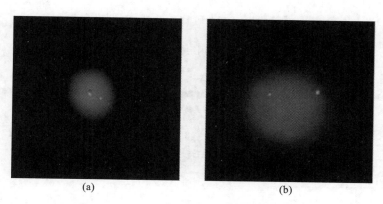

图 13-11 荧光原位杂交技术(FISH)结果示意图

注:红色荧光代表 21 号染色体,绿色荧光代表 13 号染色体,图(b)有三个红色荧光。

(四) 染色体拷贝数变异(CNV)

染色体拷贝数变异(copy number variation,CNV)是人类遗传变异的一种重要形式,其覆盖范围广、突变频率高、表现形式多样,可引起人群中巨大遗传差异。染色体拷贝数变异是由基因组片段发生重复或缺失导致的,一般指长度为 100 kb 以上的基因组大片段拷贝数的增加或减少。2006年,Nature 等期刊 4 篇文章同时聚焦第一张人类基因组拷贝数变异图谱,直观地揭示了 CNV 在人群疾病研究中的重要意义,其涉及范围之广超出预期,自此拉开了 CNV 研究的新时代。CNV 的临床分类依据美国医学遗传学专家委员会提供的基因变异分类指南,从高到低分为 5 种:致病性CNV、可能致病性 CNV、临床意义不明 CNV、可能良性 CNV 以及良性 CNV。CNV 可引起单基因病与罕见疾病,同时与复杂疾病也相关。致病的 CNV 与许多常见的和罕见的疾病有关联,包括自闭症、精神分裂症、智力障碍、多种先天性畸形和特定形式的听力损失等。一般来说,染色体重复较缺失更为多见,覆盖的范围也相对更大,这主要是因为染色体大片段缺失往往会造成比重复更为严重的表型,使得后代更难在进化中生存下来。

目前,CNV 检测主要有两大主流方法。①染色体基因芯片分析(chromosome microarray analysis,CMA)技术:CMA 技术主要通过比较基因组杂交芯片(aCGH)和单核苷酸多态性微阵列芯片(SNP array)两种芯片平台来检测全基因组拷贝数的变异,aCGH 和 SNP 芯片都能够准确地检出 CNV,而 SNP 芯片除了检出 CNV 外,还能够检测单亲二倍体和一定比例的嵌合。近年来,芯片技术不断改进,推出的 CGH+SNP 芯片同时具有两种芯片的优点,提高了检测结果的灵敏度和特异度。②全基因组高通量测序(CNV-seq)技术:CNV-seq 技术主要是基于第二代测序技术对样本的 DNA 进行底深度的全基因组测序。研究显示,对于已知致病 CNV,CNV-seq 和 CMA 技术都能达到 100% 的检出,对于某些小于 1 Mb、致病性未知的 CNV 的检测,CNV-seq 技术则明显优于CMA 技术,能发现更多的基因组 CNV 变异。CNV-seq 还有成本较低,可与 NIPT 样本同时操作、同时上机、同时分析等优点,深受临床检验工作人员的喜爱。在产前诊断方面,CNV 检测主要应用于产前筛查的确诊(如 NIPT 或血清学提示 13/18/21 三体高危型的羊水确诊),也用于超声发现的胎儿结构异常和流产物的病因排查。但是,无论是 CMA 技术还是 CNV-seq 技术也都存在技术局限性,对于染色体平衡易位、倒位、点突变、环状染色体及低比例嵌合等异常,这两种技术均无法识别。图 13-12 为高通量测序的 CNV 结果图。

NOTE

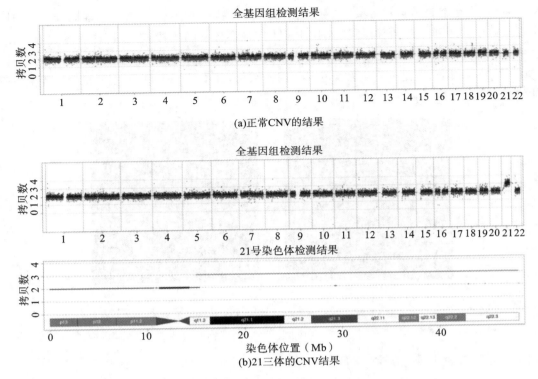

全基因组检测结果

拷贝数 0 1 2 3 4

1　2　3　4　5　6　7　8　9　10　11　12　13　14　15　16　17　18　19 20　21 22

(a)正常CNV的结果

全基因组检测结果

拷贝数 0 1 2 3 4

1　2　3　4　5　6　7　8　9　10　11　12　13　14　15　16　17　18 19 20 21 22

21号染色体检测结果

拷贝数 0 1 2 3 4

0　　　　10　　　　20　　　　30　　　　40

染色体位置（Mb）

(b)21三体的CNV结果

图 13-12　染色体拷贝数变异（CNV）结果示意图

四、胚胎植入前遗传学筛查与诊断（PGS/PGD）

　　胚胎植入前遗传学筛查与诊断（pre-implantation genetic screening/diagnosis，PGS/PGD）属于第三代试管婴儿技术，该技术可以有效提高临床妊娠率、降低流产率，能为大多数不孕不育夫妇完成生育的梦想。本章开头故事中的主人翁就是借助 PGD 技术孕育了一个健康的宝宝。众多研究发现，通过超排卵、体外受精等人工方法获得的胚胎有 40%～60%存在染色体异常，且孕妇年龄越大，风险越高，而染色体异常是导致妊娠失败和自然流产的重要原因，健康胚胎是试管婴儿成功的第一步。PGS/PGD 技术的原理建立在一代试管婴儿技术之上，在胚胎移植之前，取早期胚胎中的某一个细胞遗传物质进行分析，判断胚胎是否存在异常，将筛选出的健康胚胎进行移植，以辅助生育健康后代。与传统依赖显微镜技术挑选形态学等级高的胚胎进行移植相比，PGS/PGD 技术可直接对胚胎的遗传物质进行分析，对早期胚胎进行染色体数目和结构异常的检测，准确判断胚胎是否存在染色体异常，筛选出真正健康的胚胎，并提高孕妇的临床妊娠率、降低流产率。具体来说，PGS 和 PGD 技术之间也是有区别的。PGS 是植入前遗传学筛查（preimplantation genetic screening），该技术重在筛查出一个健康的胚胎，在胚胎植入之前，通过一系列的分子技术手段，针对胚胎染色体的数目和结构异常进行检测，从中筛选出在染色体水平正常的胚胎植入子宫，以提高胚胎植入率和活产率。PGD（preimplantation genetic diagnosis）是胚胎植入前遗传学诊断，该技术主要确定植入的胚胎是否携带了父母的遗传缺陷基因，PGD 主要应用于单基因病、X 染色体连锁遗传、非平衡易位和已知的染色体异常检测。

　　至此，临床检测中常见的产前筛查和诊断技术全部介绍完成。产前筛查技术是同学们需要重点掌握的部分，因为每个综合性医院和妇幼专科医院都会开展；产前诊断技术仅需要认识和了解，因为不是每家医院都能开展，只有卫健委认可的产前诊断机构才能选择性地开展。不同的产前筛查和诊断技术都有其各自的特点、优点和缺陷，应根据不同的情况选择不同的检测方法。表 13-6 列举了本节所介绍的各种产前筛查和诊断技术的特点。

NOTE

表 13-6 本节所介绍的各种产前筛查和产前诊断技术汇总

检测技术	创伤性	取材方式	孕 周	优 缺 点
血清学产前筛查	无创伤	外周血	早期筛查(孕 10～13 周);中期筛查(孕 14～20 周)	优点:对胎儿神经管缺陷有一定预判价值。 缺点:准确率不高(70%～80%),有假阳性和假阴性
NTPT/NIPT plus	无创伤	外周血	孕 12～28 周	优点:"无创",灵敏度和特异性在 99% 以上,筛查窗口期长。 缺点:有一定的假阳性和极少的假阴性,价格贵,单基因病检测是其短板
无创单基因病检测	无创伤	外周血	孕 10～28 周	优点:"无创",解决了胎儿游离 DNA 无法分析单基因病的盲区。 缺点:检测费用高,时间长
cb-NIPT	无创伤	外周血	孕 10～16 周	优点:具有近似于产前诊断的价值。 缺点:需要孕妇 10 mL 外周血,筛查窗口期短,尚在科研中
染色体核型分析	侵入性	绒毛、羊水或脐带血	绒毛(孕 10～13 周);羊水(孕 16～22 周);脐血(孕 20～28 周)	优点:产前诊断"金标准",成本低。 缺点:分辨率仅有 5～10 Mb,操作费时,检测周期长(2～4 周),样本量要求大,培养失败后需再次抽取羊水
FQ-PCR	侵入性	绒毛、羊水或脐带血		优点:无需细胞培养,检测周期快(2～3 天),价格低,样本量要求少。 缺点:仅能确定 13、18、21、X、Y 染色体非整倍体变异
FISH	侵入性	绒毛、羊水或脐带血		优点:无需细胞培养,检测周期短(3～5 天),灵敏度高,特异性强,可识别端粒。 缺点:仅能确定特定染色体变异
CNV(CMA 或 CNV-Seq 技术)	侵入性	绒毛、羊水或脐带血		优点:无需细胞培养,分辨率可达 100 Kb,全基因组均匀覆盖,检测周期较短(5～10 天)。 缺点:费用高,发现大量不明临床意义的 CNV
PGS/PGD	侵入性	第 3 天八细胞期单卵裂球或第 5 天囊胚期囊胚滋养层细胞	胚胎植入前	优点:阻断遗传缺陷,筛选优质胚胎,提高临床妊娠率,降低流产率。 缺点:费用昂贵,操作复杂,并不能保证植入胚胎能顺利诞生

五、产前筛查与产前诊断中的伦理问题

近年来,分子生物学技术的发展,使我们只要检测一下 DNA 就能知道自己将来有可能患什么疾病。不仅如此,只要检查一下孕妇外周血和羊水就能够大致推测到即将出生的孩子会有什么障

NOTE

碍,或有此障碍的可能性会有多少,甚至通过受精卵的检测可以定制一个胎儿,这就是所谓的"产前筛查与诊断"。如果一个孕妇做产前诊断后发现自己怀着的孩子有障碍,她的内心会是怎样的?即使孕妇本人有健康方面的问题,她会毫不犹豫地选择做人工流产吗?把怀孕当作没有发生过的事?其实,这是一个很艰难的决定,这里面涉及很多伦理方面的问题。

1. 性别的选择 不少产前筛查与诊断技术可以准确地判断胎儿的性别,在国外,胎儿的性别可随着检测报告一起发放给孕妇,但在国内"重男轻女"的思想下,报告一般不会出现胎儿的性别,以免引起非客观因素的女婴流产。

2. 胎儿的权利 有些年轻的夫妇在发现产前筛查或诊断报告有问题时,并没有仔细考虑或进一步进行临床咨询,而是直接把胎儿流掉。胎儿的道德地位和法律保护一直得不到重视。虽然我国法律对于母体中的胎儿未当一个完整个体看,我们可以认为他/她没有拥有权利的能力,但绝对不能说他/她没有权利。胎儿作为一个潜在的、可能的人,有其独立于母亲的价值,因此应把胎儿纳入人类道德关怀的范畴,尊重和保护其生命健康权益,这是对人类自身价值的提升,也是人权理念的道德要旨。

3. 女性、家庭和社会 怀孕、生孩子不是女性一个人的问题,而是女性及其配偶两个人的事情。不同的配偶、经济条件、家庭环境乃至宗教信仰等的情况下,面对同一份产前筛查或诊断报告的反应或许并不一样。如果最终诊断是一个不健全的孩子,夫妻双方或某一方能抚养他/她长大吗?他/她能快乐地成长并融入社会吗?对于这些问题,不同的处境和年龄,看法、意见都会不一样。过去,在无法预知即将诞生的孩子是否健康的时代,人们是顺应自然接受现实。如今,在产前筛查与诊断时代,希望每个人都有机会思考下这个问题。

第四节　代谢性疾病的分子检验

案例与问题

2016 年 7 月 27 健康报刊登一则《戈谢氏病所致"冬瓜"巨脾被切除》消息,黑龙江省大庆油田总医院肝胆外科成功为一名患者切除 10 kg 重的巨大脾脏。患者的巨脾几乎占据整个腹腔,切除的脾脏如同一个巨大的冬瓜,离体称重约 10 kg。患者 23 岁,自半年前发现自己的肚子越来越大,短短几个月,就变成了"身怀六甲的孕妇",并且出现牙龈出血、创口不易愈合、腹胀、消瘦及下肢肿胀等症状。据了解,这种病是戈谢氏病,又名葡萄糖脑苷脂沉积病,是因 β-葡萄糖脑苷脂酶减少或缺乏,使葡萄糖脑苷脂不能分解成半乳糖脑苷脂或葡萄糖和 N-酰基鞘氨醇,因而葡萄糖脑苷脂在单核巨噬细胞系统中大量沉积,引起组织细胞大量增殖所致。这是一种罕见的常染色体隐性遗传病,发病隐匿、诊断困难,国内报道甚少。该疾病可导致神经系统病变、肝脾肿大,尤以脾肿大更为明显。那么,代谢性疾病如何分类?目前实验室有哪些常用的分子检验技术可以进行诊断?

一、代谢性疾病概述

物质代谢主要从酶、激素和神经内分泌三个水平进行调节。代谢性疾病是体内生物化学过程发生障碍时,某些代谢物质如糖、脂肪、蛋白质、嘌呤、钙铜等堆积或缺乏而引起的疾病。症状轻重不一,诊断依靠临床表现及血、尿等生物化学检查。尚无有效的根治方法,主要是消除病因和对症处理。由于物质的代谢受许多因素的调控,几乎所有的系统和器官均可引发严重功能障碍,故代谢紊乱可见于许多疾病中,有时并无明确的界限。如糖尿病,可根据糖代谢异常归于代谢病,亦可根据其胰岛素的分泌不足或作用缺陷而归于内分泌疾病。

NOTE

（一）代谢性疾病的病因

代谢受很多因素调节，导致代谢中间某个环节障碍的诸多因素一般可分为遗传因素和环境因素两大类。

1. 遗传因素　为先天性代谢疾病的病因。大多数先天性代谢疾病是由于基因功能突变引起酶缺陷、细胞膜功能异常或受体功能缺陷，从而导致机体生化代谢紊乱，造成中间或旁路代谢产物蓄积或终末代谢性产物缺乏而引起一系列的临床症状。

有些遗传因素使患者对某些不良外界因素的易感性较正常人高。如具有某些类型人白细胞相关抗原者易发生胰岛素依赖，病毒等感染和其他外界因素可侵犯这些易感者的胰岛细胞，造成自身免疫反应和 B 细胞的破坏。有时，两种遗传病可造成同一种代谢紊乱，当这两种遗传病同时存在时，所引起的代谢紊乱较单个遗传病严重得多。如糖尿病高脂血症是家族性高甘油三酯血症和糖尿病共同所致的严重高甘油三酯血症，患者血浆乳糜微粒及极低密度脂蛋白大量堆积，甘油三酯可达 22 mmol/L 以上。

2. 环境因素　如不合理的食物、药物、理化刺激因素、创伤、感染、器官疾病、精神疾病等均是造成代谢紊乱的常见原因。抗癫痫药如巴比妥钠、苯妥英钠可促进肝微粒体酶的活性，加速维生素 D 和 25-羟基维生素 D 在肝内的分解，因此，长期应用这类药物后，血 25-羟基维生素 D 降低，继之血中钙、磷降低，碱性磷酸酶增高，出现骨软化。经常进食含过多脂肪和胆固醇食物的人，容易发生高脂蛋白血症、动脉硬化和胆石症。

肥胖和糖尿病是遗传因素和环境因素共同作用的结果。

（二）代谢性疾病的分类

一般按照中间代谢的主要途径分类。

1. 糖代谢障碍

（1）先天性代谢疾病：如糖不耐受症、半乳糖血症、糖原累积病。

（2）各种原因导致的糖尿病、枫糖尿病以及低血糖症。

2. 蛋白质代谢障碍

（1）先天性代谢疾病：如白化病、血红蛋白病、先天性氨基酸代谢异常等。

（2）继发于器官疾病：如系统性淀粉样变性、代谢性骨病。

3. 脂类代谢障碍　主要表现为血脂异常或脂蛋白异常，如血脂异常症。

4. 无机元素代谢障碍　如铜代谢异常导致肝豆状核变性。

5. 水、电解质代谢障碍　多为获得性。

6. 其他代谢障碍　如嘌呤代谢异常导致痛风，卟啉代谢异常导致血卟啉病。

二、代谢性疾病的分子检验

随着分子生物学技术的快速发展和人类基因组计划的实施，基因检测分析已成为大多数代谢性疾病诊断的金标准。在采用常规的生化或酶学方法无法做出诊断，或检测结果模糊不可信的情况下，基因检测分析显得尤为重要。以下为常见代谢性疾病及其相关分子检验。

1. 糖尿病及其相关分子检验　糖尿病（diabetes mellitus）是一组以长期高血糖为主要特征的代谢综合征。由于胰岛素缺乏和（或）胰岛素作用障碍导致糖代谢紊乱，同时伴有蛋白质、脂肪、水和电解质等代谢障碍，并可伴发眼、神经、肾、足等多脏器的慢性损害。美国糖尿病学会（ADA）将糖尿病分为 1 型糖尿病、2 型糖尿病、妊娠期糖尿病、其他特殊类型糖尿病四种类型。在糖尿病发病之前，可以通过糖尿病基因检测进行评估和预防。表 13-7 为 1 型糖尿病、2 型糖尿病、特殊类型糖尿病、新生儿糖尿病、青少年发病的成年型糖尿病等分子检验信息。

表 13-7　糖尿病分子检验信息表

疾病类型	基因类型	基因名称	检测方法
1 型糖尿病	HLA-Ⅱ(DQ/DR)	DQA1 * 0301-B1 * 0302(DQ8) DQA1 * 0501-B1 * 0201(DQ2) DQA2 * 0102-B1 * 0602(DQ6) DRB1 * 03-DQB1 * 0201(DR3) DRB1 * 04-DQB1 * 0302(DR4)	测序
2 型糖尿病	胰岛素受体底物-1(IRS-1)基因	Gly972Arg δp85 突变型 IRS-1	测序
	胰岛 B 细胞功能相关基因	尾加压素Ⅱ(UTS2)基因 磺脲类药物受体 1(SUR1)基因 维生素 D₃ 受体(VDR)	测序
	与肥胖相关基因	瘦蛋白(LEP)基因 脂蛋白酯酶(LPL)基因 载脂蛋白 B(ApoB)基因 载脂蛋白 E(ApoE)基因 解偶联蛋白 3(UCP3)基因 解偶联蛋白 2(UCP2)基因	测序
	免疫调节相关基因	细胞毒性 T 细胞相关抗原 4(CTLA4)基因 E-选择素(SELE)基因 白细胞介素 1(IL1-A)基因	测序
特殊类型糖尿病:胰岛 B 细胞功能缺陷	糖原合成酶(GS)基因	编码 GS 基因的等位点 A1、A2	测序
	MODY1 基因	肝细胞核因子 4α 基因	测序
	MODY2 基因	葡萄糖激酶基因	测序
	MODY3 基因	肝细胞核因子 12 基因	测序
	线粒体基因突变	tRNA Leu(UUR)基因 nt3243 突变(A→G)	测序
暂时性新生儿糖尿病	单基因突变	ZFP57、PLAGL1、HYMAI、ABCC8、KCNJ11、HNF1B、INS	测序
永久性新生儿糖尿病	单基因突变	KCNJ11、ABCC8、HNF1B、GCK、INS、PTF1A、PDX1、GLIS3、RFX6、SLC19A2、GATA6、IER3IP1、PAX6、NEUROD1、NEUROG3	测序
青少年发病的成年型糖尿病	单基因突变	HNF4A、GCK、HNF1A、PDX1、HNF1B、NEUROD1、KLF11、CEL、PAX4、INS、BLK、ABCC8、KCNJ11	测序

　　2. 枫糖尿病及其相关分子检验　　枫糖尿病(maple syrup urine disease)是一种遗传性支链氨基酸代谢障碍性疾病,是由于细胞线粒体基质内支链 α 酮酸脱氢酶(BCKD)多酶复合体功能缺陷而导致的遗传性疾病。该病的病因主要是编码多酶复合体中某一成分的基因发生突变。支链氨基酸如亮氨酸、异亮氨酸和缬氨酸在人体中不能合成,需要从饮食中摄取。由于这些氨基酸的代谢需要 BCKD 多酶复合体的参与,若 BCKD 活性缺乏,则使这三种氨基酸及其中间代谢产物在体内积累,从而对神经系统产生毒副作用而引起枫糖尿病。由于这三种氨基酸及其代谢产物从小便排出,使尿成甜的枫糖浆气味,故而得名。

NOTE

根据基因突变可将枫糖尿病分为Ⅰ A 型(E1α 亚基突变)、Ⅰ B 型(E1β 亚基突变)、Ⅱ 型(E2 亚基突变)、Ⅲ 型(E3 亚基突变),Ⅳ 和 Ⅴ 则被保留作为特异性激酶和磷酸酶基因突变型,但迄今相关报告不多。表 13-8 为枫糖尿病分子检验信息。

表 13-8　枫糖尿病分子检验信息表

疾病类型	检测基因	检测方法
枫糖尿病Ⅰ A 型	BCKDHA	测序
枫糖尿病Ⅰ B 型	BCKDHB	测序
枫糖尿病Ⅱ 型	DBT	测序
枫糖尿病Ⅲ 型	DLD	测序

3. 糖原累积症及其相关分子检验　糖原累积症(glycogen storage disease,GSD)是由于先天性缺陷糖原合成和分解所需的酶而导致的遗传性疾病。其遗传方式大多数为常染色体隐性遗传,个别类型为 X 伴隐性遗传。根据其缺陷酶和受累组织的不同,可分为 12 种类型,其中以累及肝脏的Ⅰ 型、Ⅱ 型和Ⅵ 型较常见,其中Ⅰ 型最多,包括 GSD Ⅰ a(GSD Ⅰ a;MIM232200)和 GSD Ⅰ b(GSD Ⅰ b;MIM232220)等亚型。表 13-9 为糖原累积症分子检验信息。

表 13-9　糖原累积症分子检验信息表

疾病类型	基因类型	基因名称	检测方法
O 型	糖原合成酶	Gys2	测序
Ⅰ 型	葡萄糖-6-磷酸酶	G6PC	测序
	葡萄糖-6-磷酸酶移位酶(T1)	G6PT1	测序
	磷酸/焦磷酸移位酶(T2)	G6PT2、SLC37A4	测序
Ⅱ 型	α-酸性糖苷酶	GAA	测序
Ⅲ 型	糖原脱支酶	AGL	测序
Ⅳ 型	糖原分支酶	PYGL	测序
Ⅴ 型	肌肉磷酸化酶	PYGM	测序
Ⅵ 型	肝脏磷酸化酶	PYGL	测序
Ⅸ 型	肝脏磷酸化酶激酶 α 亚基异构酶	PHK A2	测序
	肝/肌肉磷酸化酶激酶 β 亚基	PHK B	测序
	睾丸/肝磷酸化酶激酶 γ 亚基	PHK G2	测序
Ⅹ 型	葡萄糖转运蛋白	GLU-2	测序
Ⅺ 型	肌肉特异性磷酸酶互变酶	PGAM-M	测序

4. 半乳糖血症及其相关分子检验　半乳糖血症(galactosemia)是由于先天性缺乏半乳糖转化为葡萄糖过程中所需要的酶所导致的一种遗传性糖代谢缺陷性疾病,呈常染色体隐性遗传。半乳糖代谢过程中的任何一种酶发生缺陷,均可导致半乳糖的代谢障碍。其中,以半乳糖-1-磷酸尿苷转移酶(GALT)缺乏所导致的半乳糖血症最为常见。临床上利用分子生物学技术对 GALT 进行基因测序,从而确诊半乳糖血症。

5. 黏多糖增多症及其相关分子检验　黏多糖增多症(mucopolysaccharidosis,MPS)是一组先天性黏多糖代谢障碍性疾病,属于溶酶体疾病。目前,临床上将黏多糖增多症分为七种类型,各型黏多糖增多症均是由于编码黏多糖代谢酶的基因发生点突变、无义突变、错义突变、缺失、重复等变异,导致体内黏多糖大量堆积而致。表 13-10 为常见黏多糖增多症分子检验信息。

NOTE

表 13-10　常见黏多糖增多症分子检验信息表

疾 病 类 型	基 因 名 称	检 测 方 法
MPS Ⅰ 型	IDUA	测序
MPS Ⅱ 型	IDS	测序
MPS Ⅲ 型	IDS	MLPA
MPS Ⅳ B 型	GLB1	测序
MPS Ⅵ 型	ARSB	测序
MPS Ⅶ 型	GUSB	测序

6. 苯丙酮尿症及其分子检验　苯丙酮尿症（phenylketonuria，PKU）是由于肝脏苯丙氨酸羟化酶（phenylalanine hydroxylase，PAH）缺乏或活性减低而导致苯丙氨酸代谢障碍的一种遗传性疾病。人的苯丙氨酸羟化酶基因位于12q24.1，其突变可引起苯丙氨酸羟化酶的活性减低或缺如。表13-11 为常见苯丙酮尿症分子检验信息。

表 13-11　常见苯丙酮尿症分子检验信息表

疾 病 类 型	基 因 名 称	检 测 方 法
经典型苯丙酮尿症（高苯丙氨酸血症）	PAH	测序或 MLPA
非经典型苯丙酮尿症（PTPS 缺乏）	PTS	测序
非经典型苯丙酮尿症（BH4 缺乏症）	QDPR	测序
非经典型苯丙酮尿症（GTP 环化水解酶缺乏）	GCH1	测序

7. 铜代谢障碍相关疾病及其分子检验　临床上铜代谢障碍导致的疾病有肝豆状核变性、Menkes 综合征。

（1）肝豆状核变性（hepatolenticular degeneration，HLD）：又称 Wilson 病（Wilson's disease，WD），是一种主要累及肝脏和大脑基底神经节的常染色体隐性遗传铜代谢障碍疾病。肝豆状核变性主要由肝脏和神经系统损伤引起，表现为肝功能异常、震颤、癫痫发作以及眼角膜边缘环（Kayser-Fleischer 环）。对于 WD 患者主要根据患者的临床表现和实验室生化检查进行诊断，但其临床表现常不典型，角膜边缘环在肝病患者中较少出现，血清铜蓝蛋白及 24 h 尿铜检测具有不确定性，不能单独作为确诊依据。因此，基因突变分析对肝豆状核变性患者的诊断有着重要意义。

（2）Menkes 综合征：由于铜代谢异常所造成的疾病。由于基因缺陷引起机体对铜的代谢异常，导致细胞内的铜浓度不足，进而影响到以铜为辅酶的酶素功能。它是一种进行性疾病，又名 Menkes 卷发症（Menkes kinky hair syndrome）。目前研究表明此症是由于 X 染色体长臂上 Menkes 基因突变造成 copper-transporting ATPase（P 型）这个酶无法正常运作。该酶的作用是调节细胞内铜离子的浓度，将小肠细胞中的铜分泌至血液中。Menkes 症候群的患者体内 copper-transporting ATPase 无法将铜分泌至血液中，造成血铜过低，影响到其他需要铜离子的辅酶的功能。表 13-12 为肝豆状核变性和 Menkes 病分子检验信息。

表 13-12　肝豆状核变性和 Menkes 病分子检验信息表

疾 病 类 型	基 因 名 称	检 测 方 法
Menkes 病	ATP7A	测序或 MLPA
肝豆状核变性	ATP7B	测序或 MLPA

8. 血色病及其相关分子检测　血色病（hemochromatosis）又称含铁血黄素沉着症或血色素沉着症，为一组铁代谢性疾病，是由于体内的铁过多，并沉积于肝、胰、心、肾、脾、皮肤等组织，引起不同程度的实质细胞破坏、纤维组织增生及脏器功能损害而致。常见症状有肝硬化、肝癌、糖尿病、心

力衰竭、垂体及性腺功能减退、关节疾病、皮肤色素沉着等。当前,机体铁代谢分子机制研究的飞速发展为深入了解血色病带来契机。遗传性血色病(hereditary hemochromatosis,HH)为常染色体隐性遗传性铁代谢疾病。表13-13为遗传性血色病分子检验信息。

表 13-13　遗传性血色病分子检验信息表

疾病类型	检测基因	检测方法
遗传性血色病 1 型	HFE	测序或 MLPA
遗传性血色病 2 型	HJV、HAMP	测序或 MLPA
遗传性血色病 3 型	TFR2	测序或 MLPA
遗传性血色病 4 型	SLC40A1	测序或 MLPA

9. 遗传性高脂血症及其相关分子检验　高脂血症(hyperlipidemia)是指血浆中的脂蛋白水平过高。临床上通常根据引起高脂血症的原因将其分为原发性和继发性。原发性高脂血症是由于遗传基因的缺陷所致,主要包括 ABCA1、ABCG5、ABCG8、APOA1、APOA5、APOB、APOE、CYP27A1、ETHE1、HAMP、HFE、HFE2、LCAT、LDLR、LDLRAP1、LIPA、LIPC、LIPI、LPL、LPLUSF1、PCSK9、SLC40A1、TFR2 等。常见的遗传性高脂血症有家族性卵磷脂胆固醇酰基转移酶缺陷症、家族性高乳糜微粒血症、乙基丙二酸脑病、脑健黄瘤病等,其分子检验信息见表13-14。

表 13-14　常见遗传性高脂血症分子检验信息表

疾病类型	基因名称	检测方法
家族性卵磷脂胆固醇酰基转移酶缺陷症	LCAT	测序
家族性高乳糜微粒血症	LPL	测序或 MLPA
乙基丙二酸脑病	ETHE1	测序
脑健黄瘤病	CYP27A1	测序

三、代谢性疾病分子检验的临床应用

遗传性代谢性疾病是一类基因突变导致某种酶或蛋白质的功能发生质和(或)量的改变,从而引起某种或某些代谢途径的生化物质发生变化而产生的一系列疾病。在临床实际应用中,分子生物学检验多用于遗传性代谢性疾病的诊断,辅以家系人员的综合分析,使临床医生可以更加准确诊断和治疗遗传性代谢疾病。代谢性疾病常用的分子检验技术如下。

1. 荧光定量 PCR 及其相关技术　在代谢性疾病领域的检测对象多为序列变异,荧光定量 PCR 所用探针的特异性要求更高,以常见的单核苷酸多态性(SNP)检测为例,要求探针必须具备识别单个核苷酸变异的能力。因此,探针需要特殊修饰以增强其特异性,比如 TaqMan-MGB 探针、具有发夹结构的分子信标以及具有双链结构的置换探针等。

2. Sanger 测序技术　目前 Sanger 测序广泛应用于遗传代谢性病的分子检测,将 Sanger 测序技术与分子克隆技术相结合可用于 DNA 甲基化位点的检测。例如,苯丙酮尿症(简称 PKU)是由于苯丙氨酸羟化酶(PAH)基因突变导致苯丙氨酸代谢障碍所致,通过对 PAH 基因进行 Sanger 基因测序可以确定病因。可以使用两种测序策略,一是针对已知的热点突变进行测序,但是该技术有可能会遗漏非热点及新发突变;二是对全基因进行测序,可以发现基因突变位点。

3. 焦磷酸测序技术　由 4 种酶催化的同一反应体系中的酶联级化学发光反应。当引物与模板 DNA 退火后,在 DNA 聚合酶、ATP 硫酸化酶、荧光素酶和三磷酸腺苷双磷酸酶 4 种酶的协同作用下,将引物上每一个 dNTP 的聚合与一次荧光信号的释放偶联起来,通过检测荧光的释放和强度,达到实时测定 DNA 序列的目的。

NOTE

焦磷酸测序技术是一种新型的酶联级测序技术,其重复性和精确性可与 Sanger 测序相比较,而且测序速度大大提高,非常适合对已知的短序列进行测序分析。

4. 多重连接探针扩增(MLPA)技术 MLPA 技术是一种灵敏度、特异度都较高的半定量检测方法,该技术由杂交、连接、PCR 扩增、毛细管电泳及数据分析 5 部分组成。可以在同一个反应体系中同时检测 40 个不同的核苷酸片段拷贝数,因而可广泛应用于遗传性代谢疾病基因的大片段插入或缺失及染色体数目的异常、基因甲基化异常的检测。

5. 基因微阵列芯片技术 基因微阵列芯片是以 DNA 分子杂交原理为基础,通过探针结合碱基互补序列的单链核酸,从而确定其相应序列来识别基因或其产物。该技术能够同时快速检测多个基因及其位点,在多态性分析、突变分析、基因表达谱测定及杂交测序等多领域具有广泛应用价值。

6. 高通量测序技术 高通量测序技术又称下一代测序("Next-generation" sequencing,NGS)技术,以一次并行对几十万到几百万条 DNA 分子进行序列测定和一般读长较短等为标志。主要分为边合成边测序(sequencing by synthesis,SBS)、基于 DNA 簇和可逆性末端终结(reversible terminator)大规模平行测序、4 色荧光标记寡核苷酸的连续连接反应测序和半导体芯片测序。与 Sanger 测序技术相比,新一代测序平台使用接头进行高通量的并行 PCR、测序反应,并结合微流体技术,利用高性能的计算机对大规模的测序数据进行拼接和分析。运用接头使得高通量测序技术可以开展全基因表达图谱分析、SNP、小 RNA、ChIP、DNA 甲基化等诸多研究。

7. 飞行时间质谱生物芯片系统 飞行时间质谱生物芯片(MassARRAY)系统广泛地应用于基因突变检测、SNP 分型以及 DNA 甲基化定量分析研究,是目前唯一采用质谱法进行直接检测的方法。MassARRAY 系统主要是利用基质辅助激光解吸电离飞行时间质谱(MALDI-TOF-MS)进行分析,即 PCR 扩增产物或者预处理样本在延伸单碱基后,将制备的样本分析物与芯片基质共结晶,将该晶体放入质谱仪的真空管,而后用瞬时纳秒(10^{-9} s)强激光激发。该技术系统的反应体系为非杂交依赖性,不需要各种标记物,实验设计灵活,更可实现高达 40 重反应,主要特点为高通量、高灵敏度、高灵活度、高性价比、功能多样性。

8. 全基因组关联分析 全基因组关联分析(genome-wide association study,GWAS)是指在人类全基因组范围内找出存在的序列变异,即单核苷酸多态性(SNP),从中筛选出与疾病/性状相关的 SNP,进行全基因组水平上的对照分析或相关性分析,通过比较发现影响复杂性状的基因变异的一种新策略。大部分遗传性代谢疾病具有遗传异质性和多个潜在基因,并且已发现大量候选基因与遗传代谢性疾病有相关性,若孤立研究每个候选基因,或者只研究其中一个候选基因,那么很难评价这些基因对疾病的作用,因此,全基因组关联分析成为研究复杂性遗传疾病的重要手段。在病例组和正常对照组中,全基因组关联分析在全基因组范围内筛选与复杂疾病相关联的 SNP 位点。例如在糖尿病研究中,确证了候选基因关联分析发现的基因,如 TCF7L2、KCNJ11 和 PPARG,同时,鉴定出新的 2 型糖尿病相关基因,如 SLC30A8、HHEX、EXT2 和 LOC384461 等。

不同分子生物学检验方法性能特征见表 13-15。

表 13-15 不同分子生物学检验方法性能特征

检测方法	优 点	不 足
荧光定量 PCR	1. 闭管操作,降低扩增产物污染的机会; 2. 操作简便,可实现高通量检测; 3. 可定量检测; 4. 利用不同荧光标记的探针可以同时检测数个基因位点或者突变位点。	1. 主要用于已知序列或者突变的检测,扩增片段较短,一般小于 200 bp; 2. 受仪器检测通道数目限制,且每一个等位基因都需要一个探针,可同时检测的靶序列数和突变位点数目有限; 3. 检测突变的特异性受探针类型以及设计方式影响较大。

续表

检测方法	优 点	不 足
Sanger 测序	1. 可精确检测长度 800 bp 以内 DNA 序列上的碱基变异； 2. 快速准确,是碱基变异检测的金标准。	1. 通量低； 2. 对 G≡C 含量较高和重复序列的检出有困难。
焦磷酸测序	1. 可定量分析 DNA 序列的变化程度,定量精确度较高,可用于线粒体杂合突变分析； 2. 可用于 DNA 甲基化定量分析。	1. 主要用于已知序列测序,不太适合分析未知序列； 2. 仅适合较短序列分析,无法进行全基因组分析； 3. 分析成本较高。
高通量测序	1. 高通量； 2. 可根据临床需求,设计基因数量不等的捕捉芯片,一次性检测数个到数万个基因。	1. 存在一定比例的假阳性和假阴性； 2. 成本较高； 3. 对生物信息学分析能力要求高。
基因芯片	1. 可检测一个基因的多个突变； 2. 可检测多个基因的多个突变； 3. 既可判断纯合突变,也可判断杂合突变； 4. 快速。	1. 只能检测已知突变； 2. 对操作环境要求较高。
MLPA	1. 可检测第一代测序、HPLC 所不能检测的拷贝数变化； 2. 可检测到 Southern 杂交和 FISH 技术检测不到的单基因小片段重复或者缺失； 3. 操作简单、高通量、快速。	1. 不能用于单个细胞的检测； 2. 不适合检测未知的点突变类型； 3. 不能检测染色体的平衡易位。
时间飞行质谱生物芯片系统	1. 灵敏、可靠； 2. 可设计最高达 40 重的 PCR 反应和基因型检测； 3. 对数十到数百个 SNP 位点进行数百至数千份样本检测时,具有最佳的性价比,特别适合对全基因组研究发现结果进行验证。	1. 只能检测已知位点； 2. 中等通量； 3. 检测位点较少时成本较高。

本章小结

知识点 1:临床移植配型的基本原理。

知识点 2:HLA-DRB1 基因座外显子 2 和 3 测序以及移植基因分型芯片检测原理。

知识点 3:代谢性疾病的相关分子检验技术及不同检测方法的性能特征。

知识点 4:常见代谢性疾病分子检验的基因类型和名称。

思考与探索

1. 目前移植配型采用的分子生物学检验技术与传统的血清学配型相比,优势主要体现在哪里?

2. 临床代谢性疾病采用的分子生物学检验技术存在哪些突破点和缺点?如何克服缺点?

(里进 徐建华)

NOTE

中英文名词对照

A

alpha complementation α互补

allele specific oligonucleotide，ASO 等位基因特异性寡核苷酸

alkaline phosphatase，ALP 碱性磷酸酶

allogeneic transplantation 同种异体器官移植

AMP 一磷酸腺苷

ampicillin resistance，Amp^r 氨苄青霉素抗性

amplified fragment length polymorphism，AFLP 扩增片段长度多态性

amplification 扩增

anti-oncogene 抑癌基因

antisense RNA 反义 RNA

antibiotics 抗生素

artificial linker ligation 人工接头连接

artificial chromosome 人工染色体

ATP 三磷酸腺苷

avian leukemia virus，ALV 禽白血病病毒

avidin 亲和素

B

bacillus stearothermophilus 嗜热脂肪芽胞杆菌

bacterial artificial chromosome，BAC 细菌人工染色体

basic fibroblast growth factor，bFGF 碱性成纤维细胞生长因子

beta-catenin β连环蛋白

blunt end ligation 平端连接

biochip 生物芯片

bioinformatics 生物信息学

biosensor chip mass spectrometry 生物传感芯片质谱

C

candidate gene cloning 候选基因克隆

capillary electrophoresis-laser induced fluorescence，CE-LIF 毛细管电泳结合激光诱导荧光检测技术

cellular oncogene，c-onc 细胞癌基因

chromosome elimination 染色体丢失

chromosome translocation 染色体易位

chemical degradation method 化学降解法

chromosome 染色体

chromosome in situ suppression，CISS 染色体原位抑制

chromosome painting techniques 染色体涂染技术

circulating tumor cells，CTCs 循环肿瘤细胞

clone 克隆

cloning vector 克隆载体

cohesive end 黏性末端

cohesive end ligation 黏性末端连接

competent cell 感受态细胞

colony hybridization 菌落杂交

comparative genomic hybridization，CGH 比较基因组杂交

cosmid 黏粒

cytochrome P450，CYP450 细胞色素 P450

D

degradative plasmid 降解质粒

degenerate oligonucleotide primer PCR，DOP-PCR 简并寡核苷酸引物 PCR

denaturation 变性

denaturing gradient gel electrophoresis，DGGE 变性梯度凝胶电泳

deoxyribozyme 或 DNAzyme 脱氧核酶

DEPC 焦炭酸二乙酯

dideoxy chain-termination method 双脱氧核酸末端终止测序法

differential display PCR，DD-PCR 差异显示 PCR

differential methylation hybridization，DMH 差异甲基化杂交

digital polymerase chain reaction，dPCR 数字 PCR

disarmed vector 卸甲载体

discrimination power，DP 个体识别能力

DNA 脱氧核糖核酸

DNA fingerprint DNA 指纹

DNA methylation DNA 甲基化

Dnase 脱氧核糖核酸酶

DNA chip DNA 芯片

DNA ligase DNA 连接酶

DNA microarray DNA 微阵列

DNA sequencing DNA 测序

DNA recombination DNA 重组

dNTP 脱氧核糖核苷三磷酸

dot/slot blots 点杂交和狭缝杂交

dominant negative 显性阴性

dominant carcinogenesis 显性致癌

double-stranded RNA, dsRNA 双链 RNA

dot blot hybridization 斑点杂交

dT 寡聚 T

E

electroporation 电穿孔法

electrospray ionization mass spectrometry 电喷雾质谱

enhanced chemiluminescence, ECL 增强化学发光

epigenetic 表观遗传学

Exon 外显子

Expression chip 表达谱芯片

expressing vector 表达载体

ethidium bromide, EB 溴化乙锭

European molecular biology network, EMB Net 欧洲分子生物学网络

F

FAM 羧基荧光素

family of structurally similar proteins, FSSP 蛋白质家族数据库

familial adenomatous polyposis, FAP 家族性多发性腺癌

Fertility plasmid F 质粒

filter binding assay 滤膜结合法

fluorescein isothiocyanate, FITC 异硫氰酸荧光素

fluorescence difference gel electrophoresis, DIGE 荧光差异凝胶电泳

fluorescence in situ hybridization, FISH 荧光原位杂交

fluorescent automatic sequencing technologies 荧光自动测序技术

fluorescent quantitative PCR, FQ-PCR 荧光定量 PCR

forward phase protein microarray 正相蛋白质芯片

fragment library 片段文库

functional genomics 功能基因组学

functional proteomics 功能蛋白质组学

G

gene 基因

genome 基因组

genomics 基因组学

genetic engineering 基因工程

gene polymorphism 基因多态性

gene chip 基因芯片

gene overlapping 基因重叠

genetic map 遗传图谱

genetic polymorphism 遗传多态性

genome-wide association study, GWAS 全基因组关联分析

gel retardation 凝胶滞后实验

graft rejection 移植排斥反应

graft versus host reaction, GVHR 移植物抗宿主反应

H

hemoglobinopathy 血红蛋白病

heterozygosity 杂合度

HEX 六氯-6-甲基荧光素

homologous recombination 同源性重组

homology derived secondary structure of proteins, HSSP 同源蛋白质数据库

horseradish peroxidase, HRP 辣根过氧化物酶

host 宿主

human genome project, HGP 人类基因组计划

human immunodeficiency virus, HIV 人类免疫缺陷病毒

human leukocyte antigen, HLA 人类白细胞分化抗原

human telomerase reverse transcriptase, hTERT 人端粒酶逆转录酶

hybrid 杂交体

hybridization 杂交

hybridization probe 杂交探针

hydrolyzation probe 水解探针

hyperchromic effect 增色效应

hypochromic effect 减色效应

I

immunoblotting 免疫印迹

immobilized pH gradients isoelectric focusing, IPG-IEF 固相 pH 梯度等电聚焦

incompatibility 不相容性

individual identification 个体识别

infection 感染

insertion vector 插入型载体

insertion sequence, IS 插入序列

intervening sequences 间隔序列

intron 内含子

inclusion body 包涵体

in situ synthesis 原位合成

in situ hybridization PCR 原位杂交 PCR

IPTG 异丙基-β-D-硫代吡喃半乳糖苷

isoelectric focusing gel electrophoresis, IEF 等电聚焦凝胶电泳

isotope coded affinity tags, ICAT 放射性核素标记亲和标签法

L

labs-on-chip 芯片实验室

laser capture microdissection, LCM 激光捕获显微切割

ligase chain reaction, LCR 连接酶链反应

linkage analysis 连锁分析

linker-adaptor PCR, LA-PCR 连接子-适配子 PCR

liposome 脂质体

liquid chromatography, LC 液相色谱

long interspersed repeated segments, LINES 长散在重

复序列

long terminal repeat,LTR,长末端重复序列

loop-mediated isothermal amplification,LAMP 环介导等温扩增

loss of heterozygosity,LOH 杂合型缺失

M

marker rescue 标志补救

major histo-compatibility complex,MHC 主要组织相容性抗原

mass spectrometry,MS 质谱技术

massively parallel signature sequencing,MPSS 大规模平行信号测序

mate-paired library 配对末端文库

matrix-assisted laser desorption/ionization time of flight mass spectrometry,MALDI-TOF-MS 基质辅助激光解吸/电离-飞行时间质谱

melting curve 熔点曲线

melting temperature,Tm 熔解温度

metabolomics 代谢组学

methylation 甲基化

methylation interference assay 甲基化干扰实验

metastasis suppressor gene 转移抑制基因

miRNA,microRNA 微 RNA

microsatellite DNA 微卫星 DNA

microsatellite instability,MI 微卫星不稳定

minor gene 微效基因

mitochondrial DNA,mtDNA 线粒体 DNA

molecular hybridization 分子杂交

molecular clone 分子克隆

molecular recognition 分子识别

molecular beacon 分子信标

molecular auto-assembly 分子自我装配

monogenetic disease 单基因病

monocistron 单顺反子

multicolour fluorescence in situ hybridization,mFISH 多色荧光原位杂交

multilocus sequence typing,MLST 多位点测序分型

multiple displacement amplification,MDA 多重置换扩增

multiplex ligation-dependent probe amplification,MLPA 多重连接探针扩增

multiple cloning sites,MCS 多克隆位点

multigene family 多基因家族

multiplex PCR 多重 PCR

N

NAD 烟酰胺腺嘌呤二核苷酸

nanomedicine 纳米医学

nested PCR 巢式 PCR

nick translation 切口平移

nitrocellulose,NC 硝酸纤维素

non-coding RNA,ncRNA 非编码 RNA

noninvasive prenatal diagnosis 无创性产前分子诊断

non-synonymous,nSNP 非同义 SNP

Northern blot Northern 印迹杂交

nosocomial infection 医院感染

nuclear DNA,nDNA 核 DNA

nucleated red blood cell,NRBC 有核红细胞

nucleic acid hybridization in situ 核酸原位杂交

nucleic acid sequence-based amplification,NASBA 依赖核酸序列的扩增

nucleoid 类核

O

oncogene,onc 癌基因

operon 操纵子

P

P1 artificial chromosome,PAC P1 人工染色体

palindrome 回文

parasite DNA 寄生 DNA

parentage testing 亲子鉴定

paternity index,PI 亲权指数

PCR-SSO PCR 序列特异性寡核苷酸探针

PCR-SSP PCR 序列特异性引物扩增

pedigree analysis 系谱分析

peptide mass fingerprinting,PMF 肽质量指纹图谱

personalized medicine 个体化医疗

P-glycoprotein,P-gP P-糖蛋白

physical map 物理图谱

plasmid 质粒

point polymorphism 点多态性

point mutation 点突变

polycistronic mRNA 多顺反子 mRNA

polymerase chain reaction,PCR 聚合酶链反应

polygenic inheritance 多基因遗传

post-genome 后基因组

prehybridization 预杂交

preimplantation genetic diagnosis,PGD 植入前遗传学诊断

prenatal diagnosis 产前诊断

primase-based whole genome amplification,pWGA 基于引物酶的全基因组扩增

primer 引物

primed in situ labeling,PRINS 引物原位杂交

probe 探针

probability of exclusion,PE 非父排除率

prokaryote 原核生物

propidium iodide,PI 碘化丙啶

proteome 蛋白质组

proteomics 蛋白质组学

proteome differential display，PDD 蛋白质组差异显示

proto-oncogene，proto-onc 原癌基因

protein information resource，PIR 蛋白质信息资源

protein microarray 蛋白质微阵列（芯片）

pseudogene 伪基因

pulsed-field gel electrophoresis，PFGE 脉冲场凝胶电泳

pyrosequencing 焦磷酸测序

Q

quantitative PCR 定量 PCR

quantitative character 数量性状

R

random priming 随机引物法

random-amplified polymorphic DNA，RAPD 随机扩增多态性 DNA

relaxed plasmid 松弛型质粒

resistance plasmid R 质粒

resistance transfer factor，RTF 抗性转移因子

restriction endonuclease，RE 限制性内切酶

retinoblastoma，Rb 视网膜母细胞瘤

restriction fragment length polymorphism，RFLP 限制性片段长度多态性

replacement vector 替换型载体

renaturation 复性

replicon 复制子

reverse transcription PCR，RT-PCR 反转录 PCR

retroviral vector 反转录病毒载体

recessive oncogene 隐性癌基因

recombination DNA technique 重组 DNA 技术

recipient 受者

relative chance of paternity，RCP 亲权相对机会

repetitive sequence-based PCR，Rep-PCR 重复序列 PCR

retinoblastoma，Rb 视网膜母细胞瘤

reverse phase protein microarray 反相蛋白质芯片

reverse transcription PCR，RT-PCR 逆转录 PCR

ribozyme，Rz 核酶

RNA 核糖核酸

RNase 核糖核酸酶

rous sarcoma virus，RSV Rous 肉瘤病毒

S

satellite DNA 卫星 DNA

saccharomyces genome database，SGD 酵母基因组数据库

SARS-coronavirus，SARS-CoV SARS 相关冠状病毒

SDS 十二烷基硫酸钠

serial analysis of gene expression，SAGE 基因表达系列分析

sequence-specific PCR 序列特异性 PCR

sequence-specific oligonucleotide probe，SSO 序列特异性寡核苷酸探针

sequencing by hybridization 杂交测序

sequencing by synthesis 边合成边测序

shuttle vector 穿梭载体

short tandem repeat，STR 短串联重复

short interspersed repeated segments，SINES 短散在重复序列

single-locus sequence typing，SLST 单一位点序列分型

single molecule real-time sequencing technologies 单分子实时测序技术

single nucleotide polymorphism，SNP 单核苷酸多态性

single strand conformation polymorphism，SSCP 单链构象多态性

slot blot hybridization 狭缝印迹杂交

small interference RNA，siRNA 小干扰 RNA 分子

Southern blot hybridization Southern 印迹杂交

solution hybridization 液相杂交

spacer DNA 间隔区 DNA

split gene 断裂基因

stable isotope labeling with amino acids in cell culture，SILAC 细胞培养氨基酸稳定同位素标记

strand displacement amplification，SDA 链替代扩增

stringent plasmid 严紧型质粒

structure genes 结构基因

systems biology 系统生物学

synonymous，SSNP 同义 SNP

surface-enhanced laser desorption/ionization 表面增强激光解吸电离

T

tagged random primer PCR，T-PCR 标记随机引物 PCR

tandem mass spectrometry，MS-MS 串联质谱

Taq DNA polymerase Taq DNA 聚合酶

telomere 端粒

telomerase 端粒酶

template 模板

terminal transferase 末端转移酶

tetramethyl rhodamine isothiocyanate，TRITC 四甲基异硫氰酸罗丹明

TMR 四甲基罗丹明

transcriptomics 转录组学

transversion 颠换

transformation 转化

transition 转换

transfection 转染

transposase 转座酶

transposable element 转座因子

transposon，Tn 转座子

tumor-suppressing gene 肿瘤抑制基因

tumor metastasis genes，TMG 肿瘤转移基因

two-dimensional gel electrophoresis，2-DE 二维凝胶电泳

V

variable number of tandem repeat，VNTR 可变串联重复

vascular endothelial cell growth factor，VEGF 血管内皮生长因子

vector 载体

virulence plasmid 毒力质粒

virus oncogene，v-onc 病毒癌基因

W

Western blot Western 印迹

X

X-ray repair cross complementing 1，XRCC1 X 线修复交叉互补基因

Y

yeast artificial chromosome，YAC 酵母人工染色体

yeast two-hybrid system 酵母双杂交系统

主要参考文献

ZHUYAOCANKAOWENXIAN

[1] Bouakaze C, Keyser C, de Martino S J, et al. Identification and genotyping of mycobacterium tuberculosis complex species by use of a SNaPshot Minisequencing-based assay[J]. J. Clin. Microbiol. ,2010,48(5):1758-1766.

[2] Eldering E, Spek C A, Aberson H L, et al. Expression profiling via novel multiplex assay allows rapid assessment of gene regulation in defined signalling pathways[J]. Nucleic Acids Research,2003,31(23):e153.

[3] Nygren A O, Ameziane N, Duarte H M, et al. Methylation-specific MLPA (MS-MLPA): simultaneous detection of CpG methylation and copy number changes of up to 40 sequences [J]. Nucleic Acids Research,2005,33(14):e128.

[4] 吕建新,尹一兵.分子诊断学[M].北京:中国医药科技出版社,2010.

[5] 樊绮诗,吕建新.分子生物学检验技术[M].北京:人民卫生出版社,2007.

[6] 张元,闫加庆,刘敏,等.超临界流体色谱技术在药物分析领域的应用研究进展[J].中国药房, 2018,29(2):283-288.

[7] 吴立军,王晓波.质谱技术在临床医学中的应用[M].北京:人民卫生出版社,2016.

[8] 王兴,孙小红,闫有圣,等.串联质谱技术在甘肃地区遗传代谢病筛查中的应用[J].中国妇幼 保健,2018,33(4):861-863.

[9] 王少亭,李艳.液相色谱-质谱联用技术在临床检验中的应用与发展[J].中华检验医学杂志, 2016,39(8):650-653.

[10] 顾兵,李永军.基质辅助激光解吸电离飞行时间质谱技术在临床微生物鉴定中的应用及价值 [J].临床检验杂志,2013,31(11):814-817.

[11] 王彦云,孙云,蒋涛.串联质谱和高效液相色谱-串联质谱二次筛查联合应用于新生儿 MMA 筛查[J].临床检验杂志,2018,36(5):350-354.

[12] 林静.质谱联用技术及其在临床上的应用[J].医学综述,2010,16(4):628-631.

[13] 周亚飞,王月婷,于嘉屏.HPLC-MS/MS 同位素稀释法测定人体血清中类固醇激素的研究 [J].检验医学,2015,30(5):427-432.

[14] 廖二元,超楚生.内分泌学[M].北京:人民卫生出版社,2004.

[15] 黄宪章,胡波,邓建平,等.分子生物学检验基础与临床[M].武汉:湖北科学技术出版 社,2006.

[16] 施红,衡先培.中西医结合内分泌与代谢性疾病[M].北京:科学出版社,2011.

[17] 黄贵心,庄日喜.内分泌疾病中西医结合诊治[M].北京:人民卫生出版社,2002.

[18] 张瑞丽,杜国栋,杨玉梅,等.一种新的 HLA 分型方法的介绍[J].生物医学工程与临床, 2017,21(1):103-105.

[19] Szolek A, Schubert B, Mohr C, et al. OptiType:precision HLA typing from next-generation sequencing data[J]. Bioinformatics,2014,30(23):3310-3316.

[20] 刘川,宁安.HLA 基因分型方法的进展[J].实验与检验医学,2011,29(3):261-262.

[21] 宁光,李小英,王卫庆,等.遗传性内分泌代谢性疾病的基因和临床研究[J].上海交通大学学

报:医学版,2012,32(9):1181-1184.

[22] 王卫庆,崔斌.遗传性内分泌代谢疾病的分子诊断[J].诊断学理论与实践.2010,9(5):433-436.

[23] 曾益新.肿瘤学[M].4版.北京:人民卫生出版社,2014.

[24] 夏建川.肿瘤生物治疗基础与临床应用[M].北京:科学出版社,2011.

[25] 吕建新,樊绮诗.临床分子生物学检验[M].3版.北京:人民卫生出版社,2012.

[26] 何小平,朱人敏.肿瘤血管生成与抗肿瘤血管生成基因治疗的进展[J].医学研究生学报,2005,18(6):559-563.

[27] 白丽荣,牛玉璐.副突变、表观遗传变异及表观遗传学[J].生物学教学,2008,33(2):4-6.

[28] 邓大君.表观遗传变异与肿瘤防治研究中的几个常见问题[J].北京大学学报:医学版,2006,38(6):571-574.

[29] 张海元,刘娟.肿瘤相关基因的表观遗传修饰研究进展[J].长江大学学报自然科学版:医学卷,2007,4(2):202-204.

[30] 王晓红.肿瘤转移相关基因的研究进展[J].医学综述,2008,14(21):3246-3248.

[31] 符伟玉,梁念慈.肿瘤转移相关基因及因子的研究进展[J].广东医学院学报,2006,24(4):423-424.

[32] 王辉,崔泽实.肿瘤耐药基因的研究进展[J].国际病理科学与临床杂志,2007,27(3):239-244.

[33] 金先庆.儿童肿瘤耐药基因检测的临床意义[J].实用儿科临床杂志,2008,23(11):887-888.

[34] 蒋蔚峰,张贺龙.外周血循环肿瘤细胞检测的研究进展[J].临床肿瘤学杂志,2010,15(10):944-947.

[35] 周长春,范传波,宋现让.循环肿瘤细胞的检测和应用[J].分子诊断与治疗杂志,2012,4(1):38-45.

[36] 平伟,付向宁,孙威.循环肿瘤细胞的研究进展[J].医学与哲学:临床决策论坛版,2011,32(6):37-38,49.

[37] 刘文静,刘毅,刘晓晴.CellSearch系统检测循环肿瘤细胞及其分子标记的研究进展[J].临床肿瘤学杂志,2012,17(2):182-186.

[38] 周红桃,符生苗.分子诊断与肿瘤的个体化治疗[J].海南医学,2010,21(22):5-8.

[39] 巫晓芳,刘充.基因诊断技术进展[J].检验医学与临床,2010,7(20):2287-2288.

[40] 廖明星,周新颖,李晓琴,等.基因诊断的进展[J].现代中西医结合杂志,2006,15(17):2441-2442.

[41] 周建光,曹海涛,杨梅.基因诊断技术临床应用及研究进展[J].医疗装备,2010,23(8):34-35.

[42] 刘清霞,陈汉春.人类疾病的基因诊断策略与技术[J].实用医学杂志,2005,21(14):1601-1603.

[43] 张传宝,郭健,张克坚.端粒酶检测方法研究进展[J].中国实验诊断学,2005,9(3):477-480.

[44] 秦一雨,全志伟,李济宇.miRNA检测方法学的研究进展[J].医学研究生学报,2007,20(11):1198-1201.

[45] 蔡乐.药物代谢酶基因多态性与抗肿瘤药物疗效和毒性反应的研究进展[J].中国执业药师,2009,6(6):7-9.

[46] 赵强.临床基因组学检验[M].北京:人民卫生出版社,2016.

[47] 府伟灵,黄君富.临床分子生物学检验[M].北京:高等教育出版社,2012.

[48] 冯作化.医学分子生物学[M].北京:人民卫生出版社,2005.